国家卫生健康委员会"十四五"规划教材
全国高等职业教育本科教材

供医养照护与管理专业用

老年人能力评估

主　编　赵文星

副主编　王翠丽　梁小利

编　者（以姓氏笔画为序）

王翠丽（北京大学护理学院）

朱晓丹（沈阳医学院）

刘顺英（中南大学湘雅二医院）

何锡珍（重庆医科大学附属第一医院）

余俊武（宁波卫生职业技术学院）

张彦芳（洛阳职业技术学院）

赵文星（菏泽医学专科学校）

梁　惠（贵阳康养职业大学）

梁小利（四川护理职业学院）

蔡巧英（菏泽医学专科学校）

人民卫生出版社
·北京·

图书在版编目（CIP）数据

老年人能力评估/赵文星主编. —北京：人民卫
生出版社，2023.9（2025.8重印）

ISBN 978-7-117-35256-7

Ⅰ. ①老… Ⅱ. ①赵… Ⅲ. ①老年人－健康状况－评
估 Ⅳ. ①R161.7

中国国家版本馆 CIP 数据核字（2023）第 175059 号

人卫智网	www.ipmph.com	医学教育、学术、考试、健康，
		购书智慧智能综合服务平台
人卫官网	www.pmph.com	人卫官方资讯发布平台

老年人能力评估
Laonianren Nengli Pinggu

主　　编：赵文星
出版发行：人民卫生出版社（中继线 010-59780011）
地　　址：北京市朝阳区潘家园南里 19 号
邮　　编：100021
E - mail：pmph @ pmph.com
购书热线：010-59787592　010-59787584　010-65264830
印　　刷：北京建宏印刷有限公司
经　　销：新华书店
开　　本：850×1168　1/16　印张：18
字　　数：533 千字
版　　次：2023 年 9 月第 1 版
印　　次：2025 年 8 月第 2 次印刷
标准书号：ISBN 978-7-117-35256-7
定　　价：69.00 元

打击盗版举报电话：**010-59787491**　E-mail：**WQ @ pmph.com**
质量问题联系电话：**010-59787234**　E-mail：**zhiliang @ pmph.com**
数字融合服务电话：**4001118166**　E-mail：**zengzhi @ pmph.com**

出版说明

我国是世界上老年人口最多的国家，老龄化速度较快，老年人健康状况有待改善。党中央、国务院高度重视医养结合工作，习近平总书记指出，要加快构建居家社区机构相协调、医养康养相结合的养老服务体系和健康支撑体系。医养结合作为落实推进健康中国、积极应对人口老龄化国家战略的重要任务，写入《中共中央 国务院关于加强新时代老龄工作的意见》《"健康中国 2030"规划纲要》《积极应对人口老龄化中长期规划》等重要政策文件及规划。国家卫生健康委认真贯彻落实党中央、国务院决策部署，会同相关部门大力推进医养结合，取得积极成效。随着老年人对健康养老服务的需求日益强劲，迫切需要大批经过专业教育，具有良好职业素质、扎实理论水平、较强操作技能和管理水平的高层次医养结合相关技术技能人才。

高等职业教育本科医养照护与管理专业作为培养国家医养结合服务与管理技术技能人才的新专业，被列入教育部《职业教育专业目录（2021 年版）》。为推动医养照护与管理专业健康发展，规范专业教学，满足人才培养的迫切需要，在国家卫生健康委老龄健康司的指导下，人民卫生出版社启动了全国高等职业教育本科医养照护与管理专业第一轮规划教材的编写工作。

本套教材编写紧密对接新时代健康中国高质量卫生人才培养需求，坚持立德树人、德技并修，推动思想政治教育与技术技能培养融合统一。教材深入贯彻课程思政，在编写内容中体现人文关怀和尊老爱老敬老的中华民族传统美德。高等职业教育本科医养照护与管理专业作为新的层次、新的专业，教材既体现本科层次职业教育培养要求，又坚持职业教育类型定位，遵循技术技能型人才成长规律。编写人员不仅有来自高职院校、普通本科院校的一线教学专家，还有来自企业和机构的一线行业专家，充分体现了专本衔接、校企合作的职业教育教材编写模式。编写团队积极落实卫生职业教育改革发展的最新成果，精心组织教材内容，优化教材结构，创新编写模式，推动现代信息技术与教育教学深度融合，全力打造融合化新形态教材，助力培养医养结合专业人才。

本套教材于 2023 年 10 月开始陆续出版，供高等职业教育本科医养照护与管理专业以及相关专业选用。

前　言

　　截至 2022 年底，我国 60 岁及以上老年人口已经达 2.8 亿，占全国总人口的 19.8%，65 岁及以上老年人口达 20 978 万人，占全国总人口的 14.9%。据测算，到 2035 年左右，60 岁及以上老年人口将突破 4 亿，在全国总人口中的占比将超过 30%，老龄化形势严峻。为应对正在加速的人口老龄化趋势，国家出台了多项政策：《关于推进养老服务发展的意见》指出"提升医养结合服务能力，推动居家、社区和机构养老融合发展"；二十大报告提出"实施积极应对人口老龄化国家战略，发展养老事业和养老产业，优化孤寡老人服务，推动实现全体老年人享有基本养老服务"。高等职业教育本科医养照护与管理专业作为培养国家紧缺型医养结合养老服务技术技能人才的新专业，积极响应国家号召，为老龄化社会提供专业人才支持。

　　在为老年人健康养老服务的过程中，老年人能力评估是为老年人服务的核心技术之一，从全面关注与老年人健康和功能状况相关的问题入手，从躯体功能、精神心理、社会支持、经济情况、生活环境等多个层面对老年人进行全面评估，在确定其康养、医疗和照护目标的基础上，为老年人制订出综合的康养、治疗和照护计划或随访计划，老年人能力评估现已成为老年照护服务相关研究、教学与实践中必不可少的工具之一。

　　我们根据老年人在机体生理功能变化、社会活动、精神心理等方面的增龄性特点，组织老年医学、老年护理、康复保健、老年心理以及社会学等方面的专家，综合目前国内外常用的老年人能力评估技术和理论，加以系统化整理描述，兼顾实际工作需要，共同完成了本教材的编写。本书内容上整体贯穿国家医养结合养老政策，既能作为学生使用的专业理论教材，增强学生对老年人能力评估理论和技术的理解，使学生能够提高应用理论和实践体系来认识和处理工作中遇到的实际问题的能力；又能作为一本工具书，方便从业人员在日常老年照护服务工作中查阅。

　　由于我们的水平有限，在教材编写中可能存在不当之处，殷请广大读者惠予指正，谨致谢意。

赵文星

2023 年 5 月

目 录

第一章
概 述

学习目标

1. 掌握老年人能力评估概念、老年人健康标准。
2. 熟悉老年人能力评估内容。
3. 了解老年人疾病特点。
4. 学会老年人能力评估基本方法。
5. 具有尊老、助老意识和较强的人际沟通能力。

随着经济和社会的发展，人类的预期寿命逐步延长，人口老龄化成为一大社会问题。至 2022 年底我国 60 岁及以上老年人口已经达 2.8 亿，占全国总人口的 19.8%，65 岁及以上老年人口达 20 978 万人，占全国总人口的 14.9%。到 2035 年左右，我国人口老龄化将达到最高峰，60 岁及以上老年人口将突破 4 亿，在总人口中的占比将超过 30%。

人口老龄化是现代社会发展的一大成就，同时也是一大挑战，由于老年人口比例的不断增长，与老龄化相关的问题也逐步显现，随着现代医学的快速进步和人们健康观念的改变，如何满足老年人的健康需求成为研究的重点。为准确了解老年人身心状况，进而为老年人提供更恰当的康养服务和健康支持，对老年人进行科学的综合评估就显得尤为重要。

第一节 老年人能力评估定义

老年人作为一个特殊的群体，面临着诸多的躯体、心理和社会问题，三者共同影响老年人的健康状况。老年人能力评估是以一系列评估量表为工具，对老年人的躯体状态、机体功能、认知功能、心理情感、社会支持、生活环境等多方面进行全面详细的评估，为老年人提供个性化、恰当的康养服务和健康支持。

老年人能力评估是一个诊断评估过程，同时也是一个康养干预过程，其目的是改善或恢复老年人的功能状态，尽量保持其生活自理能力和社会活动能力，提高老年人生活质量。老年人能力评估的目的主要包括：通过全面了解老年人医学疾患、躯体功能、精神心理、经济社会支持系统等情况，制订符合老年人当下情况的照护或养护干预策略；及早发现老年人潜在的问题和缺陷，便于早期介入干预，防止不良事件发生，从而改善或维持老年人最优状态；老年人能力评估不是一次性过程，而是一种跟踪服务，适时进行再评估老年人各项功能变化，用于调整老年人的照护诊疗方案，为老年人提供最合适的康养服务。

一、实施能力评估的老年人群

一般认为，老年人能力评估的实施人群无明显界定，只要能够通过老年人综合能力评估，综合分析老年人的各种功能状态，为老年人的康养照护、日常生活、文体活动、社会交往等提供评估分析和干预建议，为政府制定政策提供证据支持，并能从中获益的人群都可以进行评估。

从老年人社会生活等多方面综合考虑，可以实施能力评估的老年人群主要有：

1. 合并多种慢性疾病、多重用药的老年人，需要评估躯体各系统功能，指导后期的治疗和康养。

2. 存在或可能存在老年综合征者，例如出现认知问题、情绪障碍、眩晕、跌倒、压疮等情况，及时评估可以早期发现存在或潜在的风险，早期进行干预。

3. 因急性疾病而出现功能下降，需要他人协助或照顾的老年人，评估结果用于制订恰当的照护方案和康复计划。

4. 患病经过急性期医院住院治疗，功能有一定程度下降的老年人，经过评估可以协助制订后期照护和康养计划。

5. 存在居住环境、社会环境和文化环境不良的老年人，评估结果可以提示相关风险，及时进行指导修正。

6. 存在社会支持问题的老年人，例如独居、丧偶等，评估可以发现相关风险，适时采取规避措施。

7. 80岁以上的高龄老年人，需要全面了解其心身健康问题，提供有针对性的康养服务。

8. 需要或已经入住护养机构的老年人，全面评估可以帮助选择合适的照护方案和康养计划。

9. 年龄相对年轻、功能基本健全的老年人可以根据个人需要进行个性化评估。

对于完全智力丧失、功能完全缺失、重病卧床老年人或者处于危急重症中的老年人不适宜进行老年人综合能力评估，而应该进行相应医学检查评估。

二、老年人能力评估应用原则

在实际工作中，对全体老年人都进行全面评估是不现实的，评估内容根据老年人自身状态及需求的不同和实施的地点而有所不同，可相应地进行繁简区分，最大限度地满足老年人的个体化需求。

1. 不同场所的老年人评估侧重点不同 对于居住在医养结合机构中的老年人，要重点关注他们的自理能力、营养状况、跌倒和压疮等风险；对于居住在社区中的老年人，要重点关注慢性疾病、用药情况和老年综合征情况；对于因患急性疾病住院的老年人，病情稳定后要评估其功能状态，从而为其制订康复计划；对于疾病即将痊愈出院的老年人，要持续对其进行社会支持系统和居家环境评估等。

2. 不同健康状态老年人的评估侧重点不同 对于生活可以自理的老年人，应重点评估其慢性疾病管理，从而预防躯体功能下降，同时也要详细评估老年综合征情况；对于躯体功能部分下降、生活部分自理的老年人，应重点评估其功能状况，同时还要评估老年综合征、社会支持以及居家安全情况，尽可能提供适宜帮助，尽可能延后其入住护养机构的时间；对于无法自理的老年人，应重点评估其社会支持系统和经济支持情况，是否有长期照护需求，是否接受居家养老的形式，根据评估情况协助老年人家属确立护养目标，联系养老场所等。

三、老年人能力评估的主要内容

考虑到老年人在疾病谱、社会支持和功能状态的异质性，老年人能力评估超越了通常医学中疾病诊断范围，评估内容比较广泛，主要包括躯体功能评估、一般医学评估、常见老年综合征评估、精神心理评估、生活环境评估、生活质量评估、社会状态评估等。

1. 躯体功能评估 因增龄和疾病的影响，老年人躯体功能常有各种不同程度的下降，躯体功能评估是功能评估的重要部分，主要包括日常生活活动（activities of daily living, ADL）能力、平衡与步态、感知觉、吞咽功能和失能程度等的评估。在躯体评估中，最重要的是日常生活活动能力评估。

2. 一般医学评估 一般医学评估是一种以疾病为中心的评估模式，包括慢性病诊断和治疗、用药核查以及老年综合征等。评估的目的在于了解老年人患病种类及程度，评估的方法是通过采集完整疾病史、家族史、生活方式等，并结合实验室检查、影像学检查和其他特殊检查等，最后得出疾病诊断并做好详细治疗记录的评估过程。

3. 常见老年综合征评估　常见的老年综合征包括：跌倒、痴呆、尿失禁、晕厥、失眠、衰弱以及生命末期的安宁状态等，对上述问题的评估主要通过多学科整合管理团队的协调，共同为老年人制订综合的诊疗、康复和照护计划，尽可能减少老年残疾或其他不良事件的发生，最大限度提高老年人的生活质量。

4. 精神心理评估　精神心理评估主要包括认知功能评估、妄想评估、情绪和情感等的评估。经常使用的筛查工具有画钟实验、蒙特利尔认知评估量表。

5. 生活环境评估　生活环境评估是指对老年人生存的生活环境、社会环境、精神环境、文化环境的评估，在生活环境的评估中，老年人的居家安全评估是最重要的，常用家庭危险因素评估工具进行环境评估。

6. 生活质量评估　生活质量对衡量老年人的幸福感有着重要意义，每一位老年人在生活习惯、生理功能、精神状态、经济状况、社会支持、文化教育等方面都具有非常大的差异，老年社会工作者和服务人员应当充分考虑这些问题，对老年人做出客观全面的评价。目前常用的评估工具包括健康调查量表36（SF-36）、生活满意度量表和诺丁汉健康量表等。

7. 社会状态评估　主要对老年人的社会适应能力、社会支持网络、社会资源的利用，以及经济状况、文化背景、特殊需求等方面的评估，同时还应从老年人是否被遗弃、被忽视、被不公正对待等方面评估老年人的受虐情况，所有的评估都将有益于制订护养计划。

四、老年人能力评估分类

老年人能力评估在实践中有多种实施形式，通常根据评估实施的目的、场所和时间等进行分类。按评估时间分类：可分为入（住）机构前评估、入（住）院评估、出院评估和追踪评估等。按评估目的分类：可分为诊疗评估、康复评估、照护评估、用药评估和活动评估等。按评估场所分类：可分为医院评估、社区评估、家庭评估、医养机构评估等。根据能力评估使用场所不同，评估重点会有不同倾向，常用技术会有差别：社区适用的老年人能力评估技术有日常生活活动能力评估、老年抑郁评估、认知功能评估、营养状况评估、跌倒风险评估、尿失禁评估；医院适用的老年人能力评估技术包括一般医学评估、日常生活活动能力评估、认知功能评估、营养状况评估、老年综合征评估；医养机构适用的技术主要有日常生活活动能力评估、精神心理评估、营养状况评估、认知功能评估、社会状态评估。

五、老年人能力评估的意义

老年人能力评估是养老服务中一项非常基础性的工作，对提升养老服务工作的专业化、精细化、个性化服务水平具有重要支撑作用。老年人能力评估是老年康养服务的重要工作内容和方法，在老年人康养事业的各个层次中都具有重要意义。

1. 老年人个体和家庭　能力评估已经列入国家基本公共服务标准，老年人根据需要参与评估，有助于了解自身的能力状况，更加合理地安排晚年生活，更有针对性地选择适宜的专业服务或者申请相关保障政策，保障自己的合法权益。老年人和家庭也可以根据老年人的能力状况，及时采取一些预防衰老的措施，改善身体功能，给予老年人更有针对性的照顾。

2. 养老服务机构　可以根据评估结果更加准确了解每个老年人的服务需求，在征得老年人同意的前提下，制订个性化的照护服务方案，提高养老服务的适配性和效率，也能有效防范服务风险。按照养老机构的相关规定，老年人入住养老机构首先就要进行能力评估。

3. 政府　通过开展老年人能力评估，能够促进养老服务供需对接，提高政策措施的精准度。

（1）有助于科学规划、资源统筹：根据不同能力等级老年人的数量、比例、需求及趋势变化，可以提前做好养老服务发展的规划布局，将有限的社会资源作用发挥到最大效应。

（2）有助于政策找人、精准施策："一人失能、全家失衡"，失能老年人照护是刚需，是养老服务的重点，许多政策都主要针对失能老年人，老年人能力评估就如同政策"守门人"，确保享受政策的都是符合失能条件的人。

（3）有助于强化监管、指导服务：失能老年人的能力部分或完全受损，有的甚至没有民事行为能力，对失能老年人的照护就需要格外用心。民政及有关部门对失能老年人的服务有特殊要求，通过能力评估，了解相关服务情况，可以加强对下级民政部门工作情况、养老服务机构规范服务情况进行针对性监督指导。

第二节　老年人健康标准和健康分级

健康是人类永恒的主题，也是社会进步的重要标志，健康已成为新世纪人们生活的基本目标。1948 年，世界卫生组织宪章中首次提出健康概念：健康不仅是生理和躯体上健全无疾病，而且还要具备健康的心理状态，社会适应状态良好。1977 年，世界卫生组织将健康概念确定为"不仅仅是没有疾病和身体虚弱，而是身体、心理和社会适应的完满状态"；20 世纪 90 年代，健康的含义注入了环境的因素，即健康为："生理 - 心理 - 社会 - 环境"四者的和谐统一；进入 21 世纪后"健、康、智、乐、美、德"六个字组成了更全面的"大健康"概念。也就是说，在评价老年群体的健康状况时应包括躯体、社会、心理、经济、智力等多个方面。

老年人随着年龄的增长，维持人体生命活动的细胞、组织、器官和系统衰老，人体正常的生理功能出现不同程度的下降，躯体健康的含义与年轻人的不同。老年人生活中积累形成的独特情感、认知、体验等心理活动和行为特征会受躯体老化和功能衰退、社会角色的退出、家庭系统的变化等因素的影响，老年人的社会角色的退出与转换，经济独立能力的缺失，生活环境的安全、适老化等多方面都会影响老年人的健康问题。

一、老年人健康标准

1982 年中华医学会老年医学分会提出了有关健康老年人标准的 5 条建议，认为健康老年人是指主要的脏器没有器质性病理改变的老年人。1995 年依据医学模式从生物医学模式向社会 - 心理 - 生物医学模式转变的要求，中华医学会老年医学分会将这一标准补充修订为 10 条，该标准侧重健康和精神心理等方面，但对健康相关危险因素、社会参与度和社会贡献以及自我满意度方面涉及不全。后来，中华医学会老年医学分会又对中国老年人健康标准进行了多次修订。

2022 年 9 月，国家卫生健康委员会发布了《中国健康老年人标准》，指出健康老年人是指 60 周岁及以上生活可自理或基本自理的老年人，健康老年人在躯体、心理、社会三方面都趋于协调与和谐的状态。中国健康老年人应满足下述要求：生活自理或基本自理；重要脏器的增龄性改变未导致明显的功能异常；影响健康的危险因素控制在与其年龄相适应的范围内；营养状况良好；认知功能基本正常；乐观积极，自我满意；具有一定的健康素养，保持良好生活方式；积极参与家庭和社会活动；社会适应能力良好。

二、老年人健康分级

评估老年人健康一般包括三个维度指标，分别是躯体健康 0～50 分，心理健康 0～30 分，社会健康 0～20 分。评估老年人健康可以综合三个维度分级，也可以按不同维度分别分级。综合分级通常将老年人健康状况分为 7 级，分别是健康老年人、亚健康老年人、慢病老年人、急危重症老年人、病损老年人、失能老年人和安宁老年人。

1. 健康老年人　无任何明确诊断的躯体疾病，生活自理。社会适应能力良好。有一定兴趣爱好，心理状态正常，自我满意、自我认可、自我肯定，无抑郁、焦虑等心理疾病，能够正常参加社会活动。经济条件可以满足自给需求，社会经济支持力良好。

2. 亚健康老年人　身体有些病症介于正常和疾病之间，存在一些身体不适症状，但无明确诊断的慢性病史，有时需要药物治疗，存在潜在患病风险。心理状态尚可，无明显抑郁、焦虑倾向，自我满意度较高，能够参与一些社会活动，有较好的社会适应能力。生活质量较好，经济条件尚可，具备一定经济支持力。

3. 慢性病老年人　存在明确诊断的慢性病史，需要较长时间药物治疗，无危急重症疾病出现，病情较平稳，无需住院治疗，生活基本自理。存在一种以上老年综合征表现，例如跌倒、痴呆、尿失禁等。出现一种以上老年照护问题，例如压疮、失眠、听力障碍、视力障碍等。心理状态较差，产生抑郁、焦虑问题。社会参与度较低，社会适应能力减弱。

4. 急危重症老年人　急性病症具有明确诊断依据，对生命造成威胁，需要立即治疗，出现一种或以上重要器官或系统的急性病变，出现一种或以上明确诊断的重要脏器急性功能衰竭，出现一种或以上的临床危象，如高血压危象、糖尿病危象、甲亢危象；有过严重疾病史且尚未完全康复的老年人；其他严重威胁老年人生命的疾病。

5. 病损老年人　病损是指因为某些疾病造成身体功能的损害，而这种损害是可恢复或可代偿的，具有康复的潜在性，经过康复治疗一般可以恢复完全自理或基本自理。具备以下前两项及其他任何一项都可以认定为病损：因急危重症入院治疗，身体功能尚未完全恢复；具有功能恢复的潜在性，在经过康复治疗后可能实现完全自理或基本自理；因手术或外伤，切除了部分脏器，例如胃、肾脏、肝脏，但是经过身体功能的代偿或辅助康复器具的使用生活能够自理的；存在某种身心功能缺陷，例如视力残疾、听力残疾，但是可以通过使用康复辅具来实现生活自理的；其他情况引发，但不影响生活自理的。

6. 失能老年人　失能老年人是指丧失自理生活能力的老年人，其中部分丧失的称为半失能，完全丧失的称为完全失能。具备以下前两项及其他任何一项都可以认定为失能：经日常生活活动能力评估，分为轻度、中度、重度、极重度失能者；生活不能自理，需要提供长期照护服务的；心理状态欠佳，存在严重抑郁、焦虑、自杀倾向等心理问题；长期卧床，具有一定程度的老年综合征表现；具有一定认知功能障碍，基本无社会参与。

7. 安宁老年人　具备以下前两项及其他任何一项都可以认定为老年人处于安宁状态：被确诊患有难以治愈性疾病的；经老年人综合能力评估和生存期预测评估，预期寿命在3～6个月的；罹患恶性肿瘤，且处于晚期的。脑卒中并伴有严重并发症，生命处于危急状态的；衰老并伴有多种慢性疾病的；严重心肺疾病，病情危重的；多器官功能障碍，病情危重的；其他处于濒死状态的情形，如禁食、尿便失禁、目光呆滞、指甲变黑、呼吸困难或微弱等。

第三节　老年人增龄性疾病

人类随着年龄的增长，由于生理、心理、社会和环境等各方面的影响，人体不可避免地会出现身体功能的下降，所患各类疾病也逐渐增多，对老年人生活生存等都会造成不利影响。老年病又称老年疾病，是指人在老年期所患的与人体增龄有关的，在各种原因的作用下单发或多发，并且有老年人自身特点的疾病总称。老年人患病与儿童和成年人患病有明显差别，老年人患病种类和数量不仅比年轻人多，而且有其特点：人进入老年期后，人体组织结构老化，各器官功能逐步下降，身体抵抗力逐步衰弱，活动能力降低，协同功能丧失，老年人中的慢性疾病患病率和致残率明显高于年轻人。

一、老年病的分类

临床常根据不同分类方式把老年病分为老年原发性疾病、继发性疾病、老年易感性疾病、常见性疾病及老年罕见病等。老年原发性疾病是指老年人特有的疾病,病因主要是机体在衰老过程中发生的组织结构和功能障碍,例如动脉硬化、阿尔茨海默病、耳聋、前列腺肥大、帕金森病;老年继发性疾病是指继发于其他老年病的病症,例如脑动脉硬化基础上继发的脑血管意外,例如脑卒中;老年易感性疾病是指老年人容易罹患的疾病,在非老年人群中不易得病,例如白内障、肺气肿、骨质疏松;老年常见性疾病是指老年人群的多发疾病,但是在非老年人群中也可能常见,例如高血压病、糖尿病、胆结石;老年罕见性疾病是指老年人群的罕见疾病,主要包括儿童期的各种传染病,在老年人群中很少见。

二、常见老年病

老年人随着年龄增长,机体的各个器官功能逐渐衰退,很容易受到慢性疾病的困扰,临床上比较常见的老年病包括高血压、糖尿病、冠心病、高脂血症、前列腺增生、老年性皮肤瘙痒和高尿酸血症等。近几年,高血压、糖尿病、高脂血症和高尿酸血症等发病率也逐年增加,并有年轻化的趋势,应予以重视(表1-1)。

表1-1 常见各系统老年病

系统	疾病	发生率
心血管系统	冠心病	49.6%~65.0%
	原发性高血压	42.5%~52.0%
	心律失常	32.0%~45.0%
呼吸系统	慢性支气管炎	43.1%~55.3%
	肺气肿	10.5%~13.1%
	肺心病	0.6%~8.0%
	陈旧性肺结核	18.0%~31.3%
消化系统	溃疡病	11.3%~26.0%
	慢性胃炎	11.9%~33.7%
	肝硬化	1.3%~7.0%
神经系统	脑血管意外	5.6%~7.0%
	帕金森病	1.3%
内分泌代谢系统	高脂血症	16.4%~43.8%
	糖尿病	20.5%~21.3%
	痛风	0.6%~1.5%
骨科	颈椎病	21.0%~32.5%
	肥大性脊柱炎	11.3%~55.0%
眼科	白内障	25.3%~35.0%
耳鼻喉科	耳聋及听力障碍	15.6%~63.6%
肿瘤	恶性肿瘤	1.7%~2.5%

三、老年病的特点

1. 老年人疾病症状不典型 老年人由于躯体功能减弱,器官功能下降,对疾病引发的不适敏感性降低,给病情判断加大了难度。同时患有多种疾病的老年人往往不能准确反映病情,使得老年人的临床症状复杂且不典型,特别是患有认知症的老年人,由于认知障碍,他们无法正确表达自己的感受,导致老年人患病经常被漏诊或误诊。此外,老年人的病情发展多初期进展缓慢,后期恶化迅速,有时病情会在短时间内迅速恶化,严重危及老年人生命。熟悉老年人患病症状的不典型性,注意及时观察老年人生命体征、实验结果、辅助检查等,准确把握评估依据十分重要。

2. 多病共存　老年人罹患的疾病往往是多病共存,研究显示,60～69 岁平均患病 7.5 种,70～79 岁平均患病 7.8 种,80～89 岁平均患病 9.7 种,90 岁及以上平均患病 11.1 种,多病共存造成存在多重用药的情况,易发生医源性损伤,这就给及时准确评估带来了很大困难。因此,针对老年人疾病的评估应当与年轻人区别开来,要清楚老年人常见患病种类,权衡各类疾病的利弊缓急,根据每个人的个体情况,制订个性化治疗和康复方案,尽量减少老年人痛苦,提高老年人生活质量。

3. 病因复合,病情复杂　老年人由于多病共存,多种病因复合存在,互相重叠成因,多种病症重合,症状复杂多样,加之老年人免疫功能下降,对疾病及应激反应能力减退,药物敏感性降低,一旦发病,病情进展快,治疗困难,预后不佳。例如老年人肺炎,如果对抗生素不敏感,很快就会进展为呼吸衰竭、心力衰竭等,猝死发生率高,因此要加强监测,及时做出准确评估,采取恰当措施,及时干预,降低死亡率。随着老年医学的不断发展,老年人综合能力评估技术越来越占据了重要位置。

4. 疾病治疗效果差,治愈率低　随着年龄的增长,老年人自身恢复功能降低,大多数疾病无法自愈,而且在多种疾病共存的情况下更会导致长久卧床或坐位,导致治愈效果差,致残率高,老年人自理能力降低,失能率提高,其病情对老年人的正常活动产生较大影响,摔伤和骨折的可能性增加。

老年人患病率高,多以慢性病为主,且具有多种疾病并存病程长等特点。"医养结合"整合养老和医疗两方面的资源,将老年人健康医疗服务放在更加重要的位置,有病治病,无病康养,通常由专业护理人员照顾老人的健康生活起居,提供持续性的生活照料和安宁疗护服务。我国推行的医养结合型养老模式降低了患病老人由家庭或社区转入医院过程中增加的医治时间成本以及救治风险,减少了社区老人由于行动不便而造成的路途颠簸和家属负担。建立完善的老年人能力评估机制,可以在最大限度上为医疗资源和养老机构的整合提供数据支持,有利于对老年人的健康进行优化管理,全面降低老年人慢性病、失能发生的概率,为实现健康养老打好基础。

第四节　老年人能力评估沟通技巧

在推进养老服务业健康发展的过程中,标准化的老年人能力评估,可以为养老机构准确量化老年人真正需求与合理配置养老服务资源提供依据,是实现合理化、规范化养老服务的基础。老年人能力评估时会遇到各类性格不同的老人,在沟通过程中,评估人员不可将评估表上内容全程机械化问答式与老人对话进行评估,需要一些沟通技巧,让老人能够更有尊严、更舒心地接受评估。一个良好评估结果的取得不仅依靠合理的评估方案,而且还需要良好的沟通,它是评估活动顺利开展所必需的基础。

一、评估沟通方式

评估沟通常分为语言沟通和非语言沟通类方式。语言沟通包括口头沟通、电话沟通和书面沟通等应用语言文字等进行沟通的方式。非语言沟通包括采用触摸、微笑、身体姿势等方式,在进行触摸时应注意尊重老年人的习惯,选择合适的触摸位置,通常最宜接受的是手。同时,对于老年人的触摸应当给予正向反馈。当言语表达不清时可以用身体姿势加以补充,如招手、挥手、指出物品所在地等。

二、良好的沟通技巧

良好的沟通是获得良好评估结果的必要过程,在沟通过程中不仅需要合适的语言,还需要眼神、

手势、动作等来表达事实,建立良好的沟通通常采用一定的技巧:

1. 同理心　了解老年人的经历和性格特点,学会换位思考,从老年人的角度看待和思考问题,给予老年人相应支持会容易引起共鸣,注意要避免同情,避免怜悯,保持客观、中立。

2. 真诚　用坦诚的态度与老年人交往,用贴心的话消除老人的紧张情绪,用真诚的话取得老人的信任与支持,脸上常带微笑是获得老人信任的最简单方式。

3. 肯定和接纳　肯定老年人的价值和意义,用爱心和体谅去接纳老年人,不要轻易拒绝老年人的要求。

4. 尊重　对老人给予其明显的尊重与支持,不模仿老人的外在表现,不评论老人的观点,不说教老人的行为,在老年人目之所及的地方,不要同其他人耳语,以免引发猜忌。

5. 积极主动　大多数老年人处于被动状态,要主动接近他们,让他们感受到关心和尊重,沟通语言要避免晦涩难懂的术语。

6. 耐心细致　耐心聆听老年人的故事,适当给予回应,尽量不要催促老人,必要时候也可以打断老人,被老人无过指责或质疑要学会包容,如老人不愿配合,要求中断评估,要保持耐心。在沟通时要注视着对方的眼睛,不要游走不定。

7. 个性化　每位老年人都是一个独特的个体,在评估开始之前就做好准备,提前了解所评估老年人基本情况,把握评估的主题和内容,在进行沟通时要根据每个人不同特点做出适当回应。

8. 灵活对应　如果沟通不顺畅,应选择能够引起老年人共鸣的话题,避免提及老年人不喜欢的话题,与老年人建立信任关系之后再进行沟通,避免聊天家常式或争辩式的谈话。

三、沟通注意事项

沟通前应对需要评估的内容非常熟练,体现出评估人员的专业性。沟通过程中要注意老人的言外之音,关注老人的肢体语言如为难、欲言又止的表情等。沟通期间不可随意给老年人饮食,如患糖尿病、高血压病等老年人要控制饮食的种类和数量。要时刻注意老年人的身体状况和安全需求,避免意外发生。评估结束应当与老年人有礼貌的告别。注意评估信息的采集是多方面的,除了被评估者本人,其家人、邻居、社区工作人员等也会提供有效的评估信息。

（赵文星）

第二章
老年人躯体功能评估

学习目标

1. 掌握老年人常见运动、感觉、吞咽功能评估内容和意义。
2. 熟悉老年人常见运动、感觉、吞咽功能评估工具。
3. 了解老年人运动、感觉系统增龄性改变。
4. 学会老年人常见运动、感觉、吞咽功能评估方法。
5. 具有爱老、助老意识和较强的人际沟通能力，关爱老年人。

随着年龄的增长，老年人机体逐渐老化衰退，各系统功能逐渐减退，日常生活活动能力下降，躯体存留的功能可能不能支持基本生活状态，需要对老年人进行躯体功能评估，评估内容主要包含基本运动能力、基础感官功能和维持生命基本的吞咽功能等。躯体功能评估作为一项基础评估，在老年人能力评估中占有重要位置，是老年人能力评估的启动项和基础项。

第一节　运动功能评估

案　例

刘奶奶，78岁。三年前因脑出血致右侧肢体活动障碍，目前日常生活活动能力评分为46分，日常生活不能完全独立完成。既往有高血压病史10年，家族史无特殊。

工作任务

为了解刘奶奶目前的健康情况，请评估刘奶奶运动功能。

一、运动能力评估

（一）运动概述

人体运动系统包括骨、关节、肌肉三个部分，构成了人体的支架、基本形状和运动条件。运动是指运动系统的活动，包括自主运动和不自主运动，自主运动受大脑皮质运动区支配，由锥体束控制；不自主运动由锥体外系和小脑控制。

运动功能评估是指通过统一、规范、科学的方法对人体运动系统的骨、关节、肌肉和活动能力做量化评定，分析其影响因素和存在的问题。科学、准确地对老年人运动功能进行评估非常重要。

（二）老年人运动功能障碍发生的危险因素

1. 年龄因素　随着年龄的增长，老年人运动系统退行性改变逐渐加重。年龄对骨骼的影响主要表现在因钙的消耗与丢失导致骨的脆性增高、坚硬度降低；骨骼中的有机质如骨胶原、骨黏蛋白质含量减少或逐渐消失，骨质疏松；对肌肉的影响表现在肌细胞水分减少，肌肉逐步萎缩、肌力降低，年轻人的肌肉重量占体重的 42%～44%，老年人肌肉重量只占体重的 24%～26%；肌肉耗氧量减少，较年轻时易疲劳和受损，损伤后恢复减慢；关节主要表现在软骨纤维化、骨化及磨损，导致关节活动度减小，易于发生骨关节病变，从而间接导致运动功能障碍。年龄增长导致运动系统退行性改变逐渐加重，是影响老年人运动功能的首要因素。

2. 疾病因素　生理疾病和精神疾病均可导致运动功能障碍。生理疾病直接引起骨、关节、肌肉方面的病变会导致运动功能障碍，如脑血管意外可以导致瘫痪、帕金森导致肢体震颤、糖尿病导致足部病变等；精神疾病导致的运动动能障碍主要表现在认知障碍，不能配合进行运动，如阿尔茨海默病及其他精神病。疾病因素是导致老年人发生运动功能障碍的主要因素之一，并且存在表现复杂、障碍形式多样、障碍存在时间长、对机体损伤严重等特点。

3. 营养因素　营养对运动功能有较大影响。营养状态包括营养不良和营养过剩两方面。影响营养状态的因素主要与食物的摄入、消化、吸收和代谢等因素有关，并受心理、社会、文化等因素的影响。老年人随着年龄的增长消化功能下降，进食量减少、食物摄取范围缩小、消化和吸收功能减退导致营养不良，营养不良会导致肌肉萎缩、肌力下降、骨质疏松，易于骨折，使运动功能障碍；或因饮食习惯致摄食过多、运动减少、消耗减少、代谢异常等又可能导致营养过剩，继之引起肥胖、高血压、冠心病、糖尿病等疾病，使活动受限、运动负荷增加，影响老人的运动功能。

4. 环境因素　老年人生活环境中无适合老年人运动的场所、器械，或有导致运动危险的因素，如道路不平、泥泞、周围有障碍物，影响老年人运动；或因气候原因，如天气过冷、过热，环境污染等因素也可以间接导致老年人运动减少。

5. 其他因素　老年人随着年龄的增长，社会交往减少，缺乏外界运动心理支持；家人担心老人在运动过程中出现意外，可能会阻止老人运动；或因年龄增长，判断力、反应力下降，在应对各种突发情况时发生意外伤害的概率增高而害怕运动。以上因素会使老人运动减少，长时间不运动或运动过少也会导致运动功能障碍。

（三）老年人运动功能障碍的表现

老年人运动功能障碍的表现主要在以下几个方面。

1. 关节活动度受限　老年人关节及其周围组织存在炎症、红肿、粘连、疼痛等病理情况时，或因年龄增长导致的骨、关节、肌肉退行性改变等生理情况时，关节活动度会受到不同程度的影响，导致关节活动度受限。

2. 肌力减退　肌力指肌肉做主动运动时的最大收缩能力。因前述各种危险因素的存在，导致老年人出现运动功能障碍，其活动时间减少，肌力持续降低，陷入障碍制动 - 活动减少 - 肌力降低 - 活动减少的恶性循环。

3. 平衡协调功能障碍　平衡功能在运动中起到决定性作用，平衡协调能力取决于本体感受器、前庭系统、视觉系统、高级神经中枢对平衡信息的整合能力，老年人的平衡协调功能随着年龄增长有不同程度的减退。老年人在平衡协调能力不同程度降低时，可出现共济失调、上肢摇摆、醉汉步态、震颤、轮替运动障碍、辨距不良、肌张力低下、书写障碍、运动转换障碍、协同运动障碍等不同表现。

4. 肢体围度变化　运动障碍急性期，相应的肢体围度会因炎症发生肿胀导致围度增加。急性期后，如运动功能障碍没有恢复，肌肉会逐渐萎缩、肢体围度会相应减小。

5. 步态异常　由于头、上肢、躯干、下肢都要参与步行活动，运动障碍时会导致步态异常，步态是运动功能障碍评定的重要组成部分，通过步态分析可以发现运动障碍的具体部位和严重程度（详见步态评估章节）。

6. 疼痛　疼痛是一种与组织损伤或潜在损伤相关的不愉快的主观感觉和情感反应，是一种复杂的自我保护机制。疼痛是运动障碍的重要表现方式，主要是神经、肌肉、骨、关节因退行性改变或疾病导致不同程度的疼痛，对日常生活与运动产生巨大影响。

（四）老年人运动功能障碍的后果

当老年人发生运动功能障碍后，会对生理、心理、社会等方面产生巨大影响，降低老年人的生活质量和幸福感。

1. 生理方面 运动功能障碍后老年人关节活动度减小，肌力减弱、躯体活动减少，心血管系统、呼吸系统、消化系统、泌尿系统等各系统功能逐渐减退，易致各系统疾病的发生，且自我修复能力变弱，身体抵抗力降低，一旦发生病变，难以恢复；运动功能障碍后老年人容易导致跌倒、骨折、压疮等并发症发生，给老年人带来生理上的痛苦。

2. 心理方面 老年人发生运动功能障碍时，自主活动能力降低或丧失、日常生活活动能力降低，会对其心理上造成不良影响，老年人会经历无知期、震惊期、否认期、抑郁期、反对独立期、适应期等心理过程。一般情况下运动障碍越严重则心理障碍也越重，主要表现在言语少、脾气暴躁、自卑、沮丧、抑郁、焦虑等异常心理状态。

3. 社会方面 老年人发生运动功能障碍时，生活自理能力下降，需要家人长期照护，严重运动功能障碍时，还需要专业康复师指导，给家庭和社会带来严重的经济和精神负担。

（五）老年人运动功能评估的目的

通过对老年人运动功能采取科学、统一、规范的测试手段和评价标准，对其运动能力进行量化，可以客观地描述老年人现有的运动功能。照护师或康复师对其结果进行分析，判断运动功能障碍级别，制订相应的照护或康复治疗方案，从而有效地改善老年人的运动能力，规避生活中可能发生的二次伤害，提高生活质量。

（六）老年人运动功能评估内容及方法

老年人运动功能的评估内容主要包括关节活动度、肌力、平衡协调功能、肢体围度、步态、疼痛等几个方面。

1. 关节活动度的评估 一般先评估病人所能达到的最大关节活动，又被称为柔韧性。关节活动度的评估分为主动关节活动度、被动关节活动度。主动关节活动度是指病人自己肌肉收缩活动关节所能达到的最大活动度，被动关节活动度是指治疗师施加外力后使病人可以达到的关节活动度，检查终末端的感觉是否有阻力，这里要注意不能过度牵拉以免超出正常生理范围。

（1）评估工具：关节活动度的评估工具最常用的是量角器。量角器用两根直尺连接一个半圆量角器或全圆量角器制成，手指关节用小型半圆角器测量。

（2）量角器的使用方法：据所测量的关节大小选择合适的量角器，如测量膝关节、髋关节等大关节时应选择 40cm 的长臂量角器，而测量手或趾关节时，应选 7.5cm 的短臂量角器。使用时将量角器的中心点准确对准关节活动轴中心（参照一定的骨性标志），两尺的远端分别放到指向关节两端肢体上的骨性标志或与肢体长轴相平行。随着关节远端肢体的移动，在量角器刻度盘上读出关节活动度。

（3）测量的注意事项：①测量时固定臂与构成关节的近端骨长轴平行，移动臂与构成关节的远端骨长轴平行，当老年人有特殊运动障碍时可以变化；②在不同的体位下，关节周围软组织紧张程度不同，测量的结果会出现差异；③评估者应协助被评估者保持体位的固定，防止被测量关节运动时其他关节参与运动。

（4）各关节的正常活动度

1）指关节：各指关节可伸直，屈指可握拳。

2）腕关节：向下屈曲可达 50°～60°，背伸达 30°～60°，内收 25°～30°，外展为 30°～40°。

3）肘关节：主动或被动屈曲可达 130°～150°，过伸可达 5°～10°，旋前或旋后可达 80°～90°。

4）肩关节：前屈约 135°，后伸 45°，内收肘部可达正中线（45°～50°），外展可达 90°。

5）髋关节：仰卧时关节可屈曲 130°～140°，俯卧时正常后伸 15°～30°，内收为 20°～30°，外展为 0°～45°，内旋或外旋 45°。

6）膝关节：屈曲120°～150°，关节能完全伸直、有时可有5°～10°的过伸。

7）踝关节：背伸20°～30°，跖屈40°～50°，足内翻、外翻各为35°。

8）跖关节：跖屈30°～40°、背伸45°。

9）颈椎：前屈35°～45°，后伸35°～45°，左右侧弯45°，左右旋转（一侧）60°～80°。

10）腰椎：前屈70°～90°，后伸30°，左右侧弯20°～35°，左右旋转（一侧）30°。

11）全脊柱：前屈128°、后伸125°，左右侧弯73.5°，左右旋转115°。

2. 肌力的评估 肌力一般是指由肌肉或肌群克服阻力所产生的最大力量，测试肌力的方法分为以下三种，徒手肌力测试（manual muscle testing, MMT）、握力计（hand dynamometer）、等速肌力测量仪（Isokinetic Dynamometer, ID），临床上一般采用徒手肌力评估。肌力评估不适合应用于上运动神经元疾病的病人，因为中枢神经系统损伤病人有异常肌张力，不易测出真正的肌力，而且肌张力增加（痉挛），被发现常伴随着肌肉无力。肌力评估较适用于下运动神经元损伤的病人。

（1）肌力评估方法：手肌力检查是最常用的方法。嘱被评估者依次做各关节、各方向的运动，并在运动方向上给予一定阻力以测试其肌力大小，评估时注意观察肢体主动运动时力量的强弱，并对比两侧有无差异。

（2）肌力划分标准：按6级分级标准进行判定。

0级（无）：触不到肌肉收缩，完全性瘫痪。

1级（极差）：肌肉可收缩，但无肢体运动。

2级（差）：肢体能在床面上移动，但不能抵抗自身重力抬离床面。

3级（较好）：肢体能抬离床面，但是不能对抗阻力。

4级（良好）：能够对抗阻力动作，但较常人差。

5级（正常）：肌力正常。

3. 肌张力的评估 肌张力是指静息状态下肌肉的紧张度，必要的肌张力是维持肢体位置、支撑体重以及正常动作的基础；是保证肢体运动控制能力、保持空间位置、进行各种复杂运动所必要的条件。不正常的肌张力一般分为两种，一种是肌张力过低，一种是肌张力过高。

（1）肌张力过低：肌张力过低一般称为肌无力或者肌肉松弛，表现为肌肉松软，不能控制肌肉收缩，被动活动范围明显增大，腱反射较弱，牵张反射降低。肌张力过低通常与下运动神经元受伤、肌肉损伤或小脑损伤有关。

（2）肌张力过高：肌张力过高一般分为痉挛和僵直两种状态。

1）痉挛：肌肉发生痉挛时一般表现为高张力状态，通常是在关节活动某个范围内的阻力特别大，逐渐变成整个关节活动范围内阻力变大，临床表现为折刀现象，深腱反射与牵张反射都增强，被动活动范围减少等，常见于上运动神经元受损的病人，例如脑卒中病人。造成的痉挛的原因：①运动神经元的兴奋性未受到脊髓上方脑中枢的抑制，导致肌肉收缩无法放松，肌电信号活动性增强与反射增强；②脊髓内的交互抑制功能受损；③肌肉持续性收缩会导致肌肉机械性改变，肌腱与韧带等软组织的弹性下降，使被动关节活动度受限。

评估痉挛常用改良Ashworth痉挛等级评估量表（表2-1），评估量表将肌张力分为六个等级（0、1、1+、2、3、4级）。评估时，要求病人放松，评估师被动向各个方向活动病人肢体，感受在各个方向上出现的阻力。

2）僵直：肌肉僵直是四肢及躯体僵硬，无论做哪个方向的关节被动活动，对同一肌肉，运动的起始和终末的抵抗感不变，即主动肌和拮抗肌张力同时增加，被动关节活动时感觉到的阻力呈现均匀持续，且不受关节活动速度和关节活动角度的影响。被动活动肢体时，阻力大小与被动牵张的速度无关。造成僵直的机制目前还不是很清楚，可能与黑质-纹状体路径有关，临床上常见于锥体外系病变，如帕金森病。

表 2-1　改良 Ashworth 痉挛等级评估量表

等级	痉挛表现
0	肌张力没有增加
1	肌张力轻度增加,在被动关节活动的末端出现阻力
1+	肌张力轻度增加,在被动关节活动的前 1/2 内出现阻力,其余角度阻力几乎没有
2	肌张力中度增加,在被动关节活动的全部范围内均出现阻力,但是肢体仍然能够轻易地活动
3	肌张力重度增加,在被动关节活动时,阻力非常大,不容易被移动
4	肌张力处于僵直状态,患肢维持在弯曲或伸直状态,几乎无法被移动

僵直通常分为以下四类:

①齿轮样僵直:被动移动病人肢体会呈现一种规律性断断续续的阻力(出现交替性的放松与阻力增加),常见于基底核损伤,如帕金森病人。

②铅管样僵直:肢体存在固定持续的阻力,像铅管一样僵硬,可停在某个姿势,常见于中脑上半部损伤病人。

③去皮质强直:病人呈现上肢屈曲、下肢伸直的僵硬姿势,受伤部位在四叠体上丘的上方,如两侧大脑皮质受损,具体表现为肩关节内收且上肢屈曲、下肢内旋且伸直的不正常屈曲反应。

④去大脑僵直:四肢都呈现伸直的僵直状态,受伤部位在脑干,介于四叠体上丘与前庭核之间,具体表现为肩关节内收、前臂旋前、肘关节伸直、腕关节与手指屈曲、下肢伸直的不正常伸直反应。

4. 协调功能的评估　协调功能是指在中枢神经系统控制下,与特定运动或动作相关的肌群以一定的时空关系共同作用,从而产生平稳、准确、有控制的运动的能力。协调功能是指具有适当的肌力,适当的速度、力量、幅度、节奏、准确的距离和方向,能在正确的时间促使正确的肌肉产生正确的肌肉收缩作用,以及正确的肌肉收缩强度。

协调功能可以分为两类:

(1)粗大运动:大肌群参与的身体姿势的保持、平衡等,如翻身、坐、站、行走。

(2)精细活动:由小肌群实施的动作,如手指的灵巧性、控制细小物品的能力等。协调功能的评估主要是看老年人有没有协调运动障碍或共济失调,多由于中枢神经系统不同部位(小脑、基底节、脊髓后索)的损伤所致。前庭迷路系统、本体感觉与视觉的异常也可造成协调运动障碍。协调运动障碍常表现为在空间上和时间上对肌肉收缩的控制障碍不能准确调节运动的速度、力量、幅度和方向;以笨拙的、不平衡的和不准确的运动为特点的异常运动;不随意运动;肌肉痉挛、肌肉肌腱挛缩等造成的运动异常。

(1)引起协调障碍的相关因素

1)肌力低下:肌肉不能有效收缩,常过度用力,不能产生姿势与运动的协调。

2)关节活动范围减少:运动的自由度受限。

3)肌张力异常:影响运动的效率与准确性:肌张力低下收缩无力;张力高则运动阻抗增高,动作僵硬刻板,出现异常的姿势。

4)感觉障碍:躯体运动觉和 / 或感觉障碍使病人不能维持肌肉收缩,运动发动缓慢,运动速度缓慢,肌肉不能协同收缩,运动的准确性与效率降低。

5)适应性降低:中枢神经系统病损,不能控制精细运动,不能作不同速度的协调运动。

(2)协调运动的产生需要有功能完整的深感觉、前庭、小脑和锥体外系的参与,其中小脑对协调运动起着重要的作用,当大脑皮质发出随意运动的命令时,小脑便产生了制动命令。当大脑和小脑产生病变时,四肢协调动作和行走时的身体平衡产生障碍,此种协调功能障碍称为共济失调。共济失调在临床上一般分为以下几种:

1）小脑共济失调：症状以四肢与躯干失调为主，受试者对运动的速度、距离、力量不能准确估计而发生辨距不良、动作不稳，行走时两脚分开较宽、步态不规则、稳定性差，出现蹒跚步态、肌张力降低、眼球震颤、动作性震颤等。

2）感觉性共济失调：病人对动作的幅度、力量和方向判断不足，不能辨别肢体的位置和运动方向，行走时动作粗大，迈步不知远近，落地不知深浅，抬足过高，跨步宽大，踏地加重，而且需要视觉补偿，闭目后或在黑暗场所协调障碍加重，闭目难立征阳性。感觉性共济失调主要见于脊髓后索病变和脊髓痨，也可见于亚急性脊髓联合变性和多发性神经炎。

3）基底节共济失调：肌张力发生改变和随意运动功能障碍，表现为震颤、肌张力过低或过高、随意运动减少或不自主运动增多。

4）前庭性共济失调：多由内耳迷路受温度或旋转的刺激或由内耳的急性疾病引起。

5）大脑病变的共济失调：额叶病变可引起对侧肢体的轻度共济失调，多无眼球震颤。丘脑病变也可引起对侧共济失调，伴对侧感觉障碍，但共济失调与感觉障碍的程度不相称，即感觉障碍并不严重，不足以解释共济失调。

6）不随意运动：姿势保持或运动中出现不自主和无目的的动作，运动不正常和运动时出现无法预测的肌张力变化。

（3）协调功能的评定：通常从交互动作、协同性、准确性三方面进行评估，常用试验方法如下：

1）指鼻试验：被评估者先将手臂伸直、外旋、外展，以示指指尖触碰自己的鼻尖，然后以不同的方向、速度、睁眼、闭眼重复进行，并两侧比较。

2）轮替动作试验：轮替动作试验是对交互动作障碍的评价方法。被评估者以前臂向前伸平并快速反复地做旋前旋后动作，或以一侧手快速连续拍打对侧手臂，或足跟着地以前脚掌敲击地面等。小脑共济失调的老年人动作笨拙，节律慢而不均，称轮替运动障碍。

3）准确性测验：在纸上先画一个直径为1cm的中心圆，继续向外画5个圆圈，每圈之间的距离为1cm，老年人手持铅笔，从垂直距离纸面10cm处，以每秒一点的速度向中心圆打点，共持续50s，双手分别进行，注意肘关节勿触桌面，分别记录落在中心圆及同心圆1~5轨道中和图外不同区域的点数。

（七）老年运动功能评估结果的应用

老年人的运动评估结果有助于照护师或康复师准确发现老年人存在的运动功能障碍程度和位置，便于制订科学、有效的康复治疗计划，为老年人的生活安全提出有效建议，规避运动风险，做到先发现、先治疗、先管理、先受益，为提高老年人生活质量保驾护航。

知识拓展

肌力评估的应用

0级（无）：评估师给予老年人全范围关节活动，诱发老年人肌肉收缩。

1级（极差）：评估师引导老年人肌肉自主收缩到最大，再引导老年人在减重状态下进行关节活动。

2级（差）：评估师给老年人一定助力，帮助老年人进行抗重力活动，然后引导老年人自己逐步抗重力活动。

3级（较好）：评估师先让老年人主动运动达到全关节活动度，然后再给予轻微阻力，让老年人尽量抗阻力活动全范围。

4级（良好）：评估师给予老年人轻微阻力，待老年人肌力增加后，再逐步增加阻力，直到老年人肌力正常。

5级（正常）：肌力正常，可参加一般的机体活动和体育锻炼。

二、平衡能力评估

平衡能力是指人体在日常活动中维持自身稳定性的能力；是指身体重心偏离稳定位置时，通过机体自发的、无意识的或反射性的活动以恢复其机体自身稳定的能力。一个人的平衡功能正常时，能够保持自主体位，完成各项日常生活活动，如跑、跳等复杂运动，在随意运动中调整姿势，安全有效地对外来干扰做出反应，平衡依赖于感觉系统和运动系统的参与、合作以及相互作用。

（一）平衡功能分级

传统的平衡功能分类应用最广泛的是平衡功能三级分法，这种方法将人体平衡分为坐位平衡和立位平衡两种状态，每一种体位下又都按照相同的标准分为三个级别进行评定。

一级平衡：属静态平衡，是指被评估者在不需要任何帮助的情况下能维持所要求的体位（坐位或立位）。

二级平衡：即自动态平衡，是指被评估者在运动过程中调整和控制身体姿势稳定性的一种能力。自动态平衡从另一个角度反映了人体随意运动控制的水平。坐或立位进行各种活动，站起、坐下、行走等动作都需要具备动态平衡能力。

三级平衡：即他动态平衡，也叫反应性平衡，是指被评估者的身体在受到外力干扰而使平衡受到威胁时，人体作出保护性调整反应以维持或建立新的平衡，如保护性伸展反应、迈步反应等。

（二）维持和影响平衡的因素

1. 维持平衡的因素 对于人体而言，维持正常的平衡功能需要良好的前庭功能和中枢神经系统的整合功能，还需要良好的肌力、肌张力、视觉和本体感觉；维持人体平衡的生理基础是翻正反应（righting reaction）和平衡反应（balance reaction）。翻正反应是一种自动反应，维持着头在空间中的正常姿势、头颈和躯干间的正常序列关系、躯干与肢体间的正常排列。平衡反应包括颈、上肢的防护性伸展反应和下肢的节段跳跃反应。以上任何因素出现异常，都会导致人体平衡功能障碍。老年人随着年龄增加，机体各器官功能退行性变化逐渐加重，前庭功能下降、中枢神经系统整合能力下降、肌力减退、肌张力变化、视觉异常、本体感觉准确性下降，导致老年人平衡能力下降。

2. 影响平衡的因素 通常情况下，影响平衡的因素有三点：一是重心的高低；二是支撑面的大小；三是支撑面的稳定性。一般说来重心越低、支撑面积越大、支撑面越稳定，平衡也就越好，反之平衡便被破坏导致跌倒。

（三）平衡障碍的表现

1. 体位、姿势和步态的异常 平衡障碍时协同功能不良，失去对躯干、四肢和言语肌的正常控制，导致各种动作不协调；平衡障碍时不能保持平衡的体位，影响坐、站、立、行，容易出现跌倒。

2. 辨距不良 平衡功能障碍时视力调节能力异常，空间定位感觉下降，容易错指物位，且难以判断运动的距离、速度、力量和范围，导致动作准确度下降。

3. 震颤 平衡功能障碍时容易出现肌肉震颤，比如上肢震颤，动作愈接近目标时震颤愈明显，老人会出现书写障碍；眼球震颤影响老人的视力等。

（四）平衡功能障碍的后果

1. 生理方面 老年人的平衡功能障碍后，会导致站位、坐位不能平衡及改变体位时不能保持平衡、容易跌倒；拿东西不准确、拿到后不能保持平稳，物品容易掉落，影响生活自理能力；走路不平衡，不能避开障碍物，容易撞到家具或墙等，导致老年人出现安全问题。

2. 心理方面 老年人的平衡功能障碍出现上述生理改变后，会让老年人心烦气躁、注意力不集中、有攻击性，或出现自卑、抑郁心理。

3. 社会方面 老年人发生平衡功能障碍时还会影响语言能力、组织判断能力、逻辑思维能力，老年人和他人相处会出现各种问题，导致人际关系不良；严重平衡功能障碍时，需要家人长期照护、需要专业康复师指导，给家庭和社会带来严重的经济和精神负担。

（五）平衡功能评估的目的

1. 确定老年人是否存在影响行走或其他功能性活动的平衡障碍。
2. 确定老年人平衡障碍的程度。
3. 寻找和确定老年人发生平衡障碍的原因。
4. 引导制订老年人平衡障碍的康复治疗计划。
5. 监测老年人平衡功能障碍的治疗（手术、药物）和康复训练的效果。
6. 老年人跌倒风险的预测。

（六）平衡功能评估方法

1. 平衡反应评定 平衡反应评定主要是用来评估前庭平衡功能是否正常，分为静平衡评估法和动平衡评估法两大类。

（1）静平衡评估法

1）闭目直立试验：闭目直立试验是最常用的静平衡功能评估法。其评估方法为被评估者直立，两脚并拢，双上肢下垂，闭目直立，维持 30s，亦可两手于胸前互扣，并向两侧牵拉，评估者须观察被评估者有无站立不稳或倾倒。

正常表现：被评估者站立稳定。异常表现：被评估者站立不稳，躯干倾倒，前庭周围病变时，倾倒方向朝向前庭破坏的一侧，与眼震慢相方向一致；中枢性病变时，躯干倾倒方向与眼震慢相不一致。评估静平衡时也可以使用 Mann 试验：双足站一直线上足跟接足趾，闭目站立 30s，此法较双足并立法敏感。

2）直立伸臂试验：其评估方法为被评估者闭目直立，平伸双臂。

正常表现：躯体直立、双臂平伸稳定。异常表现：躯体扭转，双臂偏移；如左侧前庭损伤，眼震慢相向左，头、躯干及上肢均向左扭转，左臂向下偏移，如掷铁饼姿势。

（2）动平衡评估法

1）行走试验：此法对平衡功能障碍和平衡功能恢复程度的判断有较大的意义。评估方法为被评估者闭眼，向正前方行走 5 步，再后退 5 步，前后行走 5 次，观察步态并计算起点与终点之间的偏差角。当偏差角大于 90°者，提示两侧前庭功能有显著差异；也可以请被评估者闭目向前直线行走，迷路病变者会偏向前庭功能弱的一侧。

2）垂直书写试验：其评估方法为被评估者端坐，左手放膝上，右手悬腕垂直书写文字一行，约 15～20cm。睁眼和闭眼各书写一次，两行并列。观察两行文字的偏离程度和偏离方向，偏斜≤5°为正常，>10°表示两前庭功能有差异。

3）过指试验：评估方法为评估者与被评估者相对而坐，两人上肢向前平伸，示指相互接触，请被评估者抬高、伸直上肢，然后再恢复水平位，以示指再接触评估者示指，上下臂均应在肩关节矢状面上运动，避免内收和外展，睁眼、闭眼各做数次，再判断结果。

正常表现：睁眼、闭眼均能触碰到评估者的示指，即无过指现象。异常表现：连续 3 次出现偏斜为出现过指现象，前庭周围病变时双手指同时偏向前庭功能较低侧，小脑病变时患侧单手向患侧偏斜。

2. 平衡功能量表评定 常用 Tinetti 平衡量表和伯格平衡量表来评估平衡功能。

（1）Tinetti 平衡量表：用 Tinetti 平衡量表对老年人进行 10 个项目的评估，每个评估项目分为 0～2 分三个不同级别进行计分，评分越低，表示平衡功能障碍越严重（表 2-2）。Tinetti 测试时需要一把硬的无扶手的椅子、两位评估者分别站立在被评估者的前方和后方并与被评估者保持一定距离，在评估中保护被评估者的安全，防止不良事件的发生。准备直行 15m 的场地，地面有明确的米数标识，评估者站在被评估者的旁边进行评估。

（2）伯格平衡量表：伯格平衡量表（Berg balance scale，BBS）为综合性功能评估量表，应用简便、实用（表 2-3）。伯格平衡量表通过观察多种功能活动，对被评估者重心主动转移的能力做出评定。此量表包含 14 个动作项目，每个动作又依据被评估者的完成质量分为 0～4 分。测试时需要一块秒表、一根软尺、一个矮凳子（或台阶）和两把高度适中的椅子（一把有靠背、双侧有扶手，一把无靠背、无扶手），伯格平衡量表要求评估者必须熟练掌握评分标准，才能确保每个动作评分的准确性。

表 2-2　Tinetti 平衡量表

评估项目	评分标准	得分
1. 坐平衡	0分：在椅子上倾斜或滑动 1分：稳定，安全	
2. 起立测试	0分：接到指令后必须有帮助才能起立 1分：能自行起立，但需用臂辅助起立 2分：不用臂辅助即能自行起立	
3. 试图起立	0分：接到指令后必须有帮助才能起立 1分：自己能起立，但需要 >1 次的尝试 2分：能自行起立，一次成功	
4. 即刻站立平衡（开始5s）	0分：站立时不稳（摆架子、移动足、身体摇晃） 1分：站立时较稳，但需使用拐杖或其他辅助设施 2分：站立时稳，不需拐杖或其他辅助设施	
5. 站立平衡	0分：不稳，不能保持平衡 1分：稳，但两足距离增宽（足跟间距）10.16cm 使用拐杖或其他支持 2分：两足间距基本正常，不需要支持	
6. 用肘推（评估者用手掌轻推被评估者）	0分：开始即跌倒 1分：摇摆、抓物体和人保持其平衡 2分：无摇摆，稳定	
7. 闭眼站立	0分：不稳 1分：稳	
8. 旋转360°	0分：旋转时步伐不连续或中断 1分：旋转时步伐连续	
9. 旋转360°	0分：旋转时站立不稳（摇摆、抓物） 1分：旋转时稳定	
10. 坐下测试	0分：不能准确判断椅子的位置，跌进椅子 1分：用肘部协助坐下或移动时身体不稳定 2分：安全坐下，移动平稳	
总分		

表 2-3　伯格平衡量表

评估项目	评分标准	得分
1. 从坐位到站立位 指令：请站起来，不要使用手支撑	4分：不用手扶能够独立站起并保持稳定 3分：用手扶着能够独立站起 2分：大于2次尝试后自己用手扶着站起 1分：需要他人小量帮助才能站起或保持稳定 0分：需要他人中等或大量帮助才能站起或保持稳定	

评估项目	评分标准	得分
2. 无支持站立 指令：请在无支持的情况下站立2min	4分：能够安全站立2min 3分：在监护下能够站立1min 2分：在无支持的条件下能够站立30s 1分：需要若干次尝试才能无支持站立达30s 0分：无帮助时不能站立30s	
3. 无支持坐位（坐椅无靠背） 指令：请双臂相抱保持坐位2min	4分：能够安全保持坐位2min 3分：在监视下能够保持坐位2min 2分：能坐30s 1分：能坐10s 0分：没有靠背支持，不能坐10s	
4. 从站立位到坐下 指令：请坐下	4分：最小量用手帮助安全坐下 3分：借助双手能够控制身体下降 2分：用小腿后部顶住椅子来控制身体下降 1分：独立地坐，但不能控制身体下降 0分：需要他人帮助坐下	
5. 转移 指令：请从床转移到椅子上（或请从有扶手的椅子上转移到无扶手的椅子上）	4分：稍用手扶着就能够安全转移 3分：绝对需要用手扶着才能转移 2分：可口头提示或监护才能转移 1分：需要一个人帮助 0分：为了安全，需要两个人帮助或监护	
6. 闭眼站立 指令：请闭上眼睛站立10s	4分：能够安全地站10s 3分：监护下能够安全地站10s 2分：能站立3s 1分：闭眼不能达3s，但睁眼站立稳定 0分：为了不摔倒需要两个人帮助	
7. 双脚并拢站立 指令：请把双脚并拢在一起站立1min	4分：能够独立将双脚并拢站立1min 3分：能够独立将双脚并拢并在监护下站立1min 2分：能够独立将双脚并拢，但不能站立保持30s 1分：需要别人帮助将双脚并拢后站立15s 0分：需要别人帮助将双脚并拢，但不能站立15s	
8. 站立位上肢前伸 指令：请将手臂抬高90°，伸直手指并尽可能向前伸，但双脚不要移动	4分：能够向前伸出超过25cm 3分：能够安全向前伸出超过12cm 2分：能够安全向前伸出超过5cm 1分：上肢可以向前伸出，但需要监护 0分：在向前伸展时失去平衡或需要外部支持	
9. 站立位从地拾物 指令：请把你双脚前面的拖鞋捡起来	4分：能够轻易且安全地将鞋捡起 3分：能够将鞋捡起，但需要监护 2分：不能捡起拖鞋但能伸手向下达距离拖鞋2~5cm处，且独立地保持平衡 1分：做伸手向下捡鞋的动作时需要监护，但不能将鞋捡起 0分：不能尝试此动作，或需要帮助以免于失去平衡或摔倒	

续表

评估项目	评分标准	得分
10. 站立位,转身向后看 指令:双脚不要动,先向左侧再向右侧转身向后看	4分:从左、右两侧向后看,重心转移良好 3分:只能从一侧向后看,另一侧重心转移较差 2分:只能向侧方转身但可以维持身体平衡 1分:转身时需要监护 0分:需要帮助以防失去平衡或摔倒	
11. 身体在原地旋转一圈 指令:请转一圈,暂停,然后再从另一个方向转一圈	4分:在4s时间内,从两个方向安全转身一圈 3分:在4s时间内,仅能从一个方向安全转身一圈 2分:能够安全转身一圈,但用时超过4s 1分:转身时需要密切监护或言语提示 0分:转身时需要帮助	
12. 无支持时交替用脚踏凳子(或台阶) 指令:请将左、右脚交替放在凳子(台阶)上,直到每只脚都踏过凳子(台阶)4次	4分:能够安全且独立地站,在20s内完成8次动作 3分:能够独立地站,但完成8次动作的时间超过20s 2分:不需要帮助,在监护下能够完成4次动作 1分:需要较小帮助完成2次或2次以上动作 0分:需要帮助以防止摔倒或完全不能尝试此项活动	
13. 双脚前后(无距离)站立并保持30s 指令:将一只脚放在另一只脚的正前方并尽量站稳	4分:能够独立将一只脚放在另一只脚的正前方且保持30s 3分:能够独立将一只脚放在一只脚前方(有距离)并保持30s 2分:能够独立迈一小步并保持30s 1分:向前迈步需要帮助,但能够保持15s 0分:迈步或站立时失去平衡	
14. 单腿站立 指令:请单腿站立尽可能长的时间	4分:能够独立抬起一条腿并保持10s以上 3分:能够独立抬起一条腿并保持5~10s 2分:能够独立抬起一条腿并保持3~5s 1分:能够努力抬起一条腿,但不能保持3s 0分:不能抬腿或需要帮助以防摔倒。	
总分		

注:最高分为56分,最低分0分,分数越高平衡能力越强。

(七)平衡状态评估结果及应用

依据老年人平衡功能的评估分值将平衡功能分为三种状态:平衡功能差、有一定平衡能力、平衡功能较好。

1. 平衡功能差老年人 平衡能力的评估分数在0~20分之间,提示平衡功能差,老年人需乘坐轮椅,并给予保护性约束。主要的干预措施包括以下内容:

(1)强化躯干肌力和控制能力的训练:做桥式运动、仰卧起坐等;强化上肢肌力和耐力可用哑铃、杠铃等。

(2)预防并发症:长期坐轮椅的老年人还应预防压疮,可用双手支撑轮椅的扶手,使臀部悬空并保持15s,同时注意缓解骨突出部位的压力。

(3)安全教育:注意安全教育,帮助老年人养成制动轮椅手闸的习惯,加强保护,轮椅上适当部位(胸部、髋部)配用保护带,以方便固定老年人。

2. 有一定平衡能力老年人 平衡能力的评估分数在21~40分之间,提示有一定平衡能力,老年人可在辅助下步行。主要的干预措施包括:

（1）体位训练：可进行站立位的训练，为步行做好准备，最终达到步行目的。

（2）协助行走：使用助行器帮助行走，物品放置于易拿取的地方，地面湿滑、有杂物的地方不去，防止跌倒。

3. 平衡功能较好老年人 平衡能力的评估分数在 41～56 分之间则说明平衡功能较好，老年人可独立步行。干预措施包括：

（1）训练前沟通：平衡训练前与老年人进行言语交流，要求老年人学会放松，减少紧张恐惧心理，若存在肌肉痉挛，应先设法缓解肌肉痉挛，鼓励老年人完成训练。在训练早期，训练难度的进展宜慢，并在进展过程中逐渐增强老年人解决问题的能力。

（2）做好安全防护：训练环境中应去除障碍物和提供附加稳定的措施。特别要注意让老年人穿软底、平跟、合脚的鞋，衣服合身，避免过宽、过长，防止发生跌倒等不良事件。训练中要认真、仔细观察老年人的状态，如有异常及时停止训练，必要时配合医护人员进行处置。同时在老年人生活环境中要提供明显的提示性标志防止跌倒。

知识拓展

偏瘫老年人的平衡功能评定

老年人是脑血管疾病的高发人群，在罹患该病以后，容易出现半侧肢体瘫痪现象，为很好地了解偏瘫老人的平衡功能状况，可以使用特殊的肢体运动功能评分量表（Fugl-Meyer 评分量表）对老人进行平衡功能评估。该评估量表分为"无支撑坐位、健侧展翅反应、患侧展翅反应、支撑下站立、无支撑站立、健侧站立、患侧站立"七个项目，每个项目的分值为 0～2 分，最高分为 14 分，最低分为 0 分，少于 14 分，说明平衡功能有障碍，评分越低说明平衡功能障碍越严重。

三、步态评估

步态是指走路时所表现的姿态，它是人体结构与功能、运动系统调节、行为和心理活动在行走时的外在表现，包括跑和行走两种状态。正常情况下，步态平稳、协调、有节律，两腿交替进行。完成一个正常步态必须经过三个过程：支持体重、单腿支撑、摆动腿迈步。

步行周期是行走步态的基本单元，指从一侧的足跟着地起，到该侧足跟再次着地所需要的时间。通常以秒（s）为单位表示，成人正常的步行周期为 1～1.32s，一个周期又分为支撑期和摆动期。支撑期又由 5 个环节构成，依次为足跟着地，脚掌着地，重心前移至踝上方时支撑中期，身体继续前移至足提起时为足跟离地，最后为足趾离地。摆动期从足趾离地开始，经加速期至下肢垂直位为摆动中期，以后经减速期止于足跟着地。

前庭功能、中枢神经系统的整合功能、肌力、肌张力、视觉和本体感觉等因素出现异常会影响人体的步态。

（一）步态异常的表现

1. 蹒跚步态 走路时身体向左右两侧摇摆不稳，如鸭步，见于进行性肌营养不良症、佝偻病、大骨节病等。

2. 醉酒步态 行走时躯干重心不稳，步态紊乱，身体摇晃和前后倾斜，似欲失去平衡而跌倒，不能通过视觉纠正，如醉酒状，见于小脑疾患、内耳眩晕症、酒精或巴比妥中毒。

3. 共济失调步态 起步时一脚高抬，骤然垂落，双目向下注视，两腿间距离很宽，摇晃不稳，闭目时不能保持平衡。见于脊髓疾病。

4. 慌张步态 起步后碎步急行、身体前倾、越走越快、有难以止步之势，双上肢缺乏摆动动作。见于帕金森。

5. 间歇性跛行　步行中因下肢突发性酸痛乏力，病人被迫停止行进，需休息片刻后才能继续走动。见于高血压、动脉硬化等疾病。

6. 肌痉挛步态　肌痉挛步态是因肌张力过高引起，可分痉挛性偏瘫步态和痉挛性截瘫步态。

（1）痉挛性偏瘫步态：又称划圈步态或回旋步态。常有患足下垂、内翻、下肢外旋或内旋，膝不能放松屈曲，为了避免足部拖地，摆动时常使患肢沿弧线经外侧回旋向前。多由一侧锥体束损害引起，见于脑血管疾病、脑炎、脑外伤等后遗症。

（2）痉挛性截瘫步态：又称交叉步态或剪刀步态，由于双侧下肢严重痉挛性肌张力增高，病人双下肢强直内收，伴代偿性躯干运动，行走费力，尤以伸肌和内收肌张力增高明显，移步时下肢内收过度，两腿交叉呈剪刀状。见于痉挛性截瘫、脑性瘫痪等。

7. 肌肉软弱步态　肌肉软弱无力时根据病变肌肉不同，可出现臀大肌步态、臀中肌步态、股四头肌步态、小腿三头肌步态、胫前肌步态等异常步态。

8. 减痛步态　减痛步态又称疼痛步态，一侧下肢出现疼痛时，患侧站立时间缩短，以尽量减少患肢负重，步幅变短。减痛步态又称短促步态。

9. 短腿步态　短腿步态又称斜肩步，患肢缩短达 2.5cm 以上者，该侧着地时同侧骨盆下降导致同侧肩下降，对侧迈步，髋、膝关节过度屈曲、踝关节过度背屈。

10. 关节强直步态　下肢各关节挛缩强直时步态随之改变，关节挛缩于畸形姿势时改变更显著。如髋关节屈曲挛缩时引起代偿性骨盆前倾，腰椎过伸，步幅缩短，膝屈曲挛缩 30° 以上时可以出现短腿步态。膝伸直挛缩时，摆动时可见下肢外展或同侧骨盆上提，以防足趾拖地等。

（二）步态异常的后果

老年人步态异常会影响老年人的日常生活活动能力及生活质量，易导致老人跌倒及发生意外，一旦跌倒造成损伤、骨折、脑血管意外等，会给老年人自身造成痛苦，给家人带来压力，给家庭带来沉重的经济负担，加重社会负担。

（三）步态评估的目的

1. 提供重要的神经系统疾病线索　不同的神经系统疾病可有不同的特殊步态，对疾病的诊断有参考意义。

2. 确定是否存在影响步态的其他因素　评估时注意确定老年人除退行性改变、神经系统疾病外，有无骨骼畸形、骨关节肌肉异常、血管皮肤及皮下组织等病变引起的异常步态。

3. 确定老年人步态障碍的类型。

4. 指导制订老年人步态障碍的康复治疗计划。

5. 监测老年人步态障碍的治疗（手术、药物）效果和康复训练效果。

6. 老年人跌倒风险的预测。

（四）步态评估方法

步态评估主要使用直接观察法，被评估者先以其习惯的步行姿态及速度来回步行数次，评估者观察被评估者步行时全身姿势是否协调、下肢各关节的姿态及活动幅度是否正常、速度及步幅是否匀称、上肢摆动是否自然等；然后再嘱老年人做快速步行、慢速步行、坐下、站起、缓慢踏步或单足站立、闭眼站立等动作。对使用辅助工具（拐杖、助行器等）行走者应分别进行使用辅助工具和不使用辅助工具的步态检查，了解老年人步态真实性。

步态评估常需结合一系列的基本情况来进行评估，如神经系统物理评估、各肌群肌力及肌张力评估、关节活动度评估、下肢长度测定以及脊柱与骨盆的形态评估。这些评估对确定异常步态的性质、原因及矫治方法有很重要的意义。

评价步态常用 Tinetti 步态量表，满分为 12 分，分值越低，表明步态异常的程度越大（表 2-4）。评估方法为评估开始时，评估者和被评估者站在一起，在大厅行走或穿过房间。

表 2-4　Tinetti 步态量表

以舒适的速度,使用辅助器具____,走 3m,需要____s。

评估项目	评分标准	得分
1. 起始步态(指令后立刻开始)	0分:有些犹豫或多次尝试后开始行走	
	1分:正常行走	
2. 步伐的长度	0分:右足迈出的距离没超过对侧站立的左足	
	1分:右足迈出的距离超过对侧站立的左足	
	0分:左足迈出的距离没超过对侧站立的右足	
	1分:左足迈出的距离超过对侧站立的右足	
3. 抬脚的高度	0分:右足拖地,抬脚的高度超过 2.54~5.08cm	
	1分:右足能完全离开地板,高度不超过 2.54~5.08cm	
	0分:左足拖地,抬脚的高度超过 2.54~5.08cm	
	1分:左足能完全离开地板,高度不超过 2.54~5.08cm	
4. 步伐对称性	0分:左右步幅不相等(估计)	
	1分:左右步幅几乎相等	
5. 步态的连续性	0分:步伐与步伐之间不连续或中断	
	1分:步伐基本是连续的	
6. 路径(用宽度为 30cm 的地板砖进行估计,在老年人连续走 3m 以上后观察其行走路径情况)	0分:明显偏离到某一边	
	1分:轻度/中度偏离或使用步行辅助器	
	2分:直线无需步行辅助器	
7. 躯干稳定性	0分:身体明显摇晃或使用步行器	
	1分:身体不摇晃,但行走时膝盖或背部弯曲,或张开双臂维持平衡	
	2分:身体不摇晃,不屈膝、不展开双臂,不使用步行器	
8. 步伐的宽度	0分:行走时双脚跟分开(步宽大)	
	1分:行走时双足跟几乎相碰	
总分		

(五)步态评估结果及应用

根据 Tinetti 步态量表,步态评估满分为 12 分,分值越低,表明步态异常的程度越大,跌倒的风险就越高。若出现异常步态,即老年人步行时的姿势变异超出一定范围,就应进行矫治或康复训练。

1. 病因矫治

(1)短腿步态老年人:需用矫形手术或矫形鞋来平衡两下肢的长度。

(2)关节挛缩畸形时:需通过关节活动度锻炼或矫形手术改善关节活动度,消除畸形,根据情况进行步态的锻炼。

(3)疼痛引起步态异常时:需用理疗、局封、按摩、药物等治疗消除疼痛,因疼痛会使肌肉得不到放松。因关节不稳或骨关节炎引起疼痛时,需要用免荷支架减轻局部负荷。

(4)肌肉软弱时:可通过肌肉锻炼得到加强。

(5)肌肉痉挛时:用放松练习,包括肌电反馈练习、按摩、被动牵伸、热敷或冷敷、解痉药物、神经注射或手术切除等方法缓解痉挛。

2. 步态训练　步态训练时可让老年人对着镜子进行。康复师需指出需要纠正之处,做好指导纠正,经反复练习以求熟练掌握与巩固。练习时应嘱咐老年人集中注意力,但不宜过度紧张,特别在肌痉挛时。一般每日练习 1～2 次,每次 1～2h,适当间歇休息,避免疲劳。步行练习时应采取必要的安全措施,包括采用适当的支架、拐杖、步行器、平行杠、扶手等,或给予人工的保护或扶持,防止跌倒,使老年人有安全感。

第二节　感觉功能评估

案例

黄奶奶,80 岁。半年前因脑梗死后致右侧肢体活动障碍,不能自主进食、洗澡、穿衣、如厕,大小便失禁,现经综合治疗后老人能借用辅助器缓慢行走,左手能自主进食,既往有高血压病史 10 年,家族史无特殊。

工作任务

评估黄奶奶的感觉功能。

一、视、听功能评估

(一)视功能评估

1. 视觉　视觉为通过眼睛接收周围环境中事物发射或反射的光信息,经过知觉和认识而获得知识的过程。视觉的产生需要一个完整的视觉系统来完成。视觉系统是人类将视网膜上的图像还原为现实世界,是精细、精准又复杂的人类活动现象。来自眼睛的视觉信息被传输到位于颅后部枕叶的初级视皮层,再传递到颞叶与顶叶皮质的高级视觉中枢,完整的视觉系统不仅包括眼睛,还包括了大脑的许多部分。

2. 视觉功能　视觉功能主要包括视力、视野、色觉、暗适应与明适应、立体视觉、运动感觉和对比敏感度。影响老年人生活质量最主要的视觉功能是视力,其次是视野和明暗适应。

(1)视力:指视觉器官对物体形态的精细辨别能力。

(2)视野:当一只眼注视一个目标时,除了看清注视目标,同时还能看到周围一定范围内的物体,这个空间范围称为视野,又称为周边视力。视野评估对诊断某些视网膜、视神经方面的病变有一定意义。

(3)暗适应和明适应:当人从亮处进入暗室时,最初任何东西都看不清楚,经过一定时间,逐渐恢复暗处的视力,称为暗适应。相反,从暗处到强光下时,最初感到一片耀眼的光亮,不能视物,稍等片刻恢复视觉,称为明适应。暗适应的产生与视网膜中感光色素再合成增强、绝对量增多有关。从暗处到强光下,所引起的耀眼光感是由于在暗处所蓄积的视紫红质在亮光下迅速分解所致,以后视物的恢复说明视锥细胞恢复了感光功能。

3. 视觉功效　视觉功效是人借助视觉器官完成一定视觉作业的能力。通常用完成作业的速度和精度来评定视觉功效。除了人的因素外,在客观上,它既取决于作业对象的大小、形状、位置、作业细节与背景的亮度等作业本身固有的特性,也与照明密切相关。在一定范围内,随着照明的改善,视觉功效会有显著的提高。

4. 视觉功能障碍　视觉功能障碍主要包括低视力、盲、视觉损害、视觉失能和视觉残疾。

(1)低视力和盲的诊断标准:见表 2-5 和表 2-6。

(2)视觉损害:表示视觉器官功能损害,例如视力、视野、双眼视觉、色觉、暗适应、对比敏感度等。影响老年人生活质量最大的视觉损害是视力损害和视野损害。

(3)视觉失能:指由于视觉损害而降低或丧失了视觉性工作的能力,视觉失能者需要借助助视器才能做些精细性或粗大性的视觉性工作。

表2-5 世界卫生组织制定的盲及低视力诊断标准

类别	级别	最佳矫正视力（双眼中的较好眼）	
		最佳视力低于	最佳视力等于或优于
低视力（1～2）	1	0.3	0.1
	2	0.1	0.05
盲（3～5）	3	0.05	0.02
	4	0.02	光感
	5	无光感	—

注：视野半径小于10°而大于5°，为3级盲；视野半径小于5°者为4级盲。

表2-6 我国盲及低视力的标准

类别	级别	最佳矫正视力
低视力	一级低视力	<0.1～0.05
	二级低视力	<0.3～0.1
盲	一级盲	<0.02～光感，或视野半径<5°
	二级盲	<0.05～0.02，或视野半径<10°

注：盲及低视力均指双眼，以视力较好眼为准；如仅有一眼为盲，而另一眼的视力达到或优于0.3，则不属于视力残疾；最佳矫正视力是指以矫正后能达到的最好视力，或用孔镜所能测得的视力。

（4）视觉残疾：指由于各种原因导致双眼视力障碍或视野缩小，而难以做到一般人所能从事的工作、学习或其他活动。

5. 视功能障碍的主要病因 引发老年人视觉功能障碍的疾病主要有白内障、青光眼、黄斑变性和视网膜变性。视力下降不仅仅是眼部疾病，往往一些全身性疾病，如糖尿病、高血压、颅内疾病，甚至传染病在眼部都有表现，而且会伴随视功能的损害（表2-7）。

表2-7 导致视觉功能障碍的主要病因

疾病名称	病理因素	临床表现	视觉功能障碍
白内障	晶状体浑浊	视力下降、对比敏感度下降、屈光改变、单眼复视或多视、眩光等	视力下降
青光眼	房水循环受阻	剧烈头痛、眼痛、畏光，瞳孔变大，视力下降，虹视现象，可伴有恶心、呕吐	视力下降、视野缺损、失明
黄斑变性	黄斑部脉络膜毛细血管缺血或新生血管膜、玻璃膜变性破裂、视网膜色素上皮增殖、萎缩、脱离	视物模糊，中心暗点，视物变形，物像比真实物体缩小或增大，直线的门窗框架视为弯曲、倾斜等症状	中心视力急剧下降、丧失识别眼前物品的能力、失明、视物时物体扭曲变形
视网膜病变	高血压、糖尿病视锥细胞、视杆细胞营养不良	夜盲、视野缩小、眼底骨细胞样色素沉着和光感受器功能不良	夜盲、失明早期有环形暗点，后期形成管状视野

6. 视功能综合评估 视觉功能评估主要包括视力、视野、色觉、暗适应、立体视觉、运动感觉、对比敏感度、视觉电生理等方面的评估。

（1）视力评估：视力是分辨二维物体形状大小的能力，分为中心视力和周边视力。中心视力又分为远视力和近视力，是形觉的主要标志；周边视力又称视野。

1）远视力检查：远视力评估常用通用国际标准视力表或糖尿病视网膜病变早期治疗研究视力表。视力计算公式 $V = d/D$，V 为视力，d 为实际看见某视标的距离，D 为正常眼应当看到该视标的距离。用远距离视力表，在距视力表 5m 处能看清"1.0"行视标者为正常视力。

评估时，两眼应分别进行，一般先右后左，测量时应遮盖未评估眼，不要压迫眼球。若老年人佩戴眼镜应分别评估裸眼视力和矫正视力，并分别进行记录。若不能在 5m 处看见最大视标时，逐渐缩短距离，直到老年人能看到最大视标，如果在 3m 处看见 0.1，那么 $V = 0.1 \times 3/5 = 0.06$；如果在距离 1m 处仍不能看见视力表上最大一行视标，则进一步检测其能否数清手指或判断手动；若仍不能，则可用手电筒直接照射其眼球，询问有无光感，如果光感消失则为失明；记录为：数指 /15cm，手动 /10cm，光感、黑矇或无光感。当老年人的视力降到光感时，还需进一步评估其光定位的能力，嘱老年人注视前方，光源放在其眼前 1m 处的上、下、左、右、左上、左下、右上、右下 8 个方位，并进行记录。

2）近视力评估：应用《标准对数视力表》进行评估，该表以三划等长的 E 字作为标准视标，评估距离 5m，1 分视角作为正常视力标准（记 5.0）。视力记录采用 5 分记录法（许氏法，见表 2-8）。记录时，将被评估眼所看到的最小一行视标的视力按 5 分记录法记录。也可把小数记录附在后面（表 2-9）。

表 2-8 视力 5 分记录等级标准

等级	0分	1分	2分	3分	4分	5分
评定标准	无光感	有光感	手动	50cm 手动	5m 处可测	正常视力

注：3.0～3.9 可用走近法测出，4.0～5.3 为视力表置 5m 处可得的视力。

表 2-9 对数视力表 3.0～3.9 的测定

走近距离 /m	4	3	2.5	2	1.5	1.2	1.0	0.8	0.6	0.5
视力	3.9	3.8	3.7	3.6	3.5	3.4	3.3	3.2	3.1	3.0

（2）视野评估：视野反映黄斑中心凹以外整个视网膜感光细胞所能看到的范围，视野评估可以确定是否存在相对和绝对敏感度的丧失。视野评估分周边视野评估和中心视野评估，正常周边视野评估用直径 3mm 的白色视标，半径为 330mm 的视野计，其单眼视野的范围：颞侧约 90° 以上，下方约 70°，鼻侧约 65°，上方约 55°（后两者受鼻背和上眼睑的影响）。各种颜色视野范围并不一致，白色最大，蓝色次之，红色又次之，绿色最小，两眼同时注视时，大部分视野是互相重叠的（图 2-1）。

视野评估分为动态评估与静态评估。动态评估是利用运动着的视标测定相等灵敏度的各点，所连之线称等视线，记录视野的周边轮廓；静态评估则是测定子午线上各点的光灵敏度阈值，连成曲线以得出视野缺损的深度概念。

周边视野用视野计等进行评估，常用弧形视野计法、Goldmann 视野计法、平面视野计法和小方格表法等。假定评估者视野是正常，用对照法可以评估视野：评估者与老年人相对而坐，相距约 1m，两眼分别评估。评估右眼时，让老年人用眼罩遮盖左眼，评估者闭合右眼，两人相互注视，眼球不能转动。然后老年人能力评估师伸出手指，在老年人与评估者的中间等距离处，分别在上、下、内、外、左上、左下、右上、右下 8 个方向，由周边向中心

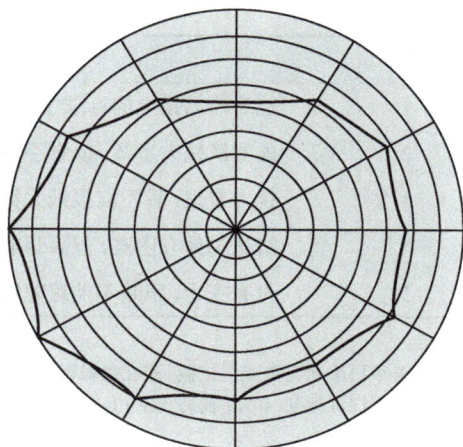

图 2-1 正常视野图（左眼）

缓慢移动,如果两人同时见到手指,说明老年人的视野是正常的;如果评估者比老年人先发现手指,则说明老年人视野小于正常。

(3)色觉评估:对老年人视觉功能的评估,还应明确老年人有无色觉障碍。多数老年人的色觉障碍为先天所致,少数为后天的视网膜或视神经等疾病所致,色觉评估可作为老年人青光眼、视神经病变等早期诊断的辅助检测指标。色觉评估主要分为视觉心理物理学评估(主观评估)和视觉电生理评估(客观评估)两种。常用的色觉评估方法有假同色图测验(色盲本测验)和色相排列检测,后者又包括色盲镜评估法、Farnsworth-Munsell-100 色调测验法和 Farnsworth panel D-15 色调测验法。

(4)暗适应评估:可反映光觉的敏锐度是否正常,可对夜盲症状进行量化评价。正常人最初 5min 的光敏感度提高很快,以后渐慢,8~15min 时提高又加快,15min 后又减慢,直到 50min 左右达到稳定的高峰。在 5~8min 处的暗适应曲线上可见转折点(Kohlrausch 曲),其代表视锥细胞暗适应过程的终止,此后完全是视杆细胞的暗适应过程。评估暗适应的方法有以下两种:

1)对比法:由老年人与暗适应正常的老年人能力评估师同时进入暗室,分别记录在暗室内停留多长时间才能辨别周围的物体,如老年人的时间明显长,即表示其暗适应能力差。

2)暗适应计:常用的有 Goldmann-Weekers 计、Hartinger 计、Friedmann 暗适应计等,其结构分为可调光强度的照明装置及记录系统。通常在做 5~15min 的明适应后,再做 30min 的暗适应测定,将各测定点连接画图,即暗适应曲线。

(5)立体视觉评估:立体视觉评估也称深度觉,是感知物体立体形状及不同物体相互远近关系的能力。立体视觉一般须以双眼单视为基础。外界物体在双眼视网膜相应部位(即视网膜对应点)所成的像,经过大脑枕叶视觉中枢的融合,综合成一个完整的、立体的物像,这种功能称为双眼单视。双眼单视功能分为三级:Ⅰ级为同时知觉;Ⅱ级为融合;Ⅲ级为立体视觉。常用评估方法有障碍阅读法、Worth 四点试验、同视机法、随机点立体图、Bagolini 线状镜法、红玻片法和后像试验法。

(6)对比敏感度评估:对比敏感度即在明亮对比变化下,人眼对不同空间频率的正弦光栅视标的识别能力。对比敏感度由黑色条栅与白色间隔的亮度来决定。人眼所能识别的最小对比度,称为对比敏感度阈值。阈值越低,视觉系统越敏感。以不同视角对应的不同的空间频率作为横坐标,条栅与空白之间亮度的对比度作为纵坐标,可绘制出对比敏感度函数曲线。在正常人,此函数曲线呈倒 U 形。

对比敏感度评估方法有对比敏感度测试卡、激光敏感度测定仪和计算机系统检测(如 Takaci-GGT-1000 型自动眩光对比敏感度评估仪)等。

(7)视觉电生理评估:常用的视觉电生理评估有视网膜电图、眼电图和视觉诱发电位等。

(8)视功能的快速筛查评估

1)视力的快速筛查:可使用看报纸的方法对老年人的视力进行快速筛查,见表 2-10。

表 2-10 老年人视力评估方法

序号	评分内容	评分	得分
1	能看清书报上的标准字体	0	
2	能看清楚大字体,但看不清书报上的标准字体	1	
3	视力有限,看不清报纸大标题,但能辨认物体	2	
4	辨认物体有困难,但眼睛能跟随物体移动,只能看到光、颜色和形状	3	
5	没有视力,眼睛不能跟随物体移动	4	

注:

1. 若平日戴老花镜或近视镜,应在佩戴眼镜的情况下进行评估。

2. 推荐评价标准:0分:视力正常;1分:低视力;2~3分:盲;4分:完全失明。

2)视觉功能的快速筛查方法:重点对视力、视野等功能进行评估,见表 2-11。

表 2-11　视功能评估方法

序号	筛查项目	评估方法	得分
1	阅读、行走和看电视时，觉得吃力	0分＝是　1分＝否	
2	看东西时觉得有东西遮挡或视物有缺损	0分＝是　1分＝否	
3	看东西时实物变形、扭曲	0分＝是　1分＝否	

注：

1. 总分为3分。结果评价≤1分说明视功能差；2分说明视功能较差；3分说明视功能良好。

2. 如第1项回答为"是"，说明视力有问题，应考虑是否有白内障等病变；如第2项回答为"是"，说明视力、视野有问题，应考虑是否有白内障、青光眼等病变；如第3项回答"是"，应考虑是否有黄斑变性和视网膜病变。

📖 **知识拓展**

正确滴眼药水的方法

1. 操作前洗手，核对老年人的姓名、性别、药物的名称、浓度及有效期，水制剂应观察有无变色和沉淀，混悬型的滴眼药，用药前应摇匀。

2. 老年人取坐位或仰卧位，头稍向后仰并向患侧倾斜。

3. 用左手示指或棉签拉开病人下眼睑，右手持滴管或眼药水瓶，距眼 1～2cm 将药滴入结膜囊内，不能将药液滴在角膜上；瓶口避免接触眼睑和睫毛，造成药液污染。

4. 用棉签擦去流出的药液，嘱老年人闭眼 2～3min，缓慢转动眼球，不要揉眼。

5. 同时使用多种眼药水，每种眼药水之间需间隔 5～10min。

7. 视功能评估的应用　结合评估结果，积极查找原因，对症处理，促进视功能康复。

（1）养成良好的用眼习惯：看书时选择字体较大的书，看书、工作时应选择适当的自然光或灯光，不在强光下或昏暗处看书或做精细工作，坐车时不看书、看报，视近物用眼时间控制在 1h 以内。

（2）生活应有规律，劳逸结合：保证充足的睡眠，定时做眼保健操或眼部按摩，改善眼部的血液循环，消除眼部疲劳。注意饮食营养，多吃蔬菜水果、注意身体锻炼。

（3）定期进行视功能评估：年龄65岁以上的老年人，每年进行 1～2 次。

（二）听力评估

1. 耳部增龄性变化　随个体年龄的增加，耳部出现一系列组织学和功能上的增龄性改变。

（1）外耳道：随着增龄，外耳道皮肤萎缩变薄，腺体退化；易出现耵聍栓塞，出现阻塞性听力障碍；外耳道皮肤干燥，抗感染能力差，易出现外耳道炎。

（2）中耳：部分老年人中耳出现退行性改变，听骨链关节因长期摩擦而出现纤维素样渗出，空泡样变，关节囊变薄钙化，关节盘出现透明物沉着，关节腔狭窄，重者出现整个关节囊钙化，关节僵硬融合、固定，出现传音性耳聋。

（3）内耳：内耳听觉感受器（corti 器）的毛细胞变性，支持细胞变性、萎缩，基底膜增厚、纤维化、钙化、透明样变，血管纹萎缩变薄，毛细血管减少、透明样变甚至闭塞，前庭器也出现血液循环障碍、血管病变，前庭感受器细胞、Scarpap 神经节及传出纤维等部分存在神经元退变及数量减少。老年人听觉系统从外耳到大脑皮质的整个传导通路都存在衰退改变，出现感觉神经性耳聋。

2. 老年性耳聋　人的听觉系统在敏感性、感知度以及对微小刺激的辨别力上都比其他感觉系统优越，当衰老累及听觉系统时便会出现听力减退、言语分辨率下降，即老年性耳聋。绝大多数老年性耳聋为感音神经性，其病程较长、发病隐匿，往往老年人就诊时已出现明显的听功能障碍。

（1）老年性耳聋分类：老年性耳聋可按病理组织改变分为四类。

1）感音性老年性耳聋：主要表现为高频听力下降。病理表现为耳蜗底周末端数毫米（高频区）的螺旋器感觉上皮及其相关的神经萎缩。

2）神经性老年性耳聋：主要表现为言语识别能力明显下降，与纯音听阈变化程度不一致。病理表现以耳蜗螺旋神经节和神经纤维的退行性变为主要特征。

3）血管性老年性耳聋：又称代谢性老年性耳聋。主要表现为全频程均等听力减退，纯音听力曲线呈平坦型，言语识别率尚好，常在年迈时出现缓进性老年性耳聋。

4）耳蜗传导性老年性耳聋：此型听力图呈斜坡型下降。耳蜗结构或听神经无明显的形态学改变，可见基底膜钙化脂肪及胆固醇沉积及基底膜硬化，这种病理改变直接影响声波在耳蜗内传导的行波而出现耳聋。

（2）老年性耳聋的主要表现

1）听力下降：以双侧对称性高频听力缓慢进行性下降为主，有时可先为一侧性，随后呈双侧性；老年人常常对鸟鸣、电话铃声、门铃声等高频声响极不敏感；儿童的声音往往以高频为主并且说话速度快，老年人常听不懂儿童的谈话。

2）言语识别力降低：老年人能听到声音，但分辨不清言语，重度及中重度老年性耳聋老年人言语识别率与纯音听力改变不平衡。

3）声音定向能力减弱：老年人分辨不出声音来源，在嘈杂的环境下辨音困难，如当许多人同时谈话或参加大型会议时，老年人常感听话困难。

4）耳鸣：多数老年性耳聋老年人有一定程度的耳鸣，开始为间歇性，仅于夜深人静时出现，以后逐渐加重，可持续多日。耳鸣多为高调性如蝉鸣、哨声、汽笛声等，有些为数种声音的混合。对于不少老年人来说，耳鸣的影响超过听力下降的影响，耳鸣严重困扰老年人的生活。

3. 听力功能评估方法 听力功能评估分为主观测听法和客观测听法，主观测听的结果是依据老年人对刺激声信号做出的主观判断的记录，又称为行为测听。主观测听法包括语言检查法、表试验、音叉试验、纯音听阈及阈上功能测试、Bekesy 自描测听、言语测听等。常用的客观测听法有声导抗测试、电反应测听及耳声发射测试。

听力功能评估具体方法有以下几种：

（1）听力的快速筛查：有很多简便易行的方法可对老年人的听力进行快速筛查，如听捻发音法、低声耳语法、听力问卷法、交流法，见表 2-12。

表 2-12 老年人听力评估方法

序号	评分标准	评分	得分
1	可正常交谈，能听到电视、电话、门铃的声音	0	
2	在轻声说话或说话距离超过 2m 时听不清	1	
3	正常交流有些困难，需在安静的环境或大声说话才能听到	2	
4	讲话者大声说话或说话很慢，才能部分听见	3	
5	完全听不见	4	

注：
1. 若平日戴老花镜或近视镜，应在佩戴眼镜的情况下进行评估；
2. 推荐评价标准0分 听力正常；1分：听力下降；2～3分：听力障碍；4分：完全耳聋。

（2）汉化版老年听力筛查量表（HHIE-S）：本量表需要老年人根据提问，仔细回答每一个问题。如果老年人平时佩戴助听器，应在不用助听器的情况下进行测定。整个量表应在 10min 内完成，见表 2-13。

（3）自我听力评估：自我听力评估包括 16 个问题，若老年人有 6～7 个以上的症状，需嘱其做进一步的评估（表 2-14）。

表2-13 汉化版老年听力筛查量表（HHIE-S）

序号	评估内容	选项			得分
		是	有时	偶尔	
1	当您遇见陌生人时，听力问题会使您觉得难堪吗？	0	2	4	
2	和家人谈话时，听力问题使您觉得难受吗？	0	2	4	
3	如果有人悄声和您说话，您听起来困难吗？	0	2	4	
4	听力问题给您带来一定残疾吗？	0	2	4	
5	当您访问亲朋好友、邻居时，听力问题会给您带来不便吗？	0	2	4	
6	因听力问题，您经常不愿意参加公众聚会活动吗？	0	2	4	
7	听力问题使您和家人有争吵吗？	0	2	4	
8	当您看电视和听收音机时，听力问题使您有聆听困难吗？	0	2	4	
9	听力问题是否影响、限制和阻挠您的社会活动和生活吗？	0	2	4	
10	在餐馆和亲朋吃饭时，听力问题让您感到困惑吗？	0	2	4	

注：本量表包括社交场景5题，情绪5题，将10个问题的得分相加即得到HHIE-S得分，最高40分，最低0分。听力障碍分级标准0～8分：无障碍；10～24分：轻中度听力障碍；25分以上：重度障碍。

表2-14 自我听力评估

评估内容	结果	
1. 是不是有别人说话嘟哝或声音太轻的感觉？	是	否
2. 是不是经常听不懂女人和孩子说的话？	是	否
3. 是不是别人总是抱怨您把电视或收音机开的声音太大？	是	否
4. 是不是在背景有噪声的时候有听力困难？	是	否
5. 是不是在餐厅或人多的酒吧很难听清别人说话？	是	否
6. 是不是经常需要别人重复所说的话？	是	否
7. 是不是经常说"什么"？	是	否
8. 是不是感到听电话或手机有困难？	是	否
9. 是不是有家人或朋友告诉您可能错过了部分谈话内容？	是	否
10. 是不是在听别人轻声说话时需要全神贯注？	是	否
11. 是不是对高速演讲和意外会话有理解困难？	是	否
12. 是不是对听到鸟叫、钟表嘀嗒声和门铃声感到困难？	是	否
13. 是不是发现自己不愿去更多的地方，主要因为自己渐渐不能听懂别人说些什么？	是	否
14. 是不是对声音定位有问题？	是	否
15. 是不是有时因为不确定别人说什么而答非所问？	是	否
16. 是不是经常耳朵嗡嗡响（耳鸣）？	是	否

（4）语言评估法：包括耳语试验和话语试验。此法简单易用，可以迅速区别听力正常与否，本法一般适用于集体评估。要求评估室长度应在6m以上，环境安静。老年人的外耳道口与评估者的口约在同一水平线上。老年人朝向评估者，用示指紧塞对侧外耳道口，紧闭双眼，以保证看不到评估者发音时的口唇动作。

1）耳语试验：评估者立于距老年人6m处以简单字句词汇发出耳语声，让老年人复诵，如不能复诵，则可重复一二次，但不可提高语音。如仍听不到，则评估者可逐渐走向老年人，直到能听清并复诵无误为止，记录距离作为分子，以正常听距（一般为 6m）作为分母，如 4/6、3/6 等，表示听力减退的程度。受检耳的听觉敏度，可以此分数的平方值表示，例如，耳语检查结果为 3/6，则听觉敏度为 $(3/6)^2 = 1/4$，听力缺损为 3/4。同法再测另一侧耳。

2）话语试验：若老年人听不到耳语，或只在很近的距离才能听到耳语，则改用话语进行评估，此时听距应增为 12m，也有增为 20m。测验与计算方法与耳语试验相同。

进行耳语或话语评估时，词汇的选择应根据不同对象，最好用日常生活中的常用词或数目。词汇分为低音词汇如面包、报纸、葡萄、肥皂，和高音词汇如上海、花生、茶叶、汽车；也可用 1、7、77 代表高音，2、5、52 代表低音。发耳语时应注意，利用呼气后的肺中残余气体发声；声带不振动，用构语器官发声。

（5）表测试法：在安静室内嘱老年人闭目坐于椅子上，两耳分别检测，用手指或耳塞堵住非评估耳道，评估者立于背后，手持机械手表（或拇指与示指捻搓）从 1m 以外逐渐移向被评估侧耳部，嘱老年人听到声音立即示意。同样方法评估对侧耳，比较两耳的检测结果并与评估者的听力比较。听力正常时约在 1m 处即可听到。记录方法以老年人耳听距（cm）/该表标准听距（cm）表示，如 100/100cm、50/100cm。

（6）音叉试验法：是最常用的基本听力评估法。每套音叉由 5 个不同频率音叉组成，即 C125、C256、C512、C1024、C2048，分别发出不同频率的纯音，其中最常用的是 C256 及 C512。

检查气导（air conduction，AC）听力时，评估者手持叉柄，用叉臂敲击另一手掌的鱼际肌（不要敲击过响以免产生泛音）。将振动的两叉臂末端置于耳道口 1cm 处，呈三点一线。检查骨导（bone conduction，BC）时，应将叉柄末端的底部压置于颅面骨或乳突部。

林纳试验（Rinne test，RT）：林纳试验又称气骨导对比试验，取 C256 的音叉，振动后置于乳突鼓窦区测其骨导听力，待听不到声音时记录其时间，立即将音叉移置于外耳道口外侧 1m 外，测其气导听力（图 2-2）。若仍能听到声音，则表示气导比骨导时间长（AC＞BC），称林纳试验阳性。反之骨导比气导时间长（BC＞AC），则为阴性。

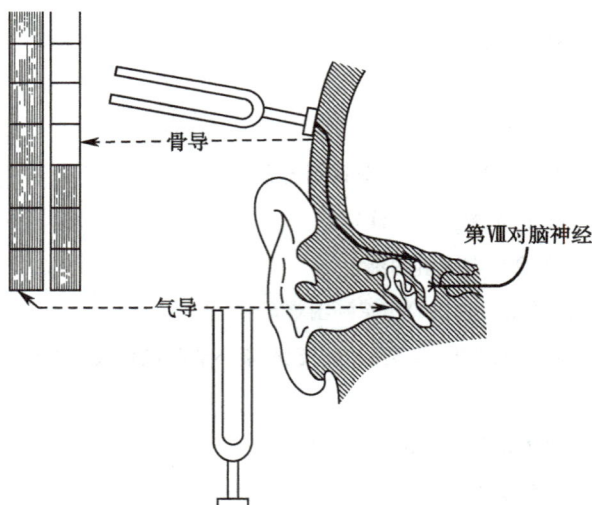

图 2-2 林纳试验

正常人气导比骨导时间长 1～2 倍，为林纳试验阳性。传导性耳聋因气导障碍，则骨导比气导长，为阴性。感觉神经性耳聋气导及骨导时间均较正常短，且听到声音亦弱故为短阳性。气导与骨导时间相等者（AC＝BC，RT"±"）亦属传导性耳聋。

如为一侧重度感觉神经性耳聋，气导和骨导的声音皆不能听到，老年人的骨导基本消失，但振动的声波可通过颅骨传导至对侧健耳感音,以致骨导较气导为长,称为假阴性。

韦伯试验(Weber test,WT):韦伯试验又称骨导偏向试验,用于比较老年人两耳的骨导听力。敲击后将音叉底部紧压于颅面中线上任何一点(多为前额或颏部),以"→"标明老年人判断的骨导声偏向侧,以"="示两侧相等。

结果评价:"="示听力正常或两耳听力损失相等;偏向耳聋侧提示患耳为传导性耳聋(图2-3);偏向健侧提示患耳为感觉神经性耳聋(图2-4)。

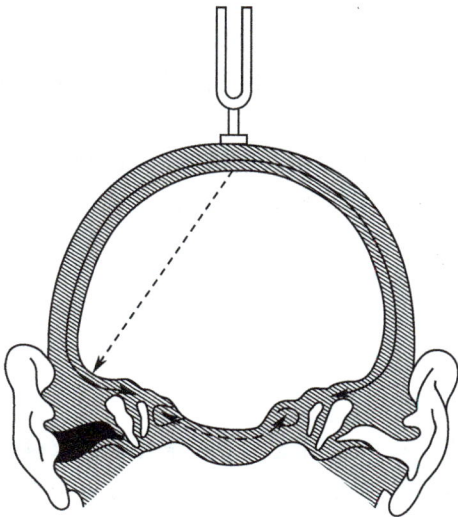

图 2-3　韦伯试验偏患侧

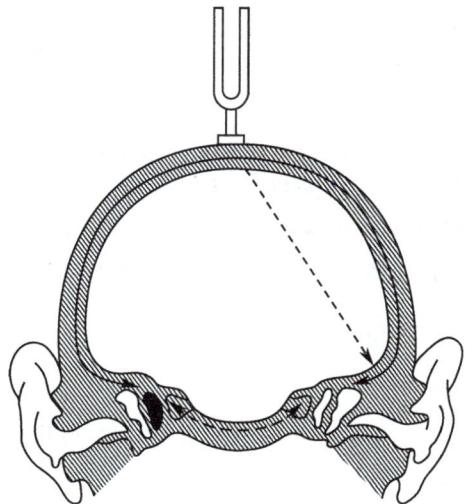

图 2-4　韦伯试验偏健侧

施瓦巴赫试验(Schwabach test,ST)/骨导比较试验:用于比较老年人与正常人的骨导时间长短。当正常人骨导消失后,迅速测试老年人同侧骨导听力,再反向测试。老年人骨导较正常人延长为(+),缩短为(−),相识为(±)。结果评价:(+)为传导性耳聋,(−)感觉神经性耳聋,(±)为正常。传导性耳聋和感觉神经性耳聋的音叉试验结果比较如表2-15所示。

表 2-15　传导性耳聋和感觉神经性耳聋的音叉试验结果比较

试验方法	传导性耳聋	感觉神经性耳聋
林纳试验(RT)	(−)(±)	(+)
韦伯试验(WT)	→病耳	→健耳
施瓦巴赫试验(ST)	(+)	(−)

盖莱试验(Gelle test,GT)/镫骨活动试验:用于评估镫骨底板是否活动。鼓气耳镜贴紧外耳道壁,用橡皮球向外耳道内交替加、减压力的同时,将振动音叉的叉柄底部置于乳突部。若镫骨活动正常,老年人感觉到随耳道压力变化一致的音叉声音强弱变化,为阳性(+),反之为阴性(−)。耳硬化或听骨链固定者为阴性。

音叉检测时注意:①应击动音叉臂的上1/3处;②敲击力量应一致,不可用力过猛或敲击台桌硬物,以免产生泛音;③评估气导时应把振动的音叉上1/3的双臂平面与外耳道纵轴一致,并同外耳道口同高,距外耳道口约1cm;④评估骨导时则把柄底置于颅面;⑤振动的音叉不可触及周围任何物体。

4. 听力功能评估的应用　结合评估结果,积极查找听力下降的原因,促进听力康复。经专业人员测试后,可以根据老年人的要求和经济情况,选戴合适的助听器,帮助并指导老年人及其家属正确使用助听器。

5. 健康指导　随着听力的逐步下降,老年人与外界的沟通和联系会产生障碍,容易产生焦虑、孤独、抑郁、社交障碍等一系列心理问题。要帮助老年人认识到衰老是正常的生理现象，消除其精神、心理障碍。鼓励家庭和社会给予老年人关怀和帮助，尊重和重视老年人，使老年人树立乐观生活的信心。创造有助于交流的环境和方式，帮助老年人把需要解释和说明的事记录下来，使因听力下降引起的交流障碍影响减至最小；对老年人说话要清楚且慢，不高声喊叫，尽量使用短句表达意思。

建立健康的生活方式，做好健康指导，主要包括：

（1）饮食宜清淡，多吃新鲜蔬果；一些中药和食物，如葛根、黄精、核桃仁、山药、芝麻、黑豆等，对于延缓耳聋的发生也有一定作用。

（2）积极治疗高血压、动脉硬化、糖尿病等慢性疾病，养成良好的生活习惯，做到少饮酒、不抽烟等；慎用或禁用有耳毒性的药物，如庆大霉素等，必须使用时要严格按照医嘱并注意观察药物的不良反应。

（3）坚持体育锻炼，选择合适的体育项目，如散步、慢跑、打太极拳和八段锦等，促进全身血液循环，使内耳的血液供应得到改善。教会老年人用手掌按压耳朵和用手指按压、环揉耳郭，每日3～4次，促进局部血液循环，延缓听力下降。

（4）定期进行听力评估，做到有问题早发现和早治疗。

> **📖 知识拓展**
>
> ### 人工耳蜗植入
>
> 人工耳蜗是一种能替代人耳功能的声电转换电子装置，人工耳蜗植入技术是目前能够恢复耳聋老年人听觉唯一有效的治疗方法。研究表明，语言形成早期实施人工耳蜗植入可以帮助重度、极重度耳聋儿童恢复语言能力。
>
> 人工耳蜗由体内和体外装置两部分组成，体内装置包括接收线圈、处理器、刺激电极，体外装置包括麦克风、言语转换器和发射线圈。其工作原理为：麦克风接受声信号以后，由言语转换器进行数字编码，再通过发射线圈传送至体内接受线圈，并继续传送至刺激电极，刺激听神经产生听觉。

二、躯体感觉评估

躯体感觉是各种形式的刺激作用于机体的躯体感受器，在人脑中产生的直接反映。躯体感觉包括以下三种：

1. 浅感觉　浅感觉的感受器位于皮肤和黏膜，包括痛觉、触觉和温度觉等。

2. 深感觉　深感觉是来自肌肉、肌腱和关节等深部组织的感觉，包括位置觉、运动觉、振动觉等。

3. 复合感觉　复合感觉又称皮层感觉，是经过大脑皮质的分析和综合来完成的感觉，包括体表图形觉、实体辨别觉、两点辨别觉、皮肤定位觉等。

（一）躯体感觉评估适应证

躯体感觉评估不能针对意识丧失者进行，适应证包括：①中枢神经系统病变，如脑血管病变、脊髓损伤或病变等；②周围神经病，如臂丛神经麻痹、坐骨神经损害等；③外伤，如切割伤、撕裂伤和烧伤等；④缺血或营养代谢障碍，如糖尿病、雷诺现象（雷诺病）和多发性神经炎等。

躯体感觉评估评估需要注意：必须在老年人神志清醒和精神状态正常时进行；评估前让老年人了解评估的方法和意义，使其能充分合作；评估者评估时要耐心细致，既要有重点，又要注意左右和远近端的对比；评估时嘱老年人闭目，禁止暗示性提问，必要时可多次复查。

（二）躯体感觉评估方法

1. 浅感觉

（1）痛觉：大头针轻刺老年人躯干及四肢皮肤，请老年人在闭眼状态下回答该刺激是较锐还是较钝,并正确指出施测部位。

(2)触觉:毛刷或棉球逐一按皮节分布轻触或轻轻滑过,请老年人在闭眼状态下回答有无感觉,并指出施测部位。

(3)温度觉:将盛有热水(40~50℃)与冷水(5~10℃)的试管,交替触及老年人皮肤,观察其能否辨别冷热,如不能辨别即为温觉障碍。正常人能辨别出相差10℃的温度。

(4)压觉:评估者用拇指或指尖用力压在老年人皮肤表面,压力大小应足以使皮肤下陷以刺激深感受器,让老年人说出是否感到压力。

评估意义:局部疼痛多见于炎性病变;烧灼性疼痛见于交感神经不完全损伤;触觉障碍可见于后索病损;温度觉障碍见于脊髓丘脑侧束损伤。许多神经疾病都有痛、温、触觉的丧失或减退,如脑卒中、脊髓损伤等。糖尿病性神经病、神经炎、带状疱疹后神经痛、雷诺病、脊髓病变等常出现感觉异常或感觉迟钝。

2. 深感觉

(1)关节觉:是指对关节所处的角度和运动方向的感觉,其中包括关节对被动运动的运动觉和位置觉,一般两者结合起来评估。

1)位置觉:嘱老年人闭目,评估者将其肢体放于某一位置,嘱老年人说出所放位置,或用另一肢体模仿。

2)运动觉:嘱老年人闭目,评估者在一个较小的范围里活动老年人的肢体,让老年人说出肢体运动的方向,如评估者用示指或拇指轻持老年人的手指或足趾两侧做轻微的被动伸或屈的动作(约5°)。如感觉不清楚可加大活动幅度或再试较大的关节,让其说出手指或足趾活动方向。

(2)振动觉:用C128震动音叉柄端,放于老年人肢体的骨隆起处。评估时常选择的骨隆起部位有胸骨、锁骨、肩峰、鹰嘴、尺桡骨茎突、腕关节、棘突、髂前上棘、股骨粗隆、腓骨小头及内、外踝等,询问老年人有无震动感觉,并注意感受时间,同时做好两侧对比。

评估意义:关节觉障碍、振动觉障碍均见于脊髓后索损害。

3. 复合感觉

(1)体表图形觉:用钝物在老年人皮肤上画出简单的图形(圆形、方形及三角形),让其辨别并回答,左右对称部位对比。图形觉障碍提示为丘脑水平以上的病变。

(2)实体辨别觉:将熟悉的某种物品(如硬币、纽扣、钥匙、铅笔等)置于老年人的手中,让其辨别并回答物品的大小形状、名称及质地等。实体觉缺失时,老年人不能辨别出是何物体,见于皮质病变。

(3)皮肤定位觉:评估者用手指轻触老年人某处,让其指出被触部位,皮肤定位觉障碍见于皮质病变。

(4)重量觉:评估者将形状、大小相同,但重量逐渐增加的物品逐一放在老年人手上,或双手同时分别放置不同重量的上述评估物品,让其将手中重量与前一重量比较或双手进行比较后说出谁比谁轻或重。

(5)材质辨识觉:评估者将棉花、羊毛、丝绸等放在老年人手中,让其触摸,并回答材料的名称(如羊毛)或质地(粗糙、光滑)。

(6)两点辨别觉:用分开的双脚规同时放置于老年人皮肤上,如老年人有两点感觉,再将两脚规距离缩小,直至其感觉到一点为止。身体各部位对两点辨别感觉灵敏度不同,以鼻尖、舌尖、手指最敏感,四肢近端和躯干最差,见表2-16。两点辨别觉障碍见于额叶病变。

表 2-16　两点辨别觉的正常范围

部位	舌尖	指尖	足趾	手掌	胸部、前臂	背部	上臂、股
距离 /mm	1	2.8	3~8	8~12	40	40~70	75

（7）双侧同时刺激

老年人能力评估师同时触压：①老年人身体两侧相同部位；②身体两侧远、近端；③身体同侧远、近端，让其说出感受到几个刺激，评估老年人同时感受身体两侧、肢体或身体远近端的触觉刺激的能力。

第三节　吞咽功能评估

案例

陈爷爷，70 岁，目前在养老院居住，既往高血压史，多年抽烟史。近几日进食或饮水时偶尔有呛咳，并且伴随有喉咙不适感。

工作任务

为进一步明确陈爷爷存在的健康问题，请评估陈爷爷的吞咽功能。

吞咽是指食物经咀嚼而形成的食团由口腔运送入胃的动作或整个过程，吞咽困难是指被吞咽食物在正常通过中受阻而引起的主观感觉，包括吞咽之初出现咽下困难（口咽性吞咽困难）和食物从口腔到胃的推进过程中受阻而出现梗阻感（食管性吞咽困难）。

吞咽是一种复杂的动作反射，有特定的刺激才能引起。吞咽过程是由延髓吞咽中枢支配，在食管中、下段由壁内肠神经系统调节的大量自主蠕动反射来完成。

吞咽动作分三期：口腔期、咽期、食管期。吞咽困难可由咽、食管或贲门的功能性或器质性梗阻引起，脑卒中是造成吞咽困难的首要原因。吞咽困难的最常见并发症是误吸，国内 60～79 岁吞咽困难老年人的误吸率为 14.2%。

一、吞咽困难的原因

导致老年人吞咽困难的原因包括疾病所致的病理性改变和年龄增长导致的生理性改变。

（一）疾病所致吞咽困难

吞咽困难的病因非常多，而且较为复杂，可分为机械性吞咽困难和运动性吞咽困难两类。

1. 机械性吞咽困难

（1）食管狭窄

1）良性狭窄：老年人患有口腔炎、食管炎、反流性食管病、腐蚀性食管炎，口腔损伤、扁桃体炎、良性肿瘤（平滑肌瘤、脂肪瘤、血管瘤、息肉等）、缺血、手术后或放射治疗后等都可导致食管的良性狭窄。

2）恶性狭窄：恶性肿瘤如癌、肉瘤、淋巴瘤、转移性肿瘤等疾病可导致食管的恶性狭窄。

（2）外来压迫：颈骨关节病、咽后壁脓肿与包块、甲状腺极度肿大、内压性憩室与食管旁膈裂孔疝、纵隔占位病变等可从四周压迫食管导致机械性吞咽困难。

2. 运动性吞咽困难

（1）吞咽始动困难：老年人若患有口腔病变、口腔麻醉、唾液缺乏、舌肌瘫痪等可导致吞咽始动困难。

（2）咽与食管横纹肌障碍：肌无力、运动神经元病变、神经肌肉接头病变、破伤风、吞咽性神经抑制失常等可引起运动性吞咽困难。

（3）食管平滑肌障碍：进行性系统性硬化症、强直性肌营养不良、代谢性神经肌病（糖尿病、慢性乙醇中毒）可导致运动性吞咽困难。

（二）增龄所致吞咽困难

随着年龄的增长，吞咽困难发生的风险越大，但单纯因为年龄增加导致的吞咽困难比例较少。

年龄的增长会影响人体头颈部的灵活性、影响生理功能和精神功能，这些变化会引起老年人出现吞咽困难的症状。同时随着年龄的增长，疾病的发生率会增加，吞咽困难是许多与年龄相关的疾病的并发症。

二、吞咽困难的表现

老年人吞咽困难的表现不典型，常在出现严重反应时才考虑到是否存在吞咽困难。老年人吞咽困难的主要表现如下：

（一）吞咽时的表现

1. 水时常有呛咳，严重时少量饮水即有反应，吞咽时或吞咽后出现咳嗽。
2. 进食时胸口常有食物堵塞感，感觉喉咙中有块状物，或食物附着于食管内，有异物感。
3. 有流涎、鼻反流。

（二）吞咽后的表现

1. 进食后常有声音嘶哑、混浊、发声低沉等表现。
2. 可在进食后突发咳嗽、呼吸困难、气喘，严重时出现颜面发绀等表现。
3. 进食后常有食物残留在舌面上或口腔缝隙中。

（三）其他表现

吞咽困难的老年人可表现为食欲减退、营养不良（失用性萎缩）、体重下降（6 个月内可下降 10%）、抵抗力下降、原因不明的发热或吸入性肺炎且反复发生。

三、吞咽困难的后果

吞咽困难若不及时干预处理，可导致多种不良后果，如进食困难、进食减少，严重可引起气道阻塞、窒息，还可导致吸入性肺炎、脱水、营养不良以及心理和认知障碍等并发症，直接影响老年人的独立生活自理能力和疾病的康复，使老年人生活质量下降、死亡率增高。住院老年人发生吞咽困难还会增加医疗成本：住院时间增长、抗菌药物费用增高、护理和治疗时间增加、辅助检查次数增多，加重家庭及社会的经济负担。

四、吞咽困难评估的目的及意义

吞咽困难评估可初步判断老年人是否存在吞咽困难、吞咽困难发生的部位；确定可导致其误吸的相关因素以防止误吸；明确老年人是否需要通过改变营养方式来改善营养；可为老年人进一步评估及阶段性治疗前后的评价提供依据；吞咽功能评估也是临床研究的需要。随着我国老龄化进程的加快，采取有效的评估方式，及时发现老年人存在的吞咽困难并干预处理，从而降低我国老年人因吞咽困难导致的不良后果。

五、吞咽功能综合评估

老年人吞咽困难的评估包括一般医学评估、心理因素的评估、生理因素的评估、多项实验室辅助评估及量表评估等。

（一）一般医学评估

一般医学评估主要包括老年人既往疾病史、目前健康状况、吞咽困难的部位及病程进展、伴随症状、老年人的营养状况、口腔状况及其他存在疾病。

（二）相关试验及检查

1. 反复唾液吞咽试验 老年人取坐位或半坐卧位。评估师将手指放在老年人下颌下方，嘱老年人尽量快速反复吞咽。喉结和舌骨随着吞咽运动，越过手指，向前上方移动，然后再复位，通过手指确认这种上下运动，下降时即为吞咽的完成。口干老年人可在舌面蘸少量水。观察 30s 内老年人反复吞咽的次数和喉上抬的幅度。评估时手指位置：示指 - 下颌骨下方；中指 - 舌骨；环指 - 甲状软骨 / 喉结；小指 - 环状软骨。评估 30s 内吞咽次数：老年人 > 3 次为正常。喉上抬幅度：中指能触及喉结上下移动 2cm，< 2cm 为异常。

2. 饮水试验　老年人取坐位，将听诊器放置于老年人剑突与左肋弓之间，嘱饮水一口，正常人在 8～10s 后可听到喷射性杂音。如有食管梗阻或运动障碍，则听不到声音或延迟出现，梗阻严重者甚至可将水呕出。此方法简单易行，可作为初步判断食管有无梗阻的方法。

3. 食管滴酸试验　对诊断食管炎或食管溃疡有重要帮助。老年人取坐位，导入鼻胃管固定于距外鼻孔 30cm 处，先滴注生理盐水，每分钟 10～12ml，15min 后，再以同样速度滴注 0.1mol/L 盐酸，食管炎或溃疡者一般在 15min 内出现胸骨后烧灼样疼痛或不适，再换用生理盐水滴注，疼痛逐渐缓解。

4. 食管测压　可判断食管运动功能状态，一般采用导管侧孔低压灌水测压法。正常食管下括约肌基础压力为 12～20mmHg，如果压力 ≤ 10mmHg、食管下括约肌压力 / 胃内压 < 0.8，提示胃食管反流。食管贲门失弛缓症老年人测压仅见非蠕动性小收缩波，吞咽动作后无明显蠕动收缩波；而食管痉挛老年人可测出强的食管收缩波，食管下括约肌弛缓功能良好。

5. 实验室检查评估　主要包括血常规检查、X 线检查、肌电图及食管 24h pH 监测等。

（三）吞咽功能的量表评估

吞咽困难的评估多采用量表方式，如医疗床旁吞咽评估量表、吞咽困难分级量表、洼田饮水实验、洼田吞咽能力评定法、洼田吞咽困难评价方法、吞咽障碍程度分级法、吞咽功能七级分级标准、脑卒中老年人神经功能缺损程度评分标准中的吞咽困难亚量表等。

1. 医疗床旁吞咽评估量表　医疗床旁吞咽评估量表项目较多，对吞咽评定很全面，包括了一些能预测误吸的症状、体征，对预测脑卒中后误吸的可靠性较高，适用于脑卒中后需要评估吞咽功能者，可判断其是否存在不安全吞咽，但不能对吞咽障碍程度进行分级（表 2-17）。

表 2-17　医疗床旁吞咽评估量表

项目	评分标准	得分
意识水平	1. 清醒	
	2. 嗜睡但能唤醒	
	3. 有反应但无睁眼和言语	
	4. 对疼痛有反应	
头与躯干的控制	1. 正常坐稳	
	2. 不能坐稳	
	3. 只能控制头部	
	4. 头部也不能控制	
呼吸模式	1. 正常	
	2. 异常	
唇的闭合	1. 正常	
	2. 异常	
软腭运动	1. 对称	
	2. 不对称	
	3. 减弱或缺损	
喉功能	1. 正常	
	2. 减弱	
	3. 缺乏	

续表

项目	评分标准	得分
咽反射	1. 存在 2. 缺乏	
自主咳嗽	1. 正常 2. 减弱 3. 缺乏	
第1阶段：给予1汤匙水（5ml）3次		
水流出	1. 无或1次 2. 大于1次	
有无效喉运动	1. 有 2. 无	
重复吞咽	1. 无或1次 2. 1次以上	
吞咽时咳嗽	1. 无或1次 2. 1次以上	
吞咽时喘鸣	1. 无 2. 有	
吞咽时喉的功能	1. 正常 2. 减弱或声音嘶哑 3. 发音不能	
第2阶段：如果第1阶段正常（重复3次，2次以上正常），再给予吞咽60ml杯中的水		
能否完成	1. 能 2. 不能	
饮完需要的时间/s		
吞咽中或完毕后咳嗽	1. 无 2. 有	
吞咽时或完毕后喘鸣	1. 无 2. 有	
吞咽后喉的功能	1. 正常 2. 减弱或声音嘶哑 3. 发音不能	
误吸是否存在	1. 无 2. 可能 3. 有	

医疗床旁吞咽评估量表结果判定：

（1）安全吞咽：老年人顺利完成第1、2阶段测试且未见异常。

（2）不安全吞咽

1）第1阶段：老年人不能正常吞咽5ml的水，尝试3次中多于1次出现咳嗽或气喂，或出现吞咽后声音嘶哑（即喉功能减弱）。

2）第2阶段：老年人吞咽60ml烧杯中的水出现咳嗽或气哽，或出现吞咽后声音嘶哑。

2. 吞咽困难分级量表　常用吞咽困难分级量表评价老年人吞咽困难程度，该量表能预测吞咽困难的老年人是否发生误吸、住院期间是否发生肺炎及出院时的营养状态，还可根据量表选择康复训练方法（表2-18）。吞咽困难分级量表的分数越高表示吞咽困难的程度越低，10分表示吞咽功能正常。

表2-18　吞咽困难分级量表

分数	评价内容
1	不适合任何吞咽训练，不能经口进食
2	仅适合基本吞咽训练，但不能经口进食
3	可进行摄食训练，但仍不能经口进食
4	在安慰中可能少量进食，但需静脉营养
5	1～2种食物经口进食，需部分静脉营养
6	3种食物可经口进食，需部分静脉营养
7	3种食物可经口进食，不需静脉营养
8	除特别难咽的食物外，均可经口进食
9	可经口进食，但需临床观察指导
10	正常摄食吞咽功能

3. 洼田饮水试验　洼田饮水试验要求老年人意识清楚并能按照指令完成试验，操作简单，分级明确清楚，也是常用的吞咽困难评估方法。具体方法：取温水30ml，嘱老年人喝下，测定从开始喝水至吞咽完的时间（以喉头运动为标准），观察所需时间和呛咳情况，测试2次，取最短时间，见表2-19。

表2-19　洼田饮水试验

分级	评定标准
1级（优）	能顺利地1次将水咽下
2级（良）	分2次以上，能不呛咳地咽下
3级（中）	能1次咽下，但有呛咳
4级（可）	分2次以上咽下，但有呛咳
5级（差）	频繁呛咳，不能全部咽下
正常：1级，5s之内；可疑：1级，5s以上或2级；异常：3、4、5级	

评价标准：

治愈：吞咽障碍消失，饮水试验评定1级；有效：吞咽障碍明显改善，饮水试验评定2级；无效：吞咽障碍改善不明显，饮水试验评定3级以上。

洼田饮水试验吞咽困难的结果评估有三种表现：①根据老年人端坐时喝下30ml温开水的呛咳情况，将吞咽功能分为1～5级，根据分级为其制订相关护理计划，防止并发症，提高其吞咽功能，改善其生活质量；②根据吞咽功能的分级和从口腔含水开始到全部咽下30ml温开水结束（以喉头运动为标准）所需的时间，将吞咽功能分为正常、可疑、异常；③通过洼田饮水试验还可评价老年人吞咽功能治疗的效果，即治愈、有效、无效。

依据饮水试验评估的结果，可以寻找老年人吞咽困难的原因，制订个体化康复训练计划及康复目标，并依据定期评估结果来评定康复疗效。

（1）常见的吞咽障碍康复训练有吞咽器官的运动训练、咽部冷刺激疗法、空吞咽、次数吞咽和摄食训练等。根据洼田饮水试验评估结果，吞咽功能1～3级老年人不用训练可以正常饮食，只需指导其进食的食物形态(如软食、流质饮食、半流质饮食等)、进食的量、摄食姿势、摄食方法,必要时进行饮食监护。4～5级需要进行皱眉、闭眼、鼓腮、微笑,伸舌等强化口腔、颜面肌及颈部屈肌肌力的训练,并进行摄食训练,从胶冻样食物向糊状食物过渡,进食时以躯干后倾和轻度颈曲位较好,不易引起误咽。

(2)加强健康指导

1)心理指导:吞咽困难的老年人,易产生恐惧、自卑、紧张心理,进食常常痛苦,因而可能出现摄食减少或拒食,导致营养不良而加重病情。照护人员要给予他们安慰和关心,生活上给予帮助,耐心地向老年人讲明疾病发生、发展规律及康复过程,消除恐惧心理;指导正确的进食方法及体位,让老年人积极进食,配合治疗,以改善其吞咽困难的症状。

2)口腔护理:吞咽困难的老年人,进食时口腔容易存留食物残渣,应及时协助其在饭后漱口,清洁口腔。不能经口进食或流涎的老年人,要为其定时进行口腔护理,保持其口腔清洁、湿润,去除口臭、牙垢,增进食欲,保证老年人舒适,预防口腔感染等并发症。

(3)饮食管理:对咀嚼或吞咽困难的老年人调整头的位置可帮助食物从口腔进入咽部,并防止食物过早地从口腔进入咽。吞咽困难的老年人应少食多餐,避免过冷、过热,粗糙和有刺激性的食物、限制盐的摄入,食物宜清淡、少油腻。

吞咽功能1～2级的老年人能经口进食,可给普通饮食;3～4级老年人部分食物能经口进食,可给流质饮食,必要时可采用静脉通路补充营养;5级完全不能经口进食,需要通过鼻饲和静脉通路补充营养。若经口摄食发生吞咽障碍时,可先尝试30°仰卧位、颈部前倾的姿势,利用重力使食物容易被摄入和吞咽。老年人有偏瘫时,最好采取"健侧在下,患侧在上"的半仰卧位,颈部朝向患侧,在重力作用下食物落至健侧,利于吞咽。老年人适当进食水果,预防便秘。注意观察大便的颜色和性状。

📖 知识拓展

门德尔松手法

门德尔松手法的适应证:喉部上提无力的吞咽障碍。

门德尔松手法的操作方法与步骤:

1.喉部可以上抬的老年人

(1)吞咽时让老年人以舌部顶住硬腭、屏住呼吸,以此位保持2～3s。

(2)同时让老年人将示指置于甲状软骨上方,中指置于环状软骨上,感受喉部上抬。

2.喉部上抬无力的老年人

(1)治疗者按摩其颈部、上推其喉部促进吞咽。

(2)只要开始抬高,治疗者置于环状软骨下方的手指推住喉部并固定。

(3)让老年人感觉喉部上抬,逐渐成为可能,再让其有意识地保持上抬位置。

注意事项:

1.施加外力时也有可能会诱发老年人的咳嗽反射,因而要注意外力的部位和力度。

2.在施加外力辅助上提喉部时需要确保颈部处于放松状态。

(余俊武)

第三章

老年人医学评估

学习目标

1. 掌握老年人常见呼吸系统、循环系统、消化系统、神经系统、泌尿生殖系统、运动系统疾病及老年人急重症的评估内容、评估工具；老年人急重症的评分系统。
2. 熟悉老年人常见呼吸系统、循环系统、消化系统、神经系统、泌尿生殖系统、运动系统疾病及老年人急重症的临床表现。
3. 了解老年人呼吸系统、循环系统、消化系统、神经系统、泌尿生殖系统、运动系统增龄性变化及各系统常见疾病的病理学改变。
4. 学会老年人常见呼吸系统、循环系统、消化系统、神经系统、泌尿生殖系统、运动系统疾病及老年人急重症的评估方法。
5. 具有尊老、助老意识和较强的人际沟通能力，操作规范、关爱老年人。

随着年龄的增长，老年人机体逐渐老化衰退，表现为组织更新与修复能力明显下降、器官生理功能逐渐减退、免疫功能下降、应激能力减弱等。在机体老化衰退的基础上，老年病也相应发生，且呈现一人多病、临床表现不典型、病情急、进展快、并发症多、疗效差、病程长、恢复慢等特点；部分老年人认知或沟通能力受限，病史的正确采集困难，容易造成漏诊或误诊。因此，老年人能力评估师须掌握老年人一般医学评估的内容、方法和评估工具，做到耐心、细致、全面的评估，及时发现现存或潜在的疾病，以维护老年人的身心健康，提高晚年生活质量。

第一节 呼吸系统评估

案 例

甄爷爷，68岁，居家养老，吸烟30余年，出现慢性咳嗽、咳痰20多年，近5年来咳嗽、咳痰明显加剧，伴有喘息和呼吸困难，冬春季节加重。3d前因受凉感冒而发热、剧咳，咳大量黄脓痰，气急、发绀。今晨起出现神志模糊、躁动不安、急来社区门诊就诊。如果你是今天值班的老年人能力评估师，为甄爷爷测量了生命体征，结果为体温39.2℃，脉搏122次/min，呼吸30次/min，血压140/88mmHg，甄爷爷现在出现了唇甲发绀、球结膜充血、皮肤温暖、杵状指和桶状胸。

工作任务

为进一步明确甄爷爷的健康问题，请您为甄爷爷进行医学评估。

人的肺在12岁进入生长发育期，肺泡数量增加，各项肺功能增强，至25岁左右发育成熟，肺泡数量最多，肺功能亦达到高峰；此后呼吸系统开始老化，结构开始出现退行性改变，功能减退也随增龄而加速。老年人的肺活量和最大摄氧量比年轻人几乎降低一半。由于呼吸道与外界直接相通，而老年人的呼吸系统又长期受到正常增龄和病理两方面因素的综合刺激。老年人呼吸系统的变化难以区分是正常老化的生理学改变，还是异常的病理性损害。

一、呼吸系统增龄性特点

（一）呼吸系统增龄性组织改变

1. 胸廓的改变 胸廓主要由胸骨、肋骨、胸椎构成。老年人由于椎间盘发生变性、萎缩而变薄，导致胸腰椎逐渐压缩、弯曲，向后凸出；同时肋软骨钙化，肋骨变为水平走向，肋间隙增宽；最终导致胸廓前后径增宽略呈桶状，限制了胸廓的运动。

2. 呼吸肌的改变 呼吸肌主要包括膈肌和肋间肌。老年人呼吸肌发生退行性改变，肌纤维萎缩减少，结缔组织和脂肪组织增生，导致肌力下降，肺活量降低，功能残气量增多，肺储备能力下降。

3. 呼吸道的改变 老年人呼吸道腺上皮细胞萎缩减少，使黏液分泌减少，而由纤毛细胞化生的杯状细胞不断增多，导致分泌物增多，同时，支气管纤毛上皮细胞减少，纤毛运动减弱，排出痰液和异物的能力下降。气管及支气管软骨钙化、管壁变硬，小气管弹性纤维减少、破坏，胶原纤维增多，使呼吸道弹性降低，功能减退。

4. 肺组织的改变 肺组织发生萎缩和退行性改变，肺组织弹性纤维数量减少，肺弹性回缩力下降，细支气管、肺泡管、肺泡囊、肺泡等结构持续性扩张，过度通气，最终导致肺泡壁变薄、断裂，肺泡相互融合，数量减少。

（二）呼吸系统增龄性生理改变

1. 呼吸频率改变 老年人的肺脏由于弹性回缩力下降，氧弥散能力减退，导致肺有效通气量减少，通气/血流比值失调，因而肺内气体潴留。老年人为保持足够的通气量，呼吸频率常加快。

2. 动脉血气改变 老年人的肺泡数量逐渐减少，肺血流量减少，动脉血氧分压随年龄增长不断下降，PaO_2 可小于 80mmHg，氧储备能力较低，对缺氧耐受力明显降低，易诱发呼吸衰竭。由于 CO_2 透过呼吸膜的能力较强，弥散速度为 O_2 的 20 倍，即使老年人呼吸系统的结构和功能减退，$PaCO_2$ 升高不明显，对 pH 影响也不大。

3. 呼吸调节改变 随着年龄增长，呼吸中枢化学感受器对低氧血症和高碳酸血症的敏感性降低，呼吸驱动下降。同时，老年人使用麻醉剂、镇静药的概率增高，而中枢神经系统对麻醉剂、镇静药的敏感性升高，导致老年人的呼吸中枢更易受抑制，呼吸代偿能力明显下降。

二、老年人常见呼吸系统疾病评估

（一）老年人肺炎

肺炎是老年人的常见病，也是导致老年人死亡的主要原因。与一般人群所患肺炎相比，老年人肺炎具有不同的特点。

1. 临床表现评估

（1）老年人肺炎常合并基础疾病：住院的老年人中 60%～91% 患一种或多种基础疾病，合并慢性基础疾病的数量及病种与年龄密切相关，年龄越大，合并的疾病越多，70 岁以下的老年人主要合并呼吸道疾病，70 岁以上的老年人以心脑血管病和糖尿病为主。

（2）老年人肺炎临床表现不典型，缺乏特异性：不典型性是老年人肺炎区别于年轻人肺炎的最大特点。老年人肺炎起病往往隐袭，但发展迅速，初始可无发热、咳嗽、咳痰、胸痛、寒战等肺炎常见症状，代之以恶心、呕吐、食欲缺乏、腹泻、乏力、意识状态改变等消化系统和神经系统症状，或表现为基础疾病的加重，如血糖控制不良、心衰等。当老年人出现不能解释的系统功能状态降低，尤其是出现神经系统功能紊乱或原有基础疾病不明原因恶化时，都要考虑肺炎的可能。

（3）易出现多器官功能损害：随着年龄的增长，老年人免疫功能降低易患感染性疾病；衰老使老年人对炎症反应能力下降，起病往往隐袭；老年人多有营养失调、循环功能降低、防御机制减低、各器官的功能减退等情况，造成机体抵抗力差，老年人罹患肺炎易出现多器官功能衰竭等严重并发症。当老年人出现不明原因的胸闷、气急、呼吸困难、食欲缺乏、精神改变、呼吸频率大于 24 次 /min、伴或不伴咳嗽时，都应警惕肺炎的可能性，应及时行胸部 X 线检查明确诊断。

2. 辅助检查评估

（1）影像学检查：X 线检查是肺炎最可靠的诊断手段，X 线胸片和 / 或 CT 检查多呈小片状或斑片状影，少数呈大片状、网状影。

（2）血生化及炎症标志物：对于年轻人，外周血白细胞和中性粒细胞增多是肺炎较为敏感的细菌性感染指标，但在老年人其敏感性下降，往往需要借助其他炎症指标进行综合判断。血 C 反应蛋白（CRP）增加、前降钙素原（PCT）增高提示细菌感染，并依此可以判断感染程度及对治疗的反应；D- 二聚体水平升高，提示感染严重、凝血受累及合并肺动脉栓塞，其动态变化对判断老年重症肺炎的预后具有重要意义。重症肺炎合并横纹肌溶解时，可有血肌红蛋白、乳酸脱氢酶（LDH）和肌酸激酶明显增高，常伴高钾血症。

（3）细菌学检查：常采用痰培养和血培养方法检测老年性肺炎的病原菌。痰液细菌学检验是发现老年人肺炎最有效的辅助诊断方法。

（二）慢性支气管炎

老年人支气管炎是老年人常见病，影响呼吸系统功能，主要病理改变为炎性，病理可见上皮细胞变性、坏死、增生、扁平上皮化生；上皮细胞的纤毛变短、粘连、功能失调，支气管上皮出现杯状细胞和黏液腺大量增生，黏液高分泌，黏膜及黏膜下充血水肿，炎细胞大量浸润，以浆细胞、淋巴细胞为主。黏膜下平滑肌可萎缩、断裂，弹性纤维减少，周围纤维组织增生。病变发展到晚期，黏膜会有萎缩性病变。

1. 临床表现评估 慢性支气管炎以咳嗽、咳痰为主要症状，可伴有喘息或者气短。早期轻症慢性支气管炎可无任何异常体征，在急性发作期可有散在干、湿性啰音，咳嗽后减少或者消失。慢性支气管炎病程长，每年发病持续 3 个月以上，并连续 2 年或 2 年以上。

2. 辅助检查评估

（1）影像学检查：老年人 X 线胸片早期检查可无异常改变，随着病情发展，支气管壁增厚，细支气管或肺泡间质炎性细胞浸润或纤维化，可见双肺纹理增粗、紊乱，呈网格状或者条索状、斑点状阴影等改变。

（2）呼吸功能检查：早期肺功能检查常无异常，随着年龄增大或病情发展，肺功能呈逐渐下降趋势。

（3）血液检查：慢性支气管炎急性发作期或并发肺部感染时，可见白细胞、中性粒细胞计数升高的表现，缓解期白细胞多无明显变化。

（4）痰涂片及培养：可发现肺炎链球菌、流感嗜血杆菌、甲型链球菌等致病菌，近年来革兰氏阴性菌感染有明显增多的倾向。

（三）慢性阻塞性肺疾病

慢性阻塞性肺疾病（chronic obstructive pulmonary disease，COPD）是一种常见的以肺通气气流受限为特征的肺部疾病，临床上，慢性支气管炎和肺气肿是导致慢性阻塞性肺疾病最常见的疾病。慢性阻塞性肺疾病在慢性支气管炎和 / 或肺气肿的早期，大多数老年人虽有慢性咳嗽、咳痰症状，但肺功能检查尚无气流受限，此时不能诊断为慢性阻塞性肺疾病；当老年人病情严重到一定程度，肺功能检查出现气流受限并且不完全可逆时，可诊断为慢性阻塞性肺疾病。

1. 慢性阻塞性肺疾病的病理生理学改变 气道阻塞和气流受限是慢性阻塞性肺疾病最重要的病理生理改变，主要与下列因素有关：小气道慢性炎症时细胞浸润、黏膜充血和水肿等使管壁增厚以及分泌物增加等，使管腔狭窄，气道阻力增加；肺气肿使肺组织弹性回缩力减低，使呼气时将肺内气体驱赶到肺外的动力减弱，呼气流速减慢；肺组织弹性回缩力减低，小气道在呼气期容易发生闭合，进一步导致气道阻力上升。

患有慢性阻塞性肺疾病的老年人除了阻塞性通气功能障碍外，还有肺总量、残气容积和功能残气量增多等肺气肿的病理生理改变。多种因素导致患有慢性阻塞性肺疾病的老年人发生通气和换气功能障碍，引起缺氧和二氧化碳潴留，发生不同程度的低氧血症和高碳酸血症，最终导致呼吸衰竭的发生，继发慢性肺源性心脏病。慢性阻塞性肺疾病主要累及肺脏，也可引起全身的不良效应，主要包括全身炎症和骨骼肌功能不良。慢性阻塞性肺疾病的全身不良效应可以加剧老年人的活动能力受限，使其生活质量下降，预后变差。

2. 临床表现评估

（1）症状：起病缓慢，病程较长。一般均有慢性咳嗽、咳痰等慢性支气管炎的表现。慢性阻塞性肺疾病的标志性症状是气短或呼吸困难。最初仅在劳动、上楼、爬坡时有气短，休息后可以缓解。随着病情发展，在平地活动时即可出现气促。急性加重期，支气管分泌物增多，进一步加重通气功能障碍，使胸闷、气促加重。严重时出现呼吸衰竭的症状。晚期老年人出现体重下降、食欲减退、营养不良等。

（2）体征：早期可无异常体征，随疾病进展出现阻塞性肺气肿体征。听诊呼气音延长常提示有明显的气流阻塞和气流受限。并发感染时肺部可有湿啰音，如剑突下出现心脏搏动，心音较心尖部明显增强，提示并发早期肺源性心脏病。

3. 辅助检查评估

（1）肺功能：肺功能检查是判断气道阻塞和气流受限的主要客观指标，对慢性阻塞性肺疾病的诊断、严重程度评价、疾病进展状况、预后及治疗反应判断等有重要意义。在吸入支气管舒张剂后，第一秒用力呼气容积（FEV_1）占用力肺活量（FVC）之比值（FEV_1/FVC）降低（<70%）是临床确定老年人存在气流受限且不能完全逆转的主要依据。

（2）X线检查：早期胸片并无特异性表现，后期可以出现慢性支气管炎和肺气肿的影像学改变，可出现肺野透亮度增加，肺体积增大，肋骨走向变平，肺纹理增粗紊乱等改变。

（3）血气分析：血气分析对确定发生低氧血症、高碳酸血症、酸碱平衡失调以及判断呼吸衰竭的类型有重要价值。慢性阻塞性肺疾病合并感染时，外周血白细胞计数和中性粒细胞计数升高。痰培养可检出致病菌。

📖 知识拓展

腹式缩唇呼吸方法及作用

方法：取舒适体位，全身放松，用鼻吸气，用口呼气，深吸气，缓呼气。吸气时腹部自然挺出，胸部不动；呼气时口唇缩拢似吹口哨状，腹部内收。每分钟呼吸 7~8 次，每次 10~20min，每日 2 次。

作用：通过腹肌主动收缩与舒张，加强膈肌运动，提高通气量，提高口腔和气道内的呼气压力，以防小气道过早陷闭，利于肺泡气体的排出，呼吸功能得到相应改善。

（四）肺源性心脏病

1. 急性肺源性心脏病 由于内源性或外源性栓子堵塞肺动脉或其分支使肺循环阻力增加，心排血量降低，引起右心室急剧扩张和急性右心衰竭的临床病理生理综合征。大范围肺动脉栓塞可引起猝死。

（1）临床表现评估：起病急骤，有呼吸困难、胸痛、窒息感，重者有烦躁不安、出冷汗、神志障碍、晕厥、发绀、休克等，可出现肺动脉压增高和心力衰竭，也可有剧烈咳嗽、咯血、中度发热等表现。常见呼吸急促、肤色苍白或发绀，脉细速、血压降低或测不到，心率增快等。心底部肺动脉段浊音可增宽，可伴明显搏动。肺动脉瓣区第二音亢进、分裂，有响亮收缩期喷射性杂音伴震颤，也可有舒张期杂音。三尖瓣区可有反流性全收缩期杂音。可出现阵发性心动过速、心房扑动或颤动等心律失常。

右室负荷剧增时，可有右心衰竭体征出现。气管有时向患侧移位，肺部可闻及哮鸣音和干湿啰音，也可有肺血管杂音，并随吸气增强，此外还有胸膜摩擦音等。临床典型表现可为肺梗死三联症：呼吸困难、胸痛及咯血，可迅速死亡。

（2）辅助检查评估：血白细胞可正常或增高，血沉可增快，血清肌钙蛋白、乳酸脱氢酶、肌酸激酶同工酶（CK-MB）、血清胆红素常正常或轻度增高，血浆 D- 二聚体≥500μg/L 提示肺栓塞存在，动脉血气分析动脉氧分压可降低。心电图不仅有助于排除急性心肌梗死，而且可对某些大块肺栓塞者做出快速鉴别，此类老年人的心电图上存在右心室劳损的表现。发生大块肺栓塞的老年人可出现窦性心动过速，ST 和 T 波异常，也可表现为正常的心电图，倒置的 T 波出现在 $V_1 \sim V_4$ 导联最有价值。

2. 慢性肺源性心脏病　慢性肺源性心脏病简称肺心病，是指由肺组织、胸廓或肺动脉系统病变引起的肺动脉高压，伴或不伴有右心衰竭的一类疾病。

（1）临床表现评估：功能代偿期肺心病老年人都有慢性咳嗽、咳痰或哮喘史，逐渐出现乏力、呼吸困难。功能失代偿期时肺组织损害严重引起缺氧、二氧化碳潴留，可导致呼吸和 / 或心力衰竭。病变进一步发展时发生低氧血症，可出现各种精神神经障碍症状，称为肺性脑病；心力衰竭以右心衰竭为主，可出现各种心律失常。体检可见明显肺气肿表现，包括桶状胸、肺部叩诊呈过清音、肝浊音上界下降、心浊音界缩小甚至消失；听诊呼吸音低，可有干湿啰音，心音遥远，肺动脉区第二音亢进，剑突下有明显心脏搏动，是病变累及心脏的主要表现；颈静脉可有轻度怒张，但静脉压并不明显增高。

（2）辅助检查评估：血红细胞计数和血红蛋白增高，血细胞比容正常或偏高，全血黏度、血浆黏度和血小板黏附率及聚集率常增高，红细胞电泳时间延长，血沉一般偏快；动脉血氧饱和度常低于正常，二氧化碳分压高于正常，以呼吸衰竭时显著。在心力衰竭期，可有 ALT 和血浆 BUN、CR 增高等肝肾功能受损表现。合并呼吸道感染时，可有白细胞计数增高。在呼吸衰竭不同阶段可出现高钾、低钠、低钾或低氯、低钙、低镁等变化。痰细菌培养可指导抗生素的应用。X 线可见右肺下动脉横径≥15mm；肺动脉中度凸出或其高度 3mm；右心室增大。心电图常表现为右心房和右心室增大。超声心电图表现为右心房和右心室增大，左心室内径正常或缩小，室间隔增厚。在心肺功能衰竭期不宜进行肺功能检查，症状缓解期老年人均有通气和换气功能障碍，表现为时间肺活量及最大通气量减少，残气量增加。

（五）呼吸衰竭

呼吸衰竭是老年人的常见病，是多种病因引起的外呼吸功能障碍，以致不能进行有效的气体交换，引起动脉血氧分压（PaO_2）降低，伴或不伴有动脉血二氧化碳分压（$PaCO_2$）增高而出现一系列生理功能和代谢紊乱的临床综合征。呼吸衰竭可由呼吸系统疾病引起，也可以是其他系统疾病的并发症。呼吸衰竭的发病率随年龄的增长而增加，45～54 岁年龄组约为 0.1%，65～74 岁年龄组增至 0.5%。

呼吸衰竭通常根据伴或不伴二氧化碳潴留分为Ⅰ型和Ⅱ型呼吸衰竭，Ⅰ型呼吸衰竭主要因换气功能障碍导致，血气分析表现为动脉血氧分压（PaO_2）<60mmHg，二氧化碳分压（$PaCO_2$）可正常或降低。Ⅱ型呼吸衰竭主要因肺泡通气不足导致，血气分析表现为动脉血氧分压（PaO_2）<60mmHg，二氧化碳分压（$PaCO_2$）>50mmHg。

1. 临床表现评估　老年人呼吸衰竭症状不典型，老年人中许多引起呼吸衰竭的原发病（如肺炎等）症状不典型，同时由于老年人呼吸中枢敏感性下降、意识状态欠佳，呼吸衰竭的症状如呼吸窘迫、心率增快等表现均不突出。老年人呼吸衰竭易合并多脏器功能衰竭，病死率高，预后差，反复发生率高。

2. 辅助检查评估　影像学检查包括 X 线、胸部 CT、放射性核素检查等，主要用于呼吸衰竭的病因诊断；支气管镜主要用于病理学活检、明确大气道情况，对病因诊断有重要意义。血气分析为诊断呼吸衰竭的最主要手段，在海平面、静息状态、呼吸空气条件下，动脉血氧分压 PaO_2<60mmHg，伴或不伴二氧化碳分压 $PaCO_2$>50mmHg，并排除心内解剖分流和原发心排出量降低等因素，可诊断为呼吸衰竭。电解质检查常有高血钾，HCO_3^- 可因呼吸性酸中毒代偿而升高，因代谢性酸中毒而降低，也可为正常值。

第二节　循环系统评估

案 例

李爷爷,65岁,在某护养中心入住了5个月,近1周反复出现胸骨后疼痛,在活动时出现,并向左肩放射,经休息很快缓解。今日散步时再次出现胸痛发作,持续约3min,休息后缓解。入住期间,进食好,大小便正常,睡眠可,体重无明显变化。既往有高血压病史6年,血压150~170/90~100mmHg,无冠心病史,无药物过敏史,吸烟20余年,其父有高血压病史。李爷爷此次血压为170/100mmHg,一般情况好,无皮疹,浅表淋巴结未触及,巩膜不黄,心界不大,心率80次/min,律齐,无杂音,肺叩诊清音,无啰音,腹平软,肝脾未触及。

工作任务

为明确李爷爷出现的健康问题,请为李爷爷进行医学评估。

随着年龄的增长,人体全身各器官、组织的老化相应发生,心血管系统的增龄改变对人体生命活动具有重要意义。近年资料显示,心、脑器官疾病分别为我国前十位死亡原因的第二和第三位,心脑死因总和一直占我国死亡构成的第一位。心血管疾病的死亡率和年龄相关,了解老年人心血管系统的解剖及生理变化特点,正确理解和处理老年心血管问题至关重要。

一、心脏功能评估

(一)心脏增龄性特点

心脏老化又称老化心或老年心。心脏老化的过程从心肌组织的超微结构开始,最终导致解剖形态的变化,并引起心脏生理功能的改变。老年人心脏从基底到顶点的长度变短,主动脉根部右移和扩张,左心房扩大;老年人心包膜下的脂肪沉着增加,分布不均匀,心包胶原束随年龄增长而变直,心包变厚、僵硬使老年人左心室舒张期顺应性降低;老年人心脏退行性变造成二尖瓣瓣环钙化(mitral valve calcification,MAC),常和主动脉瓣硬化相伴,患有MAC的老年人较易合并二尖瓣狭窄、关闭不全、心力衰竭、房颤、心脏传导系统疾病、脑卒中、冠心病等,心血管事件的发生率和死亡率增加。

随着增龄,心脏老化将引起心脏功能的变化。老年人运动时最大心率随年龄下降,运动后恢复到静息心率的时间延长,对低氧血症和高碳酸血症的敏感性降低;老年人心音强度一般无明显改变,但常有肺气肿、脊柱后凸引起胸廓变形,使老年人心脏位置发生变化,心音强度被掩盖,即使无明显心脏疾病或血流动力学异常改变的老年人,在听诊时心音会变弱或遥远,在心尖和主动脉瓣区常听到柔和的吹风样收缩期杂音;老年人心脏每搏量一般比年轻人减少,冠脉血流量不能随运动强度的增加而增加。

(二)老年人常见心脏病评估

1. 老年高血压　高血压是老年人常见病之一,常指老年人未服用降压药物情况下3次非同日血压测定取得的平均值收缩压≥140mmHg和/或舒张压≥90mmHg,常表现为单纯收缩期高血压,血压波动大。老年高血压是导致脑卒中、冠心病、心力衰竭、肾衰竭的发生率和死亡率升高的主要危险因素之一,严重影响老年人的健康和生活质量。

(1)临床表现评估:老年高血压,一般无特殊临床表现,多起病缓慢。常见症状有头晕、头痛、颈项板紧、疲劳、心悸等,呈轻度持续性,在紧张或劳累后加重,多数可自行缓解;也可出现视力模糊、鼻出血等症状。约1/5的老年人无症状,仅在测量血压或发生心、脑、肾等并发症时才被发现。听诊时可有主动脉瓣区第二心音亢进、收缩期杂音或收缩早期喀喇音,少数在颈部或腹部可听到血管杂音。

(2)老年人高血压常见并发症:部分老年人可并发其他系统表现,高血压急症指原发性或继发性高血压在病情发展过程中或某些诱因的作用下,血压急剧升高,病情迅速恶化,常伴有心、脑、肾功能障碍。高血压危象是在高血压病程中,由于周围血管阻力突然上升,血压明显升高,出现头痛、烦躁、眩晕、恶心、呕吐、心悸、呼吸急促及视力模糊等症状。高血压脑病指在高血压病程中发生急性脑血液循环障碍,引起脑水肿和颅内压增高而产生的临床征象。高血压相关靶器官损害指未治的高血压增加血管损害的危险,累及小动脉(阻力血管)、中等动脉及大动脉(传输血管)。

(3)高血压危险层级评估:高血压分为低危、中危、高危和极高危等危险层级,用于高血压分层的危险因素通常包括年龄、吸烟、血脂、家族史、体重指数及靶器官损害等。高血压分层标准见表3-1。

表3-1 高血压老年人心血管危险分层标准

其他危险因素	血压		
	1级(收缩压140~159mmHg 或舒张压90~99mmHg)	2级(收缩压160~179mmHg 或舒张压100~109mmHg)	3级(收缩压≥180mmHg 或舒张压≥110mmHg)
无其他危险因素	低危	中危	高危
1~2个危险因素	中危	中危	极高危
3个以上危险因素或糖尿病或靶器官损害	高危	高危	极高危
并存临床情况	极高危	极高危	极高危

2. 老年冠心病 冠状动脉粥样硬化性心脏病(coronary atherosclerotic heart disease,CHD)指冠状动脉粥样硬化使血管腔狭窄或阻塞,或/和因冠状动脉功能性改变(痉挛)导致心肌缺血缺氧或坏死而引起的心脏病,简称冠心病,亦称缺血性心脏病(ischemic heart disease)。老年冠心病多有长期的冠状动脉粥样硬化病史;病变多、严重且累及多支动脉;有长期的心肌缺血或陈旧性心肌梗死病史,心肌病变广泛并可伴有不同程度的心功能不全,常表现为心绞痛和心肌梗死。

(1)老年人心绞痛:是指冠状动脉供血不足和/或心肌耗氧增加导致心肌暂时性缺血所致的发作性症候群,是冠心病的最常见类型。老年心绞痛表现常不典型:以发作性胸痛为主要临床表现,常放射至左肩、左臂内侧达无名指和小指,或至颈、咽或下颌部;胸痛常为压榨或紧缩性,偶伴濒死的恐惧感;持续3~5min可缓解;在停止原来诱发症状的活动后或舌下含服硝酸甘油缓解。运动试验是心肌耗氧与冠脉供血两者关系的动力学检查,对疑有冠心病和评价老年人运动耐量很有帮助;心脏超声和冠脉造影能显示心脏及冠脉病变部位、严重程度等。

(2)老年人心肌梗死:急性心肌梗死(acute myocardial infarction,AMI)是在冠状动脉病变的基础上发生供血急剧减少或中断而导致心肌缺血性坏死,是冠心病的一种严重类型。老年人AMI可在临床症状、心电图和心肌酶学三方面表现不典型,疼痛最先出现,多发生于清晨,程度较重,持续时间较长,可达数小时或更长,休息和含服硝酸甘油多不能明显缓解,疼痛剧烈时常伴有恶心、呕吐等消化道症状;可出现各种心律失常,伴随血压下降。心电图是诊断AMI的重要依据,能够估计病情和判断预后。心肌酶学不典型:肌酸磷酸激酶(CKP)峰值低、出现迟、持续时间长;乳酸脱氢酶(LDH)峰值出现迟;谷氨酸氨基转移酶(AST)峰值出现迟、持续时间长。

3. 常见心律失常 老年心律失常是一种常见疾病,主要包括各种期前收缩、心动过速、心房颤动与扑动、各种房室传导阻滞及病态窦房结综合征等。

期前收缩是常见的老年心律失常症状;心悸是老年心律失常的主要症状,以自觉心脏跳动异常、心慌、惊慌不安等为特征;快速心律失常兼有气短、心前区疼,甚至心力衰竭;缓慢性心律失常多有乏力、胸闷、眩晕、晕厥以及气短等症状。心房颤动常表现为心室率快且极不整齐,100~160次/min,心音强弱不等、脉搏短绌等。老年人常患的各种心血管疾病易发生致命性心律失常。

心电图是心律失常常用的评估手段,常见提前出现的异位 P' 波,宽大畸形的 QRS 波,T 波方向与 QRS 波主波方向相反等异常表现。

4. 心力衰竭　心力衰竭（heart failure）是任何心脏结构或功能异常导致心室充盈或射血能力受损，进而引起一系列病理生理变化的临床综合征。其主要临床表现为呼吸困难和乏力（活动耐量受限）以及液体潴留（肺淤血和水肿），是各种心脏疾病的严重和终末阶段。

（1）左心衰竭：左心衰竭常见症状有老年人常有运动性疲乏、运动耐力降低、呼吸困难（劳力性呼吸困难、夜间阵发性呼吸困难、端坐呼吸）、卧位性咳嗽等症状；肺部体征可有两肺或双肺底部湿啰音，伴或不伴有哮鸣音等；心脏体征：左心室或左心房扩大，心率增快，心尖部舒张期奔马律，肺动脉瓣第二心音亢进等；交替脉；发绀；X 线胸片示中上肺野肺纹理增粗，或见到 Kerley 线，尤其是 B 线；左心室射血分数 <50% 或正常；左心室舒张末压 >18mmHg，肺毛细血管楔压 >17mmHg。具备上述指标愈多，诊断的确定性越强。

（2）右心衰竭：右心衰竭常见症状有腹胀、右上腹痛、食欲缺乏、恶心、嗳气、少尿、夜尿增多；体循环淤血体征可见颈静脉怒张、肝肿大、双下肢水肿、胸腔积液、腹腔积液、心包积液；心脏扩大，三尖瓣听诊区闻及舒张期奔马律；X 线检查可见增大心影，上腔静脉扩张及搏动，肺野可清晰（单纯右心衰竭）或淤血；颈静脉压超过 5mmHg。

（3）全心衰竭：同时有左心衰竭和右心衰竭的症状和体征，在右心衰竭时左心衰竭的症状可缓解。

（4）心力衰竭的分级：1964 年纽约心脏病协会（NYHA）根据老年人活动受限程度制定了心力衰竭分级标准，目前在临床上广泛使用，见表 3-2。

表 3-2　心力衰竭的 NYHA 分级标准

Ⅰ级：普通体力活动不引起异常的呼吸困难和疲劳
Ⅱ级：休息状态下感觉正常，普通体力活动可引起呼吸困难和疲劳
Ⅲ级：休息状态下感觉正常，但轻微体力活动可引起呼吸困难和疲劳
Ⅳ级：休息状态下也可以发生呼吸困难和疲劳，任何体力活动均可使上述症状恶化

（5）辅助检查评估：普通胸部 X 线检查可查知心力衰竭的直接征象。左心衰竭 X 线检查可发现左心房、左心室扩大，肺淤血，肺间质水肿等征象，右心衰竭可有右心室、右心房扩大，上腔静脉阴影增宽。心电图主要为检查心脏房室肥大以及可能存在的各种心律失常。超声心动图可以评估心脏大小、心室壁厚度等功能状态。

二、老年人血管功能评估

（一）血管增龄性特点

血管是复杂的弹性管道系统，是由储存血管（主动脉和大动脉）、分配血管（中等动脉、小动脉、微动脉）、交换血管（毛细血管网）和容量血管（小静脉、中静脉、大静脉）形成的管道网络。除毛细血管外，其他血管由内膜、中膜和外膜三层组成。

1. 动脉系统的增龄变化　人体主动脉内膜从出生到年老要经过几度变迁而呈现肥厚。动脉老化的形态学特点是主动脉周径随增龄而增大；主动脉的弹性、伸展性随增龄而降低。总的变化是，人体的大动脉随增龄出现周径增大，伸展性降低，管壁增厚，并可见延长、屈曲、下垂。

2. 静脉系统的增龄变化　静脉的老化有着与动脉老化相似的组织及生理改变，静脉系统的老化表现是血管壁增厚。静脉老化的结果使血管床扩大，静脉壁张力和弹性降低，全身静脉压降低。增龄使大动脉血管弹性降低，阻力增加，静脉系统压力降低，正常心脏、血管间的血流动力学关系受到影响，心脏为推动血液循环耗能增多，可引起左心室代偿性肥大。

3. 毛细血管网的增龄改变　随着增龄，毛细血管网也有明显的结构变化。单位面积内有功能的毛细血管数量减少；动、静脉支延长，常有动脉瘤样扩张；动脉支弯曲度增大，毛细血管内血流减慢；

毛细血管壁弹性降低，脆性增加。毛细血管内皮细胞数量减少，距离扩大，毛细血管通透性降低，造成机体供氧不足。

（二）老年人常见外周血管疾病的评估

1. 动脉栓塞（arterial embolism）　动脉栓塞是指血块或进入血管内的异物成为栓子，随着血流冲入并停留在口径与栓子大小相似的动脉腔内，造成血流阻塞，引起急性缺血的临床表现。动脉栓塞主要由血栓造成，中心源性常见，下肢比上肢常见，老年人多见。动脉栓塞起病急，症状明显，进展迅速，预后严重，需紧急处理。其一般医学评估如下：

（1）临床表现评估：动脉栓塞常有典型"5P"征表现，即疼痛（pain）、感觉异常（paresthesia）、麻痹（paralysis）、无脉（pulselessness）和苍白（pallor）。凡有心脏病史伴有心房颤动或其他心源性疾病，突然出现上述症状，即可作出临床诊断，并且可以估计栓塞的部位。栓塞远侧肢体皮温降低并有冰冷感觉，用手指自趾或指段向近检查，常可扪到骤然改变的变温带。

（2）辅助检查评估：超声多普勒检查探测肢体主干动脉搏动突然消失的部位，可对栓塞平面作出诊断；血浆 D- 二聚体升高对诊断血栓形成有一定参考价值；当栓塞导致肢体缺血坏死，引起严重的代谢障碍时，可有高钾血症、肌红蛋白尿、代谢性酸中毒，最终导致肾衰竭；动脉造影能了解栓塞部位，远侧动脉是否通畅，侧支循环状况以及是否有继发性血栓形成等。

2. 原发性下肢静脉曲张　原发性下肢静脉曲张指单纯涉及大隐静脉、浅静脉伸长、迂曲而呈曲张状态，多发生于从事持久站立工作、体力活动强度高，或久坐少动的人，老年人多见。

（1）临床表现评估：下肢静脉曲张可见有蚯蚓状的弯弯曲曲的浅静脉，随着时间的延长，病变逐渐进展而加重，以小腿最明显，站立时更为突出，平卧后可以消失，小腿皮肤可因为局部营养不良而出现色素沉着，严重的会出现慢性溃疡，久经不愈。Trendelenburg 试验阳性提示有瓣膜功能不全或交通静脉瓣膜关闭不全；Perthes 试验阳性表明深静脉不通畅；Pratt 试验阳性表示交通静脉关闭不全。

（2）辅助检查评估：超声多普勒检查是诊断下肢静脉曲张的常用方法，配合屏气试验更有助于临床评估；静脉造影检查可见到明显扩张、伸长、迂曲的静脉，准确判断病变性质。

3. 深静脉血栓形成　深静脉血栓形成指血液在深静脉腔内非正常凝结，阻塞静脉腔，导致静脉回流障碍，全身主干静脉均可发病，尤其多见于下肢。

（1）临床表现评估：突然发生的肢体肿胀、疼痛，主要以单侧肢体为主，伴有胀痛、浅静脉扩张，随着病程的加重，逐渐出现所供血远端肢体皮肤颜色改变，轻症淤血变红，重症可呈青紫色，有些可白色；甚至逐渐形成坏死，皮肤会形成溃疡。有些病人可以没有局部症状，而以肺栓塞为首发症状，肺栓塞症状包括突然呼吸急促、胸部疼痛或不适、深呼吸或咳嗽时加重头晕或昏厥等。

（2）辅助检查评估：采用超声多普勒检测仪，利用压力袖阻断肢体静脉，放开后记录静脉最大流出率，可以判断下肢主干静脉是否有阻塞。静脉注射 ^{125}I 纤维蛋白原，可被新鲜血栓摄取，含量超过等量血液摄取量的 5 倍，可检测出早期形成的静脉血栓，常用于高危老年人的筛选。下肢静脉顺行造影能直接显示静脉形态，可以做出确定诊断。髌骨上缘以上 15cm、以下 10cm 处周径的测量，如双侧相差 >1cm 有临床意义。血浆 D- 二聚体检查有重要的排除诊断价值。

（张彦芳）

第三节　消化系统评估

案　例

今日上午 8 点，某养老机构入住一位郭爷爷，75 岁，因心情不好出现间断上腹痛，位于剑突下，不放散，发作无规律性，时有反酸、嗳气，今晨排柏油样便一次，量约 200ml，自觉消瘦，有时头晕、乏力、心悸，既往健康，家族史无特殊。

工作任务

郭爷爷出现的健康问题主要是哪些？请您为郭爷爷进行医学评估。

人体消化系统主要由消化道和消化腺等组成，消化道主要包括食管、胃、肠等脏器，消化腺主要包括肝、胆、胰等脏器，消化系统的基本生理功能是摄取、转运和消化食物、吸收营养和排泄废物。在老年人中，消化系统疾病属常见病，掌握老年人消化系统的主要结构功能增龄性特点以及与疾病的关系，对于老年人健康照护是十分重要的。

一、消化道功能评估

（一）消化道增龄性特点

1. 口腔　随着年龄增长，人的口腔黏膜会变薄，牙龈出现萎缩，牙骨质暴露，牙齿逐渐脱落，易致龋齿和咀嚼不完全，加上味觉和嗅觉的敏感性下降，老年人易出现营养摄入不足；唾液分泌减少、口干，影响咀嚼和吞咽功能，加之老年人常有动脉硬化、脑血管病变等疾病，在吞咽时易发生呛咳。

2. 食管　由于食管肌肉顺应性下降，食管下端括约肌以上的食物流动阻力增加，老年人会出现食团逆向咽部的现象。缺乏有效的咀嚼和从咽部清除食物的能力下降，老年人误吸风险增加。

3. 胃　随着年龄的增长，老年人胃黏膜下组织中动脉血管硬化、扭曲，胃黏膜修复功能下降，胃酸分泌功能逐渐减退，细菌容易繁殖，胃蛋白酶不容易激活，常表现为食欲不同程度减退；老年人胃平滑肌收缩力降低，胃排空延迟，易出现消化不良；胃血供不足，黏膜的防御因素下降，易出现胃溃疡、消化道出血等表现；多种因素长期综合作用，老年人发生胃癌概率增高。

4. 小肠　老年人小肠绒毛显著缩短，小肠黏膜中的淀粉酶、蛋白酶、蔗糖酶及乳糖酶等活性降低，容易出现消化不良；70岁后回肠的乳酸酶、双糖酶活性下降，老年人对脂溶性维生素D的吸收能力下降，对锌和钙的吸收量随增龄减少。

5. 结肠　随着增龄，结肠组织的隐窝细胞生长率增高，结肠病变容易有恶变倾向；老年人消化道或腔外有牵拉可形成结肠憩室；肠黏膜血液供应不畅可形成动静脉血管畸形，临床表现为间歇性消化道出血；增龄影响了结肠的神经肌肉解剖或功能改变，结肠运动缓慢，排便困难，临床约35%老年人有慢性习惯性便秘；50岁以后动脉粥样硬化逐渐明显，可在肠系膜动脉粥样硬化的基础上发生血栓，形成缺血性结肠炎。

（二）老年人常见消化道疾病评估

1. 胃食管反流病（gastroesophageal reflux disease，GERD）　胃食管反流病是指由于胃、十二指肠内容物反流入食管，引起胃部灼热、食管反流、胸骨后疼痛等症状或食管黏膜损伤的疾病。

（1）临床表现评估：胃食管反流病主要表现为烧心、反酸反流等消化道症状，由于老年人会厌软骨功能改变等原因，反流物如胃液等可以误吸入呼吸道，可以引起咳嗽、哮喘等呼吸系统表现，也可以表现为声音嘶哑、咽痛等。

（2）辅助检查评估：消化内镜检查是诊断胃食管反流的主要方法，内镜下食管黏膜可表现为发红、片状出血、糜烂、溃疡、狭窄和息肉样增生等；24h食管pH监测是评估胃食管反流的重要方法，食管pH一般呈中性（5.5～7.0），当24h内pH≤4超过两小时可提示有食管酸性胃液反流；食管钡餐X线检查可了解有无器质性损害，如食管狭窄、溃疡和伴随的胃肠疾病等；老年人吞服锝（^{99m}Tc）标记的凝胶后取仰卧位，计数食管内有无过多反流的核素也有助于反流评估。

2. 慢性胃炎（chronic gastritis）　慢性胃炎是由各种病因引起的胃黏膜慢性炎症，发病率随年龄增长而增加。幽门螺杆菌（*Helicobacter pylori*，Hp）感染是最常见的病因。通常根据胃炎的病理组织学变化，分为非萎缩性胃炎和萎缩性胃炎。老年人随着增龄性改变，胃黏膜萎缩、变薄，腺体逐渐破坏、萎缩，萎缩性胃炎发病率更高，容易出现肠化生等癌前病变。

（1）临床表现评估：慢性胃炎的大多数症状无特异性，可有中上腹部不适、饱胀、上腹隐痛、嗳气、食欲缺乏、胃灼热等表现，症状轻重与胃镜和病理所见不成比例。萎缩性胃炎者可有厌食、消瘦伴缺铁性贫血，少数为恶性贫血。多数病人无明显体征，上腹部仅可有轻压痛。

（2）辅助检查评估：电子胃镜检查及活检是最可靠的诊断方法；^{13}C 或 ^{14}C- 尿素呼气试验、粪便幽门螺杆菌抗原检测可以检查幽门螺杆菌有无；血清壁细胞抗体（parietal cell antibody，PCA）和内因子抗体（intrinsic factor antibody，IFA）及维生素 B_{12} 水平检测，有助于诊断自身免疫性胃炎。

3. 消化性溃疡（peptic ulcer，PU） 消化性溃疡指消化道黏膜被自身胃酸/胃蛋白酶消化而造成的溃疡，生活中以胃溃疡（gastric ulcer，GU）和十二指肠溃疡（duodenal ulcer，DU）最常见，老年人消化性溃疡多见于胃溃疡。

（1）临床表现评估

1）慢性过程：病史可达数年至数十年。

2）周期性发作：发作与自发缓解相交替，发作期可为数周或数月，缓解期长短不一，短者数周、长者数年；发作常有季节性，多在秋冬或冬春之交发病，也可因精神情绪不良或过劳而诱发。

3）节律性上腹痛：是消化性溃疡的特征性表现，胃溃疡和十二指肠溃疡上腹痛的特点比较见表 3-3。

表 3-3 胃溃疡和十二指肠溃疡上腹痛特点

	胃溃疡	十二指肠溃疡
疼痛部位	中上腹或剑突下偏左	中上腹或中上腹偏右
疼痛时间	常在餐后约 1h 发生，经 1~2h 后缓解	常在两餐之间，至下次进餐后缓解
疼痛性质	多呈灼痛、胀痛	多呈灼痛、胀痛或饥饿样不适感
疼痛节律	进食 - 疼痛，饥饿 - 缓解	饥饿 - 疼痛，进食 - 缓解

老年人消化性溃疡症状常不典型，半数以上疼痛的周期性与节律性不明显，仅表现为无规律性、较模糊的上腹不适，伴食欲缺乏、反酸等非特异性症状，持续时间较短，常能自行缓解。老年消化性溃疡多无明显压痛及肌紧张，即使出现消化道穿孔，也有部分病例不出现明显的腹肌紧张；高位胃溃疡、巨大溃疡、多发性溃疡等特殊类型溃疡多见，并发症多且严重；合并症增多。由于老年人症状不典型，部分老年人消化性溃疡引起消化道出血、穿孔等并发症才被发现。

（2）辅助检查评估：胃幽门螺杆菌检测已成为消化性溃疡常规检测项目；GU 老年人的胃酸分泌正常或低于正常，部分 DU 老年人胃酸分泌增多；老年消化性溃疡的 X 线直接征象有龛影，间接征象表现为局部压痛、胃大弯侧痉挛性压迹、十二指肠球部激惹及球部变形等；电子胃镜不仅可清晰、直接观察胃和十二指肠黏膜变化及溃疡大小、形态，还可以直视下钳取组织做病理检查。

> **知识拓展**
>
> **幽门螺杆菌的发现**
>
> 1979 年，病理学医生 Warren 在慢性胃炎病人的胃窦黏膜组织切片上观察到一种弯曲状细菌，并且发现这种细菌邻近的胃黏膜总是有炎症存在，因而意识到这种细菌和慢性胃炎可能有密切关系。1981 年，消化科临床医生 Marshall 与 Warren 合作，他们以 100 例接受胃镜检查及活检的胃病病人为对象进行研究，证明这种细菌的存在确实与胃炎相关。1982 年 4 月，Marshall 从胃黏膜活检样本中成功培养和分离出了这种细菌。通过人体试验、抗生素治疗和流行病学等研究，幽门螺杆菌在胃炎和胃溃疡等疾病中所起的作用逐渐清晰，科学家对该病菌致病机制的认识也不断深入。2005 年诺贝尔生理学或医学奖授予这两位科学家，以表彰他们发现了幽门螺杆菌以及这种细菌在胃炎和胃溃疡等疾病中的作用。

4. 老年人便秘　便秘（constipation）是老年病中一种高发性疾病,老年人便秘是指排便次数减少、同时排便困难,粪便干结。正常人每日排便 1～2 次,便秘老年人每周排便少于 2 次,并且排便费力,粪质硬结,量少。

（1）临床表现评估:便秘可能是唯一的临床表现,也可能是某种疾病的症状之一。对于便秘老年人,应了解病史和体格检查,以明确是否存在消化道机械性梗阻,有无动力障碍。详细了解便秘的发病时间和治疗经过,近期排便时间的改变,排便次数,有无排便困难、费力及大便是否带血,是否伴有腹痛、腹胀、上胃肠道症状及能引起便秘的其他系统疾病。体格检查能发现便秘存在的一些证据,如腹部有无扩张的肠型,是否可触及存粪的肠袢等。肛门和直肠检查可发现有无直肠脱垂、肛裂疼痛、肛管狭窄,有无嵌塞的粪便,还可估计静息时和用力排便时肛管张力的变化。

（2）并发症:老年人用力排便时,可导致冠状动脉和全身血流量的改变,由于脑血流量的降低,排便时可发生晕厥;冠状动脉供血不足者可能发生心绞痛、心肌梗死;高血压者可引起脑血管意外,还可引起心律失常甚至发生猝死等。由于结肠肌力低下,可发生巨结肠症,用力排便时腹腔内压升高可引起或加重痔疮,强行排便时损伤肛管,可引起肛裂等其他肛周疾病。

（3）辅助检查评估:腹部 X 片能显示肠腔扩张及粪便存留和气液平面,可确定器质性病变如结肠癌、狭窄引起的便秘。钡灌肠可了解结肠、直肠肠腔的结构。电子结肠镜及乙状结肠镜可观察肠腔黏膜以及腔内有无病变和狭窄,还可发现结肠黑变病。肛管直肠压力测定可以帮助判断有无直肠、盆底功能异常或直肠感觉阈值异常。球囊逼出试验有助于判断直肠及盆底肌的功能有无异常。盆底肌电图检查可判断有无肌源性或神经源性病变。排粪造影有助于盆底疝及直肠内套叠的诊断。

5. 老年人慢性腹泻　老年人慢性腹泻指腹泻每日 3 次以上呈持续或反复出现,腹泻多由慢性消化系统疾病所致,也可以由消化系统以外的慢性疾病以及其他原因所引起,病因主要为器质性。

（1）临床表现评估:老年人慢性腹泻常表现为大便次数增多便稀,甚至带脓血,持续 2 个月以上。对于腹泻老年人,详细的了解病史可以明确大部分腹泻病因,肠道病变如慢性细菌性痢疾、肠道菌群失调、非特异性溃疡性结肠炎、肠道肿瘤、肠功能紊乱等可以造成腹泻;其他消化器官功能或器质性损害也会造成慢性腹泻,如胃癌、胃切除术后造成胃酸及胃蛋白酶减少,食物消化障碍,未消化的食物大量倾入肠内发生腐败性消化不良性腹泻;胆道病变胆盐不足造成食物（主要是脂肪）消化障碍而导致慢性腹泻;慢性胰腺炎可引起胰淀粉酶、胰脂肪酶、胰蛋白酶分解障碍,导致消化不良,常表现为脂肪泻。全身性疾病如甲状腺疾病、肾上腺疾病、糖尿病、尿毒症及免疫功能低下等均可发生慢性腹泻。

（2）辅助检查评估:大便检查对慢性腹泻的诊断与鉴别诊断有特别重要的价值:脓血便可见于慢性结肠炎、结肠直肠癌、慢性痢疾、血吸虫病等;大便量多、颜色浅淡、外观无黏液,水样或粥样,见于原发性吸收不良综合征、小肠炎;大便镜检有无红、白细胞、溶组织阿米巴、寄生虫等,可明确慢性腹泻的病因学诊断;大便痢疾杆菌培养和肠菌谱鉴定,对诊断慢性痢疾及肠道菌群失调有重要意义。电子结肠镜检查可直接观察肠黏膜的病变,并可在直视下取黏膜或溃疡分泌物检查或进行活体组织检查。胶囊内镜检查可发现小肠功能性与器质性病变。

二、老年人消化腺功能评估

（一）消化腺增龄性特点

1. 肝脏　老年人肝脏明显缩小,肝细胞数目减少,纤维组织增多,血流量降低,肝功能减退,白蛋白合成能力下降,肝细胞内各种酶的活性降低,对内、外毒素的解毒能力降低,易引起肝损害。

2. 胆囊　老年人胆囊及胆管变厚,弹性降低,胆汁少而黏稠,胆固醇容易沉积,易发生胆囊炎和胆石症。

3. 胰腺　老年人胰腺萎缩,胃酸分泌减少,促胰液素释放减少,胰液分泌减少,胰淀粉酶、胰蛋白酶及胰脂肪酶的活性降低,影响淀粉、蛋白质、脂肪等的消化和吸收。由于老年人胰岛细胞易变性,胰岛素分泌减少,糖耐量降低,增加了糖尿病的发生危险。

(二)老年人常见消化腺疾病评估

1. 肝硬化 肝硬化(liver cirrhosis)是一种常见的由不同病因引起的慢性、进行性、弥漫性肝病,是在肝细胞广泛变性和坏死的基础上产生的肝脏纤维组织弥漫性增生,并形成再生结节和假小叶,导致肝小叶正常结构和血管解剖结构的破坏。晚期会出现肝功能衰竭、门静脉高压和多种并发症。

(1)临床表现评估:老年人肝硬化常见病因有乙型肝炎病毒感染、酒精肝等,近年来,脂肪肝造成的肝硬化也比较常见。多数老年人以肝功能失代偿为首发症状。肝功能失代偿期主要表现为肝功能减退和门静脉高压两大类临床表现,同时可有全身多系统症状。

1)肝功能减退:肝功能减退可表现为消化、代谢等功能不同程度损害。表现为食欲缺乏,厌食,进食后常感上腹饱胀不适、恶心或呕吐、腹泻等。黄疸发生率高,持续时间较长且较深。全身营养状况较差,消瘦乏力,精神萎靡,面色晦暗无光泽(肝病面容)。肝脏合成凝血因子减少、脾功能亢进和毛细血管脆性增加等因素会造成鼻、牙龈出血,皮肤瘀斑和胃肠道出血;老年人常有不同程度的贫血,是由于营养不良、肠黏膜吸收障碍、胃肠道失血和脾功能亢进等因素引起。肝脏对雌激素灭活能力减弱,导致雌激素水平增高,使外周毛细血管扩张,表现为面部、颈胸部、肩背部和上肢等上腔静脉引流区域出现蜘蛛痣和/或毛细血管扩张;在手掌鱼际、小鱼际和指端腹侧部位有红斑,称为肝掌。

2)门静脉高压:门静脉系统阻力增加和门静脉血流量增多,是形成门静脉高压的发生机制。脾脏肿大、侧支循环的建立和开放、腹腔积液是门静脉高压症的三大临床表现。脾脏因长期淤血而肿大,一般为轻、中度大,有时可为巨脾。晚期脾脏增大常引起红细胞、白细胞和血小板计数减少,称为脾功能亢进。临床上有3支重要的静脉侧支开放,包括食管和胃底静脉曲张、腹壁和脐周静脉曲张、痔核形成。老年肝硬化腹腔积液发生率高于中青年,而且多为顽固性腹腔积液,除了与门静脉高压有关外,还与老年人营养状况差,肝脏蛋白合成能力减退,血浆胶体渗透压降低,以及某些体液因子灭活不完全等因素有关。腹腔积液量大时常可形成脐疝,并由于膈肌抬高出现呼吸困难和心悸。部分大量腹腔积液老年人可伴发胸腔积液,多见于右侧。

3)并发症评估:上消化道出血是老年人肝硬化最常见的并发症,多因曲张的食管或胃底曲张静脉破裂发生呕血或黑便。肝性脑病为老年人最严重的并发症,多有明显诱因,如高蛋白饮食、上消化道出血、感染、大量排钾利尿、放腹腔积液不当、便秘及应用催眠镇静药物等。老年肝硬化者机体免疫功能低下及营养状况欠佳,易并发细菌感染,如自发性腹膜炎、肺炎、胆管感染、泌尿系感染、败血症等。肝硬化失代偿期由于有效循环血容量不足等因素,使肾血流量减少,肾内血流分布改变,易发生类似于肾衰竭的综合病征。老年人肝硬化易并发原发性肝癌,多在大结节性或大小结节混合性肝硬化基础上发生。如老年人短期内出现肝迅速增大、持续性肝区疼痛、肝表面发现肿块或腹腔积液呈血性等,应怀疑并发原发性肝癌,须作进一步检查确诊。

(2)辅助检查评估:CT检查可显示肝叶缩小成或不成比例,肝裂增宽和肝门区扩大,严重者肝叶似乎彼此分隔。肝脏结节增生显著的,可见肝脏表面高低不平,外缘呈分叶状或扇形。肝脏密度高低不均。肝功能检查中血清谷丙转氨酶(GPT)和谷草转氨酶(GOT)是比较灵敏的指标,肝细胞损伤时,两者可升高。血清胆红素并不反映是否存在肝硬化,但可提示黄疸的性质。蛋白代谢是肝脏代偿能力的重要表现,是肝脏慢性疾病损害后的反映。肝硬化时往往白蛋白合成减少,血中白/球蛋白比值降低甚至倒置,比值越低,说明肝脏代偿能力越差。当肝细胞受损时,肝脏合成的多种凝血因子可减少。当肝功能严重受损时,凝血酶原时间延长。血常规常有不同程度的贫血。脾功能亢进时红细胞、白细胞、血小板计数均减少;黄疸时可见尿液出现胆红素,并有尿胆原增加;老年人由于可继发上消化道出血,可见黑便及粪潜血阳性。

2. 老年人胆结石 胆结石(gallstone)又称胆石症,是消化系统的一种常见病,人体胆囊和胆管统称为胆道系统,在胆道系统内形成结石被称为胆结石。40岁后发病率随年龄增长而增高。胆囊结石与多种因素有关，老年人饮水减少，影响胆固醇与胆汁酸浓度比例改变，造成胆汁淤滞，从而导致结石形成。

（1）临床表现评估：大多数病人无症状，仅在进食过量、进食高脂食物、工作紧张或休息不好时感到上腹部或右上腹隐痛，或有饱胀不适、嗳气、呃逆等消化不良症状，易被误诊为"胃病"。结石反复刺激可以引起炎症及胆道梗阻，从而出现腹痛、发热、黄疸、呕吐等症状。小结石可通过胆囊管进入胆总管内成为胆总管结石，胆总管的结石通过 Oddi 括约肌嵌顿于壶腹部导致胰腺炎，结石及长期的炎症刺激可诱发胆囊癌。

（2）辅助检查评估：胆结石首选 B 超检查，能发现结石，并能够明确结石大小和部位、了解是否合并胆道梗阻等情况；合并感染时血液检查可见白细胞及中性粒细胞计数升高；当胆石引起胆管梗阻时，胆红素指标增高，尿胆红素也显著增加，磁共振胰胆管成像（magnetic resonance cholangiopan-creatography，MRCP）可清晰显示肝内胆管结石分布、胆管系统扩张和肝实质的病变，对肝内胆管结石具有重要的诊断价值。

3. 老年人糖尿病 老年糖尿病（diabetes mellitus）是一组由多病因引起的、以慢性高血糖为特征的代谢疾病，老年人机体老化，组织对胰岛素的敏感性降低，胰岛 β 细胞分泌胰岛素的能力逐渐下降，血糖随之逐渐升高。老年人糖尿病多为 2 型糖尿病。

（1）临床表现评估：老年人糖尿病多呈不典型表现，多食、多饮、多尿、体重减轻症状表现不如中青年糖尿病人明显。老年人糖尿病可伴有皮肤瘙痒，尤其是外阴瘙痒，血糖升高过快时病人可出现视物模糊的表现，有时会表现出乏力、食欲较差、消化不良，甚至是没有任何症状。持续高血糖与长期代谢紊乱等可导致全身组织器官，特别是眼、肾、心血管及神经系统的损害及其功能障碍和衰竭。严重病例可引起失水、电解质紊乱和酸碱平衡失调等急性并发症（参见本章第七节）。

（2）辅助检查评估：目前糖尿病诊断通用 1999 年 WHO 糖尿病专家委员会提出的评估标准：基于空腹、任意时间或口服葡萄糖耐量试验（OGTT）中 2h 血糖值超过标准值（表 3-4）。尿糖阳性是诊断糖尿病的重要线索；糖化血红蛋白水平可反映近 2～3 个月的平均血糖水平；患糖尿病老年人常伴有三酰甘油、低密度脂蛋白胆固醇升高，高密度脂蛋白胆固醇降低；胰岛细胞自身抗体检测可协助糖尿病分型及指导治疗。

表 3-4 糖尿病医学评估（静脉血浆）

糖尿病	空腹至少 8h 后血糖＞7.0mmo/L 或者
	随机血糖＞11.1mmol/L 或者
	口服葡萄糖耐量试验 2h 血糖＞11.1mmol/L
空腹血糖异常（IFG）	空腹血糖＞6.1mmol/L，但＜7.0mmoL/L
糖耐量减低（ICT）	口服葡萄糖耐量试验 2h 血糖＞7.8mmol/L，但＜11.1mmol/L

（赵文星）

第四节　神经系统评估

案　例

孙奶奶，63 岁，喜欢朗诵，今天上午 10 点在朗诵比赛时突然头痛、神志不清、跌倒在地，送老年病科途中出现尿便失禁，呕吐 1 次，无抽搐发作，左侧肢体不动。既往高血压病史，最高达 190/105mmHg，未系统用药治疗。经查体，此次血压为 200/110mmHg，浅昏迷，面红赤，周身皮肤无出血点、瘀斑及血肿。两眼向右凝视，左侧鼻唇沟变浅，口角下垂。颈有抵抗，两肺呼吸音清，未闻及啰音。心率

60 次 /min，心律齐，主动脉瓣第二音亢进。

工作任务

为进一步明确孙奶奶出现的健康问题，请为孙奶奶进行医学评估。

在人类器官系统中，随着年龄的增长，中枢神经系统也会发生增龄性改变，包括形态结构、神经生理、神经生化和神经心理学等诸多方面，使老年人容易出现脑血管病变、外周神经疾病等。了解这些改变，熟悉这些疾病的特点，对正确做出与老年人年龄相关的神经病学评估很重要。

一、中枢神经系统功能评估

（一）中枢神经系统增龄性特点

随着年龄的增长，中枢神经系统的结构与功能呈现一系列改变。解剖及组织结构主要表现为脑组织逐渐出现萎缩，重量减轻，体积缩小，神经细胞总数减少，脑血流量减少；功能改变主要表现为认知、感觉、运动系统等衰退。

1. 脑组织萎缩　CT 上表现为脑皮质变薄，脑室扩大，脑裂增宽、变深。磁共振检查常可见脱髓鞘和腔隙性梗死，T_2 常表现为高信号。神经细胞的改变则主要体现为细胞数目减少，细胞水分减少、萎缩。

2. 认知功能衰退　与年龄相关的认知功能衰退是中枢神经系统衰老的主要表现。临床主要表现为探索、储存新信息的能力减退，言语流畅性下降，严重者表现为痴呆等。

3. 感觉系统改变　主要分为特殊感觉器官改变和一般感觉功能改变。

（1）特殊感觉器官改变：视觉随着年龄增长，视力开始减退，大部分老年人瞳孔缩小，瞳孔对光反射迟钝；眼球运动能力下降，调节能力减退，辐辏运动受限，向上凝视困难；眼底表现为无光泽，晶状体、玻璃体出现浑浊，黄斑颜色逐渐变淡且边界不清，中央凹周围甚至中央凹光反射消失。听觉主要表现为听力减退，以高频率音调减退为主，早期常于安静时出现，对声音分辨能力下降。嗅觉减退，嗅球、嗅沟等结构萎缩，味觉感受性减退，感觉阈值升高，其中以咸味感觉最为明显。

（2）一般感觉功能改变：可表现为触觉、痛觉、温度觉、位置觉、振动觉、内脏感觉等全面减退或部分减退，临床表现痛觉症状不明显、不典型。

（二）意识障碍评估

意识是指个体对周围环境及自身状态的感知能力。意识障碍分为觉醒度下降和意识内容变化两方面。前者表现为嗜睡、昏睡、昏迷，后者表现为意识模糊和谵妄等。

1. 觉醒度下降

（1）嗜睡：意识障碍的早期表现。表现为老年人经常入睡，能被唤醒，醒来后意识基本正常，停止刺激后继续入睡。

（2）昏睡：老年人处于较深睡眠，一般外界刺激不能被唤醒，不能对答，较强烈刺激可有短时意识清醒，醒后可简短回答提问，当刺激减弱后很快进入睡眠状态。

（3）昏迷：意识活动完全丧失，对外界各种刺激或自身内部的需要不能感知。可有无意识的活动，任何刺激均不能被唤醒。按刺激反应及反射活动等可将昏迷分三度：浅昏迷指随意活动消失，对疼痛刺激有反应，各种生理反射（吞咽、咳嗽、角膜反射、瞳孔对光反应等）存在，体温、脉搏、呼吸多无明显改变。中度昏迷表现为对外界一般刺激无反应，强烈疼痛刺激可见防御反射活动，角膜反射减弱或消失，呼吸节律紊乱，可见周期性呼吸或中枢神经性过度换气。深昏迷时随意活动完全消失，对各种刺激皆无反应，各种生理反射消失，可有呼吸不规则、血压下降、大小便失禁、全身肌肉松弛、去大脑强直等。

2. 意识内容改变

（1）意识模糊：老年人的时间、空间及人物定向明显障碍，思维不连贯，常答非所问，错觉为突出表现,幻觉少见,情感淡漠。语言缺乏连贯性,对外界刺激可有反应,但低于正常水平。

(2)谵妄状态:对客观环境的认识能力及反应能力均有下降,注意力涣散,定向障碍,言语增多,思维不连贯,多伴有觉醒 - 睡眠周期紊乱。

(3)类昏迷状态:许多不同的行为状态可以表现出类似昏迷或与昏迷相混淆,昏迷的老年人在长短不一的时间后可逐渐发展为这些状态中的某一种。这些行为状态主要包括:闭锁综合征又称失传出状态、持久性植物状态、无动性缄默症、意志缺乏症、紧张症、假昏迷等。

(三)老年人中枢神经系统常见疾病评估

1. 短暂性脑缺血发作 短暂性脑缺血发作(transient ischemic attack,TIA)是由于颅内外血管及视网膜血管病变造成的短暂的脑、脊髓及视网膜的缺血症状,在相关的神经影像上未见到任何相关病灶,通常在30min 内完全恢复,超过2h 常遗留轻微神经功能缺损表现或者 CT 和 MRI 显示脑组织缺血征象,多与动脉粥样硬化有关,也可以是脑梗死的前驱症状。

(1)临床表现评估:TIA 的临床表现因受累的血管及其供血不同可表现出多种症状和体征。短暂性单眼盲又称发作性黑矇,短暂的单眼失明是颈内动脉分支,眼动脉缺血的特征性症状。颈动脉系统 TIA 以偏侧肢体或单肢的发作性轻瘫最常见,通常以上肢和面部较重;主侧半球的颈动脉缺血可表现失语、偏瘫、偏身感觉障碍,偏盲亦可见于颈动脉系统缺血。椎 - 基底动脉系统 TIA:常见症状有眩晕和共济失调、复视、构音障碍、吞咽困难、交叉性或双侧肢体瘫痪或感觉障碍、皮质性盲和视野缺损,还可以出现猝倒症。

(2)辅助检查评估:头颅 CT 可用于鉴别是否有脑出血,磁共振是确诊 TIA 的主要手段,血管检查可用于评价颅内外血管的狭窄程度、血流动力学相关情况、动脉粥样硬化斑块的稳定性等。心电图等检查用于判断 TIA 发病机制是否为心源性。其他检查可见到全血细胞计数可增高;血糖可增高;凝血酶原时间可延长。

(3)预后风险评估:所有怀疑 TIA 的病人应进行包括明确卒中风险在内的全面评估,在治疗的初期可用短暂性脑缺血发作后脑梗死风险预测模型 ABCD2 评分(简称 ABCD2 评分)进行卒中风险系数评估(表3-5)。ABCD2 评分 0~3 分判定为低危人群,4~5 分为中危人群,6~7 分为高危人群。本表用于预测短暂性脑缺血发作(TIA)后 2d 内的卒中风险,6~7 分者为8.1%,4~5 分者为4.1%,1~3 分者为1.0%。

表 3-5 短暂性脑缺血发作后脑梗死风险预测模型 ABCD2 评分工具

项目		评估内容	分数
A	年龄	60 岁	1
B	血压	收缩压 140mmHg 和 / 或舒张压 90mmHg	1
C	临床特点	单侧肢体无力	2
		有言语障碍而无肢体无力	1
D	症状持续时间	60min	2
		10~59min	1
D	糖尿病	口服降糖药或应用胰岛素治疗	1

ABCD2 评分能确定 TIA 病人是否为卒中的高危人群;通常存在单肢无力或言语障碍,尤其是症状持续 1h 以上者。

2. 脑梗死 脑梗死是由于脑动脉主干或皮质支动脉粥样硬化导致血管增厚、管腔狭窄闭塞和血栓形成,或者各种栓子随血流引起脑局部血流减少或供血中断所致,表现为脑组织缺血缺氧和脑组织的软化坏死,出现局灶性神经系统症状和体征。

（1）临床表现评估：临床表现和受累血管的部位、大小、次数、原发疾病、血管血供应的范围和侧支循环的情况、以及老年人的年龄和伴发疾病和血管危险因素的有无和多少有关。颈动脉系统脑梗死主要表现为病变对侧肢体瘫痪或感觉障碍；椎 - 基底动脉系统脑梗死可出现皮质盲、偏盲，近期记忆力下降、眩晕、复视及运动障碍、共济失调等。腔隙梗死主要见于高血压老年人，多见四种类型：

1）运动性轻偏瘫多是由于内囊、放射冠或脑桥基底部腔隙梗死所致，临床表现为单侧的轻偏瘫或偏瘫，主要累及面部及上肢，可伴有轻度构音障碍，缺血性皮质梗死也可造成纯运动性轻偏瘫。

2）纯感觉卒中多是由于丘脑腹后外侧核腔隙梗死所致，临床表现为偏身麻木、感觉异常，累及面部、上肢、躯干和下肢。

3）偏轻瘫共济失调又称同侧共济失调和足轻瘫，是由于内囊后肢或脑桥基底部的腔隙梗死所致，表现为病变对侧下肢为主的轻瘫，并伴有瘫痪同侧上下肢的共济失调。

4）构音障碍 - 手笨拙综合征多是由于脑桥上 1/3 和下 2/3 之间的基底深部的腔隙梗死所致，临床特征是核上性面肌无力、伸舌偏斜、构音障碍、吞咽困难、手精细运动控制障碍和足跖反射伸性。内囊部位的腔隙梗死也可造成这种综合征。壳核和内囊膝部的腔隙梗死和小的出血除可造成构音障碍 - 手笨拙综合征外尚伴有写小字征。

（2）辅助检查评估：CT 平扫在发病 1 周内常难以显示缺血性病灶，1～2 个月后形成边界清楚的低密度囊腔。磁共振对脑梗死发现早，敏感性高。血管检查用于评价颅内外血管的狭窄程度、血流动力学相关情况、动脉粥样硬化斑块的稳定性等。发病后应尽快行心电图检查，可以提示是否存在心脏相关疾病。

3. 蛛网膜下腔出血 蛛网膜下腔出血（subarachnoid hemorrhage，SAH）是指脑和脊髓血管破裂，血液流入蛛网膜下腔所致的急性脑血管病。由颅脑外伤引起的称为外伤性蛛网膜下腔出血，非外伤性蛛网膜下腔出血称为原发性蛛网膜下腔出血。蛛网膜下腔出血占急性脑血管病的 5%～10%，远低于其他类型的卒中，但其致残率、死亡率很高，尤其在老年人中更甚，是神经系统的急、危、重症之一。

（1）临床表现评估：蛛网膜下腔出血典型症状表现为三主征：剧烈头痛、呕吐、脑膜刺激征。通常突然于活动中起病，情绪激动、剧烈体力活动是常见的诱因。头痛进行性加重，伴恶心、呕吐，项背部或下肢疼痛、眩晕、畏光等，严重者出现短暂性或持续性意识障碍。60 岁以上老年人临床表现不典型，起病相对缓慢，有时无明显头痛或头痛很轻微，脑膜刺激征不显著，常以意识障碍和精神症状为突出表现。神经系统并发症如脑积水等发生率高；心脏损害如心肌缺血、心律失常和心力衰竭也常见，其他脏器并发症亦较年轻者多见。

（2）辅助检查评估：头颅 CT 扫描可早期显示是否出血、出血量和血液分布情况，对于判断动脉瘤出血部位提供线索，动态检查还有助于观察出血吸收情况以及脑室大小变化，及时发现脑积水和再出血以及血管痉挛并发的脑梗死。MRI 扫描可清楚地显示高信号出血征象。脑脊液检查呈均匀一致的血性液体，压力增高。脑血管造影是明确蛛网膜下腔出血病因特别是确诊动脉瘤的"金标准"。

4. 脑出血 脑出血指非外伤性脑实质和脑室内出血，也称自发性脑出血。由高血压引起者称为高血压性脑出血，占大部分病因。

（1）临床表现评估：大多数急性起病，病前常有情绪激动、体力活动等使血压升高的因素。易发生在血压显著升高、有饮酒史、肝病或凝血功能障碍的老年人。由于颅内压升高，常有头痛、恶心、呕吐、不同程度的意识障碍，可伴有癫痫发作，出血进入蛛网膜下腔或脑室系统可出现颈项强直和Kernig 征；大量出血及周围水肿可出现颅内压增高表现，包括潮式呼吸，脉搏慢而有力，收缩压高，大小便失禁；重症者迅速昏迷，呼吸不规则，心率快、体温高，可在数天内死亡。

（2）辅助检查评估：CT 检查对急性出血高度敏感，可以作为金标准；磁共振对慢性期和陈旧性出血敏感性高于 CT 检查；经颅多普勒超声检查是监测脑血流动力学的重要方法；脑脊液检查可见压力增高，为均匀血性脑脊液。

5. 帕金森综合征 帕金森综合征是帕金森病和各种原因所致的帕金森病症状的总称。帕金森病又称震颤麻痹，是一种慢性进展性老年病，包括高血压脑动脉硬化、脑炎、外伤、中毒、基底核附近肿瘤以及药物等所产生的震颤、强直等症状，称为帕金森综合征。

（1）临床表现评估：帕金森综合征临床上以静止性震颤、肌强直、运动迟缓和姿势步态异常为主要特征。

1）静止性震颤：规律性的示指和拇指对掌运动，呈"搓丸样"，静止时明显，情绪激动或精神紧张时加剧，睡眠中消失。静止性震颤常为首发症状（60%～70%），自一侧上肢远端（手指）开始，逐渐扩展到同侧下肢及对侧上肢及下肢，呈 N 形进展。疾病早期震颤轻，间断出现，疾病晚期变为持续性震颤。

2）肌强直：初期病人感到患肢运动不灵活，有僵硬或紧张的感觉，出现动作困难。肌张力增高呈"铅管样强直"或"齿轮样强直"。

3）运动迟缓：动作执行困难。因肌张力增高，姿势反射障碍，使起床、翻身、步行、变换方向和手指精细动作（扣纽扣、系鞋带）等运动迟缓困难。上肢不能进行精细动作，书写困难，字越写越小，称"写字过小征"。面部无表情，瞬目动作减少，称"面具脸"。

4）姿势步态异常：站立时呈屈曲体姿。行走时，早期下肢拖曳，之后小步态、行走时上肢摆动消失；晚期两足擦地行走，小步向前冲，越走越快，呈慌张步态。因平衡障碍，转弯时躯干僵硬，用连续小步使躯干与头部一起转动。

5）其他表现：自主神经功能紊乱，如顽固性便秘、出汗、皮脂溢出增多、眼睑阵挛、发音过弱、直立性低血压等，精神异常如抑郁症、认知障碍。

（2）风险及严重度评估：根据国际通用的帕金森筛查问卷"9 个小问题"，可帮助尽早发现帕金森病的信号（表 3-6）。每个问题如果回答"是"计 1 分，如果超过 3 分，则建议被测试者做进一步检查。

表 3-6　帕金森综合征风险的快速筛查问卷

序号	筛查问题	选项	得分
1	您从椅子上起立是否有困难？	是____ 否____	
2	您写的字和以前相比是不是变小了？	是____ 否____	
3	有没有人说您的声音和以前相比变小了？	是____ 否____	
4	您走路是否容易跌倒？	是____ 否____	
5	您的脚是不是有时突然像黏在地上一样抬不起来？	是____ 否____	
6	您的面部表情是不是没有以前那么丰富了？	是____ 否____	
7	您的胳膊或者腿是否经常颤抖？	是____ 否____	
8	您自己系扣子或系鞋带是否感到比较困难？	是____ 否____	
9	您走路时是不是脚拖着地走小步？	是____ 否____	

帕金森分级量表是根据帕金森病人的临床表现设计的一个分级量表，可以提示疾病及临床损伤的严重程度（表 3-7）。共包括 10 个症状，根据被测者的症状选择相对应的表现，对应得分 0～3 分。总分 30 分，分数越高，代表疾病的严重程度及致残情况越重；1～10 分表示疾病早期；11～20 分表示中度；21～30 分表示重度或进行性。帕金森病 Hoehn 和 Yahr 分级量表可根据症状对疾病进行分期（表 3-8）。

表 3-7　帕金森分级量表

序号	症状	表现	评分	得分
1	手部运动迟缓	无	0	
		可发觉的旋前 - 旋后速度减慢；拿工具、扣纽扣及书写开始出现困难	1	
		一侧或两侧旋前 - 旋后速度中度减慢；手功能中度受损；书写严重障碍，出现写字过小征	2	
		旋前 - 旋后速度重度减慢；无法书写或扣纽扣；手拿器皿明显困难	3	
2	强直	未察觉到	0	
		颈部和肩部肌肉可发觉到强直；出现激发现象；一侧或双侧上肢出现轻度的、阴性、静止性强直	1	
		颈部和肩部肌肉中度强直；未处于药物治疗过程中的老年人出现静止性强直	2	
		颈部和肩部肌肉重度强直；药物治疗对静止性强直无效	3	
3	姿势	正常姿势；头向前屈不到 4 英尺	0	
		开始呈现脊柱强直；头向前屈超过 5 英尺	1	
		开始出现上肢屈曲；头向前屈 6 英尺；一侧或双侧上肢上抬但仍低于头部	2	
		出现类人猿姿势；头向前屈超过 6 英尺；一侧或双侧上肢上抬到腰部以上；手呈明显屈曲，指间分开；膝部屈曲	3	
4	上肢摆动	双上肢摆动佳	0	
		一侧上肢摆动明显减少	1	
		一侧上肢无法摆动	2	
		双上肢均无法摆动	3	
5	步态	大步行走，跨度 18～30 英寸；转身不费力	0	
		步距缩短，每步 12～18 英寸；足后跟开始相碰；转身速度减慢，需几步才能完成	1	
		步距缩短到 6～12 英寸；两侧足后跟开始强烈击打地面	2	
		开始拖动行走；步距小于 3 英寸；偶有拖步或前冲步态；用足趾走路；转身非常缓慢	3	
6	震颤	无可察觉到的震颤	0	
		静止时的四肢或头部，或者是行走时或指鼻试验时的一只手可观察到振幅小于 1 英尺的震颤运动	1	
		最大的震颤幅度未超过 4 英尺；非持续的严重震颤，且病人仍保留对手的部分控制	2	
		震颤幅度超过 4 英尺；持续的严重震颤；除单纯的小脑损伤外，清醒时震颤无法消失；不能书写及自己吃饭	3	
7	面容	正常；功能完善；无凝视	0	
		轻微的可察觉到的面部表情减少；嘴唇仍闭合；开始出现焦虑或沮丧的面貌特点	1	
		中度固定；情感暴发阈值明显提高；两唇有时分开；焦虑与沮丧的面貌较明显；出现流涎	2	
		面具脸；两唇张开 0.25 英尺；严重流涎	3	

续表

序号	症状	表现	评分	得分
8	皮脂溢	无	0	
		出汗增多,分泌物稀薄	1	
		油脂明显增多,分泌物较稠厚	2	
		显著的皮脂溢;整个脸部和头皮被厚厚的分泌物覆盖	3	
9	言语	清晰,大声,洪亮,易被人理解	0	
		声音轻度嘶哑,无音调变化,不洪亮;音量正常,易被理解	1	
		中度嘶哑无力;持续单音调,单音量;轻度构音障碍,迟疑,口吃,难以理解	2	
		明显嘶哑无力,极难被听见及理解	3	
10	自理	无影响	0	
		仍能完全自理,但穿衣速度明显减慢;可以独自生活,可以工作	1	
		在某些关键事情上需要帮助;完成许多活动都非常慢,需耗费很长时间,但仍能自理	2	
		一直残疾,无法独立穿衣、吃饭或行走	3	

注:1英寸=2.54cm;1英尺=30.48cm。

表 3-8 帕金森病 Hoehn 和 Yahr 分级量表

分级	症状
一期	症状和体征只位于一侧,症状轻微,行动不便但尚未残障,一般表现为一个肢体震颤,亲朋注意到姿势、运动、面部表情发生改变
二期	双侧症状,轻微残障,姿势和步态受影响
三期	身体活动明显缓慢,行走或站立平衡早期缺损,一般性功能严重失调
四期	症状严重,有限范围内行走,强直和运动徐缓,不能单独行走,震颤可以较早期轻微
五期	恶病质期,完全不能自理,无法站立或行走,需要长期照顾

6. 阿尔茨海默病 阿尔茨海默病(Alzheimer disease,AD)是因神经退行性变、脑血管病变、感染、外伤、肿瘤、营养代谢障碍等多种原因引起的一组症候群,是病人在意识清醒的状态下出现的持久、全面的智能减退,表现为记忆力、计算力、判断力、注意力、抽象思维能力、语言功能减退,情感和行为障碍,独立生活和工作能力丧失。

阿尔茨海默病是老年人痴呆最常见的类型,在老年人中,阿尔茨海默病是继心脏病、肿瘤、脑卒中后的第四位死亡原因。患病率随年龄增高而增高,85岁以上每3~4位老年人中就有1名罹患阿尔茨海默病,女性高于男性,阿尔茨海默病通常为散发,约5%阿尔茨海默病病人有明确的家族史。阿尔茨海默病危险因素包括文化程度低、膳食因素、女性雌激素水平降低、高血糖、高胆固醇、高同型半胱氨酸、血管因素等。

(1)临床表现评估:阿尔茨海默病起病隐匿,持续进行性出现认知功能减退和非认知性神经精神症状。病情可分为痴呆前阶段和痴呆阶段。

1)痴呆前阶段:分为轻度认知功能障碍发生前期和轻度认知功能障碍期。在轻度认知功能障碍发生前期,病人没有任何认知障碍的临床表现或者仅有极轻微的记忆力减退主诉。进入轻度认知功能障碍期后,可有记忆力轻度受损,学习和保持新知识能力下降。其他认知领域,如注意力、执行能力、语言能力和视空间能力也可出现轻度受损,但不影响基本日常生活活动能力,达不到痴呆的程度。

2）痴呆阶段：依据疾病的进程和表现，可分为轻度痴呆、中度痴呆和重度痴呆。轻度痴呆表现为近事记忆减退，常将日常所做的事和常用的一些物品遗忘，而远期记忆存在，对发生已久的事情和人物有清晰记忆；部分病人出现视空间障碍，外出后找不到回家的路，不能精确地临摹立体图，面对生疏和复杂的事物容易出现疲乏、焦虑和消极情绪，还会表现出人格方面的障碍，如不爱清洁、不修边幅、暴躁、易怒、自私多疑。中度痴呆远期记忆障碍逐渐加重，工作、学习新知识和社会接触能力减退，特别是原已掌握的知识和技巧出现明显的衰退，常有较明显的行为和精神异常，性格内向的病人变得易激惹、兴奋欣快、言语增多，而原来性格外向的病人则可变得沉默寡言，对任何事情提不起兴趣，出现明显的人格改变，甚至做出一些丧失羞耻感的行为。重度痴呆除上述各项症状逐渐加重外，还有情感淡漠、哭笑无常、言语能力丧失、以致不能完成日常简单的生活事项如穿衣、进食。终日无语而卧床，与外界逐渐丧失接触能力。四肢出现强直或屈曲瘫痪，括约肌功能障碍，常并发肺炎、尿路感染、压疮、全身衰竭等。

（2）辅助检查评估：脑脊液检查可发现淀粉样蛋白 -42（Aβ42）水平降低，总 tau 蛋白和磷酸化 tau 蛋白增高。脑电图检查早期改变主要是波幅降低和 α 节律减慢；少数病人早期就有 α 波明显减少，甚至完全消失，随病情进展，可逐渐出现较广泛的 θ 活动，以额、顶叶明显，晚期则表现为弥漫性慢波。CT 和 MRI 检查可见脑皮质萎缩明显。

（3）阿尔茨海默病的筛查及认知功能评估：常采用画钟实验、简易认知评估量表、简易精神状态检查量表初步筛查。可选用蒙特利尔认知评估量表、阿尔茨海默病认知功能评价量表、长谷川痴呆量表、认知能力筛查量表、总体衰退量表、精神行为评定量表、痴呆行为障碍量表等对痴呆程度进行评估。

二、外周神经功能评估

（一）周围神经系统增龄性特点

老年人周围神经的改变表现为有髓神经纤维和无髓神经纤维数量减少，轴索肿胀或萎缩，节段性脱髓鞘，亦可见有神经纤维再生和髓鞘化，50 岁以后可见神经营养血管狭窄，神经鞘内膜肥厚，结缔组织增生，胶原纤维增加并侵入神经束内。

（二）老年人常见外周神经疾病评估

1. 特发性面神经麻痹　特发性面神经麻痹（idiopathic facial palsy）又称面神经炎，是指茎乳突孔内急性非化脓性炎症引起的周围性面瘫。面神经麻痹表现以一侧面部表情肌突然瘫痪，同侧前额皱纹消失，睑裂扩大，鼻唇沟变浅，面部被牵向健侧为主要特征。

引起面神经麻痹的病因有多种，临床上根据损害发生部位可分为中枢性面神经麻痹和周围性面神经麻痹两种。中枢性面神经麻痹病变位于面神经核以上至大脑皮质之间的皮质延髓束，通常由脑血管病、颅内肿瘤、脑外伤、炎症等引起，周围性面神经炎病损发生于面神经核和面神经。

2. 原发性三叉神经痛　三叉神经痛是最常见的脑神经疾病，以一侧面部三叉神经分布区内反复发作的阵发性剧烈痛为主要表现。三叉神经痛多发生于中老年人，右侧多于左侧。该病的特点是：在头面部三叉神经分布区域内，发病骤发、骤停，呈闪电样、刀割样、烧灼样、顽固性、难以忍受的剧烈性疼痛。说话、洗脸、刷牙或微风拂面，甚至走路时都会导致阵发性剧烈疼痛。疼痛历时数秒或数分钟，疼痛呈周期性发作，发作间歇期同正常人一样。

3. 老年人糖尿病周围神经病　周围神经病是糖尿病最常见的并发症之一，是糖尿病老年人致残、致死的重要原因。糖尿病周围神经病常呈对称性疼痛和感觉异常，下肢症状较上肢多见。感觉异常有麻木、蚁走、虫爬、发热、触电样感觉，从远端脚趾上行可达膝上，有穿袜子与戴手套样感觉。感觉障碍严重的老年人可出现下肢关节病及溃疡。疼痛呈刺痛、灼痛、钻凿痛，有时剧痛如截肢痛呈昼轻夜重，有时有触觉过敏，甚至不忍棉被之压，须把被子支撑起来。当运动神经受累时，肌力常有不同程度的减退，晚期有营养不良性肌萎缩。

（张彦芳）

第五节 运动系统评估

案 例

刘奶奶,68岁,入住养老机构多年。2年前开始出现双腕关节及掌指关节肿痛,并逐渐累及肩关节,早晨起床关节出现僵硬,持续时间大于1h。近日,刘奶奶膝关节肿胀、疼痛加重。刘奶奶既往体健,家族史无殊。

工作任务

为明确刘奶奶出现的健康问题,请你为刘奶奶进行医学评估。

运动系统包括骨、骨连结和骨骼肌三部分,具有支持、保护和运动的功能。在运动中,骨起到杠杆作用,骨连结是运动的枢纽,骨骼肌附着于骨,在神经系统的支配下收缩和舒张,牵动骨而产生运动。

骨主要由骨质、骨膜和骨髓构成,借骨连结形成骨骼,构成人体支架,支撑体重,保护内脏,维持人体基本形态。骨含有有机质和无机质,两种成分的比例随年龄的增长而发生变化。老年人骨骼中,赋予骨弹性和韧性的有机质如骨胶原纤维素和骨黏蛋白含量大量减少,而赋予骨硬度和脆性的无机质所占比例变大,容易导致骨质疏松,骨骼发生变形,如脊柱弯曲、变短,身高降低,甚至骨折。

骨与骨之间借纤维结缔组织、软骨和骨相连结,称骨连结。骨连结可分为直接连结和间接连结。

直接连结:骨与骨之间无间隙,借助纤维结缔组织、软骨或骨直接连结,如颅骨、椎骨等。

间接连结:骨与骨之间有明显间隙,借结缔组织相连成"袖套装"结构,又称为关节。关节腔内充满滑液,一般有较大的活动性,如肩关节、肘关节、膝关节等。

骨连结中的关节软骨、关节囊、椎间盘及韧带等组织均会随着年龄的增长而老化,发生退行性变化。

骨骼肌多附着于骨,在人体内分布极为广泛,是运动系统的动力部分。骨骼肌由肌腹和肌腱构成。肌腹具有收缩功能,肌腱传导肌腹收缩所产生的力,牵拉骨使之产生运动。老年人在衰老的过程中,骨骼肌也发生着显著的退行性变化,如肌纤维的体积和数量减少出现萎缩并弹性下降,肌肉总量减少,肌肉力量减弱,容易出现疲劳、腰酸腿痛等情况。部分老年人由于身体功能下降导致卧床不起或限制在轮椅上,使之活动更加减少,进一步导致肌肉的老化,形成恶性循环。

一、脊柱功能评估

(一)脊柱结构的增龄性特点

脊柱由椎骨和椎间盘连结而成,构成人体的中轴,上承托颅,下接下肢。自上而下分为颈椎、胸椎、腰椎、骶椎和尾椎。脊柱是身体的支柱,除支持身体、保护脊髓、神经和内脏等功能,还有运动功能,相邻椎骨间的连结稳固,活动范围很小,但各椎间盘和关节突关节运动范围的总和很大,可作屈、伸、侧屈、旋转和环转运动,其中以颈部、腰部活动最为灵活。

随着年龄增长,老年人椎间盘变薄、骨质疏松、脊柱总长度变短,活动度减小,可出现异常弯曲、驼背。其中,椎间盘发生退行性变是导致脊柱功能减退的主要原因。老年人椎间盘内纤维环和髓核含水量逐渐减少,张力下降、失去弹性,椎间隙狭窄,关节囊、韧带松弛,椎间盘可向后方或后外侧突出,使椎管或椎间孔狭窄,进一步引起椎关节及韧带增生、变性、钙化,最终出现脊髓、神经、血管受刺激或压迫的表现。

(二)老年人常见脊柱疾病

1. 颈椎病 颈椎病(cervical spondylosis)是指颈椎间盘退行性变及继发椎间关节退行改变,刺激或压迫其周围组织结构(脊髓、神经、血管等)出现的一系列症状和体征的临床综合征,又称为颈椎综合征,好发部位为 $C_5 \sim C_6$、$C_6 \sim C_7$ 颈椎。老年人常感颈肩部疼痛,头皮、手臂麻木,可伴随抬手无力或疼痛；严重时可出现头晕，视物不清，突然摔倒，甚至出现大小便失禁及瘫痪。随着人口老龄化进程的加快，颈椎病的患病率不断上升，成为严重影响人们健康的慢性疾病。

颈椎间盘发生退行性变是引起颈椎病的最基本原因。颈椎病的老年人也常见于过度劳累、长期某种体位或不良睡眠姿势，尤其是长期处在低头状态，使其颈部肌肉和颈椎处于慢性疲劳、损伤状态。部分老年人也可因突发外伤使颈部受到暴力损伤。这些急、慢性原因均能促使颈椎病的发生。评估时需重点询问老年人的职业和日常习惯体位，有无外伤等情况发生，以及是否使用过药物，休息及活动后是否缓解症状等。

（1）临床表现评估：根据受累组织和结构的不同，颈椎病可分为以下类型：

1）颈型颈椎病：由于头颈部长期处于单一姿势，导致颈椎间盘、肌肉、韧带和关节劳损而引发颈型颈椎病，是各型颈椎病的早期阶段。主要表现为颈部疲劳感、僵硬感、疼痛，早晨起床常感到颈部发紧、活动不灵活等。多夜间或晨起后发病，可自行缓解和反复发作。

2）神经根型颈椎病：颈椎病中最常见的一种类型。依据神经根受压的程度不同而表现出不同的症状。最早期出现颈部疼痛和颈部发僵，随着病程的进展，出现上肢节段的运动障碍或麻木、疼痛感，沿着受累神经根的走行和支配区放射，称为根型疼痛，症状的出现和缓解与老年人颈部的位置和姿势有明显关系。

查体可见颈肌痉挛，颈椎棘突、横突、冈上窝、肩胛内上角和肩胛下角有压痛点，椎间孔部位出现压痛并伴上肢放射性疼痛或麻木、或使原有症状加重，具有定位意义。压顶试验阳性（老年人正坐，颈后伸偏向患侧，检查者左手托其下颌，右手自其头顶逐渐下压，有颈痛或放射痛）；上肢牵拉试验阳性（老年人正坐，头偏向健侧，检查者一手扶患侧头部，另一手握患侧上肢外展90°，两手反向牵拉，出现放射痛或麻木感）。

3）脊髓型颈椎病：颈椎病中最严重的一种类型，致残率高。由于颈椎间盘突出，颈椎骨质增生等原因，对颈部脊髓形成压迫而引起，主要症状依脊髓受压的部位和程度而不同。多数老年人首先出现一侧或双侧下肢麻木、沉重感，随后逐渐出现行走困难，严重者步态不稳、双脚有踩棉花样感觉，足尖拖地。一侧或双侧上肢出现麻木、疼痛，双手无力，精细动作难以完成，严重者不能自行进食。胸部、腹部等躯干部位常出现有如皮带样的捆绑感，称为"束带感"，随病情加重，可出现排尿排便功能障碍。

如果病情进一步发展，可发生自上而下的中枢性瘫痪，生活不能自理。查体：上肢或躯干部出现节段浅感觉障碍、深感觉多正常，肌力下降，四肢肌张力增高，肌腱反射如肱二头肌、肱三头肌、膝腱、跟腱等活跃或亢进，病理反射阳性，髌阵挛、踝阵挛阳性，低头、仰头试验阳性，屈颈试验阳性。

4）椎动脉型颈椎病：也是比较常见的一种类型。由于椎动脉供血不足，老年人主要表现为发作性眩晕，有时伴头痛、恶心、呕吐、耳鸣、视物重影、下肢突然无力、摔倒等症状。其特点是眩晕的发作与颈部活动关系密切，如头部后仰、低头看书、突然转头时更容易发生眩晕，突发手脚麻木，软弱无力而跌倒，但神志清楚，大多可自行起来。查体主要有转颈试验阳性，低头、仰头试验阳性。

5）交感神经型颈椎病：由于椎间盘退行性变和节段性不稳定等因素，刺激颈椎周围的交感神经末梢，导致交感神经功能紊乱。老年人可出现一系列交感神经兴奋或抑制的表现，如头晕、眩晕、头痛；面部和躯干麻木、痛觉迟钝；易出汗或无汗；感觉心悸、胸闷、心动过速或过慢；血压升高或降低；耳鸣、听力下降、味觉改变；视物下降或眼部胀痛、干涩或流泪；失眠，记忆力下降等。老年人此型颈椎病常常引起心律失常，评估时需要与其他类型的心律失常相鉴别。查体：颈部活动多正常，棘突周围的软组织有压痛。主要体征有心动过快、过缓，血压高低不稳，低头和仰头试验可诱发症状发作或加重。

（2）辅助检查评估

1）X线检查：是确诊颈椎病的常规检查。颈椎X线平片正、侧位可显示颈椎曲度改变，生理性前凸变小或消失，椎间隙变窄，骨质增生等，为判断颈椎损伤疾患的严重程度、治疗评价等提供影像学基础。

2）CT 检查：对骨组织显像好，可以确切判断颈椎椎体与椎管矢状径的大小，椎间关节退变程度，横突孔大小，椎间盘突出的部位、程度、有无钙化，后纵韧带骨化情况，椎体增生的部位等多方面情况与神经根的关系。

3）MRI 检查：可以清晰地观察到颈椎、椎间盘、神经根与脊髓，能显示椎骨、脊髓内部的病变，对于颈椎损伤、颈椎病及肿瘤的诊断具有重要价值。

4）肌电图检查：有助于对肌肉萎缩的病变进行鉴别，如肌肉源性还是神经源性，可以帮助了解神经损伤的部位、范围和程度。

5）其他检查：经颅彩色多普勒、数字减影血管造影等检查有助于探查椎 - 基底动脉局部受压、梗阻、血流不畅迹象，是检查椎 - 基底动脉供血不足的有效手段，也是临床诊断椎动脉型颈椎病的常用检查手段。

2. 腰椎间盘突出症 腰椎间盘突出症（herniation of lumbar disc）是指腰椎间盘的纤维环破裂和髓核组织突出，压迫和刺激相应水平的神经根，从而引起一系列症状和体征。95% 的腰椎间盘突出发生在 $L_4 \sim L_5$，$L_5 \sim S_1$ 椎间盘。椎间盘的退行性变是导致老年人椎间盘突出的最主要原因，本病也是导致老年人腰腿痛最主要的原因。

在询问老年人的健康史时，应重点询问腰椎间盘突出症的危险因素，包括年龄、身高、体重；原有职业及工作体位，是否长期从事重体力劳动或从事经常弯腰的工作；有无腰部急性或慢性损伤；有无家族史；有无其他疾病史，如糖尿病等。

（1）临床表现评估：老年人多有腰腿痛的表现。

1）腰痛：多数老人先有腰痛，一段时间以后才出现腿痛。疼痛范围较广泛，主要在腰部及腰骶部，以持续性的钝痛最为常见。多数老年人站立时疼痛重而坐卧位时疼痛轻，不能远距离步行。

2）坐骨神经痛：表现为一侧或双侧下肢沿坐骨神经分布区放射痛，从腰骶、臀后部、大腿后外侧、小腿外侧至足跟部或足背部的放射性神经痛。为了减轻疼痛，老年人往往被迫采取腰部前屈、屈髋位，以缓解坐骨神经的紧张。当老年人咳嗽、打喷嚏、用力排便时，导致腹内压增高可引起疼痛加重。

3）马尾神经症状：马尾神经症状指向正后方突出的髓核压迫马尾神经而引起的大小便功能障碍、性功能障碍。马尾神经症状的加重是急症手术的重要指征。

4）体征：腰部压痛，压痛点常在病变棘突旁，有时会向同侧臀部和下肢沿坐骨神经分布区放射；腰椎侧弯可以缓解腰痛，是姿势代偿性畸形；普遍存在不同程度的腰部活动受限，特别是腰部前屈受限最明显；可出现感觉、运动和反射异常等神经系统表现；压腿抬高试验和加强试验阳性。

（2）辅助检查评估

1）X 线平片检查：正位片可见脊柱侧弯畸形，椎间隙左右宽度不一致；侧位片可见腰椎生理前凸减小或消失，严重者甚至后凸，椎间隙表现为前窄后宽。另外可见椎体前、后上下缘骨质增生，呈唇样突出。

2）CT 检查：可清楚地显示椎间盘突出的部位、大小、形态和神经根、硬脊膜囊受压移位的情况。并可同时显示椎板及黄韧带肥厚、小关节增生肥大、椎管及侧隐窝狭窄等情况。

3）MRI 检查：能清楚显示解剖结构，了解椎间盘退变、髓核突出的情况，并发现椎管内其他占位性病变。

4）其他检查：肌电图检查通过测定神经根所支配肌肉出现失神经波来判定受损的神经根，进而推断腰椎间盘突出及其部位。另外还有造影检查、超声检查、放射性核素扫描等。

二、四肢功能评估

（一）四肢结构增龄性特点

四肢附肢骨包括上肢骨和下肢骨。上、下肢骨分别由与躯干相连接的肢带骨和能自由活动的自由肢骨组成。上肢骨由于人体的直立，上肢从支持承重中解放出来，成为灵活运动的劳动器官，上肢骨轻巧,利于劳动,而下肢骨强壮粗大,起支持体重和移动身体的作用;四肢关节灵活,活动范围大,可做屈和伸、内收和外展、旋内和旋外等活动;四肢肌肉发达,收缩有力,但易于疲劳。

1. 骨骼 随着年龄增长,老年人四肢骨骼内骨质萎缩,骨量减少,容易导致骨质疏松甚至骨折;骨细胞与其他组织细胞老化,骨的修复与再生能力减退,容易导致骨折后愈合时间延长或不愈合的比例增加。

2. 骨连结 随着年龄的增长,老年人关节软骨、关节囊及韧带等组织均会逐渐老化而发生退行性变化,导致老年人四肢关节僵硬,活动范围逐渐缩小,尤其是肩关节的后伸、外旋,肘关节的伸展,前臂的后旋。髋关节的旋转以及膝关节伸展等功能明显受限。

3. 骨骼肌 随着年龄的增长,老年人肌肉总量减少,肌肉力量、敏捷性下降,加之老年人神经系统功能的衰退,使其四肢活动进一步减少,最终导致老年人运动迟缓、笨拙、步态不稳等。

(二)老年人常见四肢功能障碍疾病

1. 骨关节炎 骨关节炎(osteoarthritis,OA)又称骨关节病、退行性关节炎、增生性关节炎、老年性关节炎等,是一种慢性、多发性、持续进展的关节病变,是老年人最常见的关节疾患之一。是由于关节软骨发生退行性变,引起关节软骨完整性破坏和软骨下骨硬化或囊性变,以及关节边缘韧带附着处和软骨下骨质反应性增生形成骨赘,继而导致关节功能下降或障碍的一组慢性退行性病变。骨关节的主要病理变化表现为透明软骨软化、糜烂,骨端暴露,并继发滑膜、关节囊、肌肉的变化。此病好发于髋、膝、脊椎等负重关节,以及肩、指关节等。高龄男性髋关节受累多于女性,手骨关节炎则以女性多见。其发病率随着年龄的增长而升高,60岁人群比40岁人群患病率高出一倍,该病的致残率高达53%。

骨关节炎可分为原发性和继发性两种。原发性骨关节炎的发生与高龄、职业、遗传、体重、性激素、气候、生活方式有关,如肥胖老人因体重原因膝关节负荷较大,超出了关节周围肌肉和韧带的承受能力,造成关节软骨的损坏,加大了膝关节患骨关节炎的概率。继发性骨关节炎是继发于某种疾病,如骨折、化脓性关节炎、关节结核、痛风、糖尿病等。评估时需详细询问以上情况及关节疼痛的特点、部位,关节僵硬现象、伴随症状等。

(1)临床表现评估

1)关节疼痛与压痛:疼痛是该病的主要症状,也是导致老年人功能障碍的主要原因。最常见的表现是关节局部的疼痛和压痛,负重关节及双手关节最易受累。早期一般表现为关节轻度或中度间断性隐痛,多出现于活动或劳累后,休息后疼痛可减轻或缓解。晚期因关节周围肌肉受损,对关节保护功能降低,可出现持续性疼痛或夜间痛,导致活动受限。关节局部可有压痛,伴有关节肿胀时尤为明显。疼痛与天气变化有关,如阴雨、潮湿天气症状更明显。

2)关节僵硬:老人久坐或清晨起床后,关节可出现僵硬感,不能立即活动,要经过一定时间的活动后不适感才能减轻或消失。这种僵硬与类风湿关节炎有所不同,持续时间一般较短,通常为数分钟至十几分钟,很少超过30min,可在空气湿度增加或气压降低时加重。多见于下肢关节。

3)关节肿胀、畸形:关节肿胀因局部骨性肥大或滑膜炎性渗出引起。早期为关节周围的局限性肿胀,随病情进展可出现关节弥漫性肿胀、滑囊增厚或伴关节积液,后期可在关节部位触及骨赘,严重者可见关节畸形、半脱位。

4)关节摩擦音(感):由于关节软骨破坏,导致关节面粗糙不平,关节活动时出现摩擦音(感),多见于膝关节。

5)关节活动受限:由于关节肿痛,活动减少,肌肉萎缩,软组织痉挛等引起关节无力,活动受限。关节活动受限缓慢发生,早期表现关节活动不灵活,后期关节活动范围可因关节内的游离体或软骨碎片出现活动时的"绞锁"现象,行走时关节不能完全伸直或活动受限。

6)不同部位骨关节炎的表现特点

①手以远端指关节受累最为常见,表现为关节伸侧面的两侧骨性膨大,称Heberden结节,近端指

间关节伸侧出现者称为 Bouchard 结节。可伴有结节局部的轻度红肿、疼痛和压痛。第一腕掌关节受累后，其基底部的骨质增生可形成方形手畸形，手指局部有肿胀、压痛、屈伸活动受限，多有骨摩擦音。

②膝关节受累在临床上最为常见。主要表现为双膝关节疼痛、肿胀、僵硬、发冷，活动后加重，下楼梯更明显，休息后缓解。严重者可出现膝内翻或外翻畸形，甚至残疾。关节屈伸活动受限，多有骨摩擦音。

③男性髋关节受累多于女性，单侧多于双侧，多表现为局部间断性钝痛，随病情进展可发展为持续性疼痛。部分老年人的疼痛可放射到腹股沟、大腿内侧及臀部。髋关节运动障碍多在内旋和外展位，随后可出现内收、外旋和伸展受限，可出现步态异常。

④足距趾关节常常受累，可出现局部疼痛、压痛和骨性肥大。可出现足外翻等畸形。足底可出现骨刺，致行走困难。

⑤颈椎受累比较常见，好发于第 5、6 颈椎和第 3、4 腰椎。由于椎体椎间盘退行性变，韧带松弛，可有椎体和后突关节的增生和骨赘，引起局部的疼痛和僵硬感，压迫局部血管和神经时可出现相应的放射痛和神经症状。颈椎受累压迫椎 - 基底动脉可引起脑供血不足的症状。腰椎骨质增生导致椎管狭窄时可出现间歇性跛行以及马尾综合征。

（2）辅助检查评估：本病无特异性的实验室指标，影像学检查具有特征性改变，不仅帮助确诊骨关节炎，而且有助于评估关节损伤的严重程度，评价疾病进展性和治疗反应，及早发现疾病或相关的并发症。

1）X 线平片：是一种常规检查手段。典型表现为受累关节非对称性间隙狭窄，软骨下骨质硬化及囊性变，关节边缘唇样变增生和骨桥、骨赘形成，可伴有关节内游离骨片。严重者关节面萎缩、变形和半脱位。X 线软组织分辨率不如 CT 及 MRI。

2）CT 检查：可见关节囊肿胀、增厚及关节腔积液情况，不能清晰显示关节软骨，但较 X 线更清晰地显示骨质破坏的程度，也更易于显示平片难以发现的关节脱位。

3）MRI 检查：能发现关节软骨破坏的早期表现，如关节软骨表面毛糙、凹凸不平、表层缺损致局部软骨变薄，严重时可见关节软骨不连续、呈碎片状或大部分破坏消失。同时，MRI 还能观察到半月板、韧带等关节附属结构的异常。

2. 类风湿关节炎 类风湿关节炎（rheumatoid arthritis，RA）是以慢性、对称性、周围性多关节炎为主要特征的一种以累及周围关节为主的多系统、炎症性的全身性自身免疫性疾病。通常人们把 60 岁以上的类风湿关节炎病人称为老年类风湿关节炎。老年类风湿关节炎约占病人总数的 40%，随着我国人口的老龄化，老年类风湿关节炎有增加的趋势。

老年类风湿关节炎分为两类：一类是 60 岁以后发病的类风湿关节炎，称为老年发病的类风湿关节炎，另一类为 60 岁以前已经发病，病情迁延至老年。老年类风湿关节炎在临床表现、伴发疾病、用药与非老年类风湿关节炎不完全相同，尤其是老年发病的类风湿关节炎。

多项研究表明，老年发病的类风湿关节炎通常起病较急，近端关节多受累，具有较高的病情活动性，易有多种并发症。老年发病的类风湿关节炎出现高滴度类风湿因子（rheumatoid factor，RF）时活动性更持久，影像学破坏多见，功能减退速度更快；相反，发病时 RF 阴性老年人通常病情不重、有自限性。

目前认为，在潮湿、寒冷、创伤等诱因的作用下，某些可疑病原体，如细菌、病毒、支原体等感染人体，侵及滑膜和淋巴细胞，引发自身免疫反应。类风湿因子作为一种自身抗原与体内变性的 IgM 起免疫反应，形成抗原抗体复合物沉积在滑膜组织上，激活补体，产生多种过敏因素，引起关节滑膜炎症，使软骨和骨质破坏加重。本病还有家族聚集趋向，与遗传、环境均有关系，评估时需详细询问以上情况。

（1）临床表现评估：类风湿关节炎是慢性全身性关节炎，起病常缓慢、隐匿。在出现明显的关节症状前数周或数月，可有乏力、低热、体重下降、食欲减退等症状。少数人起病急剧，可有高热，在数天内出现多关节症状。

1）关节表现：关节表现可分为滑膜炎症和关节结构破坏。前者导致关节肿胀、压痛、皮温升高和活动受限，治疗后有一定可逆性；后者是滑膜血管翳侵袭破坏软骨及软骨下骨导致骨性强直及关节畸形，关节破坏一旦发生很难逆转。

①晨僵：关节在静止不动后可出现半小时甚至更长时间的僵硬，活动受限，如胶黏样感觉，难以达到平时关节活动范围的现象，适度活动后逐渐缓解，尤其以晨起时尤为明显，称为晨僵。约95%以上的类风湿关节炎老年人可出现晨僵。晨僵的程度和持续时间可作为病情活动度的指标，持续时间超过1h者对诊断有较大意义。

②关节疼痛：往往是最早的关节症状，多呈对称性、持续性，但时轻时重，常伴有压痛。疼痛以小关节为主，尤其是手关节，如腕、掌指、近端指间关节，其次是足趾、膝、踝、肘、肩等关节。

③关节肿胀：受累关节均可出现肿胀，由于关节腔内积液或关节周围软组织炎症引起，多呈对称性。关节炎性肿大而附近肌肉萎缩，关节呈梭形肿胀，特别是近端指关节，又称为梭状指。

④关节畸形：多见于病程的较晚期。因滑膜炎的绒毛破坏了软骨和软骨下的骨质结构，造成关节纤维性或骨性强直畸形，加之关节周围肌腱、韧带受损使关节不能保持在正常位置，出现手指在掌指关节处偏向尺侧，或有关节半脱位，形成特异性的尺侧偏向畸形，如"天鹅颈样"畸形及"纽扣花样"畸形。

⑤关节功能障碍：关节肿痛、畸形和结构破坏均可引起关节活动障碍，影响老年人生活自理能力。关节功能障碍一般分为4级，Ⅰ级关节能自由活动，完成平常任务不受限制；Ⅱ级关节活动中度限制，1个或几个关节疼痛不适，但日常生活能够自理；Ⅲ级关节活动显著限制，不能胜任日常工作，生活自理困难；Ⅳ级关节失大部分或失去活动能力，生活不能自理。

⑥特殊关节受累：可有相应的临床表现，颈椎受累可出现颈痛、活动受限，重症者可出现寰枢椎半脱位甚至出现脊髓受压；肩、髋关节因其周围有较多软组织包围，较难发现肿胀，其受累最常见的症状是局部疼痛和活动受限；髋关节常表现臀部及下腰部疼痛；颞下颌关节受累可有讲话或咀嚼时疼痛加重，严重者有张口受限。

2）关节外表现

①类风湿结节：是本病较特异性的皮肤表现，多在病情活动期出现。常位于关节隆突部位及受压部位的皮下，如前臂伸面、肘鹰嘴突附近、枕、手腕、脚踝等部位。结节呈圆形或椭圆形，直径为数毫米至数厘米大小不一，质硬、无压痛，对称分布，可出现一个或数个。

②类风湿血管炎：是关节外损害的基础。类风湿关节炎系统性血管炎可引起局部组织的缺血性坏死，如下肢皮肤溃疡等。眼部受累多为巩膜炎，表现为眼红、眼痛等，严重者因巩膜软化而影响视力。

③肺脏：老年人随着年龄的增长，心肺功能逐渐退化减弱。一旦持续存在慢性炎症，肺脏受累很常见，临床上可有多种表现，如胸膜炎、胸腔积液、肺间质病变、肺动脉炎等。

④心脏：常见无症状心包炎，偶有心脏压塞、缩窄性心包炎。

⑤神经系统：神经受压是类风湿关节炎老年人出现神经系统病变的常见原因，如正中神经在腕关节处受压出现腕管综合征等。最常受累的神经有正中神经、尺神经以及桡神经。

⑥血液系统：贫血程度通常和病情活动度相关，也可因服用非甾体抗炎药而造成胃肠道长期少量出血所致；在病情活动时常见血小板升高，与疾病活动度呈正相关。

⑦肾脏与胃肠道：本病很少累及肾，很少有消化道病变。类风湿关节炎老年人出现上腹不适、腹痛、恶心、食欲缺乏、甚至黑便，多由口服抗风湿药物引起。

⑧干燥综合征：30%～40%以上的类风湿关节炎老年人可继发干燥综合征。干燥性角膜炎是最常见的眼部受累表现，可出现眼干、眼烧灼感、异物感或有分泌物。

（2）辅助检查评估

1）血液检查：血常规检查可有轻至中度贫血，与病情活动相关；活动期血小板升高，白细胞及分类多正常。血沉增快是滑膜炎的活动性指标。

2）炎性标志物：C反应蛋白是炎症过程中出现的急性期蛋白，如增高说明本病处于活动期。

3）免疫学检查：类风湿因子可分为IgM、IgA、IgG型，主要检测IgM型，患病老年人中，75%～80%的呈阳性，滴度一般与活动性和严重性成正比。在某些慢性感染性疾病、自身免疫性疾病以及约5%正常人中也可出现低滴度的类风湿因子。

4）抗角蛋白抗体谱：包括抗核周因子抗体、抗角蛋白抗体和抗环瓜氨酸肽抗体等，可在疾病早期出现。其中抗环瓜氨酸肽抗体对类风湿关节炎的诊断敏感性和特异性高。

5）关节腔液检查：正常人关节腔内的滑液不超过3～5ml。在关节有炎症时滑液增多，白细胞明显增多可高达$2～7.5×10^9/L$，以中性粒细胞占优势，黏度差，葡萄糖含量降低。

6）影像学检查：X线平片是类风湿关节炎诊断、关节病变分期的重要依据，以手指和腕关节的X线片最有价值。早期可见关节周围软组织肿胀影、关节端骨质疏松（Ⅰ期），进而关节间隙变窄（Ⅱ期），关节面出现虫蚀样改变（Ⅲ期），晚期可见关节半脱位和关节破坏后的纤维性和骨性强直（Ⅳ期）。关节CT、MRI及关节超声等检查有助于早期诊断及检测疗效。关节多普勒超声对滑膜血管翳、骨侵蚀病变敏感，高频超声能清晰显示关节腔、关节滑膜、滑囊、关节腔积液、关节软骨厚度及形态，彩色多普勒血流现象能反映滑膜增生情况，并可动态观察。

三、骨质疏松症评估

骨质疏松症（osteoporosis，OP）是一种与增龄相关的影响老年人身体健康的骨骼疾病，是以骨量减少、骨钙溶出、骨的强度下降、骨的微观结构退化为特征，致使骨的脆性增加以及易于发生骨折的一种全身性骨骼疾病。骨质疏松症是一种与年龄增长密切相关，影响老年人身体健康的骨骼疾病。目前，全球目前大约有2亿骨质疏松症老年人，由骨质疏松症导致骨折的老年人在160万以上。骨折是骨质疏松症最严重的后果，是老年人致残和致死的主要原因之一，骨质疏松症已经成为21世纪世界五大疾病之一。

（一）分类

骨质疏松症分为原发性骨质疏松、继发性骨质疏松和特发性骨质疏松。

1. 原发性骨质疏松 是随年龄增长必然发生的一种生理性退行性病变，分为两种亚型：Ⅰ型为绝经后骨质疏松症，见于绝经不久的妇女；Ⅱ型为老年性骨质疏松症，是随年龄增长发病率增加的骨质疏松，其发病主要与骨重建功能减退、钙和维生素D缺乏、肠道和肾脏对钙磷代谢紊乱及继发性甲状旁腺功能亢进有关。一般发生在70岁以上的老年人。

2. 继发性骨质疏松 是由其他疾病或药物等因素所诱发，如甲亢、库欣综合征，长期卧床以及使用糖皮质激素、免疫抑制剂药物等。

3. 特发性骨质疏松 多伴有遗传家族史，多见于青少年或成人，妊娠期及哺乳期女性等。

（二）一般医学评估

由于老年人体力活动减少，同时伴有胃肠、肝、肾等器官不同程度的功能衰退，多数老年人在患骨质疏松症的早期无异常感觉或感觉不明显，晚期才会引起驼背、疼痛、骨折等情况。因此，骨质疏松症的早期发现尤为重要，特别是有危险因素的老年人，应当定期进行骨质疏松的风险评估，以便早预防、早发现和早治疗，最大限度降低老年人骨折发生风险，提高生活质量。

1. 病史询问 骨质疏松的发生见于多种原因，需重点询问相关病史，以排查骨质疏松症的危险因素，包括以下几个方面：

（1）内分泌紊乱：老年人骨质疏松症的发生与内分泌紊乱密切相关，女性主要是由于雌激素缺乏，男性主要是睾酮水平下降而引起。雌激素缺乏打破了性激素对骨合成和肾上腺皮质酮对骨的抗合成作用的动态平衡，使破骨细胞功能增强，骨合成作用减少，分解增多，导致骨质疏松。

（2）骨代谢局部调节因子调控机制障碍：骨组织细胞通过自分泌和旁分泌效应，对前成骨细胞的增殖、分化及成骨细胞和破骨细胞的活动有重要调整作用。这些调节机制一旦出现问题即可造成骨形成-骨吸收偶联丧失平衡，出现骨吸收增加，导致骨质疏松。

（3）营养因素与钙摄入减少：老年人由于消化功能降低，牙齿脱落，饮食结构不合理，导致营养不均衡，使体内蛋白质、钙、磷、维生素等缺乏。钙是骨骼的重要矿物成分，摄入减少是导致骨质疏松的高危因素之一。

（4）不良生活习惯：吸烟、饮酒等不良生活习惯也是诱发骨质疏松的高风险因素。长期饮酒可导致体内激素分泌紊乱、维生素D和钙的代谢异常；吸烟会导致骨质丢失，体重下降致提前绝经，易导致骨质疏松。

（5）运动量减少：保持正常的骨钙量和骨密度需要不断的运动刺激，缺乏运动会造成脱钙，出现骨质疏松。老年人运动量减少或因疾病长期卧床，由于不活动、不负重、对骨骼和成骨细胞的机械刺激减弱，可造成肌肉萎缩，骨形成减少，骨质吸收增加，易发生骨质疏松甚至骨折。

（6）药物及疾病：某些药物，如苯妥英钠、卡马西平等可引起维生素D的缺乏，引起肠道钙吸收障碍，影响骨代谢，继而甲状腺功能亢进，易发生骨质疏松。

（7）遗传因素：多重基因的表达水平和基因多态性可影响峰值骨量和骨转换。遗传因素决定了70%～80%的峰值骨量。

2. 临床表现评估　疼痛、身高降低和骨折是骨质疏松症的特征性表现。但有许多骨质疏松症老年人在疾病早期常无明显的感觉。

（1）骨痛和乏力：骨痛是骨质疏松症最常见、出现最早的症状。早期可无症状，也被称为"寂静之病"，多数在严重的骨痛或骨折后才明确骨质疏松症。一般骨量丢失12%时即可出现骨痛，以腰背痛多见，通常为弥漫性，无固定部位，无明显压痛区（点）。疼痛常沿着脊柱两侧扩散，仰卧或坐位时疼痛会减轻，直立时后伸或久立、久坐时疼痛加剧，日间疼痛较轻，夜间或清晨睡醒时加重，弯腰、咳嗽、排便用力时加重。乏力常见于劳累或活动后加重，不能负重或负重能力下降。

（2）身高变矮：身高变矮是骨质疏松症重要的体征。脊柱椎体前部多为松质骨组成，此部位是身体的支柱，尤其是第11和12胸椎、第3腰椎，负重量最大，容易压缩变形，使脊椎前倾，背屈加剧。随着年龄增长，骨质疏松加重，老年人脊椎前倾曲度加大，身高降低。正常成人每一椎体高度约为2cm，老年人骨质疏松时椎体压缩，每椎体缩短约2mm。

（3）骨质疏松骨折：原发性骨质疏松导致的骨密度和骨质量下降，骨强度降低，轻微暴力（如平地或身体重心高度跌倒所引起的损伤），甚至日常活动（咳嗽或打喷嚏、弯腰、负重、挤压等）中即可发生的骨折。骨折是老年人骨质疏松症的严重并发症，发生率很高，治疗难度大，合并症和并发症多，骨折后死亡率和残疾率也高。老年人当丢失骨量超过20%以上即可能出现骨折。骨质疏松骨折的老年人可没有疼痛或仅有轻微疼痛，或表现为原有疼痛加重，功能障碍也可很轻微，甚至仍可活动。

常见的骨折部位是髋部、脊柱、桡骨远端和肱骨近端，一般可出现疼痛、压痛、肿胀和功能障碍，伴有畸形、骨擦感（音）、反常活动等特有表现，同时可合并骨质疏松的表现，如身高变矮、脊柱侧弯或驼背畸形等。①髋部骨折：多见于骨质疏松老年人，主要为股骨颈骨折和粗隆间骨折，往往因老年人摔倒导致。摔伤后臀部着地，髋部疼痛剧烈，不能再站立行走。查体可见患侧肢体缩短、外旋、髋部轻度屈曲畸形。髋关节中央有压痛、肢体纵向叩击痛，粗隆间骨折时大粗隆附近肿胀、皮下淤血。②脊柱骨折：多见于绝经后骨质疏松女性，摔伤后突发性腰痛，老人感骨折处剧痛，不能坐起和翻身，如骨折块移位进入椎管、损伤脊髓时，会出现双下肢功能障碍，甚至大小便失禁。老年人以胸、腰椎骨折多见。查体可发现脊柱后突、局部压痛和叩痛，重点检查双下肢肌力、感觉和反射是否减退或消失。③其他部位骨折：前臂及胫骨远端骨折常见于绝经后骨质疏松，而股骨、胫骨及肱骨近端及骨盆骨折常见于老年性骨质疏松，肋骨、锁骨和胸骨骨折比较少见。肱骨外科颈骨折和桡骨远端骨折常有肩部外伤（肩部撞击）或手部撑地史。外伤后骨折部位剧痛、肿胀、变形，患肢不能活动、只能用健侧手部拖住患侧肘部。

（4）呼吸功能障碍：胸、腰椎压缩性骨折，常导致脊柱后凸，胸廓畸形，使肺活量和最大换气量下降，可出现胸闷、气短、呼吸困难等症状，严重畸形还可致心排血量下降，心血管功能障碍。

3. 辅助检查评估

（1）实验室测定：实验室检测主要包括血清钙、磷和骨代谢指标的检测；辅助检查主要包括骨密度检查，可采用双光能X线吸收法。结果用T值表示，与正常青年人相比，$-2.5 \sim -1$ 为骨量减少，< -2.5 为骨质疏松，< -2.5 伴有骨折为重度骨质疏松。骨密度每降低一个标准差表明骨密度水平下降 $10\% \sim 12\%$，骨折危险增加 $1.5 \sim 2.5$ 倍。

（2）骨质疏松骨折影像学检查

① X平片是诊断骨折最简单、有效的方法，一般的骨折都能在X平片上显示，可以观察和确定骨折部位移位方向和程度，并进行分型、分度，在髋部骨折诊断时尤为重要。

② CT检查对髋部骨折、肱骨近端骨折、桡骨远端骨折时行CT检查时可观察骨折粉碎、移位情况；骨折是否累及关节面，同时确定有无合并髋臼、肩盂骨折，为治疗提供依据。CT扫描对于脊柱骨折的诊断特别有意义，可观察骨折椎体的椎管是否完整；是否有骨块后移入椎管，以间接判断脊髓受损情况。

③ MRI检查对X平片不能显示有骨折，而临床又需要确定是否骨折时有重要意义。脊柱骨折如病情允许，可行MRI检查，以直接观察脊髓受损情况，为治疗提供依据并可帮助判断预后。

（三）骨质疏松症的评估工具及使用方法

1. 骨质疏松一分钟风险测试 骨质疏松一分钟风险测试共10道题，根据性别不同设置了与性激素相关的问题，测试题中如果任何一道题答案为"是"，就表明有患骨质疏松的危险；如果答案中有相当一部分或者全部为"是"，应当做进一步骨密度检测（表3-9）。该测试方便快捷，通俗易懂，易于操作，适用于老年人群，但是该测试仅可作为初步筛查疾病风险，不能用于骨质疏松的诊断。

表 3-9　骨质疏松一分钟风险测试

序号	问题	是	否
1	您的父母有没有轻微碰撞或跌倒时就会发生髋骨骨折的情况？		
2	您是否曾经因为轻微的碰撞或者跌倒就会伤到自己的骨骼？		
3	您经常连续3个月以上服用可的松、泼尼松等激素类药品吗？		
4	您的身高是否降低了3cm？		
5	您经常过度饮酒吗？		
6	您每天吸烟超过20支吗？		
7	您经常患痢疾腹泻吗？		
8	女士回答：您是否在45岁之前就绝经了？		
9	女士回答：您曾经有过连续一年以上没有月经吗？（除了怀孕期间）		
10	男士回答：您是否有阳痿或者缺乏性欲的症状？		

2. 亚洲人骨质疏松自我筛查工具（OSTA） 亚洲人骨质疏松自我筛查工具是用于亚洲绝经后妇女的骨质疏松筛查工具，选用年龄和体重这两项最能体现敏感度和特异度的筛查指标，计算公式为：OSTA指数 =（体重 － 年龄）× 0.2，当OSTA指数 > -1 时，为低风险；$-4 <$ OSTA指数 < -1 为中风险；OSTA指数 < -4 为高风险。由于该筛查工具所选用指标较少，其特异性不高，需结合其他危险因素进行，《中国老年骨质疏松诊疗指南（2018）》建议将OSTA用于骨质疏松初筛，对于社区大规模人群可选用OSTA筛查高危人群。

（梁　惠）

第六节　泌尿生殖系统评估

> **案　例**
>
> 李奶奶，80岁，自诉昨晚开始出现尿频尿急尿痛及肉眼血尿，伴有下腹部不适，无发热，无腰痛，无恶心呕吐等不适。既往有2型糖尿病史，近一年反复出现尿痛尿急等尿路刺激症状。
>
> **工作任务**
>
> 为进一步明确李奶奶出现的健康问题，请对李奶奶进行医学评估。

泌尿生殖系统主要是指人的膀胱、输尿管、尿道、肾脏以及男性所拥有的阴茎、阴囊、睾丸，女性所拥有的输卵管、卵巢、子宫、阴道等器官。随着年龄增长，泌尿及生殖系统功能逐渐发生形态改变和功能减退，给老年人带来许多痛苦和不便，影响着老年人的心身健康。有些老年人因为有"害羞"心理，即使有不适也往往不愿意接受泌尿及生殖系统检查，以致延误疾病诊断与治疗。因此，认识老年泌尿及生殖系统的增龄性改变，了解老年人泌尿及生殖系统的常见疾病，及时地进行评估和干预，对促进老年人健康十分重要。

一、泌尿系统功能评估

（一）泌尿系统增龄性特点

1. 肾脏　老年人肾脏随着年龄增长而逐渐萎缩，肾脏结构改变，体积逐渐缩小，重量逐渐减轻，肾间质纤维化与龄俱增。肾小管逐渐萎缩，肾间质纤维化，易导致肾小管梗阻。肾小球硬化、血流量减少，肾小球基底膜增厚。

老年人肾脏结构的变化会导致肾功能的改变。老年人肾小管功能随年龄增长逐渐减退，老年人肾小球过滤功能下降，肾毒性药物和主要由肾脏排出的药物易引起肾脏损害和蓄积中毒；肾小管功能减退，维持水电解质、酸碱平衡得功能下降，主要表现为浓缩、稀释功能下降和尿酸化功能受损；肾脏内分泌功能减退，易致血管收缩；水钠失衡，影响肾血流量；红细胞生成与成熟障碍可引起肾性贫血。

老年人肾脏结构与功能的老化特点使其容易发生水钠潴留、代谢产物蓄积、药物蓄积中毒甚至肾衰竭。老年肾脏 α- 羟化酶活性的下降导致 1,25- 二羟维生素 D_3 生成明显减少，钙吸收不足，骨质丢失，可致骨质疏松、代谢性骨病及病理性骨折。

2. 输尿管　老年人输尿管平滑肌层变薄，支配肌肉活动的神经细胞减少，输尿管收缩能力降低，将尿送入膀胱的速度减慢，容易发生反流，肾盂肾炎的发生率增高。

3. 膀胱　老年人膀胱肌肉萎缩、肌层变薄、纤维组织增生，膀胱括约肌收缩无力，膀胱缩小，容量减少至成人的 50% 左右；由于肌肉收缩无力，膀胱既不能充满，也不能排空，老年人容易出现尿外溢、残余尿增多、尿频、夜尿增多等症状。女性膀胱下垂、男性前列腺增生、水分摄入不足、尿液酸性降低等，易造成泌尿道感染、结石、甚至诱发膀胱癌等。

4. 尿道　老年女性因盆底肌肉松弛，易引起压力性尿失禁。老年人尿道肌肉萎缩、纤维化变硬、括约肌松弛、尿道黏膜出现褶皱或致使尿道狭窄等，易发生排尿无力或排尿困难。老年女性因尿道腺体分泌黏液减少，抗菌能力减弱，易发生泌尿系统感染。

（二）老年人常见泌尿系统疾病评估

1. 慢性肾衰竭　慢性肾衰竭（chronic renal failure, CRF）是指各种原发性或继发性慢性肾脏病进行性发展引起肾单位和肾功能不可逆丧失，导致以代谢产物潴留、水电解质和酸碱平衡紊乱为主要表现的临床综合征，慢性肾衰竭晚期称为尿毒症。世界范围内老年人慢性肾衰竭的发病率和患病率呈逐年增长。随着老龄化社会的发展，我国老年人慢性肾衰竭的防治问题也越来越重要。

老年人慢性肾衰竭以继发性肾脏疾病引起者为主，引起慢性肾衰竭的主要原因是糖尿病肾病和原发性高血压性肾动脉硬化症，其他继发性原因包括梗阻性肾病、淀粉样变性、骨髓瘤肾病、药物相关性肾病，许多原发性肾病和肾血管疾病也可引起老年人慢性肾衰竭。

（1）临床表现评估：老年人慢性肾衰竭的临床表现与其他成年组相似，但有其自身特点。

1）症状不典型：老年人慢性肾衰竭起病多较隐匿，往往因其他系统疾病就诊时才发现。症状、体征常不典型，很多老年人仅有乏力、纳差、头晕等非特异性症状。精神神经系统相对较为明显，早期表现为失眠、注意力不集中，后期出现性格改变、抑郁、记忆力减退、判断错误、对外界反应淡漠等，尿毒症时常有精神异常、幻觉、昏迷等。

2）并发症多：主要表现为心血管和血液系统的改变，以及水电解质紊乱和代谢紊乱。慢性肾衰竭老年人的心血管系统并发症多见，症状较重。高血压是肾衰竭的常见并发症之一，如果血压得不到及时有效控制又可以加重肾功能的损害，形成恶性循环，其他并发症包括心包炎、心肌病、心力衰竭等。老年人慢性肾衰竭因红细胞生成素生成不足常伴有贫血，慢性肾衰竭老年人因为合并营养不良，其贫血往往较重，贫血可以加重老年人的心力衰竭和心绞痛症状。慢性肾衰竭老年人易出现水电解质代谢紊乱和代谢失调，表现为低血钠、高血钾、钙磷代谢失衡。

3）尿毒症识别困难：老年人慢性肾衰竭尿毒症的识别比其他成年组更为困难。行为的改变、无法解释的痴呆、头发/指甲生长停滞、无法解释的充血性心力衰竭的加重、对健康感知的改变等都可能是尿毒症老年人的表现。

（2）辅助检查评估：老年人慢性肾衰竭的辅助检查项目如血常规、尿常规、肾功能、血液生化、影像学检查与其他成年组是一致的，特征性变化主要有两个方面：

1）血肌酐水平：血肌酐与年龄、性别有关。老年人由于肌肉组织减少，血肌酐在肾功能异常时升高可不明显，特别对于消瘦的慢性肾衰竭老年人更是如此，故慢性肾衰竭老年人一旦血浆肌酐超过133μmol/L（1.5mg/d）以上，则提示有明确的肾功能受损，内生肌酐清除率在临床更加常用。

2）尿液检查：老年人慢性肾衰竭的最早表现为肾浓缩功能下降，常表现为多尿及夜尿增多，尿比重降低，24h尿量常大于1 500ml，尿比重多在1.016以下，常固定在1.010左右。

2. 尿路感染 尿路感染（urinary tract infection，UTI）是指细菌、真菌等微生物在尿路异常繁殖所致的尿路急性或慢性炎症。尿路感染是老年人常见病，在老年人感染性疾病中仅次于呼吸道感染居第二位。

老年人尿道肌肉萎缩、纤维化、括约肌松弛、尿道黏膜出现褶皱或致使尿道狭窄等，易发生排尿无力或排尿困难。老年女性因尿道腺体分泌黏液减少，抗菌能力减弱，易发生泌尿系统感染。

（1）临床表现评估：老年人尿路感染的临床表现常不典型。由于感觉迟钝及表达能力下降，发生尿路感染时尿路刺激症状常不明显，大部分老年人尿路感染的临床表现为肾外的非特异症状，如发热、下腹不适、腰骶部疼痛、食欲减退等，有些老年人仅表现为乏力、头晕或意识模糊。老年人尿路感染极易漏诊或误诊，老年人尿路感染复发率也较高。

1）膀胱炎：急性膀胱炎多为上行感染所致，可同时伴有尿道炎。表现为尿频、尿急、尿痛及血尿，可伴有下腹部不适感。老年女性多不伴发热及全身表现，老年男性因常伴有急性前列腺炎和尿道炎，可表现为畏寒、高热、会阴部疼痛，尿道烧灼感，尿道脓性分泌物或白色黏液样物质排出。慢性膀胱炎多由于急性期治疗不彻底，反复多次急性感染，或存在尿路梗阻、畸形等原因导致尿中持续或反复出现白细胞，或尿培养有细菌生长，但老年人自觉尿路刺激症状不明显，可表现为无症状性菌尿。

2）肾盂肾炎：急性肾盂肾炎表现为发热、寒战、腰痛或小腹痛，肉眼血尿，尿路刺激症状，可伴恶心，食欲减退。体征可有肾区叩痛，耻骨上压痛。老年人表现多数不典型，仅有乏力、头晕、发热、食欲减退，腰骶部酸痛。当尿路感染急性发作时，老年人较易合并菌血症、败血症及感染性休克。慢性肾盂肾炎临床表现多种多样,多不典型,轻者常无自觉症状,仅有尿检异常,老年人可表现无症状性菌尿;重者急性发病时表现为典型的急性肾盂肾炎;晚期可伴有肾功能不全,表现为乏力、腰酸、高血压、水肿、夜尿增多等。

3) 前列腺炎:老年男性常有前列腺增生肥大,导致尿路不畅,发生慢性膀胱尿潴留,易合并感染。急性前列腺炎常伴尿道炎,表现为畏寒、发热、尿路刺激症状,尿道有脓性分泌物流出;慢性期可表现为尿道下坠感、尿频、尿急、夜尿增多、排尿不畅,会阴部疼痛等。

4) 无症状性菌尿:没有尿路感染症状或体征的个体中,适当收集的尿液标本中能分离出特定数量的细菌,多见于老年人和留置导尿的人群。

5) 导尿管相关性尿路感染:留置导尿管后,或者拔除导尿管 48h 内发生的尿路感染。导尿管相关性尿路感染的症状复杂,不一定涉及泌尿道,发热是最常见的症状。

(2) 辅助检查评估

1) 尿常规:每高倍视野下超过 5 个白细胞称为脓尿。尿路感染急性期尿白细胞显著增多,尿中如有白细胞管型,支持肾盂肾炎的诊断。尿路感染尿检中还可出现血尿和少量蛋白尿,晚期肾小管功能受损时可出现尿比重降低,尿液化学检查亚硝酸盐阳性提示存在革兰氏阴性杆菌所致的尿路感染,阴性不能排除尿路感染。老年人的白细胞尿与菌尿或尿路感染的临床表现可不平行,部分尿路感染老年人可无白细胞尿,部分老年人可因前列腺病变或生殖道黏膜病变出现白细胞尿而无尿路感染存在。

2) 尿细菌学检查:尿标本可取自清洁中段尿,导尿管导尿和膀胱穿刺尿。尿液细菌培养阳性时,必须依据细菌数判断是否有泌尿道感染。检出同一种细菌时,革兰氏阴性杆菌$\geq 10^5$/ml 菌落数(CFU)可认为是病原菌。

3) 肾脏形态学检查:老年人常有尿路梗阻因素存在造成尿路感染难治、易复发,老年人尿路感染应常规进行泌尿系超声检查,早期肾脏形态无改变,晚期可呈现双肾大小不一,表面凹凸不平,皮髓质分界不清。腹部平片在早期无明显异常,晚期出现肾盂、肾盏变形或显影不清,双肾外型不光滑,或肾脏缩小,应除外有无尿路结石、畸形、梗阻,有无肾盂积水等易感因素。

3. 尿石症 尿石症又称为尿路结石,是肾结石、输尿管结石、膀胱结石和尿道结石的总称,前两者称为上尿路结石,后两者称为下尿路结石。临床上以上尿路结石多见,是泌尿系统的常见病。老年人饮水量少,也是尿石症的诱因之一。尿路结石的评估方法如下:

(1) 临床表现评估:肾结石可引起肾区疼痛。典型肾绞痛表现为阵发性腰部或上腹部疼痛,剧烈难忍,并沿输尿管向下腹部、会阴部和大腿内侧放射,疼痛持续数分钟至数小时不等。血尿通常以镜下血尿多见,少数可见肉眼血尿。当结石合并感染或结石位于输尿管膀胱壁段时,可出现膀胱刺激征。膀胱结石的典型症状为排尿突然中断,疼痛常放射至远端尿道,伴排尿困难和膀胱刺激症状。尿道结石的典型症状为排尿困难,点滴状排尿,伴尿痛,重者可发生急性尿潴留。结石继发急性肾盂肾炎或肾积脓时,可有畏寒、发热等全身症状。双侧上尿路完全性梗阻时可导致无尿,出现尿毒症。肾结石病人患侧肾区可有叩击痛。结石引起严重的肾积水时,可在上腹部触到增大的肾脏。

(2) 辅助检查评估:尿液分析常能见到肉眼血尿或镜下血尿,伴感染时有脓尿,必要时做尿细菌培养;X 线尿路平片可发现 90% 以上的 X 线阳性结石;超声检查可发现尿路平片不能显示的小结石和 X 线透光结石,还能显示结石梗阻引起的肾积水和肾实质萎缩;磁共振水成像(MRU)可了解结石梗阻后肾输尿管积水的情况。

4. 膀胱癌 膀胱癌可发生于任何年龄,多发生于 50 岁以上,发病率随年龄增长呈增加趋势,男性明显多于女性。膀胱癌的发病与吸烟、职业暴露(如接触芳香胺类化学物质及染料)等因素有关。

(1) 临床表现评估:无痛性肉眼血尿是膀胱癌病人的重要临床特征,大多数病人以肉眼血尿为首发症状,血尿常常呈间歇性,可持续数日到数月不等,可自行停止。膀胱刺激症状是膀胱癌的第二常见临床特征。长在膀胱颈或靠近膀胱颈、膀胱三角区的肿瘤,或累及到前列腺的肿瘤,容易引起排尿困难，大块脱落的肿瘤坏死组织、血块等也可阻塞膀胱颈引起症状，输尿管口旁的肿瘤或肿瘤浸润阻塞输尿管口，可引起输尿管扩张和肾积水，出现腰部酸痛不适的症状，梗阻时间长、程度严重或双侧输尿管受累时会导致肾功能受损，出现肾功能不全的症状。

（2）辅助检查评估：尿脱落细胞检查可早期发现镜下血尿；尿脱落细胞检查有时可以检测到肿瘤细胞；核基质蛋白22（NMP22）与膀胱肿瘤抗原（BTA）作为尿液中膀胱肿瘤指标，对早期膀胱癌的诊断有一定的辅助作用；膀胱镜检查是诊断膀胱癌最可靠的方法，活检病理结果是诊断膀胱癌的金标准；超声检查、X线检查CT和磁共振成像等影像学检查可用于膀胱癌的诊断与筛查。

二、生殖系统评估

（一）生殖系统增龄性特点

1. 前列腺　老年男性前列腺由于机体功能减退，激素调节失衡易出现不同程度的肥厚、肿大，当肿大到一定程度时因压迫尿道导致排尿不畅，甚至排尿困难。

2. 子宫　老年人子宫颈变为扁平，穹窿消失，宫颈黏膜萎缩，腺体减少，颈管缺乏黏液性保护，容易导致逆行性感染。宫颈管口狭窄甚至粘连，易发生宫腔积液或积脓。绝经后随着雌激素水平下降，宫颈口鳞柱交界线向颈管内推移，致使老年妇女宫颈癌易发生在颈管内。绝经后子宫体退化，其位置由前倾屈位转为后倾屈位，相关韧带松弛，易发生子宫脱垂。子宫内膜受卵巢激素的变化最为明显，可表现为单纯萎缩型、囊性萎缩型和局限性增生过长型。老年女性绝经后不规则阴道流血需警惕子宫内膜癌的发生。

3. 输卵管和卵巢　绝经后老年女性输卵管退化，输卵管上皮细胞由高柱状变为矮柱状细胞，黏膜皱襞消失。卵巢体积缩小，表面呈扁平萎缩状，无卵泡存在。但间质细胞常无变化，并具有激素活性且持续多年。

4. 外阴和阴道　老年人外阴改变萎缩明显，其中以阴道口改变最为显著，导致阴道口更接近尿道口；加之阴道前壁萎缩，牵拉尿道黏膜外翻，常受阴道内细菌侵袭，故老年女性易患尿道肉阜及反复性尿道炎。绝经后阴道上皮萎缩，糖原含量减少，糖酵解产生乳酸下降，pH上升，乳杆菌减少，微环境的变化导致阴道抵抗力下降，易受细菌侵袭发生老年性阴道炎，进而可形成瘢痕性狭窄或粘连。

（二）老年人常见生殖系统疾病评估

1. 良性前列腺增生　良性前列腺增生（benign prostate hyperplasia，BPH）是引起中老年男性排尿障碍最为常见的一种良性疾病。其发生的病因尚不完全清楚，目前普遍认为高龄和有功能的睾丸是本病发生的主要因素。下尿路症状（lower urinary tract symptom，LUTS）为储尿期（刺激性）和/或排尿期（梗阻性）症状的统称，是老年男性常见的症状。对于有下尿路症状的老年男性首先考虑良性前列腺增生的可能。

（1）临床表现评估：通过病史询问，了解老年人下尿路症状的特点、持续时间及其伴随症状；了解盆腔手术或外伤史；询问老年人的下尿路症状治疗史及是否服用可能导致或加重下尿路症状的药物等有助于病因评估。国际前列腺症状评分（International Prostate Symptom Scores，IPSS）是目前国际公认的判断良性前列腺增生老年人症状严重程度的最佳手段，是良性前列腺增生老年人下尿路症状严重程度的主观反映（表3-10）。直肠指诊可以了解前列腺的大小、形态、质地、有无结节及压痛等情况。肛周和会阴外周神经系统的检查可提示老年人是否存在神经源性疾病导致的神经源性膀胱功能障碍。

（2）辅助检查评估：血清前列腺特异抗原可以除外合并前列腺癌的可能；尿常规可以确定患良性前列腺增生的老年人是否存在血尿、蛋白尿、脓尿及尿糖异常等伴随疾病；前列腺超声检查：可以了解前列腺形态、大小、有无异常回声、前列腺突入膀胱的程度，残余尿量以及是否合并膀胱结石、憩室或占位性病变，经直肠超声可以较精准地测定前列腺体积；尿流率测定可初步判断梗阻的程度；良性前列腺增生老年人合并慢性尿潴留或肾盂积水时进行肾功能检查，明确有无肾功能损害；尿道造影可以排除尿道狭窄；尿动力学检查一般用于怀疑老年人存在膀胱逼尿肌收缩功能障碍者；尿道膀胱镜检查可以排除膀胱颈挛缩、膀胱肿瘤等其他疾病，观察有无膀胱憩室、结石、肿瘤及尿道狭窄等合并症。

表 3-10　国际前列腺症状评分（IPSS）

在最近一个月内，您是否有以下症状	在 5 次中					
	无	少于一次	少于半数	大约半数	多于半数	几乎每次
1. 是否经常有尿不尽感？	0	1	2	3	4	5
2. 两次排尿时间是否经常小于 2h？	0	1	2	3	4	5
3. 是否曾经有间断性排尿？	0	1	2	3	4	5
4. 是否有排尿不能等待现象？	0	1	2	3	4	5
5. 是否经常有尿线变细现象？	0	1	2	3	4	5
6. 是否需要用力及使劲才能开始排尿？	0	1	2	3	4	5
7. 从入睡到早起一般需要起来排尿几次？	没有	1 次	2 次	3 次	4 次	5 次
	0	1	2	3	4	5

注：
评分标准：0～7 分（轻度症状）、8～19（中度症状）、20～35 分（重度症状）。

2. 老年性阴道炎　老年性阴道炎又称萎缩性阴道炎，是绝经后老年妇女的多发病和常见病。据世界卫生组织统计，绝经妇女老年性阴道炎的发病率高达 30.0%～86.6%，且该数据随着社会老龄化的发展而不断增长，与绝经后老年妇女卵巢功能减退，雌激素水平下降，阴道自净能力减弱等有关。

（1）临床表现评估：主要症状为阴道分泌物增多及外阴灼热感、外阴不适、外阴瘙痒，可伴有性交痛。阴道分泌物稀薄，呈淡黄色，严重者呈脓血性。检查见阴道呈萎缩性改变，上皮皱襞消失，变平，萎缩，菲薄。阴道黏膜充血，有小出血点，可见浅表溃疡。溃疡面可与对侧粘连，严重时造成狭窄甚至闭锁，炎症分泌物引流不畅可形成阴道积脓或宫腔积脓。

（2）辅助检查评估：可行阴道分泌物检查，显微镜下可见大量基底层细胞及白细胞而无滴虫及假丝酵母菌，阴道微生态检测表现为菌群抑制，缺乏乳杆菌。有血性白带者，做宫颈刮片，必要时行分段诊刮术。对阴道壁肉芽组织行局部活组织检查排除阴道癌。可疑与性传播疾病有关者应取阴道及宫颈管分泌物涂片及做淋菌培养。

3. 盆底功能障碍性疾病　盆底肌肉群、筋膜、韧带及其神经构成复杂的盆底支持系统，互相作用和支持，以维持盆腔器官的正常位置。盆底功能障碍（pelvic floor dysfunction，PFD），又称盆底缺陷或盆底支持组织松弛，指各种原因导致的盆底支持薄弱，盆腔脏器移位，引起其他盆腔器官的位置和功能异常。盆底功能障碍主要包括盆腔器官脱垂（pelvic organ prolapse，POP）与压力性尿失禁（stress urinary incontinence，SUI），是中老年女性常见病，发病率约 40%。随着人口老龄化，盆腔器官脱垂发病率在逐步增高。妇女一生盆腔器官脱垂的发病率为 11%，绝经后妇女子宫脱垂者占 60%。盆腔器官脱垂评估主要依靠症状和体征：

（1）临床表现评估：盆腔器官脱垂主要症状包括下尿道、下生殖道、下消化道三个方面。下尿道症状主要是尿失禁和尿潴留以及排尿困难，下生殖道主要表现是子宫脱垂造成的阴道肿物压迫感、腰酸下垂等，下消化道主要表现为粪失禁、排便困难等。可进行生活质量评价，常用问卷评分，包括盆底功能障碍问卷简表、盆底功能影响问卷简表及性功能调查问卷评分。

（2）体征评估：妇科检查可见阴道前壁或后壁膨出，或子宫从正常位置沿阴道下降。宫颈外口达坐骨棘以下，甚至全部脱出阴道口以外，称为子宫脱垂。子宫切除术后如阴道顶端支持组织的缺损可膨出脱垂称穹窿脱垂。查体时根据不同脱垂部位和程度分期，目前多采用国际尿控协会指定的盆腔脏器脱垂定量分度法：在盆腔器官发生脱垂时，分别测量阴道前壁、后壁、宫颈及阴道穹窿（各2个测量点）共6个测量点与处女膜水平的关系，以量化阴道前后壁及子宫脱垂的程度，同时测量病人阴道部位的阴道全长、生殖孔长度、会阴体长度3条径线，根据以上测的数据确定盆腔器官脱垂的程度。

（赵文星）

第七节　老年人常见急重症评估

案　例

吴爷爷，80岁，突发高热伴右上腹疼痛半天。查体：神志清楚，精神萎靡，体温39℃，心率120次/min，呼吸24次/min，血压148/86mmHg。既往有胆囊结石病史。

工作任务

针对吴爷爷出现的健康问题，请对吴爷爷进行合适的医学评估，排查其急重症风险。

老年急重症是指年龄在60岁以上老年人群中，突然发病且病情进展急骤，病情危重，甚至危及到生命的各种情况。老年急重症评估是指应用适宜的检测评估方法，收集老年人主观和客观信息，及时正确识别具有急重症高危因素老年人的过程。准确的评估可为下一步医学救治、照护实施提供可靠依据。

在老年人突发疾病及意外创伤时，以最快的速度准确判断病情并给予及时恰当的处理，对促进老年人康复、减少伤残率甚至生命的挽救具有极其重要的价值。在急重症老年人照护的过程中，还需对病情进行连续、动态的监测，为急重症老年人提供规范、高质量的生命支持，以达到挽救生命、改善生存质量的目的。

一、老年人急重症评估工具及方法

（一）老年人急重症的一般医学评估

老年人急重症的一般医学评估分为两个阶段：初级评估（primary assessment）和次级评估（secondary assessment）。

1. 初级评估　初级评估前，应首先评估环境危险因素，以保障老年人安全。初级评估的目的是快速识别有生命危险需要立即抢救的老年人，评估内容包括：气道检查、呼吸功能、循环功能、神志状态和全身检查，可简单记忆为ABCDE。如果发现老年人以上任何一项不稳定，应立即抢救并拨打120急救电话求助。

（1）气道检查：通过视、听、感觉，评估老年人是否发绀，呼吸节律和频率、呼吸辅助肌活动是否异常，是否出现三凹征；老年人是否存在呼吸道阻塞的情况，如舌后坠、口腔异物（牙齿松落、食物、呕吐物、痰液、出血块等）；检查老年人能否说话、发音，以判断气道是否通畅。常见病因有创伤、出血、呕吐、异物、中枢神经系统异常、感染和炎症。如果老年人气道部分或完全阻塞，应立即采取相应抢救措施开放气道，如给发绀的老年人立即吸氧；痰多不易咳出的老年人，可采用负压吸痰保持呼吸道通畅；噎食的老年人需采取海姆利希手法抢救；舌后坠或呼吸暂停的老年人常采用仰头抬颌法或托颌法开放气道，同时为下一步抢救做好准备。如老年人因外伤所致，开放气道时需特别注意保护颈部。

（2）呼吸功能：通过视、听、感觉，评估老年人是否有自主呼吸、呼吸是否正常、胸廓有无起伏、两侧胸廓起伏是否对称；查看老年人气管位置、呼吸频率、节律和深度，呼吸辅助肌活动情况以及皮肤颜色，是否发绀；是否有呼吸音，不能言语等情况。常见病因有中枢驱动力缺失（中枢神经系统障碍);呼吸肌力下降(胸廓异常、疼痛和肌肉病);肺部疾病(气胸、血胸、慢性阻塞性肺疾病、哮喘、肺水肿、肺栓塞和肋骨骨折)。如果老年人没有呼吸或呼吸不正常,应立即抢救。呼吸困难的老人,立即吸氧;呼吸暂停的老人,立即行人工呼吸或球囊 - 面罩通气。

(3)循环功能:通过视、听、感觉,评估老年人大动脉有无搏动、脉搏是否正常、每分钟脉搏次数、脉搏强弱、节律是否异常;是否出血、毛细血管充盈情况;皮肤颜色、湿度以及温度;血压、尿量和神志改变等情况。常见原发病因有缺血、心律失常、瓣膜疾病、原发心肌病变和心脏压塞等;继发病因有药物、缺血、电解质紊乱、贫血和感染等。如果老年人循环功能不良,应立即准备抢救;如果没有脉搏,立即进行心肺复苏;如果体温过低,根据具体情况给予保温。

(4)神志状态:通过体格检查评估老年人是否清醒,可应用"清、声、痛、否(AVPU 法)"简单快速评估其清醒程度。其中"清(alert)"为清醒,"声(vocal)"是对语言刺激有反应,"痛(pain)"是对疼痛刺激有反应,"否(unresponsive)"意味着不清醒,或对任何刺激没有反应。如有意识改变,应查看瞳孔大小和对光反射,可应用格拉斯哥昏迷量表(Glasgow coma scale,GCS)评估(表 3-11)。对于神志改变的老年人应及时送医,送医过程需保持气道通畅,维持呼吸功能。

表 3-11 格拉斯哥昏迷量表(GCS)

睁眼(E)	计分	语言(V)	计分	运动(M)	计分
自主睁眼	4	语言正常	5	遵嘱动作	6
语言刺激睁眼	3	语言混乱	4	疼痛定位	5
疼痛刺激睁眼	2	用词不恰当	3	疼痛刺激屈曲	4
不睁眼	1	声音无法理解	2	疼痛(异常)屈曲	3
		无语言	1	疼痛伸展	2
				疼痛无反应	1

(5)全身检查:对急重症老年人评估时,还需迅速脱去老年人的衣物以准确识别全身任何潜在的疾病或损伤症状。暴露时注意给老年人保暖和保护其隐私。

2. 次级评估 初级评估后,如老年人的情况较稳定,没有生命危险,应该进行次级评估。目的是初步识别疾病与损伤的指征,评估内容包括:病史询问、测量生命体征和重点评估。

(1)病史询问:第一步是及时,在几分钟内突出评估重点。急重症老年人往往不能自己提供病史,目击者、家属及照护者是病史提供的关键。需要了解老年人的主要症状,如疼痛、憋气、乏力、和已有症状改变等;有无创伤;有无手术;服用药物或中毒等。重点应放在判断紧急问题和了解生理储备方面,特别是心肺功能的储备。第二步是全面,后续完善病史,补充了解既往史、用药史、过敏史、家族史,住院情况和系统回顾等。

(2)生命体征测量:包括体温、脉搏、呼吸、血压和血氧饱和度,是反映老年人当前生理状况的重要指标,应按照老年人情况进行测量。生命体征的测量可在评估之前进行,特别是老年人意识改变的时候,需及时进行生命体征的测量。

(3)重点评估:除以上评估外,还需对老年人进行全面检查,主要内容包括老年人的精神状态;头颈面有无损伤;五官感觉有无异常;心、肺情况;胃、肠功能;泌尿、生殖系统以及骨骼、肌肉是否异常等。

(4)资料收集记录:第一步记录基础生命体征,如血压、心率、呼吸、体温和意识状态等;第二步完善病历,记录进一步的检查指标。

(5)辅助检查:第一步检查主要的生理问题,如血气分析、乳酸、血糖、中心静脉压和血氧饱和度等;第二步完善检查,如胸片、心电图、血常规、血生化和微生物培养等。根据老年人具体情况进行其他必要的辅助检查,如 B 超、CT、MRI 等。

早期发现高危老年人是预防和控制急重症的基础。急重症老年人表现无特异性,呼吸浅快是其重要的指标之一,需要密切监测。首先保证复苏和生理指标的稳定,继而明确诊断,在医护的指导下给予病因治疗。完善病史采集是确诊及判断老年人生理储备能力的必要环节,应密切监测老年人对治疗的反应。

(二)常用老年人急重症评分系统

老年人急重症评分系统可以提供量化、公平的指标,用以评价疾病严重程度。常用的评分系统有四种:一是改良早期危险评分,有助于发现早期急重症老年人;二是非特异性病情严重程度评估,包括急性生理与慢性健康评估(APACHE)和治疗干预评价系统(TISS);三是多脏器功能障碍病情评估,包括多脏器功能障碍评估(MODS)、全身感染相关性器官功能衰竭评估(SOFA)和器官功能障碍逻辑性评价系统(LODS);四是特定器官功能障碍评分,工具有急性胰腺炎的严重程度评估和镇静深度评估等。以下重点介绍改良早期危险评分和多器官功能障碍评分。

1. 改良早期危险评分　改良早期危险评分(modified early warning score)主要用收缩压、心率、呼吸、体温和意识状态进行评估,对于早期发现急重症老年人非常重要。依据评分分值初步拟定下一步诊疗计划,5 分是鉴别老年人严重程度的最佳临界点,评估得分小于 5 分,大多数老年人不需要住院治疗,评分 5~9 分,有"潜在危重病"危险,评分大于 9 分,提示老年人死亡危险性明显增加。改良早期危险评分详见表 3-12。

表 3-12　改良早期危险评分

项目	0 分	1 分	2 分	3 分
收缩压 /mmHg	101~199	81~100	200 或 71~80	<70
心率 /(次·min⁻¹)	51~100	41~50 或 101~110	<40 或 111~129	130
呼吸 /(次·min⁻¹)	9~14	15~20	21~29 或 <9	30
体温 /℃	35~38.4	—	小于 35 或大于 38.5	—
意识状态	警醒	对声音有反应	对疼痛有反应	无反应

2. 多器官功能障碍评分(multiple organ dysfunction score, MODS)　多器官功能障碍评分参数少,评分简单,对病死率和预后预测准确;不足之处在于只反映 6 个常见器官功能的一个指标,不能全面反映其功能状态,对其他影响预后的因素没有考虑,见表 3-13。

表 3-13　多器官功能障碍评分

器官系统	变量	评分				
		0	1	2	3	4
呼吸系统	PaO₂÷FiO₂/mmHg	>300	226~300	151~225	76~150	<76
血液系统	血小板计数 /(×10⁹/L)	>120	81~120	51~80	21~50	≤20
肝脏	血清胆红素 /(μmol·L⁻¹)	≤20	21~60	61~120	121~240	>240
心血管系统	压力调整心率(PAR, HR × CVP/MAP)/(次·min⁻¹)	≤10	10.1~15	15.1~20	20.1~30	>30
中枢神经系统	格拉斯哥昏迷量表	15	13~14	10~12	7~9	≤6
肾脏	血清肌酐 /(μmol·L⁻¹)	≤100	101~200	201~350	351~500	>500

注:
PAR:压力调整心率;HR:心率;CVP:中心静脉压;MAP:平均动脉压。

多器官功能障碍总得分等于各系统评分的总和,最高分为 24 分。该评分与重症老年人死亡率呈正相关。多器官功能障碍总得分越高,重症老年人死亡率越高。得分 0 分,无死亡发生;得分 9～12 分,死亡率 <25%;得分 13～16 分,死亡率 50%;得分 17～20 分,死亡率 75%;得分 >20 分,死亡率 100%。

3. 老年急重症评估注意事项 对老年人急重症进行评估的目的最重要的是发现威胁生命的紧急问题,明确问题存在的可能原因,积极治疗,挽救生命,改善老年人的预后,必要时根据可能的原因对老年人进行复苏。对普通疾病的评估,常规按照询问病史、体格检查、辅助检查的顺序进行,但急重症老年人起病急、来势凶猛,病情重,变化快,常规的评估很难适用于急重症老年人。对该类人群而言,应尽可能在最短的时间内了解病情、明确高危险因素,尽快及时的开展正确处置。

迅速评估老年人病情应从以下几方面入手:在查体和收集病史的同时进行生命体征的监测评估;通过评估,迅速判断出危及生命的异常情况,给予紧急处理;通过评估,即使病因没有完全清楚,也要重点明确,遵循先救命后治病的原则,协助医护确定诊断,不可错失抢救时机。

二、老年人常见急重症评估

(一)呼吸困难

呼吸困难(dyspnea)是指老年人主观感到空气不足、呼吸费力,严重时可出现张口呼吸、鼻翼扇动、端坐呼吸甚至发绀、辅助呼吸肌参与呼吸运动,可伴有呼吸频率、深度、节律的改变。呼吸困难是老年人急重症的常见症状之一,常见于呼吸系统和循环系统疾病,如急性肺栓塞、支气管哮喘、气胸、急性呼吸窘迫综合征、慢性阻塞性肺疾病急性发作、心力衰竭等,其他系统疾病亦可累及呼吸功能而引起呼吸困难。一般医学评估如下:

1. 病史询问 老年人既往咳、痰、喘及既往疾病,呼吸困难是否与季节、活动有关;老年人呼吸困难的发作缓急、发作时间及发作特点;老年人是否有明确诱因,如接触过敏原,直接或间接的肺部损伤等。

2. 临床表现评估

(1)呼吸型态的改变

1)呼吸频率:呼吸频率增快常见于呼吸系统疾病、心血管疾病、贫血、发热等;呼吸频率减慢多见于急性镇静催眠药中毒、CO 中毒等。

2)呼吸深度:呼吸加深见于糖尿病及尿毒症酸中毒,呼吸中枢受刺激,出现深而慢的呼吸,称为酸中毒深大呼吸或库斯莫尔(Kussmaul)呼吸。呼吸变浅见于肺气肿、呼吸肌麻痹及镇静药过量等。

3)呼吸节律:常见的呼吸节律异常可表现为潮式呼吸(Cheyne-Stokes respiration)或间停呼吸,是呼吸中枢兴奋性降低的表现,反映病情严重。潮式呼吸见于中枢神经系统疾病和脑部血液循环障碍,如脑动脉硬化、心力衰竭、颅内压增高以及糖尿病昏迷和尿毒症等。间停呼吸偶见于脑膜炎、中暑、颅脑外伤等。

(2)主要症状与伴随症状:老年人既往患有哮喘或有类似症状反复发作,如突然出现喘息、胸闷、伴有哮鸣的呼气性呼吸困难可考虑支气管哮喘急性发作。如起病急,呼吸困难和/或呼吸窘迫,吸氧后不能缓解,需考虑为急性呼吸窘迫综合征(ARDS)。如呼吸困难伴突发一侧胸痛,每次呼吸时都会伴针刺样痛,有时向患侧肩部放射常提示气胸。

(3)体征:可通过观察老年人的胸廓外形及呼吸肌活动情况、有无三凹征和颈静脉充盈等评估呼吸困难的可能原因。如支气管哮喘急性发作可出现吸气性三凹征,哮鸣音;患有慢性阻塞性肺疾病(COPD)的老年人,可出现呼吸浅快、桶状胸;气胸可出现患侧胸廓饱满、吸音减弱或消失等体征。

3. 病情严重程度评估 老年人呼吸困难严重程度的判断,除评估生命体征、血氧饱和度、意识以及病人的呼吸型态、异常呼吸音等,还可通过老年人体位改变及讲话方式进行初步判断。

(1)讲话方式:老年人能不间断地一口气说出话语的长度是反映呼吸困难严重程度的一个指标。

能说完整的语句为轻度或无呼吸困难;说短语为中度呼吸困难;仅能说单词常为重度呼吸困难。

(2)体位:可以提示呼吸困难的程度。老年人可平卧为没有或轻度呼吸困难;可平卧但愿取端坐位常为中度呼吸困难;无法平卧可能为严重呼吸困难。

4. 辅助检查

(1)指脉血氧饱和度监测:简单快速了解老年人缺氧情况。

(2)动脉血气分析:呼吸困难最常用的检查,可判断是否存在呼吸衰竭、呼吸衰竭的类型以及是否有酸中毒等情况。

(3)心电图检查:了解心脏情况,如心肌梗死和心律失常等,同时对诊断肺栓塞有参考意义。

(4)影像学检查:胸部 X 线、CT 检查可了解肺部病变程度和范围,明确感染部位、肿瘤或气胸等情况。

(5)特殊检查:肺动脉造影可确诊或排除肺血栓栓塞症;肺功能检查可进一步明确呼吸困难类型。

5. 救治原则 任何原因引起的呼吸困难均以抢救生命为重,救治原则是保持呼吸道通畅,纠正缺氧和 / 或二氧化碳潴留,纠正酸碱平衡失调,为老年人争取时间,协助医护做好送医准备,如为老年人吸氧、取舒适体位、测量生命体征等。

(二)窒息

窒息(asphyxia)是指气流进入肺受阻或吸入气体缺氧导致的衰竭或呼吸停止状态。一旦发生窒息,可迅速危及生命,应立即采取相应措施,查明原因,积极进行抢救。老年人窒息主要是因气道阻塞所致,如分泌物或异物(食物)部分或完全堵塞气道致通气障碍所引起的窒息。

1. 临床表现评估 老年人发生气道阻塞常表现为吸气性呼吸困难,可出现胸骨上窝、锁骨上窝、肋间隙及剑突下软组织凹陷,称为四凹征。根据气道是否被完全阻塞可分为两种情况:

(1)气道不完全阻塞:老年人张口瞪目,有咳嗽、喘气或咳嗽微弱无力,呼吸困难,烦躁不安。皮肤、甲床和口腔黏膜、面色青紫。

(2)气道完全阻塞:老年人面色灰暗青紫,不能说话及呼吸,很快意识丧失,呼吸停止。如不紧急解除窒息,将迅速导致死亡。

2. 窒息的严重程度分级

(1)Ⅰ级:安静时无呼吸困难,当活动时出现轻度呼吸困难,喉部可有轻度吸气性喘鸣音,胸廓周围软组织凹陷。

(2)Ⅱ级:安静时有轻度呼吸困难,喉部可有吸气性喘鸣音,胸廓周围软组织凹陷,活动时加重,但不影响睡眠和进食,无烦躁不安等缺氧症状,脉搏基本正常。

(3)Ⅲ级:呼吸困难明显,喉部喘鸣音较响亮,吸气性胸廓周围软组织凹陷显著,并出现缺氧症状,如烦躁不安、不易入睡、不愿进食、脉搏加快等。

(4)Ⅳ级:呼吸极度困难,坐立不安、手足乱动、冒冷汗、面色苍白或发绀、心律不齐、脉搏细速、昏迷、大小便失禁等。若不及时抢救,可因窒息导致呼吸心跳停止而死亡。

3. 救治原则 当老年人发生窒息时,关键是保持老年人呼吸道通畅,其次是针对病因治疗。对于气道不完全阻塞的老年人,应及时评估查明原因,在医护的指导下治疗和对症处理,尽早解除气道阻塞。对于气道完全阻塞的老年人,应立即解除窒息,如无力咳嗽的老年人因呼吸道分泌物引起的气管阻塞可通过吸痰法保持呼吸道通畅;老年人因气道异物(食物)引起的窒息,应尽早使用海姆利希手法(Heimlich maneuver)排出异物。

(三)急性胸痛

胸痛(chest pain)是指老年人自感胸前区不适,包括胸部闷痛、刺痛、紧缩或压榨感等,可放射至颈肩部、后背部、上肢或上腹部,表现为酸胀、麻木或沉重感等,常伴有精神紧张、焦虑、恐惧感,是老年人急重症常见的症状之一。胸痛的原因较复杂,且危险性存在较大的差异,应快速进行评估处置。

1. 评估流程 老年人急性胸痛时,首要任务是迅速评估其生命体征,简要收集病史,判断是否有危及生命的表现，如老年人面色苍白、出汗、发绀、呼吸困难、生命体征异常等，需要立即实施抢救，同时拨打 120 急救电话求救；若老年人情况稳定，再详细询问疼痛的部位、性质、持续时间及伴随症状等，配合体格检查和辅助检查，进行综合分析与判断。

2. 临床表现评估 老年人胸痛的常见病因，可见心血管疾病、胸壁疾病、消化系统疾病，呼吸系统疾病。急性胸痛分为致命性胸痛和非致命性胸痛两大类。致命性胸痛又可分为心源性胸痛和非心源性胸痛，其中急性冠脉综合征、主动脉夹层和急性肺栓塞属于老年人致命性胸痛，可导致心搏骤停和迅速死亡，因此早期识别和快速反应至关重要。评估内容包括疼痛的起病方式、性质、程度、部位、发生的急缓以及伴随症状。

（1）急性冠脉综合征：是以冠状动脉粥样硬化斑块破溃，继发完全或不完全闭塞性血栓形成为病理基础的一组临床综合征，包括不稳定型心绞痛和心肌梗死，具体评估见循环系统评估。

（2）主动脉夹层：指主动脉内的血液经内膜撕裂口流入囊样变性的主动脉中层，形成夹层血肿，并随血流压力的驱动，沿主动脉壁纵轴延伸剥离导致的严重心血管急症。多数主动脉夹层由高血压引起。胸痛为突然发生，呈撕裂样，可向前胸、颈、喉或肩胛间、背、腹、腰或下肢放射。

（3）急性肺栓塞：指内源性或外源性栓子阻塞肺动脉或其分支引起的肺循环和呼吸功能障碍为主要临床表现和病理生理特征的综合征。急性肺栓塞呈剧烈的患侧胸痛，有胸膜炎性胸痛或心绞痛样疼痛，呼吸运动可加重疼痛。当胸痛、呼吸困难和咯血同时出现时称为"肺梗死三联征"。

3. 伴随症状 伴有大汗、颈静脉怒张、血压下降或休克时多见于致命性胸痛；伴有严重呼吸困难、发绀、烦躁不安提示呼吸系统疾病的可能性较大；伴有恶心、呕吐可为心源性或消化系统疾病所致胸痛。

4. 辅助检查

（1）心电图：心电图检查是早期快速识别急性冠脉综合征的重要工具，有助于识别心肌缺血部位、范围和程度。

（2）实验室检查：心肌肌钙蛋白 I/T（cTnI/T）诊断心肌梗死的特异性高、敏感性好。血气分析、血浆 D- 二聚体对急性肺栓塞的诊断有重要意义。

（3）超声心动图：可定位主动脉夹层内膜裂口，显示真、假腔的状态及并发心包积液和主动脉瓣关闭不全的改变等。

（4）CT 血管成像：是主动脉夹层和急性肺栓塞的临床首选影像学检查。

（5）肺动脉造影术：在 CT 检查难以确诊或难以排除急性肺栓塞诊断时，需要用肺动脉造影术辅助诊断。

5. 救治原则 急性胸痛的处理原则是迅速识别致命性胸痛，协助医护给予积极救治，拨打 120 急救电话送医。

（四）急性腹痛

急性腹痛（acute abdominal pain）是由各种原因引起的腹腔内外脏器急性病变而表现在腹部的疼痛，是老年人常见的急症之一。其特点是发病急、病情重、变化多、进展快，如果不能得到及时正确的诊疗，将会给老年人带来严重危害甚至死亡，因此需要细致评估，高度重视。

1. 病史询问 评估前应先了解老年人的总体情况，初步判断病情的轻、重、缓、急，以决定是否需要作紧急处理。内容包括神志、表情、血压、脉搏、体位、疼痛程度、能否回答问题等。如老年人情况稳定再做详细检查评估。若老年人表情痛苦、面色苍白、脉搏细速、呼吸急促、大汗淋漓、仰卧不动或蜷曲侧卧、明显脱水等提示病情较重，应立即送医进行抢救处理。

（1）既往史：了解老年人既往有无引起急性腹痛的病史，如溃疡病、阑尾炎等，有无类似发作情况，有无腹部外伤史、手术史等，有助于急腹症的诊断。如有腹部手术史的腹痛老年人应考虑粘连性肠梗阻；有胃十二指肠溃疡病史的老年人突发剧烈腹痛，应首先考虑消化道穿孔。

（2）腹痛的病因和诱因：发病前的饮食、情绪，是否激烈活动、劳累过度等。

2. 临床表现评估 腹痛是最突出而重要的症状。腹痛的评估要点包括疼痛的起病方式、性质、程度、部位、发生的急缓以及伴随症状，包括恶心呕吐、排气排便改变和发热等。体征可从视诊、触诊、叩诊、听诊综合判断，视诊观察腹部是否对称，腹式呼吸是否存在，有无腹股沟肿块；触诊应注意有无包块和腹膜刺激征，包括其部位、范围和程度；叩诊主要包括肝浊音界和移动性浊音；听诊注意有无肠鸣音及其频率和音调，以判断胃肠蠕动情况。

3. 辅助检查评估

（1）实验室检查：血红蛋白和红细胞计数降低常提示腹腔内出血，血白细胞及中性粒细胞计数升高提示腹腔内感染。尿液中有红细胞常提示泌尿系损伤或结石，尿胆红素阳性表示存在阻塞性黄疸。粪便隐血试验阳性多为消化道出血。血、尿淀粉酶升高多为急性胰腺炎。

（2）影像学检查

1）X线检查：立位X线摄片或透视膈下游离气体是消化道穿孔或破裂的依据，机械性肠梗阻时可见多个气液平面。

2）B超检查：诊断实质性脏器损伤、破裂和占位性病变的首选方法，亦有利于了解腹腔内积液、积血的部位和量，胆囊或泌尿系结石时可见强回声。

3）CT检查、MRI检查：对病变定位定性有很大价值。其优点是不受肠管内气体的干扰。CT对判断肝胆胰等实质性脏器病变、十二指肠和主动脉病变方面较超声检查更具优势。

4）PET-CT检查：对肿瘤的诊断更加敏感。主要用于实质性脏器病变，腹腔内的占位性病变的诊断，对于急性出血性坏死性胰腺炎的诊断极有价值。

（3）诊断性腹腔穿刺：若抽出不凝固血性液体，多提示腹腔内脏器出血；若是浑浊液体或脓液，多为腹腔内感染或消化道穿孔；若是胆汁样液体，常是胆囊穿孔。

4. 急性腹痛的鉴别

（1）外科急性腹痛的特点：一般先有腹痛，后出现发热等伴随症状；腹痛或压痛部位较固定、程度重；常出现腹膜刺激征甚至休克；可发现腹部肿块或其他特征性体征及辅助检查表现。

1）胃十二指肠溃疡急性穿孔：有溃疡病史，突然出现上腹部刀割样剧烈疼痛，快速扩散到全腹，有明显的腹膜刺激征，肝脏浊音界缩小或消失；站立位X线检查膈下可见游离气体。

2）急性胆囊炎：常于进食油腻食物后发作；右上腹部剧烈绞痛，向右肩背部放射；右上腹有压痛、肌紧张、Murphy征阳性；B超检查显示胆囊增大、壁厚、有时可见结石影。

3）急性胆管炎：典型的症状为Charcot三联征：腹痛、高热、黄疸；感染加重引起急性梗阻性胆管炎时，除Charcot三联征外，还可有休克和精神症状。B超可见胆管扩张及结石影。

4）急性胰腺炎：多有胆道疾病史或于暴饮暴食后发病；腹痛位于上腹偏左，持续而剧烈，可向左肩部或腰部放射；伴恶心呕吐，呕吐后腹痛不缓解；腹胀，表现为麻痹性肠梗阻；血、尿淀粉酶升高，CT检查有助于诊断。

5）急性阑尾炎：典型临床表现为转移性右下腹痛和右下腹固定压痛。

6）急性肠梗阻：多数突然发生，腹部呈阵发性剧烈绞痛，腹痛加剧呈持续性可能发生肠绞窄或肠穿孔，伴恶心呕吐，呕吐后腹痛减轻。低位肠梗阻腹胀明显，肛门停止排气排便。机械性肠梗阻时肠鸣音亢进，有高调气过水声或金属音；麻痹性肠梗阻时肠鸣音减弱或消失。X线检查可见多个气液平等。

7）腹腔脏器损伤：有腹部外伤史；腹痛开始于受伤部位；实质脏器破裂以内出血表现为主，空腔脏器破裂以腹膜炎表现为主；胃肠破裂者腹部立位X线检查可见膈下游离气体，实质脏器破裂者以腹膜炎表现为主。

（2）内科急腹症的特点：一般先发热或呕吐，后出现腹痛，或呕吐腹痛同时发生；腹痛或压痛部位不固定，程度轻，无明显腹肌紧张；查体或血液检验、X线、心电图等检查可明确诊断。

5. 病情判断 急性腹痛的病情严重程度可分为三类：

（1）普通型：老年人可能存在潜在危险性。通常老年人体征平稳，可按常规程序接诊，细致观察，及时发现危及生命的潜在情况。如消化道溃疡、胃肠炎等，也可能有结石、恶性肿瘤。

（2）重型：老年人持续腹痛伴器官功能障碍，如消化道穿孔、绞窄性肠梗阻、卵巢囊肿蒂扭转等，尽快送医，配合医护尽快完成各项相关检查及紧急处理。

（3）危重型：应遵循先救命后治病的原则。老年人出现呼吸困难、脉搏细弱、严重贫血貌，如腹主动脉瘤破裂合并重症休克，应立即实施抢救。

6. 救治原则　急性腹痛的救治原则：挽救生命、减轻痛苦、积极的对因治疗和预防并发症。老年人出现急腹症未确诊前，要遵循"四禁"原则，即禁食、禁灌肠、禁止痛、禁用泻药，及时送医。

需要特别注意的是，面对每一位急性腹痛的老年人，需重视各项指标的评估，以免错失救治时机。

（五）高血糖症与低血糖症

糖尿病（diabetes mellitus，DM）是由多病因引起的胰岛素分泌绝对不足或相对不足，以慢性高血糖为特征的代谢性疾病。典型的症状为"三多一少"，即多尿、多饮、多食及体重减轻。糖尿病分为1型糖尿病和2型糖尿病，老年人以2型糖尿病为主，典型症状常不明显，需警惕急重症的出现。长期代谢紊乱可引起老年人多系统及器官的功能减退及衰竭，成为老年人致死或致残的主要原因；病情严重或应激时可发生急性严重代谢紊乱，如糖尿病酮症酸中毒、高血糖高渗状态、低血糖症等。

1. 高血糖症的评估

（1）糖尿病酮症酸中毒：糖尿病酮症酸中毒（diabetic ketoacidosis，DKA）是由于体内胰岛素活性重度缺乏及升血糖激素不适当增高，引起糖、脂肪和蛋白质代谢紊乱，以致水、电解质和酸碱平衡失调，出现高血糖、酮症、代谢性酸中毒和脱水为主要表现的临床综合征。是老年人糖尿病常见的急重症之一。老年人在感染、不规范用药、饮食失调、创伤、血糖控制不佳或病情加重等诱因作用下易发生糖尿病酮症酸中毒。

①临床表现：原有"三多一少"症状加重，酸中毒失代偿后，可出现乏力、四肢无力、极度口渴、食欲不佳、恶心、呕吐，伴头痛、烦躁、嗜睡等症状，呼吸深快有烂苹果味。随着病情的迅速发展，出现严重失水、尿量减少、皮肤弹性差、眼眶下陷、脉搏细速、血压下降。晚期各种反射迟钝，甚至消失，出现不同程度的意识障碍，最终导致昏迷。

②辅助检查：血糖显著升高，多数为16.7～33.3mmol/L；血酮多在4.8mmol/L以上；尿糖、尿酮体均呈阳性或强阳性；pH下降。

③病情判断：若老年人出现尿酮体阳性，同时血糖增高，血pH降低时，高度怀疑糖尿病酮症酸中毒。根据酸中毒的程度，糖尿病酮症酸中毒分为轻、中、重度。轻度是指仅有酮症而无酸中毒，即糖尿病酮症；中度指除酮症外，伴有轻度至中度的酸中毒，即糖尿病酮症酸中毒；重度是指酸中毒伴意识障碍，即糖尿病酮症酸中毒昏迷。

（2）高血糖高渗状态：高血糖高渗状态（hyperglycemic hyperosmolar status，HHS）又被称为糖尿病高渗性非酮症昏迷，以严重高血糖、高血浆渗透压、脱水和不同程度的意识障碍为特点。多见于2型糖尿病老年人，约2/3老年人发病前无糖尿病病史或糖尿病症状较轻。老年人高血糖高渗状态的诱因，如感染、急性胃肠炎、脑卒中、摄水不足、失水过多、高糖摄入、使用易诱发的药物（糖皮质激素、免疫抑制剂）等，一旦发生即视为急重症老年人。

①临床表现：早期主要表现为多尿、多饮，有食欲减退或不明显的多食。随着病程进展，继而出现严重的脱水和神经系统症状和体征。脱水表现为皮肤干燥和弹性减退，眼球凹陷、唇舌干裂、脉搏快而弱，卧位时颈静脉充盈不良，立位时血压下降。神经系统表现为反应迟钝、烦躁或淡漠、嗜睡，最后陷入昏迷。晚期尿少甚至尿闭。

②辅助检查：血糖常高于33.3mmol/L，尿糖强阳性；尿酮体阴性或弱阳性。

③病情判断：对于昏迷的老年人，脱水伴有尿糖或高血糖，特别是有糖尿病史，近期使用过糖皮质激素、苯妥英钠等药物，应高度警惕是否发生高血糖高渗状态。如果老年人出现以下表现则提示预后

不良：昏迷持续 48h 尚未恢复；血浆高渗透状态 48h 内未能纠正；昏迷伴癫痫样抽搐和病理反射征阳性；血肌酐和尿素氮持续增高不降低；合并革兰氏阴性菌感染；出现横纹肌溶解或肌酸激酶升高。

（3）救治原则：高血糖症危及老年人生命，需保持老年人呼吸道通畅，吸氧的同时立刻送医抢救。救治应尽快补液以恢复血容量、纠正失水状态，降低血糖，纠正电解质及酸碱平衡失调。

2. 低血糖症的评估 低血糖症（hypoglycemia）是由多种原因引起的以静脉血浆葡萄糖浓度低于正常值状态，以交感神经兴奋和脑细胞缺糖为主要特点的综合征。不同人群低血糖症的诊断标准不同，对于非糖尿病人群低血糖的诊断标准为血糖低于 2.8mmol/L；而对于糖尿病人群（特别是老年糖尿病），因其低血糖的风险更高、危害更大，因而只要血糖低于 3.9mmol/L，即可诊断为低血糖症。

（1）临床表现：持续的低血糖可导致意识丧失，造成永久性神经系统损伤，也会导致心律不齐、心肌缺血和心肌梗死，甚至导致老年人死亡。具体可分为两类：

①交感神经过度兴奋症状：多有肌肉颤抖、心悸、出汗、饥饿感、软弱无力、紧张、焦虑、流涎、面色苍白、心率加快、四肢冰冷等。糖尿病老年人由于常有自主神经功能紊乱而掩盖交感神经兴奋表现，导致症状不明显，应特别注意夜间低血糖症状的发生。

②中枢神经系统症状：初期为精神不集中、思维和语言迟钝、头晕、嗜睡、视物不清、步态不稳，后期可有幻觉、躁动、易怒、性格改变、认知障碍，严重时发生抽搐、昏迷。部分老年人在屡发低血糖后，可表现为无先兆的低血糖昏迷。如果低血糖不能及时纠正，持续 6h 以上常导致永久性脑损伤，常不易逆转甚至死亡。

（2）辅助检查：血糖测定多低于 2.8mmol/L，但长期高血糖的糖尿病老年人血糖突然下降时，虽然血糖高于此水平依然会出现低血糖反应的症状。

（3）病情判断

可依据 Whipple 三联征确定低血糖：①低血糖症状；②发作时血糖低于 2.8mmol/L；③供糖后低血糖症状迅速缓解。根据血糖水平，低血糖症可分为轻、中、重度，血糖低于 2.8mmol/L 为轻度低血糖，血糖低于 2.2mmol/L 为中度低血糖，血糖低于 1.11mmol/L 为重度低血糖。

（4）救治原则：及时识别低血糖症、迅速升高血糖、去除病因和预防再发生低血糖。意识清楚的老年人可口服糖类食物 15～20g；意识障碍的老年人保持呼吸道通畅及时送医治疗。

（六）晕厥

晕厥（syncope）是指一过性全脑血液低灌注导致的短暂意识丧失状态，特点为发生迅速、一过性、自限性，能够完全恢复。老年人晕厥发作常无规律，轻者意识模糊，重者引发跌倒甚至死亡。晕厥发作前可有头晕、恍惚、视物模糊、乏力、出汗等先兆症状。晕厥在老年人中患病率很高，确切发病率尚不清楚。根据不同的病理生理特征，晕厥的分类及表现如下：

1. 神经介导的反射性晕厥 又称反射性晕厥，是由交感或迷走神经反射异常引起周围血管扩张和 / 或心动过缓造成的晕厥，包括血管迷走性晕厥、情境性晕厥、颈动脉窦综合征和不典型反射性晕厥。

（1）血管迷走性晕厥：多有明显诱因，如站立、坐位或情绪刺激、疼痛、医疗操作或晕血；典型症状为出汗、皮肤发热、恶心、脸色苍白；发作时伴低血压和 / 或心动过缓；意识恢复后常伴疲劳感；老年人表现可不典型。诊断主要依据典型病史、体格检查及目击者的观察。

（2）情境性晕厥：与特定的动作有关，如咳嗽、喷嚏、吞咽或排便、排尿、运动后、大笑、吹奏管乐器等。

（3）颈动脉窦综合征：转头动作、局部肿瘤、剃须、衣领过紧等可造成颈动脉窦受压造成反射性血压下降而晕厥。

（4）不典型反射性晕厥：诊断不典型反射性晕厥需要具备下列一种或多种特征，如无前驱症状、无明显诱因、不典型临床表现；倾斜试验可出现阳性结果，无器质性心脏病。辅助检查包括颈动脉窦按摩和直立倾斜试验。直立倾斜试验阳性结果结合临床有助于诊断不典型反射性晕厥，但阴性结果不能排除不典型反射性晕厥。

2. 直立性低血压性晕厥 直立性低血压性晕厥又称直立性低血压性晕厥,直立性低血压性晕厥的诊断依据为症状出现在由卧位或坐位突然直立时,收缩压下降 20mmHg、舒张压下降 10mmHg,或收缩压低于 90mmHg。卧立位试验、倾斜试验和基础自主神经功能检测可协助诊断。其原因主要包括:

(1)药物:最常见,如血管扩张剂、利尿药、吩噻嗪类、抗抑郁药。要特别了解老年人的用药史。

(2)血容量不足:如出血、腹泻、呕吐等。

(3)神经源性:包括原发性自主神经功能障碍(单纯自主神经功能障碍、多系统萎缩、帕金森病、路易体痴呆等)和继发性自主神经功能障碍(糖尿病等)。

3. 心源性晕厥 心律失常或器质性心血管疾病是常见的晕厥原因,危险性高,预后较差。主要包括以下两类:

(1)心律失常性晕厥:可以是心动过缓,如窦房结功能异常、房室交界区功能异常等;也可以是心动过速,如室上性、室性等;亦可以是药物引起的心动过缓和心动过速;或遗传性心律失常综合征。心电图,特别是持续心电监测是评估心律失常性晕厥的主要方法。对无创检查不能明确诊断病因,且高度怀疑为心律失常晕厥的老年人可行电生理检查。

(2)器质性心血管病合并晕厥:当大脑需要的供血量超过心脏的供血能力,如果相应的心排血量增加不足则可引起晕厥,见于心脏瓣膜病、急性心肌梗死或缺血、梗阻型心肌病、心包疾病、肺栓塞、急性主动脉夹层等情况。超声心动图可用于确定瓣膜狭窄、心房黏液瘤、左心室流出道梗阻、心脏压塞等。经食管超声心动图、CT 和 MRI 适用于主动脉夹层和血肿、肺栓塞、心脏肿瘤、心包和心肌疾病和先天性冠状动脉异常。冠状动脉造影适用于心肌缺血和梗死,明确或排除冠状动脉病变。运动试验可用于运动或劳力相关的晕厥或先兆晕厥的诊断,但应在有急救措施的条件下进行。

(七)气胸与血胸

胸膜腔内积气称为气胸,根据胸膜腔压力情况,可分为闭合性气胸、开放性气胸和张力性气胸。胸膜腔内积血,称为血胸,按照胸膜腔内积血的量,可分为小量血胸(成人 <0.5L)、中量血胸(0.5~1.0L)和大量血胸(>1.0L)。按有无活动性出血的情况可分为进行性血胸和非进行性血胸。血胸和气胸同时存在,称为血气胸。气胸和血胸的一般医学评估方法如下:

1. 临床表现评估 首先了解老年人起病的诱因,有无肺气肿病史,有无受伤,受伤的部位及伤后病情,有无昏迷、恶心、呕吐等。

(1)气胸

①闭合性气胸:胸膜腔少量积气,肺萎陷 30% 以下者,一般无明显症状,可有胸闷、胸痛,大量积气常有明显的呼吸困难。查体可有患侧胸部饱满、气管向健侧移位,叩诊呈鼓音,听诊呼吸音减弱或消失。

②开放性气胸:症状包括明显的呼吸困难、发绀、甚至休克。胸部可见伤口,颈静脉怒张,呼吸时可闻及气体进出胸腔伤口发出吸吮样声音,气管向健侧移位,叩诊呈鼓音,听诊呼吸音减弱或消失。

③张力性气胸:症状包括严重呼吸困难、发绀、烦躁、意识障碍、大汗淋漓、昏迷、休克等。查体可见患侧胸部饱满,颈静脉怒张,常触及皮下气肿,气管向健侧移位,叩诊呈鼓音,听诊呼吸音消失。

(2)血胸:症状与出血量、出血速度、个人体质相关。小量血胸可无明显症状。中等量血胸和大量血胸,尤其是急性失血时,可出现面色苍白、脉搏增快、血压下降、四肢湿冷等低血容量性休克症状。查体伤侧胸部叩诊呈浊音,肋间隙饱满,气管向健侧移位,呼吸音减弱或消失等。

2. 辅助检查评估

(1)实验室检查:血常规检查显示血红蛋白、红细胞、血细胞比容下降。继发感染者,白细胞和中性粒细胞计数升高。

(2)影像学检查

①胸部 X 线检查:闭合性气胸时,显示不同程度的胸膜腔积气和肺萎陷;开放性气胸时,显示胸

膜腔大量积气和肺萎陷,纵隔内器官向健侧移位;张力性气胸时,显示胸膜腔严重积气和肺完全萎陷,纵隔内器官向健侧移位。小量血胸仅显示肋膈角消失;大量血胸时显示大片密度增高阴影,纵隔移向健侧;血气胸时可显示气液平面。

②B超检查:可明确胸膜腔积液的位置和量。

③胸膜腔穿刺:既能帮助明确有无气胸、血胸的存在,又能抽出气体或液体,降低胸膜腔内压力,缓解症状;血胸时可抽出血性液体。

(梁　惠)

第四章
老年人常见综合征评估

学习目标

1. 掌握老年人跌倒、尿失禁、睡眠障碍、疼痛、衰弱、骨质疏松、压疮、营养不良的危险因素、评估方法；老年人跌倒风险评估量表。
2. 熟悉老年人跌倒、尿失禁、睡眠障碍、疼痛、帕金森病、骨质疏松、压疮、营养不良的临床表现。
3. 了解老年人跌倒、尿失禁、睡眠障碍、疼痛、帕金森病、骨质疏松、压疮、营养不良、安宁疗护的概念。
4. 学会老年人跌倒、尿失禁、睡眠障碍、疼痛、帕金森病、骨质疏松、压疮、营养不良的评估方法。
5. 具有尊老、爱老、孝老、敬老、助老意识和较强的人际沟通能力，操作规范、关爱老年人。

老年人群是一个庞大而有特殊生理特点的群体，随着年龄的增长，老年人各器官系统退化，慢性病发病增多。由于衰老、疾病、心理以及社会环境等多种因素累加，导致老年人对应激表现出脆弱性，老年人中有一些症状特别常见，如跌倒、尿失禁、睡眠障碍、疼痛等，这种由多种原因或多种疾病造成的非特异性的同一临床表现称为老年综合征。

老年人的常见状况包括跌倒、尿失禁、睡眠障碍、疼痛、谵妄、衰弱、压疮、营养不良等，它们与临床医学提到的综合征有着本质的区别，老年综合征强调的是一种临床表现，而临床医学中的综合征是指一种病因导致多种临床表现。

第一节　跌倒的评估

案　例

李爷爷，90岁，既往有高血压病、良性前列腺增生症、失眠、视力模糊。长期服用降压、助眠、改善前列腺增生的多种药物。半年来有过2次跌倒史，一次因为服用助眠药物后在凌晨时分急于上厕所跌倒在床旁，一次因为早起后没有发现过道障碍物而跌倒。

工作任务

请对李爷爷进行跌倒风险的评估。

一、跌倒概述

跌倒（fall）是指突发、不自主的、非故意的体位改变，倒在地上或更低的平面上。按照国际疾病分类（ICD-10）中的定义，跌倒包括两类：①从一个平面至另一个（更低）平面的跌落；②同一平面的跌倒。

老年人跌倒的发生率高，后果严重，是导致老年人伤残、失能和死亡的重要原因之一。世界卫生组织指出，跌倒是老年人慢性致残的第三大原因。在我国伤害引起死亡的原因中，跌倒排在第四位，而在65岁以上的老年人群中则为首位。老年人跌倒的发生率随着年龄增长而增加。据调查，年龄65岁及以上的社区居民中每年约30%会发生跌倒，85岁及以上者每年约50%会发生跌倒。

二、跌倒的危险因素

老年人跌倒是多因素互相作用的结果，而不只是由其中的某个原因引起的，导致跌倒的因素中既有内在的因素，也有外在的因素，而老年人具备的危险因素越多，发生跌倒的可能性越大。跌倒与老年人的身体状况、日常生活行为、居住环境和公共环境、心理状况等有关。对老年人跌倒的危险因素进行评估时，应注意从内在因素（主体因素）、外在因素（环境因素）和医源性因素（与医疗有关的因素）进行系统的综合分析与评估。

（一）内在危险因素及医源性因素

内在危险因素与老年人的自身身体状况有关，包括生理因素、病理因素、药物因素和心理因素四个方面，通常不易察觉且不可逆转，需仔细询问方可获知。医源性因素常因个体内在不一致而各有差异，可通过仔细询问而减轻或避免。

1. 生理因素

（1）中枢神经系统：老年人的智力、肌力、肌张力、感觉、反应能力、反应时间、平衡能力、步态及协同运动等能力的降低，使跌倒的危险性增加。

（2）感觉系统：随着年龄的增长，老年人的视力、视觉分辨率、视野及视敏度下降；老年性传导性听力损失、老年性耳聋甚至耳垢堆积会影响听力；老年人触觉下降，前庭功能和本体感觉退行性下降，导致老年人平衡能力下降。因此老年人常常不能感觉到周围环境中可能导致跌倒的危险信号，或者感觉变迟钝、感觉时间延长，等老年人反应过来的时候，已经发生了跌倒。

（3）步态的稳定性下降：步态的稳定性下降也是引发老年人跌倒的主要原因。老年人缓慢踱步行走，造成步幅变短、行走不连续、脚不能抬到一个合适的高度；加之中枢控制能力下降，导致跌倒危险性增加。

（4）骨骼肌肉系统：老年人骨骼、关节、韧带及肌肉的结构、功能损害和退化是引发跌倒的常见原因。老年人骨质疏松会增加与跌倒相关的骨折发生率，尤其是跌倒导致的髋部骨折。

2. 病理因素　造成老年人跌倒的常见病理因素包括以下几点：

（1）神经系统疾病：如脑卒中、帕金森病、脊椎病、小脑疾病、前庭疾病和外周神经系统病变等。

（2）心脑血管疾病：如直立性低血压、脑梗死、小血管缺血性病变等。

（3）影响视力的眼部疾病：如白内障、青光眼、黄斑变性等。

（4）心理及认知因素：如痴呆症、抑郁症等。

（5）骨关节疾病：如骨质疏松症、类风湿关节炎等。

（6）其他疾病：感染、肺炎及其他呼吸道疾病、贫血、脱水以及电解质平衡紊乱会导致机体的稳定能力受损；泌尿系统疾病或其他伴随尿频、尿急、尿失禁等症状的疾病，常使老年人如厕次数增加或发生排尿性晕厥；昏厥、眩晕、惊厥、偏瘫、足部疾病及足或脚趾的畸形等都会导致神经反射时间延长和步态紊乱；低血糖状态也易引发跌倒。

3. 药物因素　一些药物通过影响神志、精神、视觉、步态、平衡而导致老年人容易跌倒，药物因素与老年人跌倒的关联强度见表4-1。引起跌倒的药物包括以下几种：

（1）精神类药物：抗抑郁药、抗焦虑药、催眠药、抗惊厥药等。

（2）心血管药物：抗高血压药、利尿药、血管扩张药等。

（3）其他：降糖药、非甾体抗炎药、镇痛药、多巴胺类药物、抗帕金森病药物等。

表 4-1　药物因素与老年人跌倒的关联强度

因素	关联强度
精神类药物	强
抗高血压药物	弱
降糖药	弱
同时使用四种以上的药物	强

4. 心理因素　沮丧、抑郁、焦虑、情绪不佳及其导致的社会隔离均可增加跌倒的危险。沮丧可能会削弱老年人的注意力,潜在的心理状态混乱也与沮丧相关,都会导致老年人对环境危险因素的感知力和反应能力下降。另外,害怕跌倒也使行动能力降低、活动受限。

(二)外在危险因素

外在危险因素与内在危险因素相比,外在危险因素更容易控制。

1. 环境因素　环境包括室内环境、室外环境和个人环境。环境本身并不会导致跌倒,但暴露在不适宜环境中的人与其相互作用是造成跌倒的重要原因。

(1)室内环境因素:室内环境因素如昏暗的灯光、湿滑、不平坦的地面、障碍物、不合适的家具高度和摆放位置、楼梯台阶。卫生间没有扶栏、把手等都可能增加跌倒的危险。

(2)室外环境因素:室外环境因素如台阶和人行道缺乏修缮、建筑设计和维护不当、障碍物不明显、雨雪天气、气温过高、照明差、拥挤等都可能引起老年人跌倒。

(3)个人环境:常见的个人环境主要是指居住环境和生活细节。例如居住环境发生改变、宽大的衣服、过长的裤子、不合适的鞋子、不适宜的行走辅助工具、家务劳动、居住环境的安全设施等。

2. 社会因素　影响老年人跌倒的社会因素很多,包括低收入水平、低教育水平、住房不足、独居、缺少社会活动、缺少保健和社会照护、缺乏社会资源、卫生保健水平不足、享受社会服务和卫生服务的途径缺乏、室外环境的安全设计不合理等,这些因素导致老年人生活水平下降、缺乏健康保障、加快老化,从而引起跌倒发生率增加。

三、老年人跌倒的表现

老年人跌倒后的表现有骨折、关节脱位、出血、疼痛、扭伤及软组织损伤,常见髋部、肱骨外髁颈及桡骨远端的骨折、脊柱压缩性骨折等。因骨折断端损伤周围的血管而出现血肿、疼痛,严重时可出现休克。

四、老年人跌倒的后果

在 65 岁以上的老年人群中,跌倒引起的并发症是引起死亡的首要原因,因跌倒造成的死亡随着年龄的增长而增加。除了导致死亡以外,跌倒还会导致活动受限,甚至大量伤残,并常常伴有心理问题。

(一)躯体器质性伤害

据资料显示,有 22%~60% 的老年人因跌倒而受伤,其中引起躯体严重器质性损伤占 10%~15%,重度软组织损伤占 5%,以关节积血、脱位、扭伤及血肿常见;骨折占 5%。另外,跌倒所致的颅脑损伤,可直接导致死亡。跌倒严重威胁着老年人的身心健康、日常生活活动能力及独立生活能力,给社会及家庭带来沉重的负担。

(二)功能减退

老年人跌倒后因卧床或伤残肢体制动等导致肌肉萎缩、骨质疏松,甚至关节挛缩等,严重影响老年人的活动能力,甚至导致过早死亡。

（三）心理障碍

跌倒给老年人带来极大的心理创伤。约有 50% 跌倒者对再次跌倒产生惧怕心理。惧怕跌倒在曾经跌倒过和从未跌倒过的老年人中都有可能存在，是老年人常见的心理问题。惧怕跌倒会造成老年人活动减少和肢体功能减退，从而增加跌倒风险。因恐惧而避免活动者占跌倒的 25%。跌倒恐惧可造成老年人"跌倒→丧失信心→不敢活动→衰弱→跌倒"的恶性循环，甚至卧床不起，使老年人生活质量和生存质量进行性下降。

（四）继发损害

老年人跌倒后由于疾病的影响、长期卧床、肌肉萎缩、骨质疏松、肢体功能障碍等因素可出现多种继发损害。常见的有压疮、吸入性肺炎、泌尿道感染、血栓性静脉炎和栓塞、便秘等，严重者可导致死亡。有研究显示，老年人髋部骨折后 3 个月病死率可达 20%，骨折甚至会导致一部分老年人终身残疾。统计表明，跌倒老年人总病死率比无跌倒的老年人高 5 倍。

（五）经济影响

跌倒的直接医疗费用和疾病负担都很大，造成了社会和家庭的经济负担。北京市社区调查显示，跌倒发生率为 18.0%，是老年人伤害的首位死因，医疗花费每次平均 209 元。我国 2020 年第七次人口普查结果：60 岁及以上人口为 26 402 万人，占 18.70%，其中，65 岁及以上人口为 19 064 万人，占 13.50%。按每年至少有 2 000 万人发生 2 500 万次跌倒计算，直接医疗费用在 65 亿元以上，社会代价为 200 亿～220 亿元。

五、老年人跌倒评估的目的及意义

（一）评估目的

1. 获得老年人的相关信息 通过评估掌握老年人既往疾病状况，以及目前的症状、体征、功能损害程度、跌倒的危险因素，同时明确老年人的功能和预后相关的生活环境。

2. 制订相关护养计划 依据评估结果，针对不同老年人制订相应的治疗、康复和照护计划。

（二）评估意义

前瞻性识别老年人跌倒风险因素是有效实施跌倒预防和干预措施的前提。通过专业人员对跌倒的评估，找出高危人群并干预这些危险因素达到减少跌倒的发生。帮助医生、照护人员及老年人清楚地了解老年人跌倒的风险级别，制订预防、治疗、康复、照护措施。根据跌倒的风险因素进行针对性的预防跌倒训练，纠正不健康的生活方式和行为，规避或消除环境中的危险因素，降低跌倒发生率及跌倒后损伤的严重程度。通过多学科团队的共同干预，提高老年人的生活质量及生存质量，减轻家庭及社会的负担。

六、老年人跌倒的评估

老年人跌倒并非无法避免，而是可以预防和控制的。跌倒风险的评估是进行跌倒干预的基础和前提，《中国老年人跌倒风险评估专家共识》建议，老年人特别是有跌倒史的老年人，均应进行跌倒风险的评估，并指导进一步的干预措施，从而有效降低老年人跌倒的发生率和相关伤害。

（一）初步评估

1. 跌倒前的机体状况 老年人跌倒前有无先兆症状：头晕、眩晕、失衡感、心悸等；所患疾病情况：近期有无恶化或出现并发症、有无急性疾病、用药情况是否有改变。

2. 跌倒时的活动情况 跌倒是发生在某种有危险的运动中，还是发生在无危险的日常生活活动中，前者应避免类似运动，后者则可通过平衡与步态训练及改善环境来预防。

3. 跌倒时的环境因素 近期居住环境有无改变，是否独居；若多数跌倒发生于家里，应了解家庭的布局：楼梯是否难走及有无扶手、照明是否充足、地毯有无拱起、地面是否防滑、鞋裤是否合适、及行走辅助器具（拐杖、束带）是否选择合适等内容。一次成功的家庭访问，往往能了解老年人自己不知道而又可能是引起反复跌倒的危险因素。

（二）确定类型与病因

首先要确定老年人是意外性跌倒，还是自发性跌倒，前者是指由环境危险因素引起的跌倒，应了解老年人其视力和障碍物的性质，后者是指由疾病或药物引起的跌倒，主要见于感觉、神经、肌肉骨骼、心血管等系统疾病等，然后再确定各类型的具体病因。

（三）体格检查

观察老年人生命体征、意识状态、面容及姿势等，详细了解有无外伤、头部伤及骨折等。从循环系统、神经系统、代谢内分泌系统、步态和平衡能力、下肢肌肉力量、日常生活活动能力、心理及感官进行全面评估。如老年人是否患有心衰、帕金森病、骨质疏松、脑血管疾病，走路不稳、感觉异常、慌张步态等。

（四）评估工具

1. 移动 / 平衡能力评估　步态不稳定是老年人跌倒的常见原因，进行功能评估时主要集中于老年人的活动能力评估上，包括移动、步态和平衡等情况，以了解跌倒发生的风险。

（1）筛查问题："您在近 1 年内有无发生跌倒，或撞到墙壁、椅子等其他物体的情况?"，如回答"有"，则需要做移动 / 平衡能力的评估。

（2）初筛试验

1）5 次起坐试验（five-times sit-to-stand test，FTSTS）：主要了解老年人下肢肌肉力量。老人双手交叉放于胸前，从标准高度座椅（43～45cm，带靠背）上起身站立并坐下 5 次，尽可能快且不用手臂支撑，完成时间 <10s，说明下肢力量和关节活动度较好，如完成时间 >10s 或不能完成 5 次起坐，提示老人跌倒的风险增加。

2）计时直立 - 行走试验（timed up and go test，TUGT）：主要了解老年人的移动能力和步态，适用于能行走的老年人。如行走不稳可使用助步器来测试。让老年人从座高 43～45cm 的椅子上起身，尽快往前走 3m，然后转身走回，在椅子上坐下（共 6m）。记录老人背部离开椅背到再次坐下，靠到椅背所用的时间。测试过程中不能给予任何躯体的帮助。≤10s 时视为正常，可以自由活动；11～20s 内完成者活动较好，能独立活动；20～29s 者活动障碍，不能独立活动，有轻度依赖；30s 者活动缺陷，为重度依赖。

3）改良 Romberg 试验：主要了解平衡功能。老人先两脚分开站立，与肩同宽，如能保持平衡，可依次并脚站立，前后半脚站立，前后脚站立，每一步骤分别评估睁眼和闭眼的平衡性，记录维持平衡的时间，维持时间 >10s 为正常。如 10s 内不能维持平衡者，跌倒风险增加。睁眼时不能维持平衡，提示视觉平衡能力受损；闭眼时不能维持平衡，则提示本体感平衡能力受损。

2. 居家环境评估　全国调查显示，老年人的跌倒一半以上是在家中发生。家庭环境评估和改造尤其是进行居家适老化改造，可有效降低老年人的跌倒率，特别是高跌倒风险老年人的跌倒率。居家危险因素评估工具（home fall hazards assessment，HFHA）包括对居室内的灯光、地面（板）、厨房、卫生间、客厅、卧室、楼梯与梯子、衣服与鞋子、住房外环境等 9 个方面共 53 个危险因素条目的评估，并且针对每个条目都给出了相应的干预建议（表 4-2）。

3. 跌倒风险评估　跌倒风险评估常用的量表有 Morse 跌倒危险因素评估量表（表 4-3）和托马斯跌倒风险评估工具（表 4-4）。其中托马斯跌倒风险评估工具评估老年人的时间短，容易完成，是专门为老年人设计的跌倒风险评估量表，可以广泛运用于医院、养老院等老年人的跌倒风险评估。

表4-2　居家危险因素评估工具（HFHA）

姓名：＿＿＿＿＿＿＿＿＿性别：＿＿＿＿居住的社区/村：＿＿＿＿＿＿＿＿＿＿＿＿＿＿

自觉居家环境安全：没有感觉＿＿＿＿＿不好＿＿＿＿＿＿普通＿＿＿＿＿＿良好＿＿＿＿＿＿

曾经在家中跌倒过的案例：无，　　有（原因）＿＿＿＿＿＿＿＿＿＿＿＿＿＿＿＿＿＿＿＿

序号	分类	评估内容	评估结果	建议
1	室内灯光	居家灯光是否合适	□是　□否	灯光不宜过亮或过暗
2		楼道与台阶的灯光是否明亮	□是　□否	在通道和楼梯处使用60瓦的灯泡。通道上宜装有光电效应的电灯
3		电灯开关是否容易打开	□是　□否	应轻松开关电灯
4		在床上是否容易开灯	□是　□否	在床上应很容易开灯
5		存放物品的地方是否明亮	□是　□否	在黑暗处应安装灯泡。从亮处到暗处应稍候片刻
6	地面（板）	地面是否平整	□是　□否	地面不宜高低不平，如有应以斜坡代替。室内不应有门槛
7		地面上是否放置杂乱的东西	□是　□否	地面上应整洁，尽可能不放或少放东西，应清除走廊障碍物
8		通道上是否存在电线	□是　□否	通道上不应有任何电线
9	卫生间	在浴缸或浴室内是否使用防滑垫	□是　□否	在湿的地面易滑倒，浴室内应使用防滑垫，在浴缸内也应使用防滑材料
10		洗刷用品是否放在容易拿到的地方	□是　□否	洗刷用品应放在容易拿到的地方，以免弯腰或伸得太远
11		在马桶周围、浴缸或淋浴间是否有扶手	□是　□否	应装合适的扶手
12		是否容易在马桶上坐下和站起来	□是　□否	如马桶过低，或老人不易坐下和站起来，应加用马桶增高垫，并在周围装上合适的扶手
13	厨房	是否不用攀爬、弯腰或影响自己的平衡就可很容易取到常用的厨房用品	□是　□否	整理好厨房，以便能更容易取到最常用的厨具。可配用手推托盘车。如果必须上高处取物，请用宽座和牢靠的梯子
14		厨房内灯光是否明亮	□是　□否	灯光应明亮
15		是否有良好的通风设备来减少眼睛变模糊的危险性	□是　□否	留置通风口，安装厨房抽油机或排气扇，做饭时更应通风
16	客厅	是否可以容易从沙发椅上站起来	□是　□否	宜用高度适宜又有坚固扶手的椅子
17		过道上是否放置任何电线、家具和凌乱的东西	□是　□否	不可在过道上放置电话线、电线和其他杂物
18		家具是否放置在合适的位置，使您开窗或取物时不用把手伸得太远或弯腰	□是　□否	家具应放置在合适的位置，地面应平整、防滑和安全
19		窗帘等物品的颜色是否与周围环境太相近	□是　□否	窗帘等物品的颜色尽可能鲜艳，与周围环境应有明显区别

续表

序号	分类	评估内容	评估结果	建议
20	楼梯、台阶、梯子	是否能清楚地看见楼梯的边缘	□是 □否	楼梯与台阶处需要额外的照明,并应明亮。楼梯灯尽量使用自动开关
21		楼梯与台阶的灯光是否明亮	□是 □否	
22		楼梯上下是否有电灯开关	□是 □否	
23		每一级楼梯的边缘是否安装防滑踏脚	□是 □否	在所有阶梯上必须至少一边有扶手,每一级楼梯的边缘应装防滑踏脚
24		楼梯的扶手是否坚固	□是 □否	扶手必须坚固
25	老人衣服和鞋子	是否穿有防滑鞋底的鞋子	□是 □否	鞋子或拖鞋上应有防滑鞋底和凸出的纹路
26		鞋子是否有宽大的鞋跟	□是 □否	鞋子上应有圆形宽大的鞋跟
27		在房里以外的地方是否穿的是上街的鞋子而不是拖鞋	□是 □否	避免只穿袜子、宽松的拖鞋、皮底或其他滑溜鞋底的鞋子和高跟鞋
28		穿的衣服是否合身	□是 □否	衣服不宜太长,以免绊倒(尤其是睡衣)
29		是否坐着穿衣	□是 □否	穿衣应坐下,而不要一条腿站
30	住房外面	阶梯的边缘是否已清楚标明	□是 □否	应在阶梯的前沿漆上不同的颜色确保所有外面的阶梯极易看到
31		阶梯的边缘是否有自粘性防滑条	□是 □否	阶梯边缘应贴上防滑踏脚
32		阶梯是否有牢固且容易抓的扶手	□是 □否	阶梯应有牢固且容易抓的扶手
33		房子周围的小路情况是否良好	□是 □否	应保持小路平坦无凹凸。清除小路上的青苔与树叶,路潮湿时要特别小心
34		室内是否有安全隐患,如过高或过低的椅子、杂乱的家居物品等	□是 □否	卧室的地板上不要放东西。要把卧室内松动的电线和电线系好,通道上不得有杂乱物品。椅子高度应合适
35	卧室	室内有无夜间照明设施?是否可以在下床前开灯	□是 □否	床边安一盏灯,考虑按钮灯或夜明灯。夜晚最好在床边放一把手电筒
36		是否容易上、下床	□是 □否	床高度应适中,较硬的床垫可方便上下床。下床应慢,先坐起再缓慢站立
37		卧室内是否有电话	□是 □否	卧室应装部电话或接分机,放在床上就可够着的地方
38		如果您使用拐杖或助行器,它们是否放在您下床前容易够着的地方	□是 □否	将拐杖或助行器放在较合适的地方

结论:

注:上述量表各项评估结果,勾选"是"得 1 分,"否"不得分,将各项分值相加,得分总值越大,说明居家环境越安全,反之要根据"建议"进行居家环境改进。

表 4-3　Morse 跌倒危险因素评估量表

项目	评分标准	MFS 分值
近 3 个月有无跌倒	无：0	
	有：25	
多于一个疾病诊断	无：0	
	有：15	
步行需要帮助	否：0	
	拐杖、助步器、手杖：15	
	轮椅、平车：0	
接受药物治疗	否：0	
	是：20	
步态 / 移动	正常、卧床不能移动：0	
	虚弱：10	
	严重虚弱：20	
精神状态	自主行为能力：0	
	无控制能力：15	
总得分		

危险程度	MFS 分值	措施
零危险	0～24	一般措施
低度危险	25～45	标准防止跌倒措施
高度危险	>45	高危险防止跌倒措施

表 4-4　托马斯跌倒风险评估工具

项目	评分标准
1. 因跌倒住院或住院期间发生跌倒	无：0　　有：1
老人是否存在以下（问题 2～5）情况	
2. 躁动不安？谵妄？	无：0　　有：1
3. 视力障碍已影响生活？	无：0　　有：1
4. 需频繁上厕所？	无：0　　有：1
5. 活动欠耐力，只能短暂站立？需协助或使用辅助工具方能下床？	无：0　　有：1
总得分	
评分标准：高于两项即可认为是跌倒高危人群	

七、老年人跌倒评估的结果及应用

（一）老年人跌倒风险分级及干预

根据评估结果，将跌倒风险分为低危跌倒风险、中危跌倒风险、高危跌倒风险三级，老年跌倒风险分级及干预措施见表 4-5。根据不同的跌倒风险制订相应的干预措施。

表 4-5 老年跌倒风险分级干预措施

跌倒风险级别	干预措施
低危跌倒风险	提供足够的灯光,清除房间、床旁及通道障碍物,调整常用药物
	保持地面清洁干燥,告知卫生间防滑措施(淋浴时有人陪伴)
	降低床的高度,增加床间距:1.0～1.5m,晨间照护时检查床的稳定性
	必要时配备紧急呼叫器,并给予指导正确使用方法
	指导老年人渐进坐起,渐进下床的方法
	将手杖等辅助设施放在触手可及的位置
	需要评估是否需要使用助行设施
	穿具有防滑功能的鞋具,穿合适的衣裤
	养成良好的排便习惯
	使用镇静药,睡前排尿,装好床栏,加强巡视
	教老年人如何安全跌倒
	家属与照护者进行预防跌倒的教育
中危跌倒风险	教育老年人及照护者,任何活动都需要旁人帮助
	老年人所有需要的物品必须放在触手可及的地方
	提高对老年人的监护级别
	加强巡视
高危跌倒风险	夜间有辅助照明设施
	对老年人生活环境进行适老化的改善
	必要时使用助行设施
	在老年人活动时提供必要的帮助
	家庭成员/照护者必须就老年人跌倒危险因素进行讨论
	不要让老年人坐在没有保护措施的椅子上面以及单独停留在浴室
	必须随时有人照看老年人
	必要时给予行为限制/束缚

(二)老年人跌倒后的处理措施

1. 紧急处理措施 老年人跌倒后不要急于扶起,要进行评估确定有无意识障碍、抽搐、外伤和骨折等,再进行现场处理。

(1)确认伤情:询问老年人跌倒时的情况及对跌倒过程的记忆,如老年人不能记起跌倒过程,提示可能为晕厥或脑血管意外等,需进行 CT、MRI 等检查确诊;询问老年人跌倒时或跌倒后有无剧烈头痛或口角歪斜、言语不清、四肢无力等,有则提示可能为脑卒中,处置过程中注意避免加重伤情;检查有无骨折,如有肢体疼痛、畸形、关节异常及大小便失禁等,以确认骨折情形,给予适当处置。

(2)安全转移:环境中有危险因素时,选择适当的方法将老年人转移到安全舒适的地方。搬运时采用正确的搬运方法,动作轻巧、安全,避免不必要的震动,防止二次伤害。

(3)外伤、出血者:对伴有外伤、出血者采取必要的止血、包扎和固定后,密切观察生命体征,发现异常立即进行相应的处理。

(4)体位:如果老年人试图自行站起时,确认安全后救助者可协助其缓慢起立,采取坐位或者卧位休息,确认无碍后方可松手,并继续观察老年人的情况。

(5)查找危险因素:查找导致老年人跌倒的危险因素,制订防治照护措施及方案。

(6)密切观察病情变化:对跌倒后意识不清的老年人,严密监测生命体征的变化,有呕吐者,应将头偏向一侧,并及时清理口腔、鼻腔中的呕吐物,保持呼吸道通畅;抽搐者应将其移至平整的地面并在其身体下垫软物,防止碰伤、擦伤,必要时使用牙垫,防止舌咬伤;如发生呼吸、心跳停止,应立即进行胸外心脏按压、口对口人工呼吸等急救措施。

2. 跌倒后的长期照护 大多数老年人跌倒后伴有不同程度的躯体损伤,从而导致长期卧床。对于这类老年人需要提供长期照护。根据老年人的日常活动能力,提供相应的基础照护,满足老年人日常生活需求;做好心理护理,消除老年人因跌倒产生的恐惧心理,指导并协助老年人进行相应的功能锻炼、康复训练;预防压疮、肺部感染、尿路感染等并发症的发生;促进老年人身心功能恢复,回归健康生活。

3. 心理调适 老年人跌倒后大多会产生恐惧心理,害怕再次出现跌倒而卧床不起,故应做好跌倒后老年人的心理照护。帮助其分析发生跌倒的原因,如何预防跌倒,从而减轻或消除老年人的恐惧心理,积极配合康复治疗,避免发生失用性综合征。

4. 健康指导 跌倒的健康指导重点在于如何预防再次发生跌倒。帮助老年人识别跌倒的危险因素,增强预防跌倒的意识,并给予积极的指导和干预措施,减少老年人跌倒的发生,减轻老年人跌倒所致伤害的严重程度。

(1)增强防跌倒意识:加强防跌倒知识和技能的宣教,帮助老年人及其家属正确地认识自身,增强预防跌倒的意识;告知老年人及其家属,老年人发生跌倒时不同情况的应急处理措施、紧急情况发生时应如何寻求帮助等,做到有备无患。

(2)合理用药:指导老年人按医嘱正确服药,不要随意加药或减药,更要避免自行同时服用多种药物,并且尽可能减少用药的剂量,了解药物的副作用,注意用药后的反应。用药后动作宜缓慢,以预防跌倒的发生。

(3)合理运动:根据老年人的年龄、活动能力和个人兴趣选择合适的锻炼方式,并坚持和规律地进行锻炼,如打太极拳、散步、慢跑、平衡操、奥塔戈运动等运动,以增强其肌肉力量、柔韧性、协调性、平衡能力及灵活性,从而减少跌倒的发生。

(4)选择适当的辅助工具:根据个人需要选择适当的辅助工具。指导老年人选择适宜高度的助行器(手杖、步行器等),并定期检查橡皮底垫是否磨损。对老年人经常使用的物品应固定放置;如有视觉、听觉障碍的老年人应佩戴眼镜、助听器等其他补偿设施。

(5)创造安全环境:保持室内灯光明亮,通风良好,地面干燥、平坦、整洁;将经常使用的物品放在触手可及的位置,不要登高取物;保持家具高度适宜,边缘的钝性,防止对老年人产生伤害;对道路、厕所、路灯等予以明确标志,并告知老年人;走廊、洗手间安装扶手;衣着舒适、合身、长短适宜,避免穿过于紧身或宽松的服饰,防止行走时绊倒;鞋子尺码要合适,鞋底防滑,行走时避免穿拖鞋;床头设置跌倒警示牌;佩戴醒目的标识,提醒老年人、家属、医护人员及其照护人员,共同维护老年人的安全。

(6)调整生活方式:指导老年人在日常生活中应注意:避免走过陡的楼梯或台阶,上下楼梯、如厕时尽可能使用扶手;转身、转头时动作尽量缓慢;走路保持步态平稳,慢走,避免携带过重物品;避免去人多及湿滑的地方;避免过急过快的体位改变,遵循起床三部曲原则;睡前饮水不要过多,避免导致夜间多次起床如厕,夜间床旁放置小便器避免独自如厕;避免在他人看不到的地方独自活动。

(7)防治骨质疏松:指导老年人加强膳食营养,保持饮食均衡。适当补充维生素 D 和钙剂;适当加强体育锻炼,增强骨骼强度,防止跌倒的发生。

(8)保持情绪稳定:适当娱乐,保持良好的人际交往,调整和控制不良情绪。老年人跌倒后常产生恐惧心理,增强其自信、提供社会支持以减少老年人对跌倒的恐惧。

(三)老年人跌倒后照护效果的评价

老年人跌倒后照护效果评价主要包括以下内容:老年人跌倒后得到正确有效的处理和护理;老年人日常生活需求得到满足;老年人和 / 或照护者理解跌倒的危险因素,能主动进行自我防护;老年人对跌倒的恐惧心理降低或消除。

第二节 尿失禁的评估

案 例

张奶奶，72岁，生养了3个孩子，随着年龄的增长，打喷嚏和咳嗽时或者颠簸一下经常出现憋不住尿，为此，张奶奶很烦恼。

工作任务

分析张奶奶发生尿失禁的危险因素有哪些。

国际尿控协会（International Continence Society，ICS）的最新定义认为，尿失禁（urinary incontinence，UI）是一种给病人及照料者带来社会及卫生问题的尿液非随意流失。尿失禁是一种临床症状、异常体征和临床问题，但尿失禁不能被看作是一种疾病，因为大多数情况下，导致尿失禁的确切原因并不清楚，常常是多因素所致。老年人尿失禁是老年人各种原因导致的尿失禁的总称，它并不是正常衰老的表现。

一、概述

（一）老年人尿失禁的流行病学

国际上多个流行病学调查报告指出，尿失禁在不同人群中的患病率为17%～45%。随着年龄的增长，尿失禁的患病率相应升高。有15%～38%的老年人受到尿失禁的困扰。据统计，我国尿失禁患病率为18%～53%，50岁以上女性患病率高达60%。由于很多老年人对尿失禁缺乏正确认识或羞于启齿，实际患病率可能比调查统计的还要高。

尿失禁虽然不直接危及生命，但可以引起许多并发症，严重降低了老年人的生活质量。尿失禁老年人易出现身体异味、会阴部失禁性皮炎、泌尿系感染甚至跌倒、骨折等；心理上，尿失禁老年人常因感到羞耻、压抑，更易出现抑郁、焦虑等精神性改变；因此尿失禁又被称为"社交癌"。

（二）老年人尿失禁的分类

根据不同标准，尿失禁可有多种分类方法，如按年龄、性别、尿失禁特点或尿流动力学特征等分类。根据ICS发布的标准化名词定义，尿失禁主要分为以下几种类型：

1. 压力性尿失禁 老年人由于膀胱颈括约肌老化松弛，在腹内压增加（如咳嗽、打喷嚏、大笑等）时，膀胱内压力超过膀胱出口及尿道阻力，尿液会不自主流出。压力性尿失禁多见于膀胱膨出、子宫脱垂的老年经产妇女。压力性尿失禁一般分为四度。

Ⅰ度：腹内压升高时偶有尿失禁，可以正常参加社会活动。

Ⅱ度：任何时候屏气或用力时都有尿失禁，内裤常被尿液浸湿，需做更换。

Ⅲ度：直立位时即有尿失禁，常浸湿外裤，有时尿液可能沿大腿流下，需要用尿片。

Ⅳ度：直立位或平卧位时均有尿失禁，呈完全失禁状态。

2. 急迫性尿失禁 急迫性尿失禁是指伴有强烈尿意的不自主性漏尿。其中，因逼尿肌不自主收缩引起者称为运动型急迫性尿失禁；感到有强烈的排尿感而不伴有逼尿肌收缩者则称为感觉型急迫性尿失禁。

3. 混合性尿失禁 混合性尿失禁是指压力性尿失禁和急迫性尿失禁同时存在，并伴有膀胱括约肌功能不全。

4. 充盈性尿失禁 膀胱过度充盈引起尿液溢出称为充盈性尿失禁，见于各种原因引起的慢性尿潴留。充盈性尿失禁好发于男性，多与良性前列腺增生症导致的尿道梗阻有关，尿道狭窄、糖尿病性神经病、神经损伤或药物也可引起充盈性尿失禁。其特点是当膀胱内压超过尿道阻力时，尿液自动从高压区流向低压区，随着膀胱内压力降低，与括约肌压力达到平衡时漏尿自动停止。

5. 无阻力性尿失禁 无阻力性尿失禁又称真性尿失禁，指由于尿道阻力完全丧失，膀胱内不能储存尿液，老年人在站立时尿液由尿道流出。常见的原因为外伤、手术或先天性疾病引起的膀胱颈和尿道括约肌的损伤、神经源性膀胱和阴茎耻骨型尿道上裂等。

6. 反射性尿失禁 以神经性疾病产生的逼尿肌反射亢进作为主要动力引起的尿失禁称为反射性尿失禁，它是在缺乏尿意的情况下由于脊髓内异常反射活动引起的自发性漏尿。这类老年人均有不同程度的逼尿肌反射亢进和低顺应性膀胱。可见于骶上中枢神经损害，因膀胱感觉不能传向大脑，呈骶髓低级排尿中枢反射，一般无排尿感觉，伴有逼尿肌反射亢进。

二、老年人尿失禁的危险因素

正常的排尿与随意控制是一系列复杂的生理反应。随着膀胱充盈，膀胱壁牵张感受器向骶尾部脊髓发出信号，膀胱容量达临界值时，脊髓反射（排尿反射）刺激膀胱排空。排空过程由逼尿肌节律性收缩及尿道外括约肌松弛来完成。

排尿随意控制由大脑皮质的神经元回路抑制排尿反射来完成。随意控制需要个体注意膀胱排空阈值，避免在达到阈值前排尿，形成尿失禁，也就是说，要感觉膀胱充盈的程度，抑制反射性收缩，直到需要排尿的程度。随意排空膀胱的能力在维持随意控制方面也具有重要意义。以上各环节在适当时候不能正常发挥作用，即可出现尿失禁。

很多因素可以导致或加重尿失禁，随着年龄增长，老年人身体各脏器衰弱，多病共存，发生尿失禁的风险明显增加。老年人尿失禁常见危险因素如下：

1. 年龄 随着年龄的增长，老年人逐渐出现盆底肌肉韧带松弛、尿道括约肌退行性改变、逼尿肌收缩力下降、身体灵活性下降等改变，这些因素可导致尿失禁的发病率增加，另外老年人常见或者特有的疾病也可以引发尿失禁。

2. 性别 老年女性尿失禁患病率高于老年男性，并随着年龄的增长逐渐增高，高发年龄为45～55岁。老年女性由于雌激素缺乏，可导致尿道黏膜和黏膜下血管萎缩，尿道闭合能力减弱；也可因多次分娩或者不良分娩造成括约肌和盆底组织损伤，从而引发尿失禁。

3. 生育 生育的胎次、生育的年龄与尿失禁的发生率呈正相关。经阴道分娩者比剖宫产者更易发生尿失禁，使用助产钳、催产素等加速产程的助产技术也会增加尿失禁的风险。

4. 生活方式 吸烟、饮食、体育锻炼等均与尿失禁发生相关。吸烟者尿失禁发生率高于不吸烟者，可能与吸烟引起的慢性咳嗽和胶原纤维合成减少有关；经常参加体育锻炼能降低老年女性患尿失禁的风险，但某些剧烈的体育锻炼方式可引起盆底支持组织薄弱，更易导致压力性尿失禁。全脂肪（特别是饱和脂肪酸）、胆固醇、维生素 B_{12} 与锌等摄入过多均增加尿失禁的风险，减少咖啡因摄入能减少尿失禁的发生。

5. 肥胖 研究显示，体重指数和腰围与尿失禁的发生呈正相关。急迫性尿失禁和压力性尿失禁的患病率随着体重指数的上升而上升，减肥是超重和肥胖妇女尿失禁的初始治疗方法，减轻体重的5%～10%便可使其明显受益。

6. 疾病因素 痴呆症、帕金森病、脑卒中、糖尿病、心衰、慢性肺部疾病、睡眠呼吸暂停综合征、抑郁、便秘、行动障碍、老年男性前列腺疾病、老年女性盆腔脏器脱垂、全子宫切除手术史等均与尿失禁发病明显相关。这些因素可通过影响尿量、控尿功能、老年人如厕能力或增加腹压等，引发尿失禁。

7. 药物因素 药物对神经、精神系统和下尿路功能的影响可增加尿失禁的风险。引起尿失禁的常用药物及其对控尿产生的影响见表4-6。

8. 环境因素 厕所环境不安全（易跌倒）、居住环境设置不利于老年人起居也可导致尿失禁的发生。

表 4-6 可引起尿失禁的常用药物及其对控尿的影响

药物种类	药物名称	对控尿的影响
镇静催眠药	地西泮或氟西泮	镇静、谵妄
麻醉镇痛药	阿片类制剂	镇静、谵妄、尿潴留、便秘
抗胆碱能药	溴丙胺太林、羟叮咛	尿潴留、充盈性尿失禁、谵妄、便秘
精神抑制药	硫眯嗪、氟哌啶醇	镇静、强直、运动受限、抑制逼尿肌收缩
抗抑郁药	阿米替林、去甲丙	镇静、抗胆碱能作用
抗帕金森药	苯海索、甲磺酸苯扎托品	镇静、抗胆碱能作用
α受体拮抗药	哌唑嗪、特拉唑嗪	后尿道松弛、女性可加重压力性尿失禁
α受体激动药	咪嗪类	男性可出现急性尿潴留
钙通道阻滞药	维拉帕米	尿潴留，体液蓄积过多致多尿
强力利尿药	呋塞米、丁脲胺	多尿、尿频、尿急
血管紧张素转换酶抑制药	卡托普利	可引起咳嗽，加重压力性尿失禁
抗肿瘤类	长春新碱	尿潴留

大约 1/3 老年人尿失禁是暂时性的，多与泌尿系统外的因素有关，如谵妄、感染、萎缩性尿道炎或阴道炎、药物、精神失常（尤其是严重抑郁）、尿液过多（充血性心力衰竭、高钙血症）、活动受限、便秘等。如果得不到适当处理，尿失禁的症状将持续存在。老年人尿失禁往往非单一病因所致，而是受到多种因素的影响，照护时需要综合考虑。

三、老年人尿失禁的表现

常见的临床表现：会阴部皮肤红肿、溃疡，尿道周围皮肤湿疹、瘙痒，反复尿路感染等现象。身体因尿失禁产生异味而不愿意与人交往；可能会出现孤独、抑郁、羞耻和退缩等心理方面的问题。

四、老年人尿失禁的后果

老年人发生尿失禁后严重影响其身心健康、生活质量。

（一）老年人尿失禁导致心理障碍

严重的尿失禁导致老年人身上常常伴有异味，出现会阴部皮肤糜烂、反复尿路感染等，会严重影响老年人的日常生活和社会功能。由于身上难闻的异味使老年人羞于站在人前，害怕与人交往，易造成交往心理障碍，如出现孤僻、焦虑、抑郁、自我价值感降低等表现，形成所谓"社交癌"。据研究显示，老年人尿失禁人群中发生焦虑、抑郁的比例达 80.6%～89.8%。

（二）老年人尿失禁引发多种并发症

老年人尿失禁常易引发会阴部湿疹、溃疡、压疮、阴道炎、尿路感染、膀胱结石、肾脏受损等多种并发症。尿失禁老年人往往排尿后会觉得尿道口刺痛不适，老年妇女有外阴瘙痒症状，这是因为女性尿道距离阴道很近，长期尿失禁会诱发阴道炎症。有些老年人为了防止尿失禁而少喝水，导致膀胱尿酸浓度升高，易造成膀胱结石。严重的尿失禁还可引发膀胱输尿管反流、肾积水合并感染、尿毒症等而危及生命。

五、老年人尿失禁评估的目的及意义

评估老年人尿失禁程度和类型，判断其生活自理能力。依据评估结果制订治疗和护理计划，同时通过评估来评价治疗效果。

尿失禁严重影响老年人的日常生活和社会功能的实现，给老年人的心理造成极大压力，影响着老年人健康指数的提升和总体生活质量的提高。通过询问病史了解症状，评估引起尿失禁的各种原因，了解老年人的排尿功能和预后相关的影响因素，指导照护人员选择干预措施，最终达到早期识别、正确诊断和及时防治的目的，使老年人恢复健康或维持目前的健康状态，提高老年人的生存质量。

六、老年人尿失禁的评估

（一）尿失禁的评估量表

常用的评估量表有国际尿失禁咨询委员会尿失禁问卷表简表、老年人失禁评估总表、尿失禁生活质量量表。

1. 国际尿失禁咨询委员会尿失禁问卷表简表（ICI-Q-SF） 该表常用于评估老年人有无尿失禁及其影响程度。通过询问老年人近4周来的排尿情况进行评估。总分为0~21分。0分，无症状，不需要任何处理；1~7分，轻度尿失禁，不需要佩戴尿垫，在医师或康复师指导下进行自控训练；8~14分，中度尿失禁，需要佩戴尿垫，可进行物理治疗或手术治疗；15~21分，重度尿失禁，严重影响正常生活和社交活动，到专科医院或老年病医院系统治疗。具体见表4-7。

表4-7 国际尿失禁咨询委员会尿失禁问卷表简表（ICI-Q-SF）

序号	评估项目	评估内容		评分	得分
1	您的出生日期	年 月 日			
2	性别	男 女			
3	您遗尿的次数	从来不遗尿		0	
		一星期大约遗尿1次或经常不到1次		1	
		一星期遗尿2次或3次		2	
		每天大约遗尿1次		3	
		一天遗尿数次		4	
		一直遗尿		5	
4	在通常情况下您的遗尿量是多少（不管您是否使用了防护用品）	不遗尿		0	
		少量遗尿		2	
		中等量遗尿		4	
		大量遗尿		6	
5	总体上看，遗尿对您日常生活影响程度如何？	请在0（表示没有影响）~10（表示有很大影响）之间的某个数字上画圈		0.1.2.3.4.5.6.7.8.9.10	
6	什么时候发生遗尿？（请在与您情况吻合的括号内画钩）	从不遗尿		（ ）	
		在睡着的时候遗尿		（ ）	
		在活动或体育运动时遗尿		（ ）	
		在没有明显理由的情况下遗尿		（ ）	
		未能到达厕所就会有尿液漏出		（ ）	
		在咳嗽或打喷嚏时遗尿		（ ）	
		在排尿完毕和穿好衣服的时候遗尿		（ ）	
		在所有时间内遗尿		（ ）	

2. 老年人失禁评估总表 该量表主要是根据评估综合得分来确定老年人需要的失禁护理级别，判断工作量和投入情况。具体见表4-8。

表 4-8 老年人失禁评估总表

直接因素评估：评价老年人的失禁状况，并确定相应的护理措施。

项目	评估内容描述	级别	判定
排泄控制	自主排泄，并能保持清洁	A	
	有意识，偶尔小便失禁，但可自行如厕，或者经常小便失禁但使用纸尿裤	B	
	无意识，小便完全失禁或大小便失禁，完全依赖纸尿裤或使用导尿管	C	

间接因素评估：评价失禁相关的状况，情况越差，需要的协助越多，照护人员投入的工作量、时间以及关注也越多。

项目	评估内容描述	分值	得分
修饰/灵巧性	自行完成穿脱衣服、擦拭、刷牙、剃须等动作	0	
	可自行完成以上动作，但不能整洁到位，需协助下完成	10	
	完全需要帮助	20	
活动能力	独立行动，能自主如厕	0	
	使用安全保护或辅助用具协助完成，如厕时需要一定协助	10	
	不能行动或完全需要帮助，卧床	20	
液体摄入	适当的饮水量 1 200ml≤每天总计或 4 次≤每天饮水	0	
	饮水量 800ml≤每天总计 <1 200ml 或 2 次≤每天饮水 <4 次	10	
	确诊为脱水，饮水总计 <800ml 或每天饮水≤1 次	20	
与失禁有关的药物	没有服用影响尿控能力的药物	0	
	服用了恢复尿控能力的药物	−10	
	服用了可能影响尿控能力的药物，如利尿药、镇静药	10	
皮肤	皮肤健康完好	0	
	皮肤轻度敏感/有压疮/红肿/溃烂	10	
	皮肤严重敏感，有发炎、破损、溃烂等	20	
认知能力	反应灵敏并正常交谈	0	
	有一定沟通障碍，但是可以通过工具表达自己	10	
	严重沟通障碍，基本不能表达	20	
对尿控的关注	坦然接受、愿意接受帮助并希望改善	0	
	不太关心失禁问题，认为随便处理即可	10	
	对失禁无意识或完全不关注，或有自卑心理	20	
对如厕设施的使用	非常完善，如厕电铃、马桶旁扶手、防滑走道、如厕指示牌，如厕协助等齐全	0	
	比较完善，上述内容不太齐全，但是基本需求已经满足	10	
	不太完善，上述内容不齐全，不能满足老年人如厕的基本需求	20	

合计得分	结果判断
直接因素级别与间接因素得分结合	A 级，密切关注身体情况，保持现状，无需失禁护理
	B 级，得分≤30，失禁三级护理
	B 级，且 30< 得分≤60，失禁二级护理
	B 级，且得分 >60，失禁一级护理
	C 级，且得分≤30，失禁二级护理
	C 级，且得分 >30 分，失禁一级护理

根据评估综合得分确定该老年人需要的失禁护理级别

3. 尿失禁生活质量量表(incontinence quality of life,I-QOL)　此量表含有包括逃避和限制性行为、心理社会影响、自我困扰3个领域共22个问题(表4-9)。

量表涉及三个方面,量表构成包括:①问题1、2、3、4、10、11、13、20为逃避和限制性行为方面;②问题5、6、7、9、15、16、17、21、22为心理社会影响方面;③问题8、12、14、18、19为自我困扰方面。采用自我测评的方式,每一题设有5个固定的供选答案,单项选择,以不同分值标记。最后评分=(合计分数-22)/88×100。I-QOL的总分范围0~100分,高分者为生存质量相对较好的状态。

表4-9　尿失禁生活质量量表(I-QOL)

问题	极端多 1分	相当多 2分	中度 3分	轻度 4分	否 5分
1. 我担心不能及时到卫生间排尿					
2. 我因为尿失禁而顾虑咳嗽或打喷嚏					
3. 我从坐位变为站立时因为担心发生尿失禁而不得不小心					
4. 因尿失禁问题我需对每个细节事先做好计划					
5. 我因为自己的尿失禁问题而沮丧					
6. 我因为尿失禁问题长时间离家时感到不自在					
7. 我因为尿失禁而不能做自己想做的事而感到失落					
8. 我担心别人闻到我身上尿液的异味					
9. 我总顾虑我的尿失禁问题					
10. 能频繁而快速去卫生间对我很重要					
11. 我为不知陌生环境的卫生间而顾虑					
12. 我担心我的尿失禁问题随着我的年龄的增大而日渐严重					
13. 因为尿失禁问题我很难睡个好觉					
14. 我因为尿失禁问题感到尴尬和羞辱					
15. 因为尿失禁问题我觉得我不是健康的人					
16. 我因为尿失禁问题感到很无助					
17. 我因为尿失禁问题感到对生活没有兴趣					
18. 我担心尿湿自己					
19. 我觉得自己对膀胱没有控制能力					
20. 因为尿失禁我必须控制我的饮水量					
21. 我因为尿失禁问题限制了我的穿衣					
22. 我因为尿失禁问题影响了我的性生活					
合计					

(二)尿失禁的临床评估

对于老年人尿失禁的评估,除了上述工具,还应对老年人进行临床评估。如尿失禁发生时有无尿频、尿急、尿痛等膀胱刺激征的相关症状;有无反复泌尿系感染;排尿形态、频率、尿量是否有改变;有无相关诱发因素,如咳嗽、大笑、打喷嚏等;有无持续漏尿;是否使用卫生垫等。必要时可以进行辅助检查,包括尿液检查、肾功能检查、膀胱逆行造影、测量残余尿量、压力诱发试验、饮水及排尿日记、尿垫试验等。

（三）排尿日记

尿失禁往往病史复杂，且受多种因素影响，老年人很难准确表述其排尿症状的特点和严重程度。排尿日记能客观记录老年人在规定时间内的排尿情况，包括每天排尿的次数、每次排尿的时间和排尿量、每天饮水时间和饮水量、每次有没有尿失禁的情况。第一届国际尿失禁咨询委员会（International Consultation on Incontinence，ICI）推荐使用 1d 和 7d 两种标准形式的排尿日记（表 4-10），排尿日记一般推荐记录 3d。

表 4-10　排尿日记（ICI 详细版本）

姓名：_____　性别：_____　年龄：_____　日期：_____

排尿时间/尿量	尿急	漏尿程度	备注	饮水时间、类型和数量
早 6:00				
中午 12:00				
下午 6:00				
午夜 12:00				

注：

漏尿程度：湿内裤 +；湿裤、湿床单 ++；湿衣服及湿地 +++。

（四）尿垫试验

一般采用国际尿控协会推荐的 1h 尿垫试验。此试验主要用于压力性尿失禁老年人的评估，可了解尿失禁的严重程度，是一种简单、无创、有效的方法。老年人在试验开始 1h 内不排尿，试验时预先放置称重的干燥尿垫。

具体方法：试验初期 15min 内，老年人喝 500ml 白开水，卧床休息。以后的 30min，老年人行走，上下台阶。再以后 15min，老年人应坐立 10 次，用力咳 10 次，跑步，拾起地面 5 个小物体，再用自来水洗手 1min。在试验 60min 结束时，将放置的尿垫称重，要求老年人排尿并测尿量。

评估结果判断：尿垫增重小于 2g 为阴性，尿垫增重大于 2g 为阳性，当尿垫增重大于 2g 时应注意有无称重误差、出汗和阴道分泌物。

（五）棉签试验

用于判断女性尿道下垂程度。截石位，消毒后于尿道插入一根 4cm 长的棉签。正常女性腹壁放松时，棉签与水平线的夹角约 −5°～+10° 之间。屏气后棉签保持原位置，表示尿道与膀胱解剖关系正常。静止和应力状态下棉签活动角度超过 30°，则表示后尿道下垂，膀胱颈过度活动。

（六）辅助检查

1. 实验室检查　包括血常规、尿常规、肝肾功能、电解质、血糖等。对于伴有尿频尿急的老年人，应首先明确有无泌尿系感染。尿常规异常者应进一步进行尿培养及药物敏感试验。

2. B 超检查　主要了解双肾功能、膀胱残余尿量和前列腺大小。

3. 尿动力学检查　在不能确诊、经验性保守治疗失败或准备手术治疗时均应进行尿动力学检查，它是尿失禁评估的一个重要的检查手段。检查内容包括膀胱功能测定和尿道功能测定。

七、老年人尿失禁评估的结果及应用

分析评估资料评价老年人尿失禁严重程度和病因。如果因疾病或药物因素导致尿失禁的发生，首先处理这些问题。轻中度的尿失禁可以通过药物和盆底肌训练、膀胱训练等行为治疗得到完全的康复。对于较严重的尿失禁者，需要多学科团队共同会诊处理。

（一）尿失禁评估结果判断

依据国际尿失禁咨询委员会尿失禁问卷表简表及生活质量问卷得分分为轻度尿失禁、中度尿失禁、重度尿失禁三类。

1. 轻度尿失禁 轻度尿失禁,尿失禁问卷得分 1～7 分,失禁 B 级,失禁评估 30 分以下。此类老年人需要密切关注身体情况,保持现状,无须失禁护理。此阶段不影响日常生活,只有在特殊情况时才会有尿失禁的困扰。譬如做增强腹压的强烈运动、激烈运动时或在大笑时才出现尿失禁的问题,因此基本上不影响正常生活。

2. 中度尿失禁 中度尿失禁,尿失禁问卷得分 8～14 分,失禁 B 级,失禁评估 30～60 分,或失禁 C 级,失禁评估≤30 分,给予失禁二或三级护理。此阶段会出现日常生活的某些不便,如咳嗽或腹部稍微用力就会出现尿失禁问题,可能需要垫护垫、卫生棉或尿失禁裤来保持干爽和便于参加社交活动。

3. 重度尿失禁 重度尿失禁,尿失禁问卷得分 15～21 分,失禁 B 级,失禁评估 60 分以上,或失禁 C 级,失禁评估 30 分以上,给予失禁一级护理。老年人日常生活会受到非常大的限制,心理也会受到影响。有的老年人意识丧失或严重失能,有的老年人小便完全失禁或大小便均失禁,完全依赖纸尿裤或使用导尿管。重度尿失禁者大多需要选择手术治疗。

(二)尿失禁照护

1. 健康教育 由于老年人对尿失禁认识不足,往往认为尿失禁是衰老的表现,不需要治疗或治疗效果很差;有的老年人对自身尿失禁情况羞于启齿等原因,延误了治疗时机,导致目前尿失禁就诊率、治疗率和控制率"三低"的状况。并且无论在发达国家还是发展中国家,诊治滞后现象普遍存在。因此,采取各项措施来提高老年人的自我保健意识,改变人们对尿失禁的认识刻不容缓。对老年人尿失禁的人群健康教育主要内容包括:

(1)向老年人及其家属进行疾病相关知识、尿失禁相关知识的宣教,并告知不同类型尿失禁的行为训练方法,帮助老年人提高认识,正确面对,及时诊治。

(2)教会家属识别老年人有尿意的信号:如坐立不安、卧床者改变身体朝向、手扯裤腰带、手抚摸下腹部、试图掀开被子等。

(3)告知家属及老年人应穿着方便穿脱的裤子,老年人从有尿意到尿液排出时间很短,常来不及脱裤子就已经排尿,家属应帮助老年人选择方便穿脱的裤子,减少使用有纽扣的裤子,选择腰部有松紧带或使用魔术贴的裤子。

(4)创造良好的老年人居家如厕环境,缩短卧室至厕所的距离,沿途地面应平整,厕所门应方便开关或使用门帘,使老年人在出现尿意时,可立即到达厕所排尿;便携式坐便器应有靠背和扶手,卫生纸等应放在老年人随手可拿到的地方。

(5)保持居家环境舒适,出现尿失禁时,应帮助老年人及时处理排泄出的尿液,保持会阴部皮肤清洁、干燥;经常开窗通风,必要时使用除臭剂以去除室内的异味。

2. 心理疏导 照护人员应该理解、尊重和关心老年人,注意保护其隐私。注意情绪变化,了解心理状况,给予体贴的照顾和安慰。提醒家属不要嫌弃老年人尿失禁者,应该理解、关心老年人,主动协助他们到户外参加力所能及的社交活动。对于长期卧床的老年人,应通过改善排尿环境、保护隐私、加强生活护理等解除老年人的自卑心理,缓解其焦虑等不良情绪。

3. 生活方式管理 主要有控制体重;饮水管理;戒烟、戒酒,避免饮用咖啡、浓茶、可乐;合理膳食,避免对膀胱有刺激的食物,多食富含纤维素食物;保持大便通畅等。如无禁忌,每日可摄入液体量 1 500～2 000ml。入睡前 2～3h 限制饮水,以减少夜间尿量。

4. 皮肤照护 尿失禁老年人极易出现失禁相关性皮炎,继发感染。因此做好皮肤护理对尿失禁及卧床老年人尤为重要。皮肤照护最具成效的预防性措施仍是减轻受压、变换体位、加强营养,同时注意皮肤的清洁、保护和隔离等几个方面。

5. 用药照护 照护者应详细告知尿失禁老年人所服药物的作用、用法、剂量及注意事项,指导老年人遵医嘱准确用药,并提醒老年人不要因为药物治疗而忽视功能锻炼的重要性。

6. 排尿方式选择 照护人员应通过全面的评估，帮助老年人选择合适的排尿方式。对于有尿意且可行走的老年人，应协助其行走至厕所进行排尿；对于有尿意、可保持坐位、但无法行走的老年人，白天可协助其移动至厕所进行排尿，晚上使用便携式坐便器辅助排尿；对于有尿意，但无法保持坐位的老年人，可选择使用尿壶或便盆；对于无法表达尿意的老年人，可选择使用合适的尿垫或尿裤，尽量避免留置导尿。

（三）尿失禁老年人的行为干预

1. 膀胱功能训练 膀胱功能训练适用于意识清楚，有尿意的急迫性尿失禁老年人。目的是定期排空膀胱，维持膀胱功能，预防泌尿系感染。

具体方法：训练前连续 3d 记排尿日记，并据此建立膀胱训练的起始排尿间隔，制订排尿时间表，然后通过训练抑制尿急，逐渐延长排尿间隔时间，重新恢复排尿节律，最后达到 2～4h 排尿 1 次。例如老年人从排尿日记发现大约 45min 排尿 1 次，初始要求自己延长 15min，即 60min 排尿 1 次。数日后，若感觉 60min 排尿 1 次已没有困难，就可以再延长 15min，如此类推。

2. 盆底肌肉锻炼 盆底肌肉锻炼又称 Kegel 运动，适用于意识清楚、能理解指令的老年人。盆底肌肉锻炼的目的就是重建和加强盆底控制排尿的肛提肌群功能，从而加强尿道外括约肌的功能，使尿道关闭压升高，起到防治压力性尿失禁的作用。进行盆底肌训练时，要让老年人知道此项练习的重要性和长期性；要教会老年人正确进行肌肉收缩。

具体方法：首先可通过在自然解小便的过程中突然主动中止排尿，熟悉正确的盆底肌肉收缩感受，之后再行盆腔肌肉锻炼。平卧、站立或坐位均可。站位时，双腿稍分开与肩同宽；坐位时，双脚平放于地面，双膝分开，与肩同宽，双手放在大腿上，身体稍前倾；仰卧位时，双膝微屈约 45°。用力收缩尿道、肛门和会阴部肌肉，维持 5～10s，然后放松休息 5～10s，重复上述动作，起始每次 3～5min，可逐渐增加至 15～30min，以不觉疲乏为宜，每日 2～3 次，坚持每天进行。盆腔肌肉锻炼时大腿、背部和腹部肌肉要放松并保持如常呼吸，不要屏气。在任何"尿失禁诱发动作"如咳嗽、打喷嚏或大笑等之前收缩盆底肌，有助于减少尿失禁的发生。

3. 排尿习惯的训练 排尿习惯的训练适用于对排尿有认知障碍的老年人，主要从以下几个方面进行训练：首先要制订有针对性的排尿计划；其次是排尿训练，老年人无论有无尿意，应遵守在规定时间内排空膀胱；最后需根据老年人训练情况及时调整计划，对老年人行为的改善及时给予反馈。

4. 间歇性导尿 间歇性导尿适用于残余尿量过多或无法自行解出小便的尿失禁老年人。

（四）尿失禁干预的效果评价

通过对尿失禁老年人开展评估治疗与照护后，老年人能主动参与治疗活动；主诉尿失禁的次数减少；局部皮肤清洁、干燥；愿意并参与社交活动，均提示尿失禁干预取得了预期效果。

第三节　睡眠障碍的评估

案 例

王爷爷，70 岁，患有良性前列腺增生症，一年前出现入睡困难、睡眠浅、易醒，近 1 个月来因担忧生病的老伴，睡眠困难加重，导致精神状态欠佳，为求进一步治疗，来院就诊。

工作任务

请对王爷爷睡眠危险因素进行评估。

睡眠障碍（sleep disorder）是指睡眠的数量或质量异常，或在睡眠中或睡眠 - 觉醒交替时发生异常的行为或生理事件。可由多种因素引起，常与躯体疾病有关。睡眠障碍作为老年综合征之一，广泛分为失眠症、嗜睡、睡眠 - 觉醒节律紊乱、睡眠呼吸障碍、睡眠运动障碍等。

老年人群睡眠障碍的发生可以由多种原因诱发，表现为一种或多种睡眠障碍，常和其他疾病共存，与呼吸道疾病、失能、认知功能下降、抑郁以及药物使用密切相关。长期反复睡眠障碍会影响老年人其他共存疾病的治疗和康复，加重或诱发其他疾病，是威胁老年人身心健康的重要因素。

调查显示随着社会的老龄化程度日益严重，老年人独居、健康状况下降、丧偶等事件的发生，老年人睡眠障碍的发生率不断升高。由于睡眠障碍的定义、诊断标准及调查方法的不同，统计的老年人睡眠障碍的发生率有一定的差异。

一、睡眠障碍的危险因素

睡眠障碍在老年人群中非常常见，其发生非单纯一个因素造成，往往是多种因素共同作用的结果。常见的睡眠障碍危险因素如下：

（一）年龄因素

随着年龄的增大，睡眠结构发生一些变化。昼夜节律生理学的改变是老龄化进程本身的一个基本特征。年龄越大，其伴随的器官系统的生理储备下降也越明显，抵抗和忍受外界影响睡眠应激源的能力也会下降。

（二）不良的睡眠习惯

老年人白天活动量减少，很容易打盹，造成白天睡眠时间过多，导致夜间难以入睡。此外，睡前吸烟、喝刺激性饮料、浓茶也会影响睡眠质量。

（三）不良的睡眠环境

老年人睡眠浅，容易被惊醒，气候的变化、各种噪声、光照过量等均可能破坏睡眠，这与老年人适应能力降低有关。

（四）躯体疾病的影响

老年人常多病共存，这些疾病引起的夜间疼痛、咳嗽气喘、排便异常、皮肤瘙痒等都会影响到老年人。长期卧床的老年人存在睡眠型态紊乱，容易出现持续性失眠。

（五）精神心理因素的影响

焦虑与抑郁情绪是导致老年人睡眠障碍发生的一个常见因素。

（六）药物影响

老年人因合并疾病较多，存在服用多种药物的情况，导致药物不良反应的发生率增高，其中引起睡眠障碍的药物有糖皮质激素、甲状腺素、某些抗抑郁药等。

二、睡眠障碍的表现

老年人睡眠障碍常常表现为早醒、入睡困难、入睡时间延长、夜间易醒、醒后难以入睡、夜间睡眠断断续续，白天容易打盹，其中白天打盹是老年人最常见的睡眠问题。

老年人睡眠障碍主要特点是常合并其他老年病和问题。老年人睡眠障碍多与精神疾病合并，抑郁是其中最常见的疾病。此外，存在躯体疾病的老年人也容易主诉睡眠困难。关节炎带来的疼痛、癌症、糖尿病、慢性阻塞性肺疾病导致的呼吸困难、前列腺增生伴随的夜尿增多、脑血管疾病所致的认知功能下降以及帕金森病都常合并睡眠障碍。

三、睡眠障碍的后果

老年人睡眠障碍在很大程度上损害着老年人生活质量，也是导致老年人其他疾病的患病率显著上升的原因之一。同时睡眠障碍可伴发心脏病、抑郁、痴呆和其他慢性病症，使睡眠障碍老年人原发病加重。睡眠呼吸暂停低通气综合征是困扰老年人最严重的睡眠障碍，是老年人中一种潜在的、危及生命的临床综合征，可促发很多心脑血管和其他系统的疾病，或加重原有疾病，甚至导致夜间猝死。睡眠质量的降低可能也参与了老年人认知功能的损害，促进了老年痴呆症等疾病的发生。

四、睡眠障碍评估目的及意义

评估睡眠障碍可掌握老年人既往疾病状况，以及目前的症状、睡眠障碍的程度、睡眠障碍的危险因素，依据评估结果制订治疗和照护计划，同时通过评估评定治疗效果。

通过询问老年人病史了解症状，评估引起其睡眠障碍的各种原因，指导照护人员选择干预措施。由于躯体疾病可引起睡眠障碍，反过来睡眠障碍人群尤其是中老年人容易出现高血压、心脑血管疾病。对患有睡眠障碍的老年人进行常规检查和仔细评估很重要。通过对睡眠障碍的老年人的评估能够定位睡眠障碍是躯体疾病引起，还是心理社会因素导致，从而采取恰当的干预措施，制订照护目标。

五、睡眠障碍评估工具及使用方法

（一）初筛问题

对于老年人睡眠障碍的评估应该重视主诉，睡眠状态初始调查问卷提供了初始调查使用的 12 个问题，见表 4-11。

表 4-11　睡眠状态初始调查问卷

序号	问题	回答
1	您一般在夜间什么时候上床睡觉？早上什么时候醒来？	
2	您是否经常夜间入睡困难？	
3	您在夜间要醒来几次？	
4	如果您在夜间醒来，再次入睡是否很困难？	
5	跟您同屋睡觉的人是否曾说过您睡觉时有打鼾、喘息或有呼吸暂停？	
6	跟您同屋睡觉的人是否曾说过您睡觉时有踢腿、下肢划水等动作？	
7	您是否知道自己睡觉时有梦游、进食、撞击它物、踢腿或尖叫？	
8	您在白天是否会睡觉或者感到很累？	
9	您在白天是否会打盹一次或多次？	
10	您在白天是否经常不经意时就打盹？	
11	您需要睡多长时间，白天时才能维持正常生活功能和保持警觉？	
12	您是否服用任何药物或采取任何措施帮助夜间入睡？	

（二）一般医学评估与检查

一般医学评估与检查包括：病史、体格检查、实验室检查、影像学检查、多导睡眠图、睡眠体动记录仪以及精神心理评估（焦虑、抑郁、心理障碍）等。如果被评估的老年人在初始调查中存在睡眠问题，可进一步询问症状表现，具体见表 4-12。

表 4-12　睡眠状态进一步调查问卷

序号	问题	回答
1	您在休息或睡觉时总有双腿不舒服的感觉或者总是双腿来回摩擦？	
2	您是否经常起夜上厕所？	
3	如果您有白天打盹现象，每天打盹几次，每次持续多长时间？	
4	您每日白天体力活动量有多少？	
5	您白天是否大部分时间都受到自然阳光的照射？	

续表

序号	问题	回答
6	您每天服用什么药物？这些药物都在什么时候服用？	
7	您服用药物后有什么不适吗？	
8	您每天白天和晚上分别服用多少咖啡因（包括咖啡、茶、可乐）和酒精？	
9	您是否经常感到悲伤或焦虑？	
10	您最近是否遭受了巨大的创伤？	

（三）常用评估工具

1. 匹兹堡睡眠质量指数（Pittsburgh sleep quality index，PSQI）量表 匹兹堡睡眠质量指数量表是目前应用最广泛的睡眠质量评估量表（表 4-13），可以用于一般人群、精神障碍老年人、睡眠障碍老年人睡眠质量调查，也可以应用于睡眠治疗疗效的观察，以及睡眠质量和心身健康、社会功能等相关性研究的评定工具。PSQI 用于评定被试者最近 1 个月的睡眠质量，由 18 个自评和 5 个他评条目构成，其中 18 个条目组成 7 个因子，每个因子按 0～3 等级计分，累积得分为 PSQI 总分，总分范围为 0～21，得分越高，表示睡眠质量越差。被试者完成试问需要 5～10min。PSQI 量表可与老年抑郁量表（GDS-15）联合使用监测老年人是否存在某些心理障碍的共病，以量化其心理状况和情绪。

表 4-13 匹兹堡睡眠质量指数（PSQI）量表

条目	项目	评分			
		0分	**1分**	**2分**	**3分**
1	近 1 个月，晚上上床睡觉通常在（ ）点				
2	近 1 个月，从上床到入睡通常需要（ ）min	□≤15min	□16～30min	□31～60min	□>60min
3	近 1 个月，通常早上（ ）点起床				
4	近 1 个月，每夜通常实际睡眠（ ）h（不等于卧床时间）				
5	近 1 个月，因下列情况影响睡眠而烦恼				
	a. 入睡困难（30min 内不能入睡）	□无	□<1 次/周	□1～2 次/周	□3 次/周
	b. 夜间易醒或早醒	□无	□<1 次/周	□1～2 次/周	□3 次/周
	c. 夜间去厕所	□无	□<1 次/周	□1～2 次/周	□3 次/周
	d. 呼吸不畅	□无	□<1 次/周	□1～2 次/周	□3 次/周
	e. 咳嗽或鼾声高	□无	□<1 次/周	□1～2 次/周	□3 次/周
	f. 感觉冷	□无	□<1 次/周	□1～2 次/周	□3 次/周
	g. 感觉热	□无	□<1 次/周	□1～2 次/周	□3 次/周
	h. 做噩梦	□无	□<1 次/周	□1～2 次/周	□3 次/周
	i. 疼痛不适	□无	□<1 次/周	□1～2 次/周	□3 次/周
	j. 其他影响睡眠的事情 如有，请说明：	□无	□<1 次/周	□1～2 次/周	□3 次/周
6	近 1 个月，总的来说，您认为您的睡眠质量：	□很好	□较好	□较差	□很差
7	近 1 个月，您用药物催眠的情况：	□无	□<1 次/周	□1～2 次/周	□3 次/周
8	近 1 个月，您常感到困倦吗？	□无	□<1 次/周	□1～2 次/周	□3 次/周
9	近 1 个月您做事情的精力不足吗？	□没有	□偶尔有	□有时有	□经常有

注：如果回答 30～60min，填入平均值 45min。

续表

匹兹堡睡眠质量指数量表计分方法

总分：_____

成分	内容	评分			
		0分	1分	2分	3分
A. 睡眠质量	条目6计分	□很好	□较好	□较差	□很差
B. 入睡时间	条目2和5a计分累计	□0分	□1~2分	□3~4分	□5~6分
C. 睡眠时间	条目4计分	□≥7h	□6~7h（含6h）	□5~6h（含5h）	□<5h
D. 睡眠效率	以条目1、3、4的应答计算睡眠效率	□≥85%	□75%~84%	□65%~74%	□<65%
E. 睡眠障碍	条目5b~5j计分累计	□0分	□1~9分	□10~18分	□19~27分
F. 睡眠药物	条目7计分	□无	□<1次/周	□1~2次/周	□3次/周
G. 日间功能障碍	条目8和9的计分累计	□0分	□1~2分	□3~4分	□5~6分

注：
1. 床上时间=条目3（起床时间）-条目1（上床时间）；睡眠效率=条目4（睡眠时间）/床上时间×100%。2. 总分范围为0~21分，得分越高，表示睡眠质量越差。得分0~5分，睡眠质量很好；6~10分，睡眠质量还行；11~15分，睡眠质量一般；16~21分，睡眠质量很差。

2. 阿森斯（Athens）睡眠量表　阿森斯睡眠量表用于测评是否失眠，具体见表4-14。总分范围为0~24，得分越高，表示睡眠质量越差。0~4分：无睡眠障碍；4~6分：可疑失眠；6分以上：失眠。对于以下列出的问题，如果在近1个月内每周至少发生3次，就请被评估老年人在相应的自我评估结果项目上画"√"。

表4-14　阿森斯（Athens）睡眠量表

	项目	0	1	2	3
1	入睡时间	没问题	轻微延迟	显著延迟	延迟严重或没有睡觉
2	夜间苏醒	没问题	轻微影响	显著影响	严重影响或没有睡觉
3	比期望的时间早醒	没问题	轻微提早	显著提早	严重提早或没有睡觉
4	总睡眠时间	足够	轻微不足	显著不足	严重不足或没有睡觉
5	总睡眠质量（无论睡多久）	满意	轻微不满	显著不满	严重不满或没有睡觉
6	白天情绪	正常	轻微低落	显著低落	严重低落
7	白天身体功能（体力或精神，如记忆力、认知力和注意力等）	足够	轻微影响	显著影响	严重影响
8	白天思睡	无思睡	轻微思睡	显著思睡	严重思睡

3. 失眠严重程度指数量表　失眠严重程度指数量表用于测评失眠的严重程度（表4-15）。0~7分：无显著临床意义；8~14分：亚临床失眠；15~21分：中度失眠；22~28分：严重失眠。

表4-15　失眠严重程度指数量表

1. 描述您当前（或最近1周）失眠问题的严重程度

项目	无	轻度	中度	重度	极重度
入睡困难	0	1	2	3	4
维持睡眠困难	0	1	2	3	4
早醒	0	1	2	3	4

续表

2. 对您当前睡眠模式的满意度

很满意	满意	一般	不满意	很不满意
0	1	2	3	4

3. 您认为您的睡眠问题在多大程度上干扰了您的日间功能（如日间疲劳、处理工作和日常事务的能力、注意力、记忆力、情绪等）

没有干扰	轻微	有些	较多	很多干扰
0	1	2	3	4

4. 与其他人相比，您的失眠问题对您的生活质量有多大程度地影响或损害

没有	一点	有些	较多	很多
0	1	2	3	4

5. 您对自己当前睡眠问题有多大程度的焦虑和烦扰

没有	一点	有些	较多	很多
0	1	2	3	4

4. 多导睡眠监测（polysomnography，PSG） 多导睡眠监测是目前最准确的睡眠状态检测方法，国内常用的睡眠监测仪器（通常称为多导睡眠图仪）一般都能做到同时记录并分析老年人整夜睡眠中的脑电图、肌电图、心电图、口鼻气流、胸腹呼吸、血氧饱和度等信息。

多导睡眠监测主要用于睡眠障碍的评估和鉴别诊断。在初始睡眠评估和常规体格检查后发现有下列情况时可以考虑采用多导睡眠监测：

（1）主要标准：患者习惯性打鼾/干扰性打鼾，睡眠期呼吸停止或有窒息感，原因不明的白天嗜睡或缺乏熟睡感，原因不明的睡眠期心律失常，原因不明的血氧饱和度降低。

（2）次要标准中的危险因素：肥胖、40岁以上男性、闭经后女性、甲状腺功能减退、脑血管疾病、神经肌肉疾病、鼻咽喉结构异常（鼻塞、扁桃体肥大、巨舌、软腭过长、咽部气道狭窄）等。

六、睡眠障碍的照护

睡眠障碍者的照护需要照护人员与老年人共同努力，密切配合。多数老年人的睡眠障碍是可以通过改善外界因素达到提高老年人睡眠质量的预期目标。因此，解除影响老年人睡眠质量的因素显得尤为重要，除了针对病因处理，还需加强对失眠的正确理解，坚持治疗计划，树立治疗信心。

1. 一般照护 消除影响睡眠的因素，停用可致失眠的药物，避免晚间情绪刺激，保持居室及周围环境安静、整洁、光线适宜、温度和湿度适中，入睡前如厕，养成良好的睡眠习惯。

2. 加强心理指导 根据不同的情况，采用针对性的心理支持和疏导，安慰老年人，消除其焦虑感，向其解释导致失眠的原因及对身体的危害，帮助其处理好各种人际关系，并争取家属、朋友等社会支持系统的密切配合，同时可以找一些心理科普读物，进行学习，增强老年人战胜疾病的信心。

3. 认知疗法 不少老年人对睡眠质量有较高期望，他们过分关注自己的睡眠，夸大地认为自己睡眠时间严重不足，致使脑力、体力无法充分恢复。许多老年人常称自己通宵做梦，甚至噩梦不断，使大脑根本得不到休息，并认为失眠导致健康严重受损。大多数老年人已经采用过一些防治措施，疗效欠佳，对治疗缺乏信心。施行认知疗法时，帮助老年人对失眠引起的症状及苦恼有一个客观正确的理解和认识，以减少其消极情绪。

4. 行为治疗 在老年人对失眠有正确认识的基础上建立一套能促进良好睡眠的行为方式，包括

正常的觉醒 - 睡眠节律,按时起床,从事一切正常的日常活动。

(1)放松训练:放松训练减少精神和躯体的紧张来治疗失眠,方法有肌肉放松训练、生物反馈、沉思、瑜伽、气功、太极拳等。

(2)刺激控制疗法:这是一套帮助失眠者减少与睡眠无关的行为和建立规律性睡眠 - 觉醒模式的程序。这些程序包括:只在有睡意时才上床;床及卧室只用于睡眠,不能在床上阅读、看电视或工作;若上床 15~20min 不能入睡,则应起床去另外的房间,仅在又有睡意时方回到床上;无论夜间睡多久,清晨应准时起床;白天不打瞌睡。两种方法可以联合应用。

5. 药物治疗 认知行为治疗无效时,可以考虑药物治疗。使用最多的药物是镇静 - 催眠药。根据失眠的不同情况选用不同的药物,入睡困难者服用见效快、作用时间短的短效药物,以避免晨醒后药物的持续效应。睡眠不深又早醒者可服用起效缓慢、作用时间持久的长效药物。入睡困难、睡眠不深和早醒兼而有之者可使用中效药物。对伴有明显焦虑或抑郁者可使用抗焦虑或抗抑郁的药物。

6. 健康指导

(1)养成良好的睡眠卫生习惯:生活作息有规律,晚餐不要过晚、过饱,不在睡前进食、大量喝水、饮酒、饮用浓茶和含咖啡因的饮料,避免睡前看紧张、恐怖的电视、电影或书籍,不在床上思考事情,避免情绪刺激,不做强度大的活动,如果有失眠,次日要坚持正常工作或活动,不在白天补觉。

(2)调节居室环境:定时开窗通风使室内空气新鲜,避免对流风直吹人体;保持合适的室温、湿度;室内光线柔和,窗帘选择能遮挡光线的布料;窗户密闭性好,减少周围噪声。

(3)选择合适的卧具:以硬质的木板床为宜,被褥整洁,厚薄适当,枕头高低适度,睡姿以右侧卧位为佳。

(4)采取措施促进睡眠:睡前 30min 饮用温热牛奶,晚上用热水泡脚、按摩足底,做些放松活动(如散步、太极拳、肌肉放松训练、气功等)。

(5)加强锻炼、增强体质:根据个人爱好参加些团体活动,进行适当的社会交往,保持良好的心情和情绪。

第四节　疼痛的评估

案　例

王爷爷,75 岁,年轻时是位渔民,因长时间海边工作患上了风湿性关节炎,近几年每年冬季、春季全身关节疼痛,膝关节、踝关节、肩关节、腕关节尤为严重。每次疼痛都持续 1 个月左右后逐渐好转,每年发作 2~3 次。

工作任务

请对王爷爷进行疼痛危险因素评估。

疼痛(pain)是一组复杂的病理、生理改变的临床表现,伴随着现有的或潜在的组织损伤,表现出一种令人不快的感觉和情绪上的感受。疼痛可以是局部的,也可以是全身性疾病的反映。2018 年 9月,国际疼痛研究会经过征集国际疼痛学专家意见后强调疼痛与伤害性感受是两种不同的概念(后者更适用于动物),同时说明语言是表达痛苦的方式之一,但不是评估疼痛的必要条件。

一、疼痛的概述

疼痛是老年人最常见且严重影响日常活动能力的主诉之一。随着人口老龄化的加速,持续性疼痛的发病率直线上升,目前有 25%~50% 的老年人有持续性疼痛。此部分老年人由于功能受限、抑郁和焦虑,导致社会能力降低、食欲下降和睡眠障碍,严重影响其生活质量,并给家庭和社会带来沉重的经济负担。

据统计，目前世界上疼痛的发病率为 35%～45%，老年人疼痛的发病率较高，多由不可治愈的慢性退行性疾病引起，并常伴有高血压、冠心病、糖尿病、肺心病等慢性疾病，多病共存。中国六大城市的慢性疼痛调查中发现：成人慢性疼痛的发病率为 40%，就诊率为 35%；老年人慢性疼痛的发病率为 65%～80%，就诊率为 85%。

二、疼痛的危险因素

引起疼痛的危险因素有物理因素、化学因素、机械损伤、生物活性物质刺激等，同时还与年龄、性别、心理、疲劳等其他因素有关。

（一）物理因素

温度刺激是引起疼痛的常见物理因素，过高或过低的温度，接触体表后均会损伤组织，使受伤的组织释放组胺等致痛物质，刺激神经末梢，导致疼痛，如高温引起的灼伤或低温导致的冻伤。

（二）化学因素

强酸、强碱、毒素等化学性刺激，不仅直接刺激游离的神经末梢，造成疼痛，同时受损的组织释放组胺、5-羟色胺、缓激肽等致痛物质，再次作用于痛觉感受器，使疼痛加剧。

（三）机械损伤

刀割、针刺、碰撞、挤压、手术、身体组织受牵拉、肌肉受压等，均可使局部组织受损，刺激痛觉神经末梢引起疼痛。大部分物理性损伤引起的组织缺血，缺氧、淤血都可促使组织释放致痛物质，从而加剧疼痛并使疼痛的时间延长。

（四）生物活性物质刺激

组织细胞发炎或损伤时释放入细胞外液中的钾离子、5-羟色胺、乙酰胆碱、缓激肽、组胺等生物活性物质刺激会引起疼痛。

（五）其他影响疼痛的因素

1. 年龄 大脑随年龄增长而不断衰退，因此老年人的疼痛阈限更低，疼痛问题也就更多。

2. 性别 研究显示，女性比男性对于疼痛更为敏感。这可能是因为与性别相关的基因特征和激素变化会触发疼痛知觉系统。

3. 疾病 老年人患关节炎、退行性变、骨质疏松、心脏病、高血压、糖尿病、骨折等慢性病的概率增加，疼痛随之增加。研究表明，老年人每增加一种慢性病，其慢性疼痛患病的比值增加 2.05 倍，即老年人患慢性病的数目越多，其慢性疼痛的可能性越大。

4. 心理 不愉快、失眠、疲惫、焦虑、担惊受怕、恐惧、愤怒、悲伤、抑郁、性格孤僻或自闭等不良心理状态更易使老年人疼痛，而疼痛又可以引起以上不良的心理状态，两者相互影响、恶性循环，加重疼痛。男性通常不愿随便表露出疼痛感。

5. 疲劳 身体因为缺乏睡眠而倍感压力时，疼痛感通常会更加强烈。

6. 社交活动减少和孤立 独居或丧偶的老年人慢性疼痛的患病率偏高，这与老年人的社会遗弃感、孤独、缺少社会支持系统等因素有关。

7. 营养状况 研究表明，营养不良者比超重者更易患慢性疼痛，正常者比超重者慢性疼痛患病率较低，表明超重与营养不良均是慢性疼痛的危险因素。

三、疼痛的表现

疼痛是老年人最为常见的症状之一，疼痛的表现可以是局部的，也可以是全身性疾病的反映，是一种身心不舒适的感觉。不同的老年人对疼痛的反应是各式各样的，常见的疼痛反应包括以下几个方面：

1. 生理方面 如面色苍白、出汗、肌肉紧张、血压升高、呼吸心跳加快、恶心呕吐、休克等。

2. 行为方面　如烦躁不安、皱眉、咬唇、握拳、身体蜷曲、呻吟、哭闹、击打等。

3. 情绪方面　如紧张恐惧、焦虑等。

以上这些反应表明存在痛觉。

老年人常常因多病共存，任何一种疾病都可以解释老年人的症状，疼痛常被忽略；老年人反应敏感性降低，不能准确诉说疼痛的主观感觉和引起疼痛的原因，容易贻误病情，增加老年人的痛苦；有些疾病的因其隐匿性会延误诊治，如不典型的心绞痛；有些老年人的疼痛由不可治愈的疾病引起，如晚期癌症。

四、疼痛的后果

疼痛是一个复杂的生理心理反应，严重影响老年人的生活质量。对机体而言疼痛具有保护性和防御性功能，能警告机体正在遭受某种伤害性刺激，提醒机体摆脱伤害。但是持续且难以消除的疼痛会影响老年人生活的各个方面。

1. 自理能力下降　慢性疼痛不同程度制约着老年人的活动，影响其生活起居。由于慢性疼痛，老年人在沐浴、穿衣、如厕、行走、爬楼等日常生活方面的自理能力均有所降低。

2. 意外事件发生　慢性疼痛是老年人跌倒的一个重要危险因素，无论其疼痛部位和程度如何，均较无疼痛的老年人发生跌倒的概率大，而其中最易引发跌倒的为多发性关节炎引起的慢性疼痛。

3. 机体抵抗力下降　长期疼痛可造成食欲减退和营养缺乏，使机体抵抗能力下降而引起各种并发症。

4. 社会交往减少　表现为社会活动减少，易产生孤独感和抑郁情绪，依赖性增加等。

5. 其他　有的老年人认为疼痛是老年人必须忍受的痛苦，不愿主动告诉别人，特别是认知功能受损的老年人其主诉疼痛往往也不被重视，因此造成老年人被疼痛折磨而未得到及时治疗的后果；长期疼痛使老年人生活质量下降，照护难度增加，医疗费用增加，给家庭和社会带来负担。

五、疼痛评估的目的及意义

由于老年人的一些并发性疾病和多种健康问题使疼痛评估和治疗更加困难，对所有老年人完善检查和仔细评估显得尤为重要。

疼痛评估是疼痛治疗的第一步，准确及时的疼痛评估可以给临床治疗提供必要的指导和帮助，是疼痛治疗必不可少的一步。通过对疼痛的全过程评估，能够定位疼痛的程度和性质，采取恰当的干预措施，制订康复目标；通过对疼痛的评估，可以了解治疗后疼痛缓解程度和变化特点，为及时调整治疗方案提供科学依据。

六、疼痛的评估工具及使用方法

（一）老年疼痛评估的要点

老年疼痛评估的要点包括了解老年人的基本信息：性别、年龄、职业、精神状况及心理社会因素、诊断及治疗过程、既往止痛效果；了解疼痛的诱发因素、部位、性质、时间、程度及伴随症状；了解疼痛的表达方式、与疼痛相关的因素以及疼痛对老年人的影响等；了解缓解和加重疼痛的因素。

（二）选择适合老年人的疼痛评估量表

疼痛是人的主观感觉，每个人对疼痛的表述方法不尽相同，为了使老年能力评估师和老年人对疼痛的程度有比较一致的理解，可以采用评估工具对疼痛的程度进行评估。常用的评估工具有视觉模拟评分法、数字评分法、词语描述法和主诉疼痛的程度分级法、面部表情疼痛评估法等。

1. 视觉模拟疼痛量表（VAS）　视觉模拟疼痛量表在我国临床使用较为广泛，基本方法是在纸上面划一条10cm的横线，横线的一端为0，表示无痛；另一端为10，表示剧痛；中间部分表示不同程度的疼痛。让老年人在线上最能反映自己疼痛程度之处画一交叉线，由老年能力评估师根据老年人划叉的位置测算其疼痛程度。判定方法：

（1）0cm：0分，无痛，无任何疼痛感觉。

（2）1~3cm表示1~3分，轻度疼痛，不影响工作、生活。

（3）4~6cm代表4~6分，中度疼痛，影响工作，不影响生活。

（4）7~10cm代表7~10分，重度疼痛，疼痛剧烈，影响工作及生活。

此方法简单易行，相对比较客观而且敏感。

2. 数字疼痛评定量表（NRS） 将疼痛程度用数字0~10依次表示，0表示无疼痛，10表示最剧烈的疼痛（图4-1）。由老年人自己选择一个最能代表自身疼痛程度的数字，或由评估人员询问老年人："您的疼痛有多严重?"，再根据老年人对疼痛的描述选择相应的数字。按照疼痛对应的数字分为无疼痛（0）、轻度疼痛（1~3）、中度疼痛（4~6）、重度疼痛（7~10）。

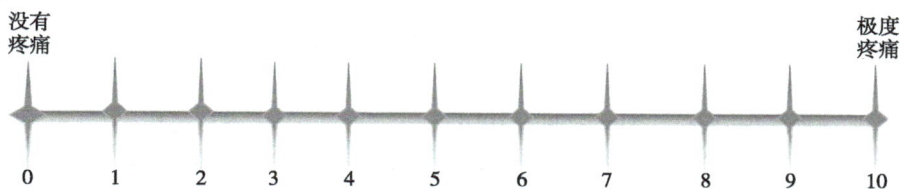

图4-1　数字疼痛评定量表

3. 词语描述量表（VDS） 用"无痛、轻度痛、中度痛、重度痛、极度痛"等一系列词语来代表不同强度的疼痛，老年人在这些词语中选出最能代表其疼痛强度的词，评估者根老年人选择的形容词的等级来评定疼痛，疼痛强度范围0~10分，无痛为0分，每级依次增加2分。该方法的词语易于理解，可随时口头表达，沟通方便，满足老年人的心理需求，但不适合语言表达障碍的老年人。

4. 主诉疼痛的程度分级法（VRS） 让老年人根据自身感受说出疼痛的程度，即语言描述评分法，这种方法老年人容易理解。但不够精确，具体方法是将疼痛划分为以下4级：

（1）0级：无疼痛。

（2）Ⅰ级（轻度）：有疼痛但可忍受，生活正常，睡眠无干扰。

（3）Ⅱ级（中度）：疼痛明显，不能忍受，要求服用镇痛药物，睡眠受干扰。

（4）Ⅲ级（重度）：疼痛剧烈，不能忍受，需用镇痛药物，睡眠受严重干扰可伴自主神经紊乱或被动体位。

5. 面部表情疼痛量表（FPS） 该量表简单直观，易于理解和接受，可迅速、有效表达疼痛评估。评估时要向老年人解释每一张面部表情代表不同的疼痛程度，要求老年人选择一张最表达自己疼痛程度的表情。此评估法适用于任何年龄，尤其适用于急性疼痛者、3岁及以上的儿童、老年人以及存在语言或文化差异或其他交流障碍的老年人。具体见图4-2。

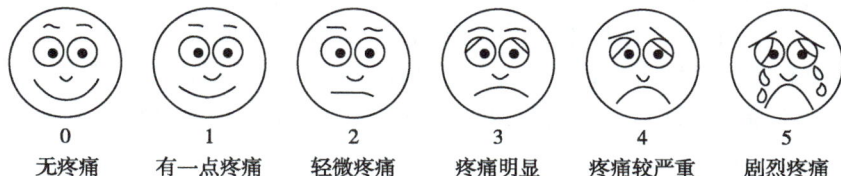

图4-2　面部表情疼痛量表

6. 认知受损老年人的疼痛评估 由于老年人认知功能受损，不能主观描述疼痛。可以采取以下方式了解认知功能受损老年人的疼痛状况：

（1）面部表情：皱眉、前额起皱纹、面部扭曲、快速眨眼。

（2）用词语表达或发声：呻吟、大声呼喊、呼吸粗快。

（3）身体表达：紧张、活动受限、坐立不安、辗转反侧。

（4）行为异常：攻击性行为、拒绝进食、骂人、嗜睡、常规活动突然停止。

（5）精神状态：突然流泪、意识模糊加重、痛苦表情。

7. 晚期老年痴呆症疼痛评估量表（C-PAINAD） 应用于晚期老年痴呆老年人或不能有效表达疼痛的老年人，具体见表 4-16。总分为 0～10 分，0 分为无痛，10 分为最痛。观察时间约 5min，由评估者或家属通过观察老年人的行为表现作出量化评估。

表 4-16 晚期老年痴呆症疼痛评估量表（C-PAINAD）

项目	0	1	2
1. 呼吸	正常	偶尔呼吸困难 / 短时期的换气过度	呼吸困难兼发生吵闹声响 / 长时期的换气过度 /Cheyne-Stokes 呼吸
2. 负面声音表达	没有	偶尔呻吟 / 低沉的声音，带有负面的语气	重复性的叫嚷 / 大声呻吟 / 哭泣
3. 面部表情	微笑，或无表情	难过 / 恐惧 / 皱眉头	愁眉苦脸
4. 身体语言	轻松	绷紧 / 紧张步伐 / 坐立不安	僵硬 / 紧握拳头 / 膝盖提起 / 拉扯或推开 / 推撞
5. 可安抚程度	无需安抚	通过分散注意力或触摸、安慰，可安抚老年人	通过分散注意力或触摸、安慰，也不可安抚老年人

七、疼痛评估结果及管理

医疗机构认证联合委员会规定自 2001 年 1 月 1 日起，疼痛被确认为继体温、脉搏、呼吸和血压之后的"人类第五个生命体征"。为更好地执行疼痛管理要求，需要做好疼痛的评估和管理工作。

（一）疼痛管理

1. 疼痛的评估管理 在疼痛筛查和评估中，若发现首次主诉疼痛，或疼痛评分 3 分的老年人，照护人员应及时报告医生，由医生决定处理措施。

2. 疼痛治疗方案的制订 临床医生在疼痛评估后，应筛选出需进行疼痛治疗的老年人，制订可行的疼痛治疗方案，并记录在门急诊病历或住院病程中。

疼痛治疗方案包括治疗目标、治疗方案、治疗药物名称、剂量、给药时间、可能发生的不良反应及处理、持续的疼痛评估指标、评估时间（频率）等。

制订疼痛治疗方案依据的原则是有效消除疼痛，最大限度减少药物不良反应，把疼痛及治疗带来的心理负担降到最低，全面提高老年人的生活质量。

3. 疼痛治疗的管理 对于进行疼痛治疗的老年人，临床医生应根据疼痛治疗方案按时进行持续的疼痛评估和记录，每天至少评估 1 次，并根据疼痛评估结果及时调整疼痛治疗方案。

4. 疼痛的健康教育 医生应对老年人及家属进行疼痛管理知识的介绍，教育过程记录在病史中。

5. 疼痛老年人出院后管理 医生及照护人员为慢性疼痛老年人制订出院后疼痛管理方案，并在病程记录及出院记录中做好记录。

（二）疼痛评估分值与评估频次

评分频次以上一次疼痛评分为准，0 分，暂不评；1～3 分（轻度），每日评估 1 次；4～6 分（中度），每日评估 2 次；7～10 分（重度），每日评估 3 次；暴发性疼痛，立即评估；使用镇痛泵者，每日至少评估 1 次。

（三）用药后评估

静脉注射止痛药 15min 后评估一次；皮下、肌内注射止痛药 30min 后评估一次；口服止痛药

60min 后评估一次；使用特殊止痛药按照说明书评估。

（刘顺英）

第五节 衰 弱 评 估

案 例

张奶奶，82 岁，因"乏力 2 年余，加重伴进行性体重下降 1 年"入院。2 年前无明显诱因下自觉双下肢无力，近 1 年加重，稍活动即感疲劳，行走速度减慢，食欲下降，近 1 年体重减轻 4.5kg，伴跌倒 2 次，易感冒，睡眠差，记忆力差，听力减退，情绪低落，多次住院治疗。病程中无肢麻疼痛和活动障碍，无头晕、黑矇、活动后胸闷、气促不适。既往有多灶性脑梗死病史，高血压病史 10 年余，现服硝苯地平控释片（30mg，1 次 /d），血压为 120～130/60～70mmHg，糖尿病病史 3 年，服沙格列汀（5mg，1 次 /d），空腹血糖 7mmol/L 左右，长期服用阿司匹林、调脂药、活血化瘀中成药、鱼油制剂及钙剂，否认慢性阻塞性肺疾病、骨关节疾病、慢性胃肠道疾病等。

工作任务

为明确张奶奶出现的健康问题，请为张奶奶进行身体状态评估。

《健康中国行动计划（2019—2030）》中"老年健康促进"行动目标之一是降低老年人失能的发生率。《老年失能预防核心信息》指出，引起老年人失能的危险因素包括衰弱等老年综合征和疾病。衰弱（frailty）是一种常见于高龄和共病人群的老年综合征。随着全球老龄化进程加快，老年人医疗保健服务需求不断增加，衰弱已成为国内外老年健康领域的重要议题。衰弱老年人对外界应激的应对能力降低，发生跌倒、失能、痴呆和不良结局的风险增加。识别、预防和管理老年人群的衰弱非常重要。

一、衰弱概述

（一）概念

衰弱是指一种由于机体退行性改变和多种慢性疾病引起的机体易损性增加的老年综合征，其核心是老年人生理储备功能的下降，外界较小的刺激即可引起不良结局。衰弱概念不断进化发展，目前较成熟且使用较广泛的衰弱概念模型主要有三种：衰弱循环模型、累积缺陷模型和整合概念模型。

1. 衰弱循环模型（circle of frailty model） 衰弱是由于机体的生理储备能力减弱及多个系统、组织的功能失调，导致机体维持内环境平衡和稳定的能力下降，表现为对应激源的抵抗能力下降、对不良健康结局的易感性增加。该模型将与年龄相关的多个衰弱临床表现（体重下降、肌力减弱、耐力下降、步速减慢、身体活动减少等）与临床症状（肌少症、营养不良等）整合构成衰弱循环，各因素间是相关的，且可以导致机体精力和储备下降，一个方面的变化可以引发下一个方面的变化，如肌少症 - 肌力下降 - 步速减慢 - 身体活动减少 - 总能量消耗下降 - 营养不足 - 肌少症，使得机体处于恶性循环状态，从而对不良健康结局的易感性增加。该模型侧重于评估身体方面的衰弱，将衰弱与失能和共患病区分开来，代表性的衰弱工具为躯体衰弱表型（physical frailty phenotype，PFP）。

2. 累积缺陷模型（deficit accumulation model） 该模型认为老年人的衰弱程度可以通过个体一系列的躯体、心理健康、社会状况及功能等多方面的"非典型疾病表型"的累积性缺陷来描述。在该模型的基础上形成了多维衰弱工具——衰弱指数（frailty index，FI），衰弱指数不仅侧重评估身体衰弱，也包含对心理、社会维度的衰弱评估。该模型定义的缺陷包括症状、体征、失能、共患病、实验室指标及社会资源等。

3. 整合概念模型（integral conceptual model） 该模型强调衰弱是一个随着时间的推移动态演变的过程，其整合了个体的身体功能、心理健康和社会状况三个方面，将衰弱定义为个体在机体功能的某一个或多个领域（生理、心理、社会）遭受的损伤，这些损伤变化是由一系列变量，如年龄、性别、教育、生活方式、疾病等影响造成的，并且会导致个体发生不良健康结局的风险增加。该模型描述了从衰弱到不良健康结局的路径，并对衰弱、失能和共患病进行了区分。该模型中的衰弱概念是基于人的整体观点（holistic view）建立的，不能将其中的身体衰弱、心理衰弱和社会衰弱分别孤立来看待。在该模型基础上构建了 Tilburg 衰弱量表（Tilburg frailty indicator，TFI）。

（二）流行病学

不同研究对衰弱的定义不同，其患病率报道亦不一致。有研究指出，中国老年社区人群衰弱平均患病率为 12.8%，医院人群衰弱平均患病率为 22.6%，养老机构人群衰弱平均患病率为 44.3%。衰弱患病率随年龄增长而增加，女性高于男性。

二、衰弱的危险因素

衰弱是一种复杂的多因素综合征，包括遗传、增龄、性别、疾病、药物、营养不良等因素。衰弱常见的危险因素包括不可控的危险因素和可控的危险因素。

（一）不可控的危险因素

1. 遗传 基因在衰弱的发生中起到重要作用。衰弱和细胞衰老、DNA 修复功能障碍、氧化应激水平、基因表达改变及 DNA 的种类和功能有关。胰岛素受体样基因 -2、胰岛素受体样基因 -16 及维生素 B_1 基因多态性等均与衰弱的发生有关。

2. 增龄 年龄被认为是衰弱的独立危险因素之一。衰弱的患病率随增龄成倍上升，这与增龄相关的器官退行性变和储备能力下降相关。

3. 性别 女性是衰弱的易感人群。主要原因可能是妇女绝经后雌激素迅速丢失，对肌肉力量、神经肌肉功能和姿势稳定性产生了负面影响，导致老年女性衰弱的发病率升高。

（二）可控的危险因素

1. 社会经济状况 社会经济状态、社会地位、婚姻状况均可影响衰弱的发生。未婚、独居、社会孤立和经济状况差的人群，衰弱患病率较高。

2. 不良生活方式 吸烟、酗酒、缺乏运动、个人卫生情况差等不良生活方式会增加衰弱的发生风险。

3. 疾病及老年综合征 老年人的特点是多病共存，部分慢性疾病和某些亚临床问题与衰弱的患病率及发病率呈显著相关性。高血压病、冠状动脉粥样硬化心脏病、脑卒中、糖尿病、慢性肾病、慢性疼痛、关节退行性变、骨质疏松、急性感染、手术、痴呆、住院和医源性问题等均可促进衰弱的发生。

4. 营养不良 机体的营养状况与衰弱密切相关。营养不良相关的不良结局如肌少症、认知障碍、跌倒等，易促进衰弱的发生和发展；与此同时，衰弱老年人出现食欲下降、进食和吞咽问题的可能性更大。衰弱与营养不良相互影响、相互促进,形成了恶性循环。

5. 不合理用药 老年人不合理的多重用药情况可增加衰弱的发生。研究证实,抗胆碱能药物和抗精神病药物与衰弱有关,过度使用质子泵抑制剂可引起维生素 B_{12} 缺乏、减少钙吸收,增加衰弱的发生率。

6. 心理 焦虑、抑郁、睡眠障碍等是老年人常见的心理疾病状态,严重影响老年人的生活质量,在一定程度上可增加衰弱的发生率。

三、衰弱的发生机制

预防衰弱和保持健壮是减缓老年人功能下降的关键,了解衰弱发病机制将有助于制订有针对性的干预措施。老年衰弱的发病机制尚不明确,衰弱机体复杂的生物学变化包括分子细胞水平、系统调节受损及系统功能受损。多个方面的功能障碍共同影响,机体不能维持稳态平衡,使老年衰弱者表现出对应激的易损性。衰弱发生的风险与多个系统而非一个系统的异常相关,多个系统的异常是衰弱的特点。

衰弱的一个标志是在分子和生理水平均存在稳态失衡或通信系统失调。衰弱机体复杂的生物学变化包括分子细胞水平、系统调节受损及系统功能受损,主要表现在神经 - 内分泌改变、免疫系统失调、炎性介质过度释放、凝血途径激活、代谢异常及相关系统功能障碍等。

四、衰弱的表现

1. 非特异性表现 疲乏、无法解释的体重下降和反复感染。

2. 临床表现 肌力减弱、步行缓慢、握力降低等躯体功能受损表现;肢体平衡功能受损,不足以维持步态的完整性。

3. 并发症 衰弱老人平衡功能及步态受损,会出现跌倒等意外;可伴有神经精神方面的异常表现;可以出现认知衰弱,在一些应激状态下可以表现出谵妄、幻觉等精神行为异常;可出现功能状态的急剧变化,表现为功能独立和需要人照顾交替出现;长期卧床者导致压疮、深静脉血栓形成、肺栓塞、交叉感染及多重用药等;最终发展为失能、生活依赖和不良结局。

五、衰弱评估的意义

衰弱是人体内多个系统生理功能和储备的进行性下降,不仅可使老年人面对应激时的脆性增加、发生失能、功能下降、住院和死亡的风险增加,还可导致老年人对长期照护的需求和医疗费用增加。衰弱评估有助于预测失能、住院及死亡等不良临床结局以及判断急性病或应激后出现并发症的风险及病人的恢复情况。因此,对衰弱的早发现、早干预,可减少失能、降低照护机构的入住率、长期照护的需求和医疗 / 社会的费用,衰弱前期可被逆转至健康状态,一些衰弱状态也可被逆转至衰弱前期。

六、衰弱评估

鉴于衰弱的普遍性和不良预后,中国专家共识推荐对所有 70 岁及以上人群,或最近 1 年内非刻意节食情况下体重下降(5%)的人群进行衰弱的筛查和评估。

(一)常用评估方法

1. 操作性评估工具

(1)Fried 衰弱表型:也称为心血管健康研究(cardiovascular health study,CHS)指数。它具有生物致病理论的坚实基础,已被应用于多种流行病学研究,能够预测不良临床结果。在 5 条项目中,符合 1~2 条,考虑为衰弱前期,满足 3 条可以诊断衰弱。Fried 衰弱表型评估的主要优点是能提供衰弱的病理生理学基础,建立针对生物学病因的干预,具体见表 4-17。

表 4-17 Fried 衰弱表型

项目	标准		得分
体重下降	过去 1 年中，不明原因体重下降 4.5kg 或 5% 体重		是 = 1；否 = 0
疲乏	CES-D 的任一问题评分 2～3 分 您过去的一周内以下现象发生了几天？ ①我感觉做任何事都很费力 ②我什么事情都不想干 0 分：<1d；1 分：1～2d；2 分：3～4d；3 分：4d		是 = 1；否 = 0
	男性	女性	
步速减慢	自然老年人群中步速最低的 20%，校对了性别和身高		是 = 1；否 = 0
CHARLS	身高≤163cm：≥0.45m/s 身高>163cm：≥0.48m/s	身高≤151cm：≥0.36m/s 身高>151cm：≥0.43m/s	
CCGAS	身高≤166cm：≥0.65m/s 身高>166cm：≥0.67m/s	身高≤151cm：≥0.57m/s 身高>151cm：≥0.63m/s	
BLSA	身高≤168cm：≥0.59m/s 身高>169cm：≥0.73m/s	身高≤156cm：≥0.52m/s 身高>157cm：≥0.61m/s	
握力下降	自然老年人群中握力最低的 20%，校对了性别和 BMI		是 = 1；否 = 0
CHARLS	BMI≤20.6kg/m²：握力≤25.2kg BMI 为 20.7～23.2kg/m²：握力≤28.5kg BMI 为 23.3～25.9kg/m²：握力≤30.0kg BMI>25.9kg/m²：握力≤30.0kg	BMI≤20.0kg/m²：握力≤15.0kg BMI 为 20.1～22.1kg/m²：握力≤17.5kg BMI 为 22.2～24.8kg/m²：握力≤17.5kg BMI>24.8kg/m²：握力≤20.0kg	
体力活动减少	自然老年人群中体力活动最低的 20%		是 = 1；否 = 0
MLTA	<383kcal/ 周（约散步 2.5h/ 周）	<270kcal/ 周（约散步 2.5h/ 周）	
BLSA	BLSA-PAQ 总分 = 散步得分 + 室外活动得分 +2× 低强度活动得分 +3× 中度及以上强度活动得分		
总分			

注：

BMI：体重指数；CES-D：流行病学调查用抑郁自评量表；MLTA：明达休闲时间活动问卷；CHARLS：中国健康与养老追踪调查；CCGAS：中国老年健康综合评估研究；BLSA：北京老龄化多维纵向调查；PAQ：闲暇体力活动问卷。

评分情况：以上得分为 0 分为健壮，1～2 分为衰弱前期，3 分及以上为衰弱。

（2）累积缺陷评估工具：衰弱指数（frailty index，FI）指个体在某一个时间点上潜在的不健康测量指标占所有测量指标的比例，其构建指标包括躯体、功能、心理及社会等健康缺陷变量。衰弱指数是基于健康缺陷累积衰弱模型开发的非标准化工具，可以通过遵循构建程序自由构建，其要求涉及的健康缺陷数量不等，达 20～30 个即可保证具有一定的效力。衰弱指数得分通过各个缺陷指标之和 / 缺陷指标总数计算得出，总分为 0～1 分，得分越高，说明衰弱程度越严重。许多研究采用 0.25 为截点来定义衰弱，衰弱指数大于 0.25 提示老年人存在衰弱；衰弱指数小于 0.12 为无衰弱老人；衰弱指数在 0.12～0.25 之间为衰弱前期。衰弱指数的优点是评估全面，对于不良预后有更精准的判断，但是由于该指数包含了许多与生物学无关的变量，因此采用该工具来确定潜在生物学特征和制订干预策略较困难。

（3）临床衰弱量表（clinical frailty scale，CFS）：该量表包含疾病负担、工具性日常生活活动能力和基础性日常生活活动能力，由专业医师主观判断，将衰弱程度分为 7 个等级：非常健康、健康、维持健康、脆弱易损伤、轻度衰弱、中度衰弱、严重衰弱。等级越高，衰弱程度越严重。为了对痴呆症老年人的衰弱情况进行评估，在原版的基础上增加了两级，形成了临床衰弱量表修订版（临床衰弱量表 -09，CFS-09），新增两级衰弱分别为 8 级（非常严重的衰弱）和 9 级（终末期），见表 4-18。临床衰弱量表可以从医疗数据或老年综合评估中提取，可预测住院老年人不良预后。该工具包含评估者的主观解释和评价，需要经过培训的评估员进行准确分类。

表 4-18 临床衰弱量表（CFS-09）

衰弱分级		定义
等级 1	非常健康	身体强壮、积极活跃、精力充沛、充满活力，定期进行体育锻炼，处于所在年龄段最健康的状态
等级 2	健康	无明显的疾病症状，但不如等级 1 健康，经常进行体育锻炼，偶尔非常活跃，如季节性地锻炼
等级 3	维持健康	存在的健康缺陷能被控制，除了常规行走外，无定期的体育锻炼
等级 4	脆弱易损伤	日常生活不需要他人帮助，但身体的某些症状会限制日常活动，常见的主诉为白天行动缓慢和感到疲乏
等级 5	轻度衰弱	明显的动作缓慢，工具性日常生活活动需要帮助，轻度衰弱会进一步削弱病人独自在外购物、行走、备餐及干家务活的能力
等级 6	中度衰弱	所有的室外活动均需要帮助，在室内上下楼梯、洗澡需要帮助，可能穿衣服也会需要辅助
等级 7	严重衰弱	个人生活完全不能自理，但身体状态较稳定，一段时间内不会有死亡的危险（6 个月）
等级 8	非常严重的衰弱	生活完全不能自理，接近衰弱生命的终点，已不能从任何疾病中恢复
等级 9	终末期	接近生命终点，生存期 <6 个月的垂危病人

（4）其他操作性评估工具：骨质疏松性骨折研究（study of osteoporotic fracture，SOF）指数、埃德蒙顿衰弱量表、Kihon 清单等。

2. 自我报告式评估工具 目前一些可靠和有效的自我报告问卷已经用于初级保健和临床工作。

（1）衰弱量表（fatigue，resistance，ambulation，illness and loss of weight，FRAIL）：衰弱量表由国际营养与衰老协会提出，包括疲劳、耐力减退、行动受限、多病共存和体重减轻五个条目（表 4-19）。符合 1～2 条，考虑为衰弱前期，满足 3 条及以上考虑为衰弱。因其易于使用、能预测特定人群的死亡，可以在基层医疗机构和养老机构中应用。

表 4-19 衰弱量表（FRAIL）

项目	内容	得分	
		是	否
疲劳	过去四周，是否感觉疲乏无力	1	0
耐力减退	独自一人、在不使用助行器的情况下，是否可以连续上楼梯不超过 10 个台阶	0	1
行动受限	独自一人、在不使用助行器的情况下，是否可以持续行走一个街区（不超过 200～300m）	0	1
多病共存	是否患有医生诊断的 5 种以上疾病	1	0
体重减轻	过去一年中，体重下降超过 5%	1	0
总分			

注：以上得分 0 分为健壮，1～2 分为衰弱前期，3 分及以上为衰弱。

（2）中文版 FRAIL-NH 量表：该量表是专门用于养老机构老年人的衰弱评估工具，简单可行，包含了衰弱表型和衰弱指数的核心症状，由 7 个易于理解的自我报告条目组成，在养老机构中得到广泛应用，具有良好的信效度。中文版 FRAIL-NH 量表每个项目评分 0～2 分，总分范围为 0～14 分，分数越高代表衰弱程度越严重（表 4-20）。

表 4-20　中文版 FRAIL-NH 量表

项目	得分		
	0	1	2
疲乏	不存在	存在	PHQ-9
转移	独立转移	部分帮助	依赖
步行	独立完成	借助辅助装置	依赖,不能行走
失禁	无	尿失禁（每周＞1 次）	大便失禁（每周 1 次）
体重下降	无	过去 3 个月内下降 5%	过去 3 个月内下降 10%
营养摄入	普通饮食	软食／半流质／流质饮食	管饲饮食
穿衣	独立穿衣	部分帮助	依赖
总分			

注：若老年人同时符合两条标准，则得 2 分。例如老年人同时患有尿失禁和大便失禁，则该项记为 2 分。这一规则也适用于"疲乏"和"体重下降"两个条目。PHQ-9：病人健康问卷抑郁量表。

（3）Tilburg 衰弱量表（Tilburg frailty indicator，TFI）：TFI 是在衰弱整合概念模型基础上开发的标准化问卷，在社区老年人中应用较为多见。TFI 由两个部分组成，第一部分包括人口学特征、生活事件和慢性疾病状况等 10 项内容。第二部分包括 15 个衰弱评估条目，其中身体维度包含 8 个条目：身体健康、无故的体重下降、行走困难、平衡能力差、视力差、听力差、双手无力、身体疲乏；心理维度含 4 个条目：记忆力减退、抑郁症状、焦虑情绪、应对能力下降；社会维度共 3 个条目：独居、社会关系缺乏、社会支持减少。TFI 第二部分中各条目采用二分类计分法，总分为 0～15 分，5 分判定为衰弱（表 4-21）。

表 4-21　Tilburg 衰弱量表

项目		得分		
		是	有时	否
身体功能方面	1）您觉得自己身体健康吗？	0	—	1
	2）您的体重是否下降了很多（最近 6 个月下降达 6kg 以上；或最近 1 个月下降达 3kg 以上；排除刻意减轻体重）？	1	—	0
	是否由于以下原因影响了您的日常生活　3）行走困难？	1	—	0
	4）保持平衡很困难？	1	—	0
	5）听力差？	1	—	0
	6）视力不好？	1	—	0
	7）双手没劲？	1	—	0
	8）身体疲乏？	1	—	0
心理方面	9）您记忆力有没有问题？	1	0	0
	10）您最近一个月有没有感到情绪低落？	1	1	0
	11）您最近一个月有没有感到紧张或焦虑？	1	1	0
	12）您能很好地处理遇到的问题吗？	0	—	1

续表

项目		得分		
		是	有时	否
社会方面	13）您是否独居？	1	—	0
	14）您是不是有时候会希望有人陪伴在您身边？	1	1	0
	15）您是否可以从他人那里得到足够的帮助？	0	—	1

注：总分为0~15分，5分判定为衰弱。

（4）衰弱快速筛查问卷（frailty screening questionnaire，FSQ）：衰弱快速筛查问卷是目前唯一针对中国老年人研发的生理衰弱评估工具（表4-22）。衰弱快速筛查问卷包括步速减慢、肌力减弱、低体能、疲乏感和体重下降等5个方面。

表4-22 衰弱快速筛查问卷

项目		得分	
		是	否
步速减慢	您是否能步行250m？	0	1
肌力减弱	您是否能提5kg重物？	0	1
低体能	您每天室外活动是否大于30min（或3h/周）？	0	1
疲乏	您近1周常是否有以下感觉（3d）："做任何事都很费力"或"什么事情都不想干"	1	0
体重下降	您近1年体重是否下降5%？	1	0
总分			

注：以上得分为0分为健壮，1~2分为衰弱前期，3分及以上为衰弱。

（5）其他：其他自我报告式衰弱评估工具包括衰弱不伴失能工具、格罗宁根衰弱量表、老年人自主能力维护综合服务研究项目-7等也在不同类型和场景下使用评估衰弱状态。

（二）衰弱评估工具的选择

多数衰弱评估工具已经被证实能够预测病人的预后，目前研究并未表明哪种测量工具能最好地指导决策，须根据具体实践情况选择最佳工具。Fried衰弱表型和衰弱指数是目前临床医生和研究人员最常使用的评估工具，临床衰弱量表适合临床筛查，虚弱量表与中文版FRAIL-NH量表适用于社区和养老机构老年人，衰弱快速筛查问卷是针对中国老年人研发的衰弱快速评估工具，适用于临床筛查和大样本的流调研究。自我报告式衰弱工具提供了一种简单快捷的方法来识别需进一步全面评估的衰弱老年人，为卫生保健人员提供在社区和临床中早期识别和管理衰弱的策略，并进一步制订有针对性的干预措施，以预防或延缓老年人失能。

七、衰弱的预防与干预

老年健康的主要目标之一是尽可能长时间地保持老年人良好的健康状态和较高的生命质量，因此制订衰弱预防和干预措施、防止衰弱引发的不良结局至关重要。

（一）运动锻炼

运动锻炼是提高老年人生活质量和功能最有效的方法。抗阻运动及有氧运动是预防及治疗衰弱的有效措施。运动锻炼可以增加活动灵活性和日常生活活动能力、改善步态、减少跌倒、增加骨密度及改善一般健康状况。有针对性地进行柔韧性、平衡、力量和移动速度的锻炼可以减少躯体衰弱。在老年衰弱人群中，即使最衰弱的老年人也可以从任何耐受水平的体力活动中获益。运动应在做好安全风险评估和保护的前提下进行,运动强度、频率、方式和运动时间应根据老年人的个人兴趣、训练条件和目的来选择。重度衰弱病人可以在康复师或护工的帮助下选择被动运动的康复方式。

(二)合理营养

营养在衰弱的发生和发展中起着至关重要的作用。加强营养可以改善营养不良衰弱老年人的体重下降,但在非营养不良的衰弱人群中尚缺乏足够的证据。补充蛋白质特别是富含亮氨酸的必需氨基酸混合物可以增加肌容量进而改善衰弱状态。营养补充似乎只在与运动联合干预时才有效。

(三)多病共存和多重用药的管理

老年人常患有多种疾病,如抑郁、心力衰竭、肾衰竭、认知功能障碍、冠心病、视力及听力障碍等,这些共病是衰弱的危险因素,促进衰弱的发生与发展。衰弱的预防和治疗应包括积极管理老年人现患共病,尤其重视可逆转的疾病。多重用药所导致的药品不良反应对老年人所带来的伤害也是衰弱的危险因素之一。评估衰弱老年人的用药、合理并及时纠正其不恰当的药物使用不仅可以减少医疗费用,还可以避免药物不良反应对老年人的伤害。采取药物优化干预措施,定期进行药物审查,避免和减少多重用药。

(四)认知训练

《老年人衰弱预防中国专家共识(2022)》建议定期组织对 60 岁及以上老年人进行基本的认知功能筛查,对初筛阳性的老年人给予就医指导并加强随访,鼓励进行认知训练(包括手工制作、数字迷宫任务、情景记忆训练、推理训练、经颅电磁刺激等);对筛查阴性人群进行健康宣教。建议对社区医养机构人员进行认知功能筛查的培训和继续教育,使其具备对认知障碍早期筛查和识别的能力。

(五)提高社会支持水平

良好社会支持是预防老年人衰弱发生和发展的重要措施,社会支持包括客观支持和主观支持。客观支持泛指物质上、经济上的直接援助以及稳定的婚姻、子女的关心等;主观支持指老年人受尊重、被理解和支持,在情感上的满意程度。社会支持还包括老年人对社会支持利用的情况,以及利用他人支持和帮助的程度。可以通过《社会支持评定量表》来判断老年人是否缺失社会支持,动员各方力量、健全社会支持系统,鼓励老年人充分使用社会支持系统。

(六)跌倒预防

跌倒是老年人的常见综合征之一,老年人跌倒发生率高,后果严重,不良结局发生率高。对老年人开展有效的跌倒干预,对于衰弱的预防具有重要意义。

1. 建议加强对老年人、家属或照护者、康复从业人员开展跌倒预防健康教育,增强大众对跌倒的预防意识。

2. 对于跌倒高风险的老年人,生活上要有专人陪护,包括对老年人进行良好的日常生活照护,尤其是在老年人如厕、淋浴、活动前后重点看护。

3. 针对可干预的跌倒危险因素,定期进行评估,针对评估结果根据老年人自身的危险因素、是否合并存在疾病、老年人自身的需求等选择性地采取相应的干预措施。

(七)心理健康

心理健康直接影响老年人的生活质量和健康水平,老年人常见心理问题有紧张、焦虑、抑郁、孤独、无价值感等。关注老年人心理健康,不仅需要专业医疗卫生机构参与,还需要社会和家庭共同参与。具体措施包括:①重视早期识别与干预,结合老年人健康档案,科学合理地评估老年人心理健康类别并展开及时有效的干预,避免其向消极型转变;②健全老年人健康支持体系,完善养老服务设施规划布局及配置,促进老年人宜居环境建设;③家属和照护者增加陪伴时间,鼓励老年人坚持锻炼,积极参与社会活动,加强兴趣学习。

(八)定期进行老年综合评估

老年综合评估是指针对老年人生理、认知、心理情绪及社会适应情况,通过多学科团队合作进行的多方面、多层次的评估,制订计划以保护和维持老年人的健康功能状态,实施干预以最大限度地提高老年人的生活质量。针对存在衰弱相关危险因素的老年人，可定期开展以下评估内容：一般情况评估、躯体功能状态评估、营养评估、精神心理评估、疼痛评估、共病评估、多重用药评估、睡眠评估、视力评估、听力评估、口腔评估、社会支持评估、居家环境评估。通过老年综合评估可以早期发现老年人可能存在的问题，早期干预，促进老年人健康。

中长期医养照护机构可采用快速综合评估及时发现影响老年人健康的潜在问题。采用快速综合评估用时不超过5min，也可可在社区卫生服务中心、老年科门诊中使用，筛查老年综合征（表4-23）。

表4-23 快速综合评估流程

评估量表	评估内容	得分
衰弱量表（FRAIL）	详见表4-19	0~5分
营养评价问卷简表（SNAQ）	1. 食欲状况 A. 非常差 B. 差 C. 一般 D. 好 E. 非常好	A=1分 B=2分 C=3分 D=4分 E=5分
	2. 进食中什么时候觉得有饱感 A. 只吃几口就觉得饱了 B. 吃到餐食的1/3时觉得饱了 C. 吃到餐食的一半时觉得饱了 D. 基本吃光餐食时觉得饱了 E. 很少觉得有饱感	
	3. 对食物的味觉 A. 非常差 B. 差 C. 一般 D. 好 E. 非常好	
	4. 正常的进餐数量 A. 每日少于1餐 B. 每日1餐 C. 每日2餐 D. 每日3餐 E. 每日大于3餐	
肌少症筛查量表（SARC-F）	1. 力量：举起或搬运约4.5kg的物体是否存在困难	0分：没有困难； 1分：稍有困难； 2分：困难较大或不能完成
	2. 辅助行走：步行穿过房间是否存在困难，是否需要帮助	0分：没有困难； 1分：稍有困难； 2分：困难较大或不能完成
	3. 起立：从椅子或者床起立是否存在困难，是否需要帮助	0分：没有困难； 1分：稍有困难； 2分：困难较大或不能完成

续表

评估量表	评估内容	得分
	4. 爬楼梯：爬10层台阶是否需要困难	0分：没有困难； 1分：稍有困难； 2分：困难较大或不能完成
	5. 跌倒：过去1年的跌倒情况	0分：无跌倒史； 1分：跌倒1~3次； 2分：跌倒4次以上
	请仔细听并记住以下5个单词，稍后我将请您重复：苹果、钢笔、领带、房子、汽车 请您在一张空白纸上画出钟的外形，标号时钟数，并在钟上标记时间为：11：10。	能正确标明时钟数字位置给2分； 能正确显示所给定的时间给2分
简易认知状态评估量表	请您说出先前的5个单词 我现在要讲一个故事，请专心听，等一下我会问您一些关于这个故事的问题。 梅梅是一个非常成功的保险业务员，她在工作中赚了很多钱。她认识了李雷，一个大帅哥。两人结婚后生了3个孩子，他们一家人住在北京，她辞了工作在家专心带小孩。当孩子长大了，她又回到职场上重新开始工作。她和李雷从此快乐地生活在一起。 提问：她住在哪里？	每回忆出1个单词给1分； 能正确回答住在北京给1分

注：
FRAIL衰弱量表评分标准：3分，衰弱；1~2分，衰弱前期；0分，无衰弱。
营养评价问卷简表评分标准：≤14分提示营养风险（近6个月体重下降大于5%）增高。
肌少症筛查量表评分标准：4分，肌少症筛查阳性。
简易认知状态评估量表评分标准：8~10分，正常；6~7分，轻度认知障碍；0~5分，痴呆状态。

（九）其他

对于衰弱老年人，很多侵入性检查和治疗会带来更多的并发症，有时会增加老年人的负担并降低其生活质量。因此，对中、重度衰弱老年人应该仔细评估，避免过度医疗行为。

第六节　肌少症评估

案 例

梁奶奶，82岁，1年前因跌倒导致左侧股骨颈骨折，行左侧髋关节置换术，术后出院居家休养。近半年活动明显减少，提举物品困难，行走缓慢，起坐费力，进食量减少，体重下降，自觉左下肢变细。
工作任务
为进一步明确梁奶奶出现的健康问题，请为梁奶奶进行肌肉功能评估。

肌少症（sarcopenia）或称肌肉减少症，是一种与年龄相关的骨骼肌质量损失伴有肌肉力量下降和/或体能下降的进行性和普遍性的骨骼肌疾病，是老年人生理功能逐渐减退的重要原因和表现之一。

一、肌少症的危险因素

肌少症是一种多因素疾病，可发生在任何年龄段，无明确病因。仅有衰老原因时，为原发性肌少症；当存在增龄以外的其他病因时，则为继发性肌少症。继发性肌少症与活动、疾病、营养、精神心理因素等相关。

（一）增龄相关的生理代谢变化

40 岁后，肌肉质量会逐渐减少，从每十年 8% 的速度开始，到 70 岁后会增加到每十年 15%，骨骼肌质量损失可达 25%～30%，肌肉力量下降达 40%。老化过程不仅会改变肌肉质量，还会改变肌肉的组成、收缩力和肌肉的物理特性。

随着年龄增长，机体代谢功能下降，神经 - 肌肉功能退化以及衰老相关的慢性炎症和激素水平下降等均会影响骨骼肌的代谢及功能，进而导致肌少症的发生。老年人肌纤维与运动神经元减少，骨骼肌蛋白质降解增强、合成代谢抵抗，当肌纤维数量大量减少、支配肌肉的神经系统发生功能障碍时，骨骼肌接受机械牵拉时性能下降、活动幅度减小。70 岁以上的老年人运动神经元数量大幅减少，神经肌肉接头改变、星状细胞数量减少和功能下降可导致肌肉纤维萎缩，肌内和肌间脂肪浸润可造成肌肉结构异常，伴随老年人骨骼肌收缩运动能力下降，最终都直接导致肌肉协调性和肌肉强度的下降。

多种激素水平的变化均参与肌少症的发生。肌少症时，身体和肌细胞内脂肪增加，这与胰岛素抵抗有关。老化肌细胞接受胰岛素作用后，蛋白合成代谢明显降低。雌激素主要通过提高骨骼肌对合成代谢刺激的敏感性，维持骨骼肌蛋白含量，增强肌肉质量和强度，并抵抗骨骼肌的退行性变化。睾酮水平降低与下肢肌肉功能有关。

慢性炎症和氧化应激随年龄增长而增加，部分炎症反应细胞因子等增加肌肉质量和力量丧失的风险。老年人的生理变化会导致肠道菌群失调，肠道菌群可通过调节丁酸盐、胆汁酸合成代谢、诱导慢性低度炎症反应，进而影响肌肉的合成与分解。

（二）活动

长期卧床休息和不动会导致体重降低，并导致老年人肌肉急剧减少。卧床 10d 即可使健康老年人的全身肌肉量平均下降 1.5kg，下肢肌肉量平均下降 0.95kg，骨骼肌细胞线粒体能量代谢也显著下降。长期卧床可减少骨骼肌蛋白合成，并加速蛋白质水解，从而导致骨骼肌量减少。长期卧床者肌肉强度的下降要早于肌肉量的丢失，活动强度不足导致肌力下降，而肌肉无力又使活动能力进一步降低，最终肌肉量和肌肉强度均下降。

（三）疾病

骨质疏松症是继发性肌少症的主要病因之一。肌肉和骨骼之间通过力学作用和内分泌或旁分泌方式相互作用。骨质疏松症与肌少症存在共同的调节因子和信号通路。许多肌源因子和骨源因子共同调节了骨骼肌和骨骼的生长代谢。肌少症与恶病质和消耗性疾病存在很多共同的分子作用机制，多种组织器官系统共同参与代谢。多种疾病共存时，肌肉的消耗增加。肌少症与慢性肾病、慢性阻塞性肺疾病、糖尿病、心力衰竭等多种疾病具有相关性，原因多为代谢异常、炎症作用、激素紊乱、药物影响或疾病相关的心肺功能减退造成的运动减少所致。

（四）营养

蛋白质约占肌肉重量的 20%，蛋白质的代谢在一定程度上决定了肌肉量的多少。衰老过程中，人体的各种生理功能如咀嚼功能、消化功能、肠蠕动功能等日趋下降，食欲和食物摄入能力下降，蛋白质、氨基酸、维生素等多种元素摄入不足，导致肌肉质量和功能的下降。同时，人体合成蛋白质的能力下降，骨骼肌中非收缩蛋白（脂黄素和交联蛋白）的异常蓄积，加速了肌肉质量下降的速度，容易诱发肌少症。维生素 D 水平的降低与肌肉力量的减弱有关。维生素 D 参与调节肌肉组织的增殖和分化、钙磷代谢平衡及能量代谢，长时间的低维生素 D 水平主要引起 II 型肌肉纤维萎缩。

（五）精神心理因素

焦虑、抑郁等精神心理问题会增加肌少症发生的风险。精神心理因素与肌少症存在交互作用或存在共同的致病因素，包括炎症反应、缺乏运动、营养不良和激素改变等。

（六）遗传因素

肌肉质量和肌肉力量具有很强的遗传性，全基因组关联分析提供了肌肉表型的一系列潜在的候选基因。微小核糖核酸（miRNA）构成基因调控网络的一部分，大量在序列、结构、表达和功能上存在差异的 miRNA 分子参与了肌肉质量与力量和肌肉稳态的调节。

二、肌少症的表现

肌少症缺乏特异的临床表现，老年人可表现为虚弱、容易跌倒、行走困难、步态缓慢、四肢纤细和无力等。

三、肌少症的后果

肌少症是一种老年综合征，严重危害老年人健康及功能，增加老年人发生一系列不良结局的风险，包括跌倒、失能、入住机构、生活质量降低、住院和死亡等，造成巨大的经济负担。

四、肌少症评估目的及意义

肌少症已成为老年人常见疾病，数据测算全球目前约有 5 000 万人罹患肌少症，预计至 2050 年患病人数将高达 5 亿，65 岁及以上老年人中有近 1/3 的人患有肌少症，80 岁及以上老年人患病率则高达 50%～60%。肌少症与较差的健康状况和不良后果的关联引发了新型的老年人健康促进和医疗保健方法，科学认识肌少症并早期诊断干预，对提高老年人的生活质量、减少并发症、避免严重后果具有重要意义。

五、肌少症评估工具及使用方法

肌少症缺乏特异性的临床表现，且人体肌肉质量受种族、区域、年龄及性别等多种因素的影响，目前国内外对肌少症的诊断尚无统一标准。2010 年，欧洲老年人肌少症工作组提出了肌肉减少症的定义和诊断策略，并于 2018 年更新为第 2 版肌少症诊断共识（EWGSOP2）。此后，亚洲肌少症工作组（Asian Working Group for Sarcopenia，AWGS）、国际肌少症工作组（IWGS）、美国国立卫生院（NIH）和中国肌少症防控干预专家组相继发布并更新了肌少症诊断流程与标准。目前可用于诊断和评估肌少症的主要参数为骨骼肌质量、肌肉力量与躯体功能，每种参数都有其相应的测量方式。

（一）肌少症筛查

亚洲肌少症工作组发布了 2019 版肌少症诊断及治疗专家共识（以下简称 AWGS 2019），建议使用小腿围或自评调查问卷肌少症筛查量表（SARC-F）或 SARC-CalF 先进行筛查，2023 年中国肌少症防控干预专家组也推荐这一筛查策略。

1. 小腿围 测量方法为使用非弹性带测量双侧小腿的最大周径，可以作为肌肉质量的替代指标。AWGS 2019 建议筛查肌少症小腿围界值为男性＜34cm，女性＜33cm。也可以用指环试验（finger-ring test）作为替代测量小腿围的有效方法。在该测试中，人们用双手的示指和拇指包围非优势小腿最粗的部分；如果测量的小腿刚好合适或小于手指，老年人患肌少症的风险会增加。

2. 肌少症筛查量表（SARC-F） 该量表包括 5 个条目，评估内容分别为肌力、辅助行走、座位站起、爬楼梯与跌倒。问卷每个条目取值范围为 0～2 分，问卷取值范围为 0～10 分，总分 4 分为肌少症筛查阳性。SARC-F 可较准确识别躯体功能受损，且与不良临床结局相关。SARC-F 的优点是不依赖于检测仪器、不受年龄和性别差异影响，是简单、快速、有效的筛查工具。在 2018 欧洲肌少症工作组肌少症共识中也建议将 SARC-F 量表作为临床筛查及评估肌少症的工具。详见表 4-24。

3. 肌少症评估表（SARC-CalF） 在肌少症筛查量表（SARC-F）的基础上，对小腿围（CC）进行评分。女性 CC≤33cm 得 10 分，CC＞33cm 为 0 分；男性 CC≤34cm 得 10 分，CC＞34cm 为 0 分。总分 11 分为肌少症筛查阳性。

表 4-24 肌少症筛查量表（SARC-F）

序号	筛查项目	评分方法		
1	您提起或者搬运10斤物品有多大困难？	①没有	②有一些	③很多或无法完成
2	您步行穿过一个房间有多大困难？（长度约20m）	①没有	②有一些	③很多或无法完成
3	您从椅子或床边站起有多大困难？	①没有	②有一些	③很多或无法完成
4	您上10个台阶有多大困难？	①没有	②有一些	③很多或无法完成
5	您在过去的一年里跌倒了多少次？	①没有	②1～3次	③4次

4. Ishii 评分筛查 评分包含年龄、握力、小腿围3项内容。Ishii 评分计算公式如下：男性得分 = $0.62\times($年龄$-64)-3.09\times($握力$-50)-4.64\times($小腿围$-42)$；女性得分 $=0.80\times($年龄$-64)-5.09\times($握力$-34)-3.28\times($小腿围$-42)$。依据公式得分高低判断老年人患肌少症概率。测试者可依据年龄、握力和小腿围测量值在简易得分表上快速查找被测者患肌少症概率。Ishii 评分筛查肌少症推荐男性105分、女性120分为最佳诊断截点。

5. 迷你肌少症风险评估量表中文版（Chinese version of the mini sarcopenia risk assessment questionnaire，C-MSRA） 评估内容包括年龄、是否住院、日常活动能力、饮食及体重等内容。量表分为7条目（C-MSRA-7）和5条目（C-MSRA-5）两个版本。C-MSRA-7 界值为30分，C-MSRA-5 界值为45分，见表4-25。

表 4-25 迷你肌少症风险评估量表中文版（C-MSRA）

	C-MSRA-7	C-MSRA-5
1. 您今年多大啦？		
≥70 岁	0	0
<70 岁	5	5
2. 去年您是否住院治疗？		
是，且2次	0	0
是，但仅1次	5	10
没有	10	15
3. 您日常活动能力如何？		
我可以行走<1 000m	0	0
我可以行走1 000m	5	15
4. 您通常每天吃3顿饭吗？		
不，我经常（超过每周2次）不吃某顿饭（如不吃早饭或晚餐只喝汤或茶）	0	0
是	5	15
5. 您平时是否吃以下食物中的至少一种？		
牛奶或奶制品（如酸奶），但不是每天吃	0	—
牛奶或奶制品（如酸奶），且至少每天1次	5	—
6. 您平时是否吃以下食物中的至少一种？		
禽类、肉类、鱼、蛋、豆制品、蔬菜炖肉或火腿，但不是每天吃	0	—
禽类、肉类、鱼、蛋、豆制品、蔬菜炖肉或火腿，且至少每天1次	5	—
7. 您去年是否有体重下降？		
是，且体重下降>2公斤	0	0
否，或者体重下降≤2公斤	5	10

（二）肌少症评估

1. 骨骼肌质量

（1）计算机体层成像（computed tomography，CT）：CT 可直接反映人体特定部位的肌肉质量，通过对第 3 腰椎及大腿中部肌肉成像能很好地预测全身骨骼肌量。通过肌肉密度的测量可达到评定肌肉质量及肌肉构造特点的效果，是最为直接、精准的骨骼肌质量测评工具。目前，腹部 CT 可用于识别肌少症。CT 检查费用相对较高，大面积 CT 扫描可产生大量的电离辐射，对人体造成危害，不适用于养老机构及针对性的肌肉质量测量。

（2）磁共振成像（magnetic resonance imaging，MRI）：MRI 组织分辨率高，可精确测量肌肉质量，准确评估全身骨骼肌组织结构与形态，清晰呈现肌肉水肿情况及代谢改变。与 CT 相比，MRI 对肌肉的细微改变更敏感，可提供肌纤维的收缩性和弹性以及纤维浸润等数据，检测过程中可有效保护受试者免受射线的危害。MRI 检查时间长，费用高，设备可移动性差，不适用于大规模的人群筛查及基层医疗机构。

（3）双能 X 线吸收仪（dual-energy X-ray absorptiometry，DXA）：通过 80～100keV 和 40～50keV 两种不同能量的 X 线直接测量脂肪和骨矿物质含量，再减除受试者骨量和脂肪，从而间接确定瘦体组织质量，可以精准评估局部肌肉质量和骨含量。DXA 放射剂量相对较小，价格低廉、便于操作，是临床评估肌肉质量的首选仪器。对过度肥胖人群以及体内含水量过多的病人，DXA 测出的肌肉质量结果高于实际。

（4）生物电阻抗分析（bioelectrical impedance analysis，BIA）：是一种广泛应用于研究及临床的身体成分测量方法。通过测量全身及躯干、四肢骨骼肌质量、体脂率等身体成分指标，进而评估受试者肌肉质量。BIA 无辐射、测量时间短、简单无创且费用较低，便于携带操作。

（5）超声：主要是通过对骨骼肌的回声特征、羽状肌角度、肌肉厚度以及横截面积等的测量来实现肌肉质量评估，已运用至股四头肌、腓肠肌内侧头、肱二头肌、腹直肌等一些大肌肉以及头颈部等小肌肉的评估中。超声与 MRI 在肌肉质量测定上具有较强的一致性。超声可实时、局部、动态测量身体各个部位肌肉质量，操作简单安全，无创、无辐射，但操作者个人主观意识及技术水平会影响超声对肌肉质量评估，探头相对于皮肤的方向、探头的压力等均会导致图像显示的差异，造成测量误差。

（6）D_3- 肌酸稀释法：该方法是一种新型的对全身肌肉质量直接评估的生化检查方法。D_3- 肌酸稀释法的操作简单、费用相对较低，结果不会因为身体内的水分变化产生误差，还可有效降低因脂肪和纤维组织干扰引起的偏倚。性别差异及日常运动情况不会对骨骼肌肌酸含量产生明显差异，但饮食差异或大剂量补充肌酸可导致体内肌酸含量增高，影响检测结果。

AWGS 2019 推荐使用双能 X 线吸收仪或多频生物电阻抗分析结合身高校正测量肌肉质量。AWGS 2019 对肌少症诊断中低肌肉质量的诊断界值如下：双能 X 线吸收仪检测男性＜7.0kg/m²，女性＜5.4kg/m²；生物电阻抗分析检测男性＜7.0kg/m²，女性＜5.7kg/m²。此外，用体重指数（BMI）校正后的肌肉质量比未经校正的肌肉质量可以更好地预测老年人的临床不良结局，其诊断界值为男性＜0.789kg/BMI，女性＜0.512kg/BMI（仅用于双能 X 线吸收仪测量的肌肉质量）。

2. 肌肉力量　AWGS 2019 与中国肌少症防控干预专家共识组推荐使用握力表示肌肉力量。在亚洲最常用的是弹簧式握力器，其次是液压式握力器。AWGS 2019 推荐：①使用液压式握力器，坐位，90° 屈肘测量握力。②使用弹簧式握力器，站立位，伸肘测量握力；如果老年人不能独立站立，则选用坐位测量。用优势手或两只手分别最大力量等距收缩，至少 2 次测试，选取最大读数。AWGS 2019 推荐肌少症的握力诊断界值为：男性＜28.0kg，女性＜18.0kg。

3. 躯体功能　AWGS 2019 推荐使用简易体能状况量表、6m 步速、5 次起坐试验用于评估躯体功能。起立 - 行走计时测试和 400m 步行测试也可作为体能测试的方法。

（1）简易体能状况量表（short physical performance battery，SPPB）：评估内容包括平衡、步态、力量和耐力，通过检查一个人双脚并排、半串联和串联站立的能力、行走 4m 的时间以及从椅子上站起来并 5 次回到坐姿的时间来评估平衡、步态和力量。SPPB 是身体表现的综合指标，是研究和临床实践的标准指标。AWGS 2019 推荐 SPPB 评分≤9 作为躯体功能下降的截断值，欧洲老年人肌少症工作组 2018 年发布的肌少症诊断共识（EWGSOP2）中该界值为≤8 分。

（2）步速：是简易体能状况量表的一部分，也可用作临床实践和研究的单一参数。AWGS 2019 建议测量从移动开始以正常速度行走 6m（没有减速）所需的时间，将至少两次试验的平均结果作为记录速度。建议使用通常的步速来定义身体表现降低，AWGS 2019 的界值为 <1.0m/s，EWGSOP2 中该界值为≤0.8m/s。2023 年中国肌少症防控干预专家组达成共识，推荐使用 6m 步速测量作为躯体功能最常用的评估方法。

（3）5 次起坐试验：因手部外伤、残疾、指关节炎等无法测握力时，可使用 5 次起坐试验。该试验测量个人不使用手臂从坐姿上升 5 次所需的时间。AWGS 2019 推荐 12s 为低体能表现，EWGSOP2 中该界值为 >15s。

（4）起立 - 行走计时测试（timed-up and go test, TUG）：测量完成一系列功能性重要任务所需的时间。TUG 要求受试者从椅子上站起来，走到 3m 外的标记处，转身，返回，再坐下。EWGSOP2 将时间 20s 作为躯体功能降低的诊断界值。

（5）400m 步行测试：评估受试者步行的能力和耐力，要求受试者尽可能快完成 20 圈步行，每圈 20m，测试期间允许休息 2 次。EWGSOP2 中将受试者未完成或完成时间 6min 作为躯体功能降低的诊断界值。

六、肌少症评估结果及干预

（一）评估结果

AWGS 2019 认为肌肉力量和躯体功能下降均是肌肉质量下降的结果，对预后有不良影响，因此引入了可能肌少症（possible sarcopenia）这一概念，将其定义为低肌肉力量，伴或不伴有体能下降。肌力或功能下降，合并肌肉质量下降诊断为肌少症，若肌力和功能同时下降，则诊断为严重肌少症。中国肌少症防控干预专家组也推荐使用相同诊断标准。

（二）肌少症干预

肌少症的干预策略包括多学科方法，如改善生活方式、积极控制慢性病、加强饮食与药物管理、加强运动与预防跌倒等。营养补充剂和阻力训练被认为是治疗肌少症的基础干预措施，可以改善整体健康并保持肌肉特性。健康积极的生活方式、良好的运动训练、适当的营养饮食在预防肌少症的发展中具有重要作用。加强老年健康宣传，普及老年健康政策和科学知识，做到早预防、早发现、早治疗，切实提高老年人健康水平，提高老年人健康生活幸福指数。

1. 生活方式管理 提高老年人的健康素养和主动健康意识，全面培养良好、积极的生活方式。长期酒精摄入会导致肌肉Ⅱ型纤维萎缩，产生慢性酒精性肌病；吸烟会减少蛋白质合成，并加速蛋白质降解，导致肌少症的发生，建议戒烟戒酒。同时，长期卧床、久坐不动、受伤和术后的绝对静养可引起或加重肌少症，提倡老年人根据身体健康情况坚持适宜的体力活动，如行走、打太极拳等，避免绝对静养。

2. 慢病管理 定期体检，早期发现和干预导致肌少症的高风险急慢性疾病；诊疗中需根据综合评估结果进行全人、个体化管理，避免肌少症出现或加重。

3. 饮食与营养管理 重视老年人膳食营养，进行适当的营养补充。推荐肌少症老年人进行营养风险的筛查，并给予积极的营养补充，尤其是补充充足的蛋白质 / 必需氨基酸。常规采用 Mini 营养评估量表对老年人进行营养风险筛查，对于严重肌少症老年人，建议检测营养生化指标如白蛋白、前白蛋白、转铁蛋白、视黄醇结合蛋白等。

对存在营养不良的肌少症老年人，根据营养评估结果给予足够的能量摄入，尤其是足量的蛋白质补充。对于非肌少症的 60 岁及以上老年人建议每日摄入 1.0～1.2g/（kg·d）的蛋白质以预防肌少症的发生；对于明确诊断的肌少症老年人建议每日蛋白质摄入量达到 1.2～1.5g/（kg·d），其中动物蛋白等优质蛋白质比例需达到 50% 以上;对合并严重营养不良的肌少症老年人每日蛋白质则需要补充到 1.5g/(kg·d) 以上;蛋白质摄入需平均分布于每日的 3～5 餐中。

肌少症老年人应补充足够剂量的维生素 D,以减少跌倒和骨折的发生。结合病人血清 25(OH)D 的浓度指导维生素 D 的补充更有意义,当血清 25(OH)D<50nmol/L 时可予以补充。对于 70 岁以下的人群维生素 D 的补充剂量通常为 15μg/d(600U/d),而 70 岁及以上的老年人为 20μg/d(800U/d),维生素 D_2 与维生素 D_3 在维持 25(OH)D 水平上具有相同效果。

老年人的微量营养素摄入也需要得到重视,镁在人体肌肉功能和新陈代谢的正常运转中有着重要作用,同时也影响蛋白质的合成。因此推荐老年人食用镁含量高的食物,如深绿色蔬菜、粗粮和坚果等。

单纯饮食干预通常不能为肌少症老年人提供足量的营养物质,在饮食干预基础上,当肌少症老年人进食量不足推荐目标量[20～30kcal/(kg·d)]的 80% 时,推荐口服营养补充(ONS)。ONS 可有效预防身体衰弱老年人的肌肉衰减和改善肌少症老年人的肌肉质量、强度和运动能力。ONS 制剂摄入量为 400～600kcal/d,应在两餐间或运动后服用,或 50～100ml/h 啜饮,根据病人合并症选择不同营养配方的 ONS 制剂。

4. 加强运动 运动是减缓骨骼肌质量及功能丧失的有效方法。运动不仅可以抑制蛋白质的分解,促进蛋白质的合成,还可以提高肌肉的耐力和质量,无明显运动禁忌证的肌少症老年人均应进行有规律的运动训练。运动干预的类型推荐抗阻运动、有氧运动、平衡训练。

(1)热身:进行主体运动训练之前应进行 3～5min 热身运动,一般选择慢走和关节活动,以调整身体功能和状态,从而增加运动的效能,减低运动中肌肉、韧带、关节因运动损伤的可能性。

(2)抗阻运动:抗阻运动是运动干预的基础和核心部分,以渐进式增加运动强度为特点,使肌肉产生的力量能够移动或抵抗所施加的阻力。抗阻训练主要包括 5 个方面:

1)运动处方:可将抗阻训练分为初级、中级和高级 3 个阶段,开始时推荐以熟悉的抗阻训练流程及注意事项为主的初级阶段,时间 1～2 周,逐渐进展至中、高级阶段。

2)持续时间:每次抗阻训练建议持续 30～60min,每周至少 2～3 次,两次训练的时间需间隔 48h。

3)运动强度:第 1～2 周的初级阶段推荐以低强度的阻力训练开始,可逐渐增加更高的阻力。

4)重复次数及组数:建议初级阶段每个动作重复 8～10 次为 1 组,每次进行 1～2 组,组间休息 1～2min,需要增加抗阻运动强度时,先增加重复次数,再增加训练负荷。

5)运动使用的器械:可以采用弹力带、绑腿沙袋、哑铃等,根据老年人体重设定相对安全的重量阻力。

(3)有氧运动:有氧运动可以改善老年人的心肺功能、运动耐力,提高免疫力,增强机体的适应能力,加强对抗阻训练的适应,从而形成运动的良性循环。有氧运动包括:

1)运动方式:可以选择国内外最普遍推荐的六分钟走、两分钟高抬腿、骑健身车,也可以选择中国特色的传统运动健身方式,如健身舞、太极拳、五禽戏、八段锦等。

2)持续时间:在进行抗阻训练的前提下,建议每次有氧运动 10～20min;单独进行有氧运动,时长可相应延长至 30～45min,每周至少 3 次。

3)运动强度:有氧运动中应监测心率的变化,维持运动时的心率在中等强度(极限心率的 50%～80%)。老年人常多病共存,多重用药,尚需结合心血管疾病风险评估、运动耐量评估,作为制订目标心率的客观参考指标。

(4)平衡训练:可帮助肌少症老年人在日常生活和其他活动中保持身体稳定性,降低跌倒风险。

1)静态平衡:指身体不动时,身体于某种姿势的能力,如三步势平衡、单腿站立等,建议每个静态动作从坚持 10s 开始,逐渐增加至 1～2min。

2)动态平衡:指身体在运动中保持平衡的能力,可以通过坐立坐训练、行走训练、我国传统健身方式。

3)其他训练:我国传统的健身方式如健身舞、太极拳、五禽戏、八段锦等。训练过程中应根据具体情况适当调整、组合、交换运动方式，以免长期的单调运动训练引起老年人心理和生理疲劳。

（5）休息与放松：完成连续的抗阻训练、有氧训练及平衡训练后，应慢走 2min，拉伸当日锻炼主要肌群关节，促进血液循环，有利于运动干预的持续规律进行。

（6）不良事件及处理

运动干预过程中的不良事件主要包括：①严重的呼吸困难、大汗淋漓、面色苍白等；②心前区疼痛；③头晕、头昏或晕厥；④四肢痉挛或者主观上严重的疲劳感、疼痛感；⑤步态失衡；⑥收缩压≥180mmHg；⑦伴有心率加快的收缩压下降，下降幅度 20mmHg；⑧血氧饱和度（SpO_2）下降，持续低于 85%；⑨老年人自觉无法耐受训练。处理方式包括：操作者及时请老年人停下休息，监测血压、心率以及 SpO_2 等生命体征，根据老年人不良反应的具体情况现场作出紧急处理，必要时送往医院就诊。

首次开始运动前应向老年人及家属交代运动干预的获益、风险、禁忌及注意事项，并签署知情同意书。每次运动训练开始前应测量各项生命体征，使用 Borg 量表对老年人运动前呼吸和疲劳情况进行评分，并记录在运动训练日记卡中。运动过程中监测并记录血压、心率、SpO_2 以及疲劳情况。运动后应询问老年人的主观疲劳程度，通过 Borg 量表评估老年人的呼吸及疲劳水平，记录血压、心率及 SpO_2，根据各项参数及有无不良反应制订个体化运动处方。

5. 预防跌倒 在老年人群中科普宣传预防跌倒的相关知识。当老年人出现跌倒尤其是反复跌倒时，应进行肌少症、跌倒风险评估，并积极干预以避免造成严重功能下降和身体损害。

6. 药物治疗 迄今为止药物治疗肌少症的证据不足，尚无推荐的肌少症一线临床用药。

第七节 营养不良评估

王奶奶，80 岁，因"突然晕厥"入院。患糖尿病 10 余年，长期注射胰岛素，空腹血糖 7.5mmol/L 左右。半年前曾因饭后肚子疼、恶心反酸行胃镜检查，确诊胃溃疡、幽门螺杆菌感染、慢性胃炎，服药 2 周后自行停止。常年纯素食，近 2 个月食欲不佳、嗳气，近 2 周进食量是平时食量的一半，2 个月内期间体重减轻约 2kg。

工作任务

为进一步明确王奶奶出现的健康问题，请为王奶奶进行营养状态评估。

营养对维持健康有着重要的作用。合理的营养有助于改善老年人的营养状况、临床情况以及功能指标，降低疾病的并发症和死亡率，合理的营养有助于延缓老年进程、促进健康和预防慢性退行性疾病，提高生命质量。健康中国十五项专项行动、国民营养计划（2017—2030 年）、老年营养改善行动（2022—2025 年）特别强调加强老年人群合理饮食、提升老年营养健康服务能力有益于健康老龄化。

一、老年人营养不良概述

营养不良（malnutrition）是指由于摄入不足或利用障碍引起能量或营养素缺乏的状态，包括营养不足、营养过剩和营养失衡，对人体组成、生理精神功能和临床结局会产生不利影响。营养不良是高龄老年人和住院老年人中常见的老年综合征，营养不良多以营养不足为主，表现为蛋白质 - 能量营养不良或微量营养元素缺乏。老年人营养不良会增加住院时间、医疗保健相关费用与死亡率，影响身体健康和生活质量，给家庭和社会造成负担。因此，对老年人进行营养监测和评估非常有必要。

二、老年人营养不良的危险因素

老年人是营养不良的高危人群之一，其营养状况除受增龄的生理因素影响外，还受到精神心理、疾病、治疗相关和社会经济学等多种因素的影响。其中器官功能减退和代谢能力下降是主要因素，伴随疾病尤其是消化道疾病，势必加重营养不良。

（一）与增龄有关的生理因素

随着年龄的增长，老年人出现牙齿松动、缺失，唾液分泌减少，咀嚼肌群肌力低下，吞咽功能减退，使得食物选择和摄入量受到影响；味蕾乳头萎缩、数量减少影响味觉，同时多伴嗅觉功能低下，导致食欲减退；渴感降低，导致饮水不足，进而发生脱水；胃排空延迟、肠道肌肉收缩能力降低、胃酸分泌不足、胆汁酸合成减少、各种消化酶活性下降，影响食物的水解、消化；肠黏膜萎缩和面积减少、肠道菌群失调、小肠吸收功能减退等影响营养素的吸收和利用。

老年人的代谢过程以分解代谢为主，需要较多的蛋白质补偿组织蛋白的消耗。老年人机体肌肉组织下降，内脏萎缩，对碳水化合物的耐受能力下降，蛋白质摄入减少，导致体重的减少以骨质流失为主；对脂肪的摄入比例增加，导致体重增长以脂肪增长为主，脂肪在体内分布集中在腹部及内脏器官周围，长此以往会导致营养素摄入比例不合理及蛋白质 - 能量营养不良。其他功能障碍，如行动或视觉障碍可影响老年人准备食物、自主进食或降低饮食欲望。

（二）精神心理因素

老年人由于各种慢性疾病的困扰以及各种功能的退行性改变，加之孤独、独居、丧偶等人际交往明显减少，易产生消极、焦虑、悲观、抑郁、恐惧等负性情绪，而致食欲减退、进食量减少，造成营养及多种维生素缺乏。老年人面临应激性事件，易出现肌肉紧张、胃肠道功能失调，使代谢增多，消耗增加，又会发生食欲减退。渐进式语言、记忆力的障碍，导致认知功能下降，无法清楚表达自己的意见，如自己是否饥饿、口渴等，导致进食量不能满足机体需求。痴呆老年人若未控制饮食摄入量将会导致过食。排泄功能异常、不能自理的老年人，有时考虑到照顾者的需求，往往自己控制饮食的摄入量。此外还有入住养老院或医院而感到不适应、精神状态异常等因素。

（三）伴随疾病与治疗相关因素

伴随的相关疾病是老年人营养不良的独立影响因素，急性或慢性病的演变过程通常是影响老年人营养不良的常见因素。疾病是引发老年人营养不良的第二大原因。各个系统的急慢性疾病，都可通过影响机体能量需求、摄入和代谢等环节导致营养不良。如患关节炎或帕金森病可影响进食行为，低蛋白血症会降低免疫力、延缓伤口愈合等，慢性阻塞性肺疾病、肌肉减少症、阿尔茨海默病、抑郁症等都可能导致营养不良。

据调查，平均每个多病共存的老年人每日不同的时间需服用 3 种或以上不同的药物，这些药物的相互作用及副作用可直接影响食欲、食物的吸收和利用，从而影响机体营养状况，导致营养不良。如抗帕金森药物、抗抑郁药、降血糖药可引起恶心、呕吐、味觉和嗅觉下降导致食欲减退；阿司匹林、四环素等药物会阻碍消化道的消化吸收等。老年肿瘤病人放、化疗，急性疾病 / 住院时医源性禁食、营养支持不足或不及时等均可导致营养不良。

（四）社会经济学因素

老年人的社会地位、经济实力、生活环境以及价值观等对其饮食影响很大。经济条件差导致可选择的饮食质量、种类和数量减少；营养学知识的欠缺可引起偏食或反复食用同一种食物，导致营养失衡；独居老人或者高龄者，即使没有经济方面的困难，在食物的采购或烹饪上也可能会出现问题；价值观对饮食的影响也同样重要，部分老年人由于丧失了劳动能力，在饮食上限制需求而影响健康；药膳、保健补品滥用、误用等均有可能影响老年人营养均衡。

三、老年人营养不良表现

（一）营养不足

营养不足主要是由于老年人咀嚼吞咽功能差，消化、吸收功能减退及进食量少等原因导致能量、蛋白质及其他营养素的摄入不足所致。研究表明，蛋白质 - 能量营养不良及微量营养元素（多种维生素和矿物质)缺乏在老年人群中尤为多见。其中蛋白质 - 能量营养不良是最常见的营养不良表现形式。

(二)营养过剩

营养过剩一般是由长期摄入过多的能量和脂肪所致,表现为超重和肥胖。随年龄增长,老年人机体成分发生改变,脂肪增多、水分减少、肌肉萎缩,身体灵活性下降、体力活动减少、热量消耗减少,容易发胖。饮食结构不合理,如高脂肪和低纤维饮食等也可引起肥胖。

营养过剩与很多疾病有关,如高血压、心脏病、2 型糖尿病、脑卒中、胆囊疾病、睡眠呼吸综合征及某些肿瘤疾病等;营养过剩的原因也可能是过度摄入脂溶性维生素和一些矿物质导致机体功能改变或受损,如维生素 A 过量摄入会引起肝脏损害。

(三)营养失衡

营养失衡是介于营养不足和营养过剩两者之间,是由于各种营养素摄入比例不均衡所致,其表现多伴随疾病出现,如不均衡的肥胖、2 型糖尿病、痛风等。

水液代谢失衡是老年人营养缺乏中比较重要的临床表现,老年人脱水引起的水液代谢失衡比水分过多引起的水肿在临床上更多见。老年人体内水分含量下降,即使摄入液体量有轻微的减少也能导致脱水。老年人口渴感觉变迟钝,饮水量减少,更易发生脱水。另外,老年人肾保水能力下降,高热、出汗、疾病等因素导致体液排出量增多,也可引起脱水。

四、老年人营养不良的后果

由于老年人营养不良的发病率高,尤其是住院的老年人,与各种慢性疾病并存,营养摄入量远低于其维持机体功能需求,影响疾病预后,增加医疗成本,最终造成不可逆的严重后果。

(一)老年人营养不良对老年人本人的影响

研究发现,老年人营养不良的严重程度与机体结构和精神生理功能损害相对应。老年人如果长期严重的营养不良会导致免疫功能下降,容易感染;出现肌少症和骨量减少,易发生跌倒和骨折;会影响心肌、呼吸肌、胃肠道、体温调节以及其他器官功能等;老年人长期的特定微量营养素缺乏会导致焦虑和抑郁;营养不良还会导致老年人生活质量下降、失能增加和健康相关生命年缩短等。

(二)老年人营养不良对家庭的影响

据报道,有营养不良老年人的家庭,其用于改善营养状况的花费比一般家庭高出一倍甚至更多。伴随长期的营养不良及危险因素的增加,使家庭照料的时间和精力都会相应增加,家人的心理负担也将会随之加大。

(三)老年人营养不良对社会的影响

社会对老年营养问题的知晓率较低,对营养筛查、营养评估及营养计划的制订等经验不足,会导致营养不良的老年人住院时间、医疗费用、感染率和病死率增加,给医疗资源带来较大的负担。

五、老年人营养不良评估目的及意义

对老年人群的营养风险筛查与评估发现,不同生活环境中的老年人存在不同程度的营养不良。国外社区及居家老年人营养不良发生率为 15%,住院患病老年人营养不良发生率为 62%,养老院营养不良发生率为 85%。对老年人来说营养风险筛查和营养评估是非常重要的,能及时发现老年人是否存在营养不良或营养风险,为制订并完成合理的营养支持方案、监测及评价营养支持效果提供依据。对存在营养不良的老年人进行定时监测、科学有效的营养干预,同时做好营养宣教,可以提高老年人的生活质量,降低老年人营养不良的发生率。

六、老年人营养不良评估工具及使用方法

(一)老年营养风险筛查

中华医学会老年医学分会于 2022 年颁布的《老年人营养不良防控干预中国专家共识》中推荐:

所有年龄 65 岁、预计生存期 >3 个月的老年住院病人均应例行接受营养筛查,养老院中状态稳定的老年人应每 3 个月进行 1 次营养筛查,社区、居家老年人应至少每 6 个月进行 1 次营养筛查。

目前常用的营养筛查工具包括微型营养评定简表(MNA-SF)、营养风险筛查 2002(NRS2002)、营养不良通用筛查工具(MUST)、老年营养危险指数(GNRI)、营养不良筛查工具(MST)等。微型营养评定简表适用广泛,可适用于门诊、住院病房、养老机构、社区及居家老年人群。对存在营养风险的老年人应进一步进行全面的营养评定,并依此制订个性化营养支持计划。营养风险筛查具体分两步进行:

1. 快速筛查问题 符合下列问题任一条,就需要进行第二步:①非自主性体重下降,即 6 个月内体重下降 10% 或 3 个月内体重下降 5%;②与日常进食相比,经口摄入量减少。

2. 营养筛查

(1)微型营养评定简表(MNA-SF):微型营养评定简表是在微型营养评定量表(MNA)的基础上简化而来,包括 6 项评估内容,评分范围为 0~14 分,其中 0~7 分为营养不良;8~11 分为有营养不良的风险;12~14 分为营养正常(表 4-26)。对于无法测量体重指数(BMI)者可测量小腿围,不能直立测量身高者,可平展双臂的指距作为身高计算体重指数;小腿围测量时,取仰卧位,左膝弯曲 90°,卷起裤腿,露出左侧小腿,测量最宽的部位。

表 4-26 微型营养评定简表(MNA-SF)

序号	筛查项目	评分方法	得分
1	在过去的 3 个月由于食欲下降、消化系统问题/咀嚼或吞咽困难,使食物摄入减少吗?	0 = 严重的食物摄入减少 1 = 中度的食物摄入减少 2 = 食物摄入无改变	
2	在最近的 3 个月中有体重减轻	0 = 体重减轻 >3kg 1 = 不知道 2 = 体重减轻 1~3kg 3 = 无体重减轻	
3	移动	0 = 只能在床或椅子上活动 1 = 能离开床或椅子,但不能外出 2 = 可以外出	
4	在过去的 3 个月中,遭受心理压力或急性疾病	0 = 是 2 = 否	
5	神经心理问题	0 = 严重的精神紊乱或抑郁 1 = 中等程度的精神紊乱 2 = 无神经心理问题	
6	体重指数(BMI)	$0 = BMI < 19kg/m^2$ $1 = 19kg/m^2 < BMI < 21kg/m^2$ $2 = 21kg/m^2 \leq BMI < 23kg/m^2$ $3 = BMI \geq 23kg/m^2$	
	如无法获得 BMI,可用小腿围	$0 = CC < 31cm$ $3 = CC \geq 31cm$	

(2)营养风险筛查 2002(NRS2002):营养风险筛查量表是 2002 年欧洲肠外肠内营养学会提出并推荐使用的营养筛查工具,包括疾病状态、营养状况和年龄三个方面的内容,总评分为 0~7 分,评分 3 分提示有营养不良的风险,需要营养支持;评分 <3 分目前没有营养不良的风险(表 4-27)。

表 4-27 营养风险筛查 2002（NRS2002）

序号	项目	评估内容	评分	得分
1	疾病状态	骨盆骨折或慢性病老年人合并有以下疾病：肝硬化、慢性阻塞性肺疾病、长期血液透析、糖尿病、肿瘤	1	
		腹部重大手术、脑卒中、重症肺炎、血液系统肿瘤	2	
		颅脑损伤、骨髓抑制、加护病患（APACHE > 10 分）	3	
2	营养状况	正常营养状态	0	
		3 个月内体重减轻 > 5% 或最近 1 个星期进食量（与需要量相比）减少 20%～50%	1	
		2 个月内体重减轻 > 5% 或 BMI 为 18.5～20.5kg/m² 或最近 1 个星期进食量（与需要量相比）减少 50%～75%	2	
		1 个月内体重减轻 > 5%（或 3 个月内减轻 > 15%）或 BMI < 18.5kg/m² 或最近 1 个星期进食量（与需要量相比）减少 70%～100%	3	
3	年龄	年龄 ≥70 岁	1	

（二）老年营养评估

老年人合理的营养支持基于正确的营养评估。营养评估（nutritional assessment）的全球标准应该包含多项数据的集中评估，包括饮食史、体格锻炼期间的临床观察、人体指数测量、生化指标的测定，以及药物-营养的相互作用。通过人体组成测定、人体测量、生化检查、临床检查及多项综合营养评定方法等手段，可判定人体的营养状况，确定营养不良的类型及程度，估计营养不良所致后果的危险性，并可监测营养支持的疗效。一般用于营养风险筛查后仍难以制订营养支持方案，或不能确定是否存在营养风险的老年人。

1. 临床检查 主要通过病史采集和体格检查来发现老年人是否存在营养不良。

（1）病史采集

1）膳食史：分析其饮食习惯、饮食质与量，记录一段时期内每日、每餐摄入食物和饮料的重量，进行食物频率问卷调查，分析其消化吸收功能，了解其正常饮食是否足够。

2）疾病史：正确采集病史、细心观察有助于发现已存在的营养不良的各种临床表现，包括有无厌食、食物禁忌、食物过敏或不耐受、进食困难、食欲减退、吸收不良、消化障碍等。

3）精神史：抑郁症是体重下降的原因之一，可能与感情淡漠、食欲减退、滥用药物有关。认知障碍与营养不良密切相关，经典的例子就是维生素 B_{12} 缺乏导致的痴呆。

4）用药史：药物的不良反应是体重下降的原因之一。

5）生理功能评价：生活无法自理是营养不良的危险因素，通常需要评价老年人的日常生活活动能力和工具性日常生活活动能力。

（2）体格检查：能够及时发现营养不良的表现并判断其程度，如老年人是否有脂肪及肌肉萎缩、毛发疏松、皮肤弹性下降、凹陷性水肿、肝脏和腮腺肿大等营养不良的特征性表现；以及是否有常见营养素缺乏的表现，如味觉减退可能与缺乏锌有关，口角炎可能与缺乏维生素 B_2 有关。

2. 人体指标测量 指标包括身高、体重、体重指数、皮褶厚度、围度（上臂围、小腿围、腰围、臀围）等。工作人员需进行培训以保证测量结果的可靠性，另外，需动态测定来了解机体脂肪、肌肉的储备情况，用于判断营养不良，监测治疗和提示预后。

（1）身高：身高是反应营养状况的灵敏指标。测量时，被测者赤足，予以立位，足跟靠近，使颈部、躯干胯部和膝关节放松伸直，双臂自然下垂，背伸直紧靠身高计，将水平板轻轻下滑，直至与被测者颅骨顶点接触，此时水平板直指的刻度则为身高，读数记录，以 cm 为单位。一般选择上午 10:00 左右测量比较准确。老年人由于驼背、肌肉萎缩等原因影响身高测量时，可采用膝高测量：屈膝90°，测量从髌骨中点至地面垂直距离，用下述公式计算出身高。公式如下：

$$男性身高（cm）=62.59+[0.01×年龄（岁）]+[2.09×膝高（cm）]$$

$$女性身高（cm）=69.28+[0.02×年龄（岁）]+[1.50×膝高（cm）]$$

（2）体重：体重是营养评定中最简单、最直接且最可靠的指标。标准体重（kg）= 身长（cm）-105，相对于标准体重的评价标准见表4-28。体重降低是住院或养老院老年人患病和死亡的明显预兆。由于我国目前尚无统一的标准体重值，故采用体重改变作指标似更合理，并将体重变化的幅度与速度结合起来考虑。

表4-28 体重评价标准

<20%	<10%~20%	±10%	>10%~20%	>20%
严重虚弱	瘦弱	正常	超重	肥胖

（3）体重指数（BMI）：BMI被公认为是反映蛋白质、营养不良以及肥胖症的可靠指标，低BMI的危险阈值设定在 $18.5kg/m^2$。

计算公式：BMI = 体重（kg）/[身高（m）]^2。

以下是WHO和我国的体重指数评定标准（表4-29）。

表4-29 体重指数的评定标准

WHO标准		中国标准	
等级	BMI值/(kg·m^{-2})	等级	BMI值/(kg·m^{-2})
肥胖Ⅲ级	>40.0	肥胖	>28.0
肥胖Ⅱ级	30.0~40.0		
肥胖Ⅰ级（超重）	24.9~29.9	超重	24.0~27.9
正常值	18.5~25.0	正常值	18.5~23.9
蛋白质-热量营养不良Ⅰ级	17.0~18.4	体重过低	<18.5
蛋白质-热量营养不良Ⅱ级	16.0~16.9		
蛋白质-热量营养不良Ⅲ级	<16.0		

（4）皮褶厚度与臂围：通过测定皮褶厚度和臂围可以推断机体脂肪及肌肉总量，可以间接反映人体热能的变化。测量皮褶厚度的常用部位有上臂肱三头肌部（代表四肢）和肩胛下角部（代表躯体）。这些部位组织均衡、松弛，皮下脂肪和肌肉能充分分开，测点明确，测量方便，测值重复率高。臂围可测量上臂围、腰围、臀围和小腿围，其中在卧床老年人中，测量上臂围和小腿围被认为能有效评估老年人的营养状况。

1）上臂肱三头肌皮褶厚度（TSF）：是临床上最常用的皮褶厚度测定方法。被测者立位，上臂自然下垂，测定者用拇指和示指将其上臂背侧中点（肩峰至尺骨鹰嘴的中点）以上约1cm处的皮肤和皮下组织轻轻捏起，捏起处两边的皮肤须对称，皮褶与上臂纵轴平行，右手持卡尺在3s内测定中点处皮褶厚度，放松皮褶后再次测量，连续测3次，取其平均值。上臂肱三头肌皮褶厚度用于衡量身体脂肪储存量。正常参考值：11.3~13.7mm（男），14.9~18.1mm（女）。实测值占正常值的90%以上为正常，80%~90%为轻度营养不良，60%~80%为中度营养不良，低于60%为重度营养不良。

2）肩胛下角皮褶厚度（SSF）：用左手拇指和示指将其肩胛角边缘处皮肤和皮下组织轻轻捏起，

皮褶与水平线成 45°角，并向上斜向体中线，右手持卡尺测量肩胛角下 1cm 处的皮褶，同上方法测定取平均值。

3）上臂围（AC）：先使右前臂下垂，上臂松弛，在右上臂中点（肩峰至尺骨鹰嘴突连线中点）处用软尺测量臂围。正常参考值：22.8～27.8mm（男），20.9～25.5mm（女）。实测值占正常值的 90% 以上为正常，80%～90% 为轻度营养不良，60%～80% 为中度营养不良，低于 60% 为重度营养不良。

4）小腿围（CC）：被测者采取坐位，屈膝屈髋 90°，双足自然置于地面。测试人员面对被测者，将无弹力带尺绕小腿放置，不压缩皮下组织，并沿小腿长度移动以获得最大周长。每条腿测两次，取平均值为每条腿小腿围值。两条腿小腿围测量值再取平均值，记录为最终的小腿围测量值。

3. 生化及实验室检查　营养缺乏症在出现症状前，往往有生理和生化的改变，正确选择相应的生化判定方法，可以尽早发现人体营养储备低下的状况。生化及实验室检查可以通过测定蛋白质、脂肪、维生素及微量元素的营养状况和免疫功能。具体可通过测量血浆蛋白、肌酐身高指数、氮平衡及免疫功能测定来评估老年人是否存在营养不良的风险。但这些指标受到衰老、疾病、营养状态多方面因素影响，在解读这些指标结果时需相当谨慎。

4. 人体组成测定　可以准确反映老年人机体各组成部分的含量，从而较客观地提示其营养状况，因而是临床上老年人营养评价较好的测定指标。一般采用"五水平模式"：原子水平、分子水平、细胞水平、组织 - 系统水平、整体水平。人体组成测定是近年来常用的营养评价方法。常用的有生物电阻抗分析法、双能 X 线吸收法、放射性核素稀释法和中子活化法。

5. 综合性营养评价指标　由于目前尚无评定老年人营养状况的检测指标和评定标准，采用不同评价方法其营养不良的检出率和营养不良程度往往存在差异，因此，现在临床上大多提倡实施营养评价时应采用综合性营养评价指标，以提高敏感性和特异性。常见的综合营养评价方法包括微型营养评定（MNA）、主观全面评定（SGA）、预后营养指数（PNI）、营养危险指数（NRI）、营养评定指数（NaI）和住院病人预后指数（HPI）等。

（1）微型营养评定（MNA）量表：该量表包括营养筛查和营养评估两部分，分别由人体测量、整体评定、膳食问卷和主观评定等 18 项问题构成，共 30 分（表 4-30）。营养筛查部分≤11 分时，需要继续完成营养评估部分；当评估部分分数加上筛查部分分数后，总分 <17 分为营养不良，17～23.5 分为存在营养不良风险，24 分为营养状况良好。微型营养评定量表快速、简单、易操作，一般 10min 即可完成。该工具既可用于有营养不良风险的老年人，也可用于已发生营养不良的住院老年人。此外，还可用于预测健康结局、社会功能、病死率、就诊次数和住院费用等。

表 4-30　微型营养评定（MNA）量表

序号	筛查项目	评分方法	得分
1	在过去的 3 个月由于食欲下降、消化系统问题、咀嚼或吞咽困难，使食物摄入减少	0 = 严重的食物摄入减少 1 = 中度的食物摄入减少 2 = 食物摄入无改变	
2	在最近的 3 个月中有体重减轻	0 = 体重减轻 >3kg 1 = 不知道 2 = 体重减轻在 1～3kg 3 = 无体重减轻	
3	移动	0 = 只能在床或椅子上活动 1 = 能离开床或椅子，但不能外出 2 = 可以外出	
4	在过去的 3 个月中，遭受心理压力或急性疾病	0 = 是 2 = 否	

序号	筛查项目	评分方法	得分
5	神经心理问题	0＝严重的精神紊乱或抑郁 1＝中等程度的精神紊乱 2＝无神经心理问题	
6	体重指数（BMI）； 如果无法获得BMI，可以用小腿围代替	0＝BMI＜19kg/m² 1＝19kg/m²≤BMI＜21kg/m² 2＝21kg/m²≤BMI＜23kg/m² 3＝BMI≥23kg/m²	
	筛查分数（各分项总分14分） 12分，正常 - 无危险，不需要完成评估； ≤11分，可能有营养不良，继续进行评估		
7	生活独立（不住在护理院或医院）	0＝否　1＝是	
8	每日服用3种以上的处方药	0＝是　1＝否	
9	压伤或皮肤溃疡	0＝有　1＝否	
10	老年人每日进几餐（指一日三餐）	0＝1餐　1＝2餐　2＝3餐	
11	选择摄入蛋白质的消耗量： 每日至少进食（牛奶、酸奶）中的一种（是，否） 每周进食两种以上的豆类或蛋类（是，否） 每日进食肉、鱼或禽类（是，否）	0＝选择0或1个是 0.5＝选择2个是 1.0＝选择3个是	
12	每日食用2种以上的水果或蔬菜	0＝否　1＝是	
13	每日进食液体情况（水、果汁、咖啡、茶、奶等）	0.0＝至少3杯 0.5＝3～5杯 1.0＝超过5杯	
14	进食方式	0＝必须在帮助下进食 1＝独自进食但有些困难 2＝独自进食无任何问题	
15	对自己营养状况的认识	0＝认为自己有营养不良 1＝对自己的营养状况不确定 2＝认为自己没有营养问题	
16	老年人认为与其他的同龄人相比自己的健康状况如何？	0.0＝不好　0.5＝不知道 1.0＝一样好　2.0＝更好	
17	上臂围（MAC）	0.0＝MAC＜21cm 0.5＝21cm≤MAC＜22cm 1.0＝MAC≥22cm	
18	小腿围（CC）	0＝CC＜31cm 1＝CC≥31cm	

（2）主观全面评定（SGA）量表：是一种主观评估方法，主要调查老年人的病史和体征，病史包括体重变化、饮食变化、胃肠道症状、活动能力改变及所患疾病及其营养需求的变化；体征从皮下脂肪组织丢失、肌肉消耗程度和体液平衡情况等方面进行评价。这8项评价指标结果分为A、B、C三个

等级,若老年人具备 5 个及以上 B 级,则被评定为中度营养不良;若老年人具备 5 个及以上 C 级,则重度营养不良(表 4-31)。

表 4-31 主观全面评定(SGA)量表

指标	A 级	B 级	C 级
1. 近 2 周体重改变	无/升高	减少 <5%	减少 >5%
2. 饮食改变	无	减少	不进食/低能量流食
3. 胃肠道症状(持续 2 周)	无/食欲减退	轻微恶心、呕吐	严重恶心、呕吐
4. 活动能力改变	无/减退	能下床活动	卧床
5. 应激反应	无/低度	中度	高度
6. 肌肉消耗	无	轻度	重度
7. 肱三头肌皮褶厚度	正常	轻度减少	重度减少
8. 踝部水肿	无	轻度	重度

七、老年人营养不良评估结果及干预

(一)评估结果

1. 是否有营养不良风险 微型营养评定简表(MNA-SF)≤11 分为有营养不良的风险或营养不良,需要进一步营养评估;营养风险筛查 2002(NRS2002)总分 3 分,具有营养风险,需要进一步营养评估。

2. 营养不良分级

(1)微型营养评定(MNA)评分:>24 分,提示营养状况良好;17~23.5 分,提示潜在营养不良,需持续评估;<17 分,提示营养不良,需进行营养干预。

(2)主观全面评定(SGA)8 项评分:有 5 项属于 C 级者,可被定为重度营养不良;有 5 项属于 B 级者,可被定为中度营养不良,均需进行营养干预。

老年人生理原因导致一些客观指标不能准确反映营养状况,因此建议采用综合评估方法,所有量表评估结果均应结合人体指标测量和生化指标进行综合评价。

(二)营养不良老年人的干预

1. 饮食原则 营养不良老年人在接受营养支持干预前,应纠正低血容量、酸碱平衡,调理各器官功能,保证血流动力学基本稳定。根据老年人的综合情况选择营养支持的方案。营养支持途径有肠内营养、肠外营养和肠内联合肠外营养支持,肠内营养又包括口服补充和管饲。肠内营养的适应证:具有营养风险,胃肠道功能正常或基本正常。肠外营养适应证:无法经口或管饲获得足够营养;不能经胃肠道途径获取营养;肠内营养不耐受。

(1)能量:营养不良老年人能量需求因伴随疾病种类和病程而不同。一般老年人每日能量摄入量推荐为 20~30kcal/kg,营养不良、低体重、应激状态的老年人可提高至 30~40kcal/kg。急性期适当减少,康复期适当增加。低体质量老年人按实际质量 120% 计算,肥胖老年人按理想体质量计算。对已有严重营养不良者,尤其长期饥饿或禁食者,应严格控制起始喂养量,逐渐增加营养素摄入。对长期营养不良者,营养支持应遵循先少后多、先慢后快、逐步过渡的原则,预防发生再喂养综合征。

(2)蛋白质:中国医学会老年医学分会推荐蛋白质每日摄入量至少为 1g/kg,要求优质蛋白占 50% 以上,优质蛋白主要包括肉类、鸡蛋(不丢蛋黄)、豆制品和奶制品等。可根据老年人功能状态、体力消耗、合并疾病及耐受性适当增加,对于合并急慢性疾病、肌少症的老年人每日摄入量建议增加至 1.2～1.5g/kg，严重营养不良、合并重症疾病可增加至 2g/（kg·d）。尤其是疾病恢复期推荐高蛋白饮食。

（3）碳水化合物：老年人碳水化合物摄入量占总能量的 50%～65%，疾病状态时可适当增减。患慢性阻塞性肺疾病的老年人需降低碳水化合物摄入量。

（4）脂肪：老年人脂肪量摄入占总能量的 20%～30%，且饱和脂肪酸应小于总能量的 10%，多不饱和脂肪酸可以提供必需脂肪酸，应占总能量的 6%～11%，尽可能增加单不饱和脂肪酸比例。患慢性阻塞性肺疾病者建议单不饱和脂肪酸饮食。机械通气者脂肪供能为 20%～40%。

（5）膳食纤维：推荐摄入量为 25～30g/d。

（6）液体：为避免出现脱水，在无限制液体量需求的情况下，老年男性每日液体需求量通常为至少 2L，女性为 1.6L 以上。

📖 知识拓展

再喂养综合征

再喂养综合征（refeeding syndrome，RFS）指机体经过长期饥饿或营养不良，提供营养（包括经口摄食、肠内营养或肠外营养）后，发生以低磷血症为特征的严重电解质代谢紊乱、葡萄糖耐受性下降和维生素缺乏，以及由此产生的一系列症状。

再喂养综合征通常在喂养开始 1 周内发生，主要症状为心律失常、心力衰竭、休克、呼吸困难；神经系统受累可出现瘫痪、震颤及幻觉等；胃肠道受累则表现为腹泻、便秘及肝功能异常。再喂养综合征易发生于营养不良病人，尤其数月内体重下降＞10%，其他如长期饥饿或禁食（绝食）、长期嗜酒及消耗性疾病后亦是高危人群。

对有风险的病人，给予肠内期间应密切监测其代谢指标变化，营养补充应遵循先少后多、先慢后快、先盐后糖、多菜少饭、逐步过渡的原则，及时纠正机体水电解质紊乱和补充维生素 B_1，1 周后再逐渐达到目标量。

---

2. 饮食指导 营养不良老年人饮食应注意营养要全面合理，还要注意食物质量和饮食卫生习惯。具体包括以下几点：

（1）食物要全面：保持多样化，不要偏食，五谷杂粮、畜禽蛋乳、蔬菜水果等都要吃。不要因罹患高血压、冠心病等疾病而"谈荤色变"，以免引起因营养不良而身体消瘦，抵抗力降低。同时，要特别注意水分要充足，尤其是有失禁的老年人，不要为了减少小便而减少或不饮水。

（2）饮食宜清淡、软烂：由于老年人味觉减退，部分老年人喜欢吃味浓油腻不易消化的食物，应该节制以"清淡饮食"为主，但要注意清淡不等于吃素。烹调多采用焖、炖、蒸、氽等方法，同时还要注意荤素搭配，色香味俱好，以增进食欲，促进消化。

（3）饮食有节、少食多餐：老年人胃肠道适应能力较差，应避免暴饮暴食，易引起腹胀、嗳气等消化功能失常的症状，甚至发生急性胃扩张或诱发心肌梗死。老年人肝脏合成糖原的能力降低，糖原储备较少，对低血糖耐受力较差，容易感到饥饿。因此，可在睡前、起床后或二餐间吃少许食物作为加餐。一般每日可安排五餐，每餐的量不宜太多，但是加餐不应吃零食，特别是甜食，以免影响食欲，导致消化功能紊乱。

（4）温度要适宜：由于老年人唾液分泌减少，口腔黏膜抵抗力下降，所以，不宜进食过热的食物，据研究表明进食过热饮食，是引起食管癌的原因之一。相反，也不可进食过冷的食物，容易损伤胃气，也可能会引起腹泻等反应。

（5）食物要新鲜：老年人多吃新鲜水果和蔬菜，以保证维生素和矿物质的供给。

第八节 压疮评估

压疮(pressure injury,PI)是指位于骨隆突处、医疗或其他器械下的皮肤和/或软组织的局部损伤。

一、压疮概述

压疮是全球常见的健康问题,带来巨大的疾病负担,与慢性伤口相关的负面影响包括疼痛和不适、压力、焦虑和抑郁,以及自主能力、安全、精神健康和社会功能受损。压疮花费高昂,带来了沉重的经济负担,且随着人口老龄化加剧,经济成本可能持续增加。

压疮可表现为皮肤完整或开放性溃疡,可伴有疼痛。损伤因强烈和/或长期存在的压力或压力联合剪切力而导致。软组织对压力和剪切力的耐受性受微环境、营养、灌注、合并症以及软组织情况的影响。因用于诊断或治疗目的使用器械而产生的压疮称为器械相关压疮(devices related pressure injury,DRPD),其损伤形状与器械形状一致。需要注意的是,压疮并不局限于皮肤,也可发生在黏膜部位,如呼吸道、胃肠道和泌尿生殖道等体腔内壁的湿润的膜性结构。

二、压疮发生的原因

(一)局部因素

1. 局部组织力学负荷 力学负荷(mechanical load)包括由于皮肤与固体表面(包括充气或充水的支撑面、医疗器械和其他类型的接触面)接触而导致的施加在机体软组织上的所有类型的力,包括通过骨结构传递的身体重力,通过软组织传递到支撑表面,还包括摩擦力和剪切力。压疮的产生通常是由 2~3 种力相互作用的所导致。

(1)压力(pressure):是指垂直于单位接触面积(皮肤或皮下组织)的作用力。当局部组织的持续性压力超过毛细血管压(正常为 16~32mmHg)时,即可阻断毛细血管对组织的灌注。压疮形成与压力强度和持续时间有密切关系。压力越大,持续时间越长,发生压疮的概率就越高。此外,压疮发生与组织耐受性有关,肌肉和脂肪组织因代谢活跃,较皮肤对压力更为敏感,因此最先受累且较早出现变性和坏死。压力常见于长时间采用某种体位,如卧位、坐位者。

(2)摩擦力(friction):是由两层相互接触的表面发生相对移动而产生的平行于皮肤表面的力。摩擦力作用于皮肤,可损害皮肤的保护性角质层而使皮肤屏障作用受损,增加皮肤对压疮的敏感性。摩擦力主要来源于皮肤与衣、裤或床单表面逆行的阻力摩擦,尤其当床面不平整(如床单或衣裤有皱褶或床有渣屑)时,皮肤受到的摩擦力会增加。病人在床上活动或坐轮椅时,皮肤随时可受到床单和轮椅表面的逆行阻力摩擦。搬运病人时,拖拉等动作也会产生摩擦力而使病人皮肤受到损伤。皮肤擦伤后,受潮湿、污染而易发生压疮。

(3)剪切力(shearing force):是由两层组织相邻表面间的滑行而产生的进行性相对移位所引起,由压力和摩擦力协同作用而成,与体位有密切关系。如半坐卧位时,骨骼及深层组织由于重力作用向下滑行,而皮肤及表层组织由于摩擦力的缘故仍停留在原位,从而导致两层组织间产生牵张而形成剪切力。

局部组织力学负荷下的软组织（皮肤、脂肪组织、结缔组织和肌肉）会发生扭曲和变形，由筋膜下及肌肉内穿出供应皮肤的毛细血管被牵拉、扭曲、撕裂，阻断局部皮肤、皮下组织、肌层等全层组织的血液供应，引起血液循环障碍。

2. 器械使用不当 因医疗器械，如心电监护、吸氧面罩、呼吸机、气管切开导管、各种约束装置及矫正器使用不当，可在医疗器械使用的部位产生压力和／或造成局部温湿度改变，进而发生不同程度的压疮。需注意的是，医疗器械固定使接触部位皮肤破损隐秘而难以被及时发现。

3. 局部潮湿或排泄物刺激 因大小便失禁、汗液、尿液及各种渗出引流液等引起的潮湿刺激导致皮肤浸渍、松软，削弱其屏障作用，致使皮肤易受剪切力和摩擦力等损伤。尤其是尿液和粪便中化学物质的刺激使皮肤酸碱度发生改变，致使表皮角质层的保护能力下降，皮肤组织破溃，容易继发感染。此外，过度的擦洗可进一步清除保护皮肤的天然润滑剂，致使皮肤易损性增加。

（二）全身因素

1. 活动或移动受限 老年人因体弱导致活动或躯体移动受阻，需长期卧床或久坐轮椅，无法自主变化体位而导致局部长期受压发生压疮。

2. 疾病 体温升高时，机体新陈代谢率增高，组织细胞对氧的需求量增加。因此，伴有高热的严重感染病人存在组织受压情况时，压疮发生概率升高。由神经损伤、手术麻醉或制动造成的感觉障碍，使机体对伤害性刺激反应障碍，保护性反射迟钝，长时间受压后局部组织坏死而导致压疮发生。急性应激使机体对压力的敏感性增加，导致压疮发生率增高。此外，急性应激引起体内代谢紊乱，应激激素大量释放，中枢神经系统和神经内分泌传导系统发生紊乱。机体内环境的稳定性被破坏，机体组织失去承压能力，从而引发压疮。糖尿病老年人有大血管或微血管病变风险，糖尿病相关感觉障碍和灌注缺陷均可增加发生压疮的风险。

3. 营养 营养状况是影响压疮形成的重要因素。全身出现营养障碍时，营养摄入不足蛋白质合成减少，出现负氮平衡，皮下脂肪减少，肌肉萎缩。一旦受压，骨隆突处皮肤要承受外界压力和骨隆突本身对皮肤的压力负荷，受压处因缺乏肌肉和脂肪组织保护而容易引起血液循环障碍，出现压疮。过度肥胖者卧床时体重对皮肤的压力较大，因而容易发生压疮。水肿老年人皮肤变薄，抵抗力减弱，受压后易破损。

三、压疮的分类

随着越来越多的研究揭示了关于压疮的病因，皮肤和皮下组织压疮的分类也在不断发展。根据美国国家压疮咨询委员会（National Pressure Injury Advisory Panel，NPIAP）/欧洲压疮咨询委员会（European Pressure Ulcer Advisory Panel，EPUAP）压疮分类系统，压疮分为Ⅰ期～Ⅳ期、深部组织损伤和不可分期。

Ⅰ期：指压不变白的红斑，皮肤完整 局部皮肤完好，出现压之不褪色的局限性红斑，通常位于骨隆突处。与周围组织相比，该区域可有疼痛、坚硬或松软，皮温升高或降低。肤色较深者因不易观察到明显红斑而难以识别，可根据其颜色与周围皮肤不同来判断。

Ⅱ期：部分皮层缺损 部分表皮缺损伴真皮层暴露，表现为浅表开放性溃疡，创面呈粉红色、无腐肉；也可表现为完整或破损的浆液性水疱。

Ⅲ期：全层皮肤缺损 全层皮肤缺损，可见皮下脂肪，但无筋膜、肌腱／肌肉、韧带、软骨／骨骼暴露。可见腐肉和／或焦痂，但未掩盖组织缺失的深度。可有潜行或窦道。此期压疮的深度依解剖学位置不同而表现各异，鼻、耳、枕骨和踝部因皮下组织缺乏可表现为表浅溃疡；臀部等脂肪丰富部位可发展成深部伤口。

Ⅳ期：全层皮肤和组织缺损 全层皮肤或组织缺损，伴骨骼、肌腱或肌肉外露。创面基底部可有腐肉和焦痂覆盖，常伴有潜行或窦道。与Ⅲ期类似，此期压疮的深度取决于解剖位置，可扩展至肌肉和／或筋膜、肌腱或关节囊，严重时可导致骨髓炎。

深部组织损伤：皮肤完整或破损，局部出现持续的指压不变白，皮肤呈深红色、栗色或紫色，或表皮分离后出现暗红色伤口或充血性水疱。可伴疼痛、坚硬、糜烂、松软、潮湿、皮温升高或降低。肤色较深者难以识别深层组织损伤。

不可分期：全层皮肤和组织缺损，因创面基底部被腐肉和/或焦痂掩盖而无法确认组织缺失程度。需去除腐肉和/或焦痂后方可判断损伤程度。

四、压疮的评估

（一）压疮评估的目的和意义

压疮发病率高，危害大。一旦发生，会对老年人及家庭乃至社会产生不利影响，因而预防尤为重要。预防的第一步即风险评估，以此来及时了解老年人压疮的危险因素，针对性地采取相应的干预措施，积极预防压疮的发生。但是，并非所有的压疮均可预防。某些老年人由于特殊的自身条件使压疮在所难免，如严重负氮平衡的恶病质病人，因软组织过度消耗失去保护作用，损伤后自身修复亦困难，对已发生压疮的老年人进行伤口评估，制订和实施个性化治疗照护方案。

（二）压疮危险因素的评估

评估压疮风险时需要考虑老年人总体状况，如移动和活动受限情况、营养状况、基础疾病、是否使用医疗器械等，此外，还需动态、客观地进行局部皮肤的评估。

1. 压疮风险评估工具 常用压疮风险评估工具包括布雷登压疮危险因素预测量表（Braden scale for predicting pressure sore risk）、Norton 压疮风险因素评估量表、Waterlow 风险因素评估量表及 Andersen 危险指标记分法等。

（1）布雷登压疮危险因素预测量表（Braden 量表）：布雷登压疮危险因素预测量表是用来预测压疮发生的较为常用的方法，对压疮高危人群具有较好的预测效果，且评估简便、易行（表 4-32）。评估内容包括感觉、潮湿、活动力、移动力、营养、摩擦力和剪切力共 6 个部分。总分值范围为 6～23 分，分值越低，提示发生压疮的危险性越高。评分 15～18 分为轻度危险，提示有发生压疮的危险，建议采取预防措施；评分 13～14 分为中度危险；评分 10～12 分为重度危险；评分小于或等于 9 分为极危险。

表 4-32 布雷登压疮危险因素预测量表

项目	分值			
	1	2	3	4
感觉 对压力性不适感的反应能力	完全受限； 由于意识水平降低或睡眠状态，导致对疼痛刺激无反应（不呻吟、不退缩或不抓紧）或大部分身体感觉疼痛的能力受限	非常受限； 只对剧烈刺激做出反应，只能通过呻吟或坐立不安表达不适或感觉受损，限制了超过一半的身体感觉疼痛或不适的能力	轻度受限； 可回应口头指令，但不是总能表达不适或翻身的需求，或部分感觉受损，会限制 1～2 个肢端感觉疼痛或不适的能力	未受限； 可回应口头指令，无限制感觉或表达疼痛或不适能力的感觉缺陷
潮湿 皮肤暴露在潮湿环境中的程度	持续潮湿； 皮肤几乎总是被汗水、尿液等浸湿。每次病人移动或翻身时都会发现潮湿	潮湿； 皮肤经常潮湿，但不是一直潮湿。至少每次移动时必换床单	有时潮湿； 皮肤偶尔潮湿，需要每天额外更换一次床单	很少潮湿； 皮肤一般是干爽的，只需常规换床单
活动力 身体活动程度	限制卧床； 卧床休息	坐位； 行走能力严重受限或丧失，不能支撑自身重量和/或必须依赖椅子或轮椅的协助	偶尔行走； 白天偶尔短距离行走，需或不需协助，每次在床上或椅子上移动需耗费很大力气	经常行走； 醒时，每天至少在室外行走两次，每 2h 在室内行走一次

续表

项目	分值			
	1	2	3	4
移动力 改变和控制体位的能力	完全无法移动； 没有协助时，甚至不能轻微的变换身体或肢体的位置	严重受限； 偶尔可以轻微的变换身体或肢体的位置，但不能独立、频繁或明显变换	轻度受限； 可以独立、频繁、轻微变换身体或肢体的位置	未受限； 没有辅助可以经常大幅变换体位
营养 日常进食模式	非常差； 从未吃过完整一餐。每餐很少能吃完一半的食物，每天吃两餐，或者缺少蛋白质（肉或奶制品）。摄入液体量少，没有添加液体膳食补充剂。或者是肠外营养和/或主要进清流食或静脉输液超过 5d	可能缺乏； 很少吃完一餐，通常每餐只能吃完 1/2 的食物。蛋白质摄入仅是每日三餐中的肉或奶制品。偶尔会服用膳食补充剂。或者流质饮食或鼻饲量低于最适量	充足； 能吃完一半以上的饭菜。每日吃四餐含蛋白质的食物（肉、奶制品）。偶尔会拒吃一餐，但通常会服用膳食补充剂。或者鼻饲或胃肠外营养能提供大部分营养需要	丰富； 吃完每餐的大部分食物从不拒吃任何一餐。通常每日吃四餐或更多次含肉或奶制品的食物。偶尔在两餐之间吃点食物。不需要额外补充营养
摩擦力和剪切力	有问题； 移动时需要中等到大量协助。不能抬起身体，避免在床单上滑动。会常需要他人大量协助才能复位。大脑麻痹、挛缩、躁动不安导致不断摩擦	有潜在问题； 可以虚弱地移动或需要少量协助。移动时，皮肤与床单、椅子、约束物或其他物品发生某种程度的滑动。大部分时间可以在床上、椅子上保持相对良好的体位，但偶尔也会滑动	无明显问题； 可以独自在床上或椅子上移动，肌肉力量足以在移动时可以完全抬起身体。可在床上或椅子上保持良好体位	—

（2）Norton 压疮风险因素评估量表：也是目前公认的适用于老年人预测压疮发生的有效评分方法，也适用于评估老年人疾病的预后（表 4-33）。评估内容包括一般身体状况、精神状况、活动能力、行动能力和大小便失禁共 5 个方面，每项评分 1～4 分，总评分范围为 5～20 分，16 分为诊断临界值，分值越小，提示发生压疮的危险性越高，评分小于或等于 14 分，提示有发生压疮的危险。

表 4-33 Norton 压疮风险因素评估量表

项目	分值				得分
	4	3	2	1	
身体状况	良好	一般	不好	极差	
精神状态	思维敏捷	无动于衷	不合逻辑	昏迷	
活动能力	可以走动	需协助	坐轮椅	卧床	
灵活程度	行动自如	轻微受限	非常受限	不能活动	
失禁情况	无失禁	偶有失禁	经常失禁	大小便失禁	
总分					

（3）Waterlow 风险因素评估量表（表 4-34）：评估时如实描述老年人皮肤情况，当压疮危险因素发生变化时应再次评估。评估标准为总分 10 分危险；总分 15 分高度危险；总分 20 分极度危险。

表 4-34　Waterlow 风险因素评估量表

项目	具体内容及分值	首次分值	二次分值
性别	男（1分）、女（2分）		
年龄	14～49岁（1分）、50～64岁（2分）、65～74岁（3分）、75～80岁（4分）、>81岁（5分）		
皮肤类型	健康（0分）、薄如纸（1分）、干燥（1分）、水肿（1分）、潮湿（1分）、颜色差（2分）、裂开/红斑（3分）		
体形	正常（0分）、>正常（1分）、肥胖（2分）、<正常（3分）		
组织营养不良	恶病质（8分）、贫血-血红蛋白<80g/L（2分）、吸烟（1分）、外周血管病（5分）、单器官衰竭（5）、多器官衰竭（8分）		
失禁情况	完全控制（0分）、偶有失禁（1分）、尿/大便失禁（2分）、大小便失禁（3分）		
运动能力	完全（0分）、烦躁不安（1分）、冷漠（2分）、限制（3分）、迟钝（4分）、固定（5分）		
食欲	正常（0）、差（1分）、鼻饲（2分）、流质（2分）、禁食（3分）、厌食（3分）		
手术	整形外科/脊椎（5分）、手术时间>2h（5分）、手术时间>6h（8分）		
神经功能障碍	运动/感觉缺陷（4～6分）、糖尿病（4～6分）、截瘫（4～6分）、心脑血管疾病（4～6分）		
药物治疗	大剂量类固醇/细胞毒性药物/抗生素4分		
总分值			

2. 皮肤的评估　日常进行皮肤完整性及其他特征评估对于压疮的预防、分期、诊断及治疗至关重要。

评估时需检查有无红斑，这种皮肤发红分为可褪色或不可褪色。可褪色红斑是肉眼可见的皮肤发红，轻压时变为白色，压力缓解时变红。可褪色红斑可能是由于皮肤正常反应性充血，应在数小时后消失；也可能是有完整毛细血管床的炎性红斑。不可褪色红斑是当施加压力时，皮肤肉眼红斑持续存在。它表明毛细血管床/微循环的结构存在损伤。

有两种常用的方法来评估红斑：

（1）指压法：将1根手指压在红斑区域3s，移开手指后，评估红斑是否褪色。

（2）透明压板法：使用一个透明压板，在红斑区域均匀施加压力，受压期间观察透明压板下面的红斑是否褪色。不可褪色红斑是Ⅰ期压疮的指征。

此外，评估时还应评估皮肤温度、水肿、硬度和疼痛情况。各种皮肤改变，例如干燥、潮湿、皮肤变薄或炎症，均与压疮的发展有关。皮肤状态的变化会削弱皮肤屏障；高龄、药物（例如类固醇）或合并慢性病（如糖尿病）均会影响皮肤力学边界条件、易感性和耐受性，增加损伤的风险。皮肤表面过度潮湿（例如由于出汗或尿失禁），也会引起皮肤浸渍、压力和剪切力增加等，增加皮肤受损的风险。评估时除采用直接观察方法外，还可使用水分测量装置及超声、激光多普勒血流测定等多种皮肤评估新技术作为辅助手段。作为与老年人密切接触的健康服务人员，应密切关注老年人的皮肤状况，具备创新精神，在实践中探索改进老年人压疮预防和处理的照护方法。

3. 营养的评估　参见本章第七节。

（三）好发部位

1. 骨隆突处　压疮好发于经常受压和缺乏脂肪组织保护、无肌肉包裹或肌层较薄的骨隆突处。压疮的发生与卧位有着密切的关系，卧位不同，受压点不同，好发部位也不相同。仰卧位好发于枕骨、肩胛部、肘部、脊椎体隆突处、骶尾部、足跟及足趾；侧卧位好发于耳郭、肩峰、肋部、髋部、膝关节的内外侧及内外踝等；俯卧位好发于面颊和耳郭、肩峰、女性乳房、男性生殖器及肋缘突出处、髂前上棘、膝部、足趾部等；坐位好发于坐骨结节。

2. 黏膜处 黏膜压疮是指位于呼吸道、胃肠道和泌尿生殖道的湿性黏膜处的压疮。黏膜压疮主要是由于医疗器械（通常是管路及其固定装置）对黏膜施加持续的压力和剪切力造成的。在呼吸道黏膜（如嘴唇、口腔、鼻腔等）压疮通常是由用于通气或喂养的管路和/或其固定装置引起的。胃肠道和泌尿生殖道（如阴茎、输尿管等）的压疮主要是由喂养管或造口用具和导尿管引起的。注意，皮肤和皮下组织压疮的分类系统不能用于黏膜压疮的分类。

（四）压疮伤口的评估

对老年人压疮进行综合评估有助于制订最适当、最全面的管理计划。对伤口愈合的持续监测为压疮治疗计划以及整体管理计划提供了评估依据。

1. 伤口大小和/或表面积的评估 使用一致的方法手动测量伤口的长度和宽度（直尺法）（如头至脚趾轴线表示长度，垂直90°表示宽度）。接触创面的尺子应清洁，一次性使用，避免微生物交叉感染。在透明薄膜上描绘伤口的周长。拍摄伤口的数码照片，并标记伤口的周长。使用直尺法，通过伤口的长度乘以宽度来估计伤口的表面积。无论使用哪种描绘方法，伤口表面积都是使用手工或数字化平面测量计算的。

2. 压疮深度、窦道和潜行的评估 压疮深度的测量以及窦道和潜行区域的测量，通常温和地插入一个预先用生理盐水或无菌水湿润的无菌棉签或拭子，感受到有阻力的点来评估的。然后在与皮肤水平的位置标记棉签或拭子，取出并与直尺保持平行以确定深度值。其他测量深度和潜行方法包括填充伤口腔（如用可延展的印模材料或无菌液体）来确定体积。

3. 伤口疼痛的评估 参见本章第四节。

4. 压疮的愈合监测 由医疗专业人员辅以压疮评估工具和数字成像得以完成，对压疮愈合过程进行精确测量和描述有助于评价伤口的愈合趋势，为进一步治疗提供依据。常用于评估压疮愈合过程的量表包括 Bates-Jensen 伤口评价工具（Bates-Jensen wound assessment tool，BWAT）、压疮愈合评价量表（pressure ulcer scale for healing，PUSH）和压疮状态工具（pressure sore status tool，PSST）等。

（1）Bates-Jensen 伤口评价工具：主要评估内容有伤口部位和形状（不计分），伤口深度和大小，边缘及潜行窦道，坏死组织类型及其数量，周围皮肤颜色，水肿和硬结，渗出物类型和数量，肉芽组织数量，上皮化情况。计分为 1～5 分，总分为各项之和，范围为 13～65 分，总分值与伤口严重情况呈正相关（表 4-35）。

表 4-35 Bates-Jensen 伤口评价工具

1. 部位：	2. 形状：
3. 伤口大小	4. 伤口深度
1 = 长 × 宽 < 4cm²	1 = 在完整的皮肤上有压之不褪色的发红
2 = 长 × 宽为 4～16cm²	2 = 部分皮层缺失包括表皮和/或皮肤
3 = 长 × 宽为 16.1～36cm²	3 = 全层皮肤缺失包括皮肤损害或坏死
4 = 长 × 宽为 36.1～80cm²	4 = 有坏死组织阻碍
5 = 长 × 宽 > 80cm²	5 = 全层皮肤缺失伴有广泛的组织坏死或肌肉损害、骨或支持结构的损害
5. 边缘	6. 潜行
1 = 模糊，不能区分伤口轮廓	1 = 伤口四周无潜行
2 = 能够清楚区分伤口轮廓	2 = 任何区域的潜行 < 2cm
3 = 轮廓分明，伤口基底低于伤口边缘	3 = 潜行 2～4cm，涉及的伤口边缘 < 50%
4 = 轮廓分明，翻卷增厚，触之柔软	4 = 潜行 2～4cm，涉及的伤口边缘 > 50%
5 = 伤口周围有茧样组织或僵硬的瘢痕	5 = 潜行 > 4cm 或有隧道

7. 坏死组织类型

    1=未见坏死组织

    2=白色或灰色失活组织或不黏附的黄色腐肉

    3=黏附松散的黄色腐肉

    4=伤口床有黏附紧密的黑色软痂

    5=伤口床有黏附紧密的黑色硬痂

8. 坏死组织数量

    1=未见坏死组织

    2=伤口床坏死组织<25%

    3=伤口床坏死组织为25%～50%

    4=伤口床坏死组织为50%～75%

    5=伤口床坏死组织为75%～100%

9. 渗液类型

    1=无渗液

    2=血性：稀薄的淡红色

    3=血清血液：水样白红色或粉色

    4=血清性：稀薄透明，水样

    5=脓性：黄色或绿色，气味难闻

10. 渗液数量

    1=无渗液，伤口组织干燥

    2=伤口组织微湿，但无法计量

    3=伤口组织潮湿，浸湿25%的敷料

    4=伤口组织饱和，浸湿敷料的25%～75%

    5=伤口组织浸渍，浸湿敷料的75%以上

11. 伤口周围皮肤颜色（距离伤口4cm）

    1=颜色正常或粉色

    2=淡红色或有压之褪色的发红

    3=白色或灰白色或色素减退

    4=深红色或紫色或压之不褪色的发红

    5=黑色或色素沉着过度

12. 外周组织水肿（距离伤口4cm）

    1=无水肿或肿胀

    2=伤口周围非凹陷性水肿范围<4cm

    3=伤口周围非凹陷性水肿范围>4cm

    4=伤口周围凹陷性水肿范围<4cm

    5=伤口周围凹陷性水肿范围>4cm

13. 外周组织硬结（化）

    1=无硬结（化）

    2=伤口周围硬结<2cm

    3=伤口周围有硬结（化）2～4cm<50%

    4=伤口周围有硬结（化）2～4cm>50%

    5=伤口周围硬结>4cm

14. 肉芽组织

    1=皮肤完整或部分皮层伤口

    2=75%～100%，伤口填充浅牛肉红色组织或组织过度生长

    3=伤口填充浅的牛肉红色组织占25%～75%

    4=粉红或灰红暗色或伤口填充组织<25%

    5=无肉芽组织可见

15. 上皮化

    1=伤口覆盖100%，表面完整

    2=覆盖75%～100%或上皮组织长入伤口>0.5cm

    3=覆盖50%～75%或上皮组织长入伤口<0.5cm

    4=伤口覆盖25%～50%

    5=伤口覆盖<25%

总分：

（2）压疮愈合评价量表（PUSH量表）：包括创面面积、渗液量和组织类型等3个维度。得分总和作为评价老年人压疮愈合的情况，总分范围为0～17分，0分代表伤口愈合，见表4-36。压疮愈合评价量表总分降低，代表压疮好转；总分升高，代表压疮恶化。同一老年人的多部位压疮，须分别评估。

表4-36　压疮愈合评价量表

评分	伤口面积/cm²	渗出液	创面组织类型
0	0	无	闭合
1	<0.3	少量	上皮组织
2	0.3～0.6	中量	腐肉
3	0.7～1.0	大量	坏死组织
4	1.1～2.0		
5	2.1～3.0		

续表

评分	伤口面积 /cm²	渗出液	创面组织类型
6	3.1～4.0		
7	4.1～8.0		
8	8.1～12.0		
9	12.1～24.0		
10	>24.0		
得分			

记录压疮的物理特征,包括:①解剖学位置;②分类 / 分期;③尺寸和表面积;④组织类型;⑤颜色;⑥伤口周围皮肤情况;⑦伤口边缘;⑧窦道、潜行和瘘管;⑨渗出物,气味。需要动态连续的数码摄影来记录伤口的情况,并监测愈合进展。

五、压疮的预防

压疮是全身、局部因素综合作用所引起的皮肤组织变性、坏死的病理过程。控制压疮发生的关键在于加强管理,消除危险因素。照护人员在工作中应做到"六勤",即勤观察、勤翻身、勤按摩、勤擦洗、勤整理及勤更换。交接班时要严格、细致地交接老年人的局部皮肤情况和护理措施的执行情况。

1. 皮肤护理　在皮肤和组织评估基础上,可采取以下保护皮肤、预防皮肤损伤的措施:①保持皮肤清洁,避免局部不良刺激;②使用隔离产品,保护皮肤不受潮;③避免用力按摩或用力擦洗易患部位皮肤,防止造成皮肤损伤;④失禁老年人使用高吸收性失禁产品,并定期检查失禁情况,及时处理排泄物;⑤使用硅胶泡沫敷料等皮肤保护用品,保护易患部位皮肤;⑥摆放体位时避免红斑区受压。

2. 营养支持　对压疮高危人群采用营养筛选工具进行评估,制订个体化营养治疗计划。合理膳食是改善老年人营养状况、促进创面愈合的重要措施。在病情允许情况下,给予压疮高危人群高热量、高蛋白及高维生素饮食,增强机体抵抗力和组织修复能力,并促进创面愈合。维生素 C 和锌对伤口愈合具有重要作用,对于压疮高危人群可适当给予补充。

3. 体位变换　进行体位变换可间歇性解除压力或使压力再分布,避免局部组织长期受压,从而减轻受压程度。经常翻身是长期卧床老年人最简单而有效地解除压力的方法。翻身频率需个体化,根据老年人的移动和活动能力、皮肤和组织耐受度、病情、皮肤状况、整体治疗目标、舒适感和疼痛感而确定。一般每 2h 翻身一次,必要时每 30min 翻身一次。变换体位的同时,评估老年人皮肤情况,建立床头翻身记录卡,记录翻身时间、卧位变化及皮肤情况(表 4-37)。变换体位时需掌握翻身技巧或借助辅助装置,避免推、拉、拽等动作,避免皮肤受到摩擦力和剪切力作用。

表 4-37　翻身记录卡

姓名		床号	
日期 / 时间	卧位	皮肤情况及备注	执行者

4. 体位摆放　体位变换后,需合理摆放体位,使骨隆突处压力最小化,并使压力得到最大限度重新分配,尤其需注意老年人足跟处的减压。长期卧床老年人可采用 30° 斜侧卧位,避免骶尾部和大转子受压;且在病情允许情况下床头抬高角度限制于 30° 内,避免身体下滑而形成剪切力;长期坐位老

年人，除需注意维持其稳定性及全范围活动性外，还应注意保持合适坐姿以减轻剪切力和压力对皮肤和软组织的作用。

5. 合适的支撑面　支撑面是指用于压力再分布的装置，可调整组织负荷和微环境情况，如泡沫床垫、气垫床、减压坐垫、医用级羊皮垫等。选择支撑面时需考虑老年人制动的程度、对微环境控制和剪切力降低的需求、老年人的体型和体重，以及压疮发生的危险程度等因素。需要注意的是，尽管使用支撑面，仍需不断进行体位变换以预防压疮发生。

6. 健康教育　确保老年人和家属的知情权，使其了解自身皮肤状态及压疮的风险与危害，指导其掌握预防压疮的知识和技能，如营养知识、翻身技巧及预防皮肤损伤的技巧等。鼓励老年人及家属有效参与或独立采取预防压疮的措施。

📖 知识拓展

特殊压疮的预防

1. 器械压疮的预防

（1）合理选择和正确使用医疗器械：选择尺寸大小及形状合适的器械，使用时佩戴合适，定期监测医疗器械固定装置的松紧度，避免过度受压，在不造成额外压力的情况下防止脱落。

（2）定期评估皮肤，做好皮肤护理：每天至少检查医疗器械下方或周围皮肤两次，观察有无压相关损伤迹象，并注意保持医疗器械下方皮肤清洁。

（3）采取压力再分布措施：通过调整体位、交替使用或重新放置医疗器械，使医疗器械所致压力得以再分布。使用预防性敷料，降低压疮相关风险。

2. 足跟压疮的预防　对于足跟有压疮风险和/或已发生压疮的老年人，可使用专门设计的足跟悬挂装置、枕头或泡沫垫悬置足跟，使足跟完全减压，使压力沿小腿分散，从而避免对跟腱和腘静脉产生压力。使用枕头或泡沫垫是最简单的抬高足跟的方法。此外，可采用预防性敷料以预防足跟压疮。

六、压疮的照护

（一）全身治疗与照护

积极治疗原发病，补充营养和进行全身抗感染治疗等。对长期不愈的压疮，可静脉滴注复方氨基酸溶液。低蛋白血症老年人可静脉输入血浆或人血清白蛋白，提高血浆胶体渗透压，改善皮肤血液循环。胃肠道摄入、消化和吸入营养障碍者可采用全胃肠外营养治疗，保证营养物质供给以满足机体代谢需要。此外，遵医嘱给予抗感染治疗预防发生败血症。同时加强心理照护，消除不良心境，促进身体早日康复。

（二）局部治疗与照护

除可采取上述压疮预防措施用于局部治疗和照护外，还需根据压疮创面的特点和伤口情况，采取针对性的治疗和照护措施。

1. 压疮愈合监测　初始评估后，需每周进行压疮评估至少一次，评估内容包括压疮的部位、分期、大小（长、宽、深）、颜色、组织类型、创缘、窦道、潜行、瘘管、渗出、气味及伤口周围情况等。更换敷料时需根据创面情况、渗出液变化和有无感染迹象等判断压疮是否改善或恶化。若伤口面积增大、组织类型改变、伤口渗液增多或出现临床感染等其他迹象，提示压疮恶化，需及时调治疗方案；若渗液减少、伤口面积缩小和创面组织好转提示压疮愈合良好。

2. 疼痛评估与处理　压疮产生的痛感，无论是在静息状态，还是在治疗和照护操作时均可出现。因而，做好压疮相关性疼痛的评估、预防和管理，尤其是预防和减轻治疗和照护操作所致的疼痛至关重要。如为老年人变换体位时可使用吊带或转运床单以减少摩擦力和剪切力；选择敷料时选择更换频率低、容易去除的敷料，避免对皮肤产生机械性损伤。在伤口治疗和照护操作开始前需采取充分的疼痛控制手段。

3. 使用伤口敷料 湿性伤口愈合理论提出适度湿润、密闭、微酸（接近于皮肤 pH）、低氧或无氧且接近于体温的伤口环境为创面愈合的适宜环境。随着湿性伤口愈合理论的提出及创面愈合病理生理过程的深入研究，湿性敷料不断改进并发展，目前已广泛用于压疮的临床治疗。常用的湿性敷料包括水胶体敷料、透明膜敷料、水凝胶敷料、藻酸盐类敷料、泡沫敷料、高吸收性敷料等。每种类型敷料具有各自的优缺点和临床适应证，需根据压疮的分期、伤口渗出物的性质和量、创面基底组织状况、压疮周围情况、压疮大小、深度和部位，以及是否存在瘘管和／或潜行等因素进行选择。

4. 伤口护理 伤口护理包括清洗和清创。

（1）清洗：每次更换敷料时需进行伤口清洗，以清除表面残留物和敷料残留物。伤口清洗液需根据伤口类型进行选择，创面无感染时多采用对健康组织无刺激的生理盐水进行冲洗，对确诊感染、疑似感染或疑似严重细菌定植的压疮，需要根据创面细菌培养及药物敏感试验结果选择带有表面活性剂和／或抗菌剂的清洗液。清洗时需避免交叉感染，并注意处理窦道或瘘管。

（2）清创：指清除压疮创面或创缘无活力的坏死组织。常用的清创方法包括外科清创、保守锐性清创、自溶性清创、生物性清创和机械性清创，清创方法需根据老年人的病情和耐受性、局部伤口坏死组织情况和血液循环情况选择。对于免疫缺陷、供血障碍和全身败血症期间未采用抗生素治疗的老年人，清创应慎重。

5. 药物治疗 为控制感染和增加局部营养供给，可在局部创面采用药物治疗，如碘伏，或采用具有清热解毒、活血化瘀、去腐生肌的中草药治疗。

6. 其他措施 如生物敷料、生长因子、生物物理疗法和手术治疗等用于压疮治疗。

第九节 多重用药评估

案 例

王爷爷，70 多岁，既往有高血压病史，一直服用降血压药物和肠溶阿司匹林治疗。平素有关节炎，最近受凉后关节疼痛加重。王爷爷自行到药店买止痛药吃。服用几天止痛药后，关节疼痛症状有所好转，继续服用 1 周。现在自觉头晕乏力，稍微活动后气喘，解黑色大便。他老伴发现病情加重，带他到医院就诊。

工作任务
为明确王爷爷出现的健康问题，请你为王爷爷进行用药评估。

多重用药（polypharmacy）目前国际上尚无公认的定义，通常指对病人同时使用了 5 种及以上药物。

一、老年多重用药概述

在老龄化背景下，老年人生理功能下降，常多病共存，联合用药不可避免，多重用药现象已成为常见的老年问题之一。老年病人多重用药现象普遍，其中不适当用药占据很大比例。不适当用药是指药物使用的不良风险大于预期收益或药物的使用容易造成药物不良反应（adverse drug reaction，ADR），而严重的药物不良反应是造成老年人住院甚至死亡的重要因素。因此，加强老年人多重用药的评估、识别和管理，减少药物不良反应的发生非常重要。

多重用药是全球卫生保健机构面临的一个主要和不断增长的公共卫生问题。据报道，37% 的美国老年人每个月使用 5 种或以上处方药，我国 25% 以上老年病人使用多达 4～6 种药物，且多长期用药，60 岁老年人药物不良反应发生率为 16.6%，80 岁者为 25%。老年人多重用药相伴的不适当用药现状也不容乐观。新近国外研究报道,20% 的基层医疗老年病人处方存在不适当用药。

由于各国医疗保健提供和数据收集系统结构的差异,加上多重用药的不同定义,使得国家间多重用药流行率较难比较。由于全球人口面临着人口结构的转变,老年群体的比例不断上升,多发病率随着年龄的增长而显著增加,多重用药的流行率预计会随之上升。

二、老年多重用药的常见原因

(一)多病共存

老年人疾病常累及多个系统,许多慢性疾病的患病率随着年龄增加而升高,导致老年人常常存在多病共存,即同时患有 2 种及以上的慢性疾病。《"十四五"健康老龄化规划》表明,78% 以上的老年人至少患有一种以上慢性病。2018 年《中国老年疾病临床多中心报告》显示近年来我国老年住院病人慢性病和共病现象尤为突出,人均患病 4.68 种,共病率高达 91.36%。多病共存不仅导致老年人的死亡率、失能率提高,而且是导致多重用药的直接原因。

(二)多科就诊

老年人常因身患多种疾病,就诊于不同的医院和医生。如果医生之间、医患之间缺乏有效的沟通,就诊时医生并没有详细询问老年人的用药史及用药记录,或老年人无法正确描述自己的用药情况,就极有可能增加多重用药、重复用药以及错误处方的概率。现代医学的发展,使临床专科诊疗分化越来越细,专科医生各有所长,专科化的单病种诊疗模式易导致老年人多重用药,甚至重复开药。

(三)处方瀑布

老年人常因最初状况前往医院诊治,用药后出现新的症状,从而就诊于新的专科开具新药进行治疗。当发生药物不良反应时常会被误解为老年人出现新的疾病症状,临床医生可能会开具新药物来治疗新出现的临床症状,如因头痛开具非甾体抗炎药,导致血压升高后又加用降压药。由于一种药品治疗出现不良反应加用另一种药品,结果形成处方瀑布,导致多重用药。

(四)信息系统不畅

现有分级诊疗政策提倡按照疾病的轻、重、缓、急以及治疗的难易程度进行分级,不同级别的医疗机构承担不同疾病的治疗,常见病、多发病在基层医院治疗,疑难病、重危病在大医院治疗。分级诊疗、双向转诊制度的实施,提倡基层首诊,由村卫生室、乡卫生院、社区卫生服务中心提供一般常见病、多发病、慢性病的初级诊疗服务,疑难重病症病人及时转诊至二、三级医院接受诊断治疗,病情缓解或进入康复期的病人及时转回基层接受康复诊疗。现有问题是二、三级医院与基层卫生服务机构独立使用各自的信息系统,全部医疗信息尚无法实现互联互通。目前仅是医保对病人的开药时限有所限制,其分割现状,使老年病人用药不能全程监管,同一类别不同品名药品存在重复开药的潜在风险,故发生多重用药风险较大。

(五)老年人功能障碍及自主因素

许多老年人存在听力、视力及认知功能障碍,容易发生重复用药、错误用药等问题。老年人社会能力退化,容易轻信不实药物宣传自行购买服用非处方药物、广告药品、他人经验用药或保健药物,而引发多重用药。据报道,约九成老年人使用至少 1 种非处方药品,半数老年人使用 2~4 种非处方药品,其中止痛药、缓解感冒症状药及维生素或营养补充剂为最常用的非处方药品。也有部分老年人过度关注自我健康状况,在自我认识层面上认为服药越多越好,缺乏有效的服药依从性,是多重用药的危险因素。老年人存在不恰当调药问题,常根据个人想法或受朋友影响调整用药,活动不便也影响及时随诊调药。

三、老年多重用药的不良后果

(一)药品相互作用增加及药物不良反应发生率高

多重用药时由于药物间的相互作用(包括同类药物叠加作用),可能导致药效相加、协同或拮抗,药物不良反应的发生率增加。老年人生理功能下降,血浆蛋白浓度降低,全身水分减少,受体数量、亲和力及受体后转化能力改变等,影响药物在体内的分布,对药物的代谢减慢,多重用药更容易发生药物不良反应。国外研究报告,联合用药的种数与药物不良反应的发生率呈明显的正相关,合并用药 5 种以下药物时药物不良反应的发生率为 4.2%,6~10 种为 7.4%,11~15 种为 24.0%,16~20 种为 40.0%。国内报道使用 5 种以下药物的药物不良反应发生率为 4%,6~10 种为 10%,11~15 种为 25%,而 16~20 种则高达 54%。

(二)服药依从性降低

多科处方、多重用药等造成药物治疗方案复杂,进而可直接降低老年人的服药依从性。国外调查发现 30%~55% 的高血压病人未按方案进行治疗,结果导致停药、治疗失败甚至再入院。国内研究表明,老年病人不依从用药率为 37%,甚至 7.6% 的病人由于依从性差发生不良反应急诊治疗。服药依从性差与潜在的疾病预后不良、治疗失败、住院等均具有相关性。

(三)医疗费用增加

多重用药及不良反应的出现会增加医疗花费,不仅会给老年人及其家庭带来巨大经济负担,还会使医保负担加重、自付比例及社会医疗资源消耗增加。回顾性队列研究发现,多重用药增加潜在的不恰当用药、老年病人的门诊就诊和住院风险,并使总的医疗费用增加 30%。国外研究发现,服用 5 种及以上药物的老年病人药费增加 6.2%,服用 10 种及以上药物的老年病人药费增加 7.3%。

(四)功能下降

老年人多重用药与其功能下降密切相关,可能导致老年人日常生活活动能力下降、认知功能下降、跌倒、骨折以及营养不良等。服药超过 5 种的老年人日常活动能力明显下降,甚至可以导致失能。在过去一年有跌倒史的老年人中,用药数量与功能下降密切相关。用药数量小于 5 种的老年人中约有 22% 存在认知功能障碍,而当用药数量增加至 6~9 种时认知功能障碍发生率为 33%,用药超过 10 种时认知功能障碍比例高达 54%。用药数量增加,其跌倒指数也随之增加,单脚站立试验的维持时间缩短。多重用药还会影响老年人的营养状态:纤维素、可溶性脂肪、维生素 B、矿物质等营养物质的摄入减少,胆固醇、糖类以及食盐的摄入增加,导致营养不良。

四、老年多重用药的评估

多重用药评估是综合性老年评估的重要内容。及时正确的多重用药评估不仅有助于减少药物不良反应的发生,提高老年人的生活质量,还能节省有限的医疗资源。

(一)多重用药的评估内容

1. 询问病史 老年人的病史是多重用药评估的重要内容。询问病史可帮助及时发现和避免多重用药,达到满意的疗效,减少老年人药物不良反应的发生。询问病史时需注意以下问题:

(1)全面了解老年人的病史和用药现状,避免多重用药,并考虑是否已经存在多重用药。

(2)询问老年人是否就诊于其他医师。

(3)询问老年人是否使用非处方药和补充替代治疗药物。

(4)评价老年人的用药是否为临床必需,无论用药种类多少。

(5)注意老年人的依从性。

(6)了解老年人的记忆力和认知情况,这可能影响其用药的正确性和依从性。

(7)了解老年人身边有无监督其用药的人。

(8)了解老年人平时的复诊情况。

(9)了解常见药物的不良反应,警惕老年人的症状是由药物不良反应而非疾病引起。

2. 体检 对于联合用药的老年人,全面而有针对性的体格检查有助于发现药物不良反应。以下为常见情况:

(1)对联合使用利尿药或血管紧张素转换酶抑制药的老年人,应检查是否存在直立性低血压。

（2）对使用抗血小板、抗凝剂的老年人，应检查是否存在出血。

（3）对使用氨基糖苷类药物的老年人，应检查听力和前庭功能。

（4）对使用抗心律失常药物的老年人，应警惕心律失常可能由药物的毒性引起。

（5）对使用地高辛的老年人，应注意心律失常和视觉变化。

（6）对服用镇静催眠药、抗精神病药的老年人，应注意比较服药前后的精神状态。

（7）对使用麻醉性镇痛药物的老年人，应注意是否有便秘（腹胀，如果同意可以直肠检查）。

（8）对服用可引起跌倒的药物（如抗精神病药）的老年人，应检查步态障碍。

（9）若服药后老年人出现广泛性皮疹，应考虑药物变态反应的可能，并寻找原因。

3. 辅助检查

（1）肾功能检查：许多药物可引起肾损害。因此，肾功能相关检查（如肾小球滤过率、血肌酐、尿素氮）非常重要。肾小球滤过率是评价早期肾功能的常用指标，其值多根据老年人的血肌酐、性别、年龄和体重来估计。老年人当中血肌酐在正常范围内可能仍然代表肾清除率的受损，这也是非常重要的。

（2）肝功能检查：许多药物是经过肝脏代谢，可引起肝损害。新出现的肝功能异常可能提示药物引起肝损害，药物的毒性也可能提示原有的肝功能异常减少了药物的代谢和清除。

（3）全血细胞计数：对使用抗血小板、抗凝剂的老年人，应检查血红蛋白和血小板含量。血小板减少和中性粒细胞减少是一些药物重要的不良反应。

（4）电解质：许多药物可以引起低钠血症、高钾血症。

（5）国际标准化比值（international normalized ratio，INR）：服用华法林的老年人需要定期监测INR，服用初期或加用影响华法林代谢的药物时需要频繁监测，病情稳定者可每月监测 1 次。如果加用新药并可能会对华法林代谢有干扰时需要更频繁地监测 INR。

（6）血清药物浓度：一些药物容易出现药物中毒，如地高辛、抗癫痫药等需要监测血药浓度，有助于早期避免发生药物中毒。

（二）多重用药的评估工具

为了避免老年人的用药问题，医疗保健人员应进行完整的用药评估，包括询问完整的用药史、评估并监测用药、记录问题并拟定治疗计划等。在机构内或是居家的照护人员则应主动与主治医师沟通相关问题，增加老年人的服药依从性，并记录相关处置方式及监测老年人的反应。相关评估工具主要包括用药适当性评估工具和多重用药评估工具。

1. 用药适当性评估工具　不适当用药易造成药物的不良反应，而严重的不良药物反应是造成老年人住院甚至死亡的重要原因。因此，老年人的不适当用药评估非常重要，根据老年人不适当用药的规范准则来评估老年人用药，改善老年人的多重用药情况，以减少发生不良药物反应的风险。

国内关于老年人的不适当用药评估，因为尚缺乏系统性的公认标准，相关的探讨较少；大多仅就处方及医嘱点评的相关问题进行分析。国际上目前用于老年人不适当用药相关的评估规范主要有两种：

（1）概括式标准（implicit criteria）：所谓概括式标准是指制订一套所有药物皆适用的规范，并以该规范逐一评估每一种用药是否符合条件，这种评估方式可以较精确地深入评估用药的适当性，可顾及个案本身的病情及特异性，但是需要较多的人力及文献佐证，故不适合用于大型资料的研究评估，且评估者之间的看法差异不易克服。1992 年 Hanlon 等开发的药物适当性指标（medication appropriateness index，MAI）就属于此类。

（2）条列式标准（explicit criteria）：条列式标准是条列出文献或专家们讨论出特定的不适当药物或药物类别，因为有明确指出不适当的药物，故简单易用，可用于大量资料的处理及评估，易克服评估者间的差异，但是无法兼顾老年人本身的病情及特异性，也可能因为不同区域在用药形态上的差异而无法完全反映出不适当用药的情况。这类评估规范有 Beers 标准和老年人不适当处方筛查工具（screening tool of older person's prescriptions，STOPP）/ 老年人处方遗漏筛查工具（screening tool to alert to right treatment，START）标准，其中应用最广泛的是 Beers 标准。

我国在 2017 年推出了《中国老年人潜在不适当用药判断标准（2017 年版）》以用于我国老年人潜在不适当用药评估和干预。该标准包括两部分内容：第一部分《中国老年人潜在不适当用药判断标准》，包含神经系统用药、精神药物、解热镇痛抗炎抗风湿药物及心血管系统用药等；第二部分《中国老年人疾病状态下潜在不适当用药判断标准》共纳入 27 种疾病状态下 44 种 / 类药物，为临床医生和大众提供用药风险提示。

2. 多重用药的评估工具 国际上应用较多的多重用药评估工具是 ARMOR（assess，review，minimize，optimize，reassess）。该工具将评估（assess）、审查（review）、最大限度地减少不必要的药物（minimize）、优化治疗方案（optimize）、再评估（reassess）整合为一体，用于评估多重用药，有助于监控和优化老年病人用药。研究表明，应用 ARMOR 可减少多重用药的发生，降低住院率及医疗费用，降低跌倒和其他潜在的危害行为的频率。ARMOR 需要考虑到病人的临床特点和功能状态，ARMOR 工具极力运用有系统、有组织的方式来解析多重用药，而多重用药病人的功能状态及其恢复和维持是其主要成果目标。此工具还强调改变或停止药物治疗决策的一个关键因素是生活质量，是否使用某种药物要权衡主要的生物学功能，如膀胱、肠道及食欲等。

ARMOR 采用阶梯式的方法来评估老年病人多重用药。医师在取得病人静息与活动时的心率、血压和血氧饱和度后，可按照下列 5 个步骤进行评估检查：

（1）评估：评估病人所有用药，尤其注意具有潜在不良后果的药物：① β 受体拮抗药；②抗抑郁药；③抗精神病药物；④其他精神药物；⑤镇痛药；⑥ Beers 标准中所列的其他药物；⑦维生素和保健品。

（2）审查：审查可能存在的问题：①药物与药物的相互作用；②疾病与药物的相互作用；③体内药物药效学的相互作用；④功能状态的影响；⑤亚临床药物不良反应。权衡用药带来的益处和对机体主要功能（如食欲、体重、疼痛、情绪、视觉、听觉、膀胱、胃肠、皮肤、吞咽、活动水平）的影响。

（3）最大限度地减少不必要的药物：停用缺乏适应证的药物，停用风险大于受益或对机体主要功能（如食欲、体重、疼痛、情绪、视觉、听觉、膀胱、胃肠、皮肤、吞咽、活动水平）具有潜在不良影响较高的药物。

（4）优化治疗方案：去掉重复用药。通过化验检查调整用药剂量：①通过肾小球滤过率来调整经肾脏清除的药物的剂量；②调整经肝脏代谢的药物的剂量；③通过监测血糖及糖化血红蛋白值来调整口服降血糖药物；④考虑逐步减少抗抑郁药的剂量；⑤通过达到目标心率优化 β 受体拮抗药方案；⑥通过监测心脏起搏器来调整 β 受体拮抗药的剂量；⑦根据国际标准化比值（INR）的指导方针及可能出现的药物相互作用来调整抗凝药的剂量；⑧根据游离苯妥英钠水平来调整惊厥药物剂量。

（5）再评估：包括病人在休息和活动时的心率、血压、血氧饱和度。同时还应评估病人的躯体功能状态（定时起床和步行测试，基本日常生活活动、工具使用日常生活活动）、认知功能、用药依从性和用药错误。

五、老年多重用药的注意事项

（一）注意药物治疗的相互作用

药物治疗是人类防治疾病的一种重要武器。药物与人体相互作用，导致机体生理、生化改变。药物有防治疾病的作用，但也有损害人体的作用。因此药物、致病因素及机体之间构成了复杂的关系。重要的药物和疾病的相互作用见表 4-38。

1. 心血管药物和心脏病 心动过缓是老年人常见的传导缺陷。一些药物如 β 受体拮抗药、地高辛、钙通道阻滞药或者联合这些药物可能会使心率更慢。同样，地高辛的治疗窗很窄，在肾脏排泄。因为老年人肾功能损害，地高辛中毒很常见。

2. 抗胆碱能类药物 伴有认知障碍或痴呆症者对影响脑的药物更加敏感，包括抗胆碱能药或有抗胆碱能药功能的药物,如多巴胺促效剂、抗精神病药和三环抗抑郁药,这些药物可能导致谵妄。

3. 麻醉药和认知缺损 认知障碍或痴呆症老年人用麻醉药有可能引起谵妄。

表4-38 重要的药物和疾病间的相互作用

器官或系统	疾病或并发症	药物	药物不良反应
心血管系统	心力衰竭	β受体拮抗药,地尔硫草、维拉帕米	加重心力衰竭
	高血压	非甾体抗炎药	升高血压
	直立性低血压	抗高血压药、利尿药、美多巴、三环抗抑郁药、抗精神病药	头晕、晕厥、跌倒
	减慢心率的病症	β受体拮抗药、地高辛、地尔硫草、维拉帕米	传导阻滞
	外周血管疾病	β受体拮抗药	加重间歇性跛行
呼吸	慢阻肺	β受体拮抗药、麻醉药品	支气管痉挛呼吸抑制
胃肠道	消化性溃疡	非甾体抗炎药、抗凝剂	上消化道出血
泌尿系统	慢性肾损害	非甾体抗炎药、放射性对比剂	急性肾衰竭
	前列腺疾病	抗胆碱能类药、受体激动药	尿潴留
电解质	低血钾	地高辛	洋地黄中毒
中枢神经系统	痴呆	抗胆碱能类药、抗癫痫药、多巴胺受体激动药、苯二氮草类、抗精神病药	加重认知障碍(谵妄)
	抑郁	酒精、地西泮、β受体拮抗药、中枢性降压药、激素	加重抑郁
代谢	糖尿病骨质减少或骨质疏松	激素、利尿药如噻嗪类激素	高血糖、骨折
眼	青光眼	抗胆碱能类	加重青光眼

(二)老年人常用药物相互作用及不良反应

1. 老年人常用药物相互作用 药物-药物相互作用发生于体内所有过程。老年人常用药物相互作用见表4-39。

(1)心血管药物

1)药物减慢心率作用的增强:减慢心率的所有药物可能出现这种问题,例如β受体拮抗药、地高辛、一些钙通道阻滞药、胺碘酮或其他的抗心律失常药等任意药物的联合。

2)引起脱水或肾功能恶化的药物:一个典型的例子是血管紧张素转换酶抑制药(ACEI)和利尿药一起使用。如果病人已经脱水或者肾功能受损,当ACEI加上利尿药急性肾衰竭可能会加重。在加用ACEI之前,利尿药的剂量可能需要减量。密切监测电解质和肾功能是非常重要的。

3)抗高血压药物的增强:联合服用抗高血压药物包括β受体拮抗药、钙通道阻滞药和ACEI的病人,应当定期检测低血压、直立性低血压和心动过缓等症状。

4)钾代谢失常:许多利尿药引低血钾。在血钾低的时候使用抗心律失常药(胺碘酮、索他洛尔),QT间期延长(扭转型室性心动过速)的发生会更加频繁。另外,当ACEI、螺内酯、阿米洛利一起使用时,可能会发生高钾血症。

(2)中枢神经系统药物与影响认知功能药物:安眠药可引起过度的镇静作用,抗癫痫药物也可能出现催眠药的作用,若联合用药来治疗癫痫,他们可能增加不良反应如嗜睡或共济失调。

(3)抗凝血药和其他药物:华法林的抗凝作用可能会由阿司匹林和其他抗血小板凝集药物(例如双嘧达莫、氯吡格雷)增强,同样抗生素(特别是口服药)可能会增强华法林的作用,因为后者可减少肠道细菌和影响维生素 K 的吸收。服用华法林的病人应当告诉给他开新药的医生，因为它可以和许多西药和中药相互作用，增加出血的风险。

表 4-39 重要的药物间相互作用

药物	作用药物	影响	机制
甲氧氯普胺	大多数药物	可增加药物的吸收率	改变胃排空的程度
抗胆碱能药	大多数药物	减少药物的吸收率	改变胃排空的程度
大剂量的阿司匹林	华法林	可能增加抗凝作用和胃肠道出血的风险	影响血小板功能、聚集种黏膜的完整性
口服抗生素	华法林	可能增强抗凝作用	减少肠道菌落和维生素 K 的吸收
西咪替丁、奥美拉唑、甲硝唑、胺碘酮	华法林	增加抗凝作用，出血	抑制代谢
巴比妥类、卡马西平、利福平	华法林	减少抗凝作用	诱导代谢
胺碘酮	华法林，地高辛，奎尼丁	减少清除率和毒性	抑制许多肝细胞色素 P_{450} 氧化酶或 P- 糖蛋白
奎尼丁、维拉帕米、伊曲康唑、红霉素	地高辛	洋地黄毒性	因为 P- 糖蛋白的抑制减少清除率
三环类抗抑郁药、α 受体拮抗药、吩噻嗪类、血管扩张药、左旋多巴	利尿药	跌倒，乏力，晕厥	直立性低血压
非甾体抗炎药	利尿药	肾损害	减少肾脏灌注
西咪替丁	奎尼丁，硝苯地平，利诺卡因，茶碱，苯妥英	增加浓度和药物效应	抑制肝脏代谢
螺内酯、阿米洛利	K 补充剂	高血钾	减少钾的清除
维拉帕米、地尔硫䓬、地高辛	β 受体拮抗药	心动过缓，传导阻滞	减少心脏的传导
利尿药	奎尼丁，索他洛尔	增加扭转型心动过速的危险	低血钾
β 受体拮抗药	沙丁胺醇	减少支气管扩张反应	竞争阻断 β 受体
阿司匹林	甲氨蝶呤	甲氨蝶呤毒性（小剂量阿司匹林不管用的风湿性关节炎）	减少肾小管分泌作用的活性
单胺氧化酶抑制剂	选择性 5- 羟色胺再摄取抑制剂，三环类抗抑郁药	血清素综合征，有时致死	抑制代谢
巴比妥类	苯妥英	控制癫痫失效	肝代谢诱导
有抗胆碱能作用的药物	有抗胆碱能作用的其他药物	意识错乱，尿潴留	胆碱能受体的累加作用

2. 老年人常见药物不良反应 美国食品药品监督管理局（FDA）甚至将"未能达到预期的药理作用"或"非药物本身作用"所引起的伤害也包括在药物不良反应之内。老年人发生药物不良反应的比例高且严重。老年人易产生不良药物反应的种类及其常见的不良反应见表 4-40。

表 4-40　老年人常见的不良药物反应

药物种类	常见不良反应
镇痛消炎药	刺激肠胃,消化性溃疡,慢性失血
止泻药	口干,便秘
降血压药	低血压,疲倦,脱水,低血钙,阳痿,尿失禁
抗精神病药	锥体外症状
抗抑郁药	口干,便秘,嗜睡,排尿困难,心搏加快,视物模糊
催眠药	过度镇定,步伐不稳,辨识能力及运动失调
支气管扩张剂	肠胃不适,心搏加快
降血糖药	低血糖
洋地黄	心律不齐,心律过缓,房室传导阻滞

六、老年多重用药的管理

(一)管理原则

1. 识别老年人多重用药及其影响因素,进行适当的干预和处理。

2. 定期评估老年人的用药情况,防止多重用药。

3. 降低老年人药物不良反应发生率、住院率、病死率及医疗相关费用,提高老年人的生活质量。

(二)老年人用药应遵循的原则

给老年人处方用药极具挑战,除了安全、有效外,还需方便、便宜,为老年人开处方应遵循以下十条原则。

1. 熟悉老年人的生理变化特点和用药注意事项。

2. 掌握常用药物的药理作用和常见药物不良反应。

3. 衡量是否利大于弊。

4. 这些方案是否安全。

5. 开新药时,开始剂量要低,增加要慢。考虑到老年人药代动力学和药效学的差异,增加药物的剂量应当谨慎,平衡病人所能耐受的最有效剂量。

6. 有肾脏损害、认知损害、肝功能异常和衰弱的老年人必须调整剂量,剂量的调整需要个体化,剂量通常减少30%～40%,有时候对体弱的老年人可能减少更多。

7. 如果使用了多种药物,在不影响临床疗效的情况下,是否一些药物可以停止或者减少?口服的药物越简单越好。

8. 考虑潜在的药物间的不良反应,检查药物的过敏反应和禁忌证。

9. 为了避免毒性,可能必须对药物的浓度做监测。如一些药物需要监测,包括氨基糖苷类(如庆大霉素)、抗心律不齐药(如地高辛)和抗癫痫药(如苯妥英)等。华法林活性的监测是检测凝血国际标准化比值。

10. 监督用药依从性和检查辅助用药是非常重要的。正确确定药物的使用,有时需要一次家访或者要求老年人把所有药物带来检查。

(三)多重用药的风险管理原则

1. 医生方面

(1)联合用药应注意剂量个体化:老年人用药反应的个体差异比年轻人更为突出,因此用药要从小剂量开始,逐渐达到适宜的个体最佳剂量。

（2）联合用药应"少而精"：能单药治疗不联合用药，在保证疗效的情况下，尽量减少用药数量，并优先选择相互作用少的药物。

（3）了解老年人潜在不适当使用药物（包括与疾病状态相关的老年人潜在不适当使用药物）和慎用药物：具体可参考国际公认的老年人合理用药辅助工具，如 Beers 标准。进行用药适当性评估和多重用药评估。

（4）告知老年人所用药物的不良反应及发生不良反应的可能性。

2. 药师方面

（1）鼓励药师参与临床查房、会诊和药物治疗工作，药师在充分知晓老年人病情前提下，参与药物治疗方案的制订，监测疗效与安全性。

（2）强化药师为用药安全共同负责的理念，认真审核处方或医嘱，识别潜在的用药风险或错误，减少老年人的药源性损害。

（3）向老年人讲解如何发现药物的严重不良反应。

3. 老年人及家属方面

（1）鼓励老年人知晓自己的健康状况，按时到门诊随访。一旦出现药物治疗相关不良事件，及时就诊。有条件者设立个人的用药记录本，记录用药情况及不良反应 / 事件。

（2）家属要协助老年人提高用药依从性。老年人由于记忆力减退，容易漏服、多服、误服药物，以致难以获得疗效，加重病情。家属须定时检查老年人的用药情况，探望老人时，帮老人把周期的药备好，定期确认用药情况，提醒按时、按规定剂量服药，防止错服误服漏服，以实际行动尽孝心。

（3）教育老年人及家属避免随意自我治疗。不宜凭自己经验联合用药，包括处方药、非处方药，中草药和各类保健品等，以免造成药物不良反应。

第十节　安宁疗护评估

案　例

刘爷爷，71 岁，是中学退休教师，原本性格外向愿意与人沟通。近期诊断出晚期胰腺癌，症状为消化道出血、癌症末期营养不良、癌症晚期疼痛。转入我院安宁疗护病房后，持续沉默，不愿与外界沟通。刘爷爷原来和老伴以及他们的女儿共同生活在本市，女儿有两个上小学的孩子。刘爷爷对癌症复发、疾病不可逆的情况认知清晰，家属对于刘爷爷处于安宁阶段认知也清晰，希望刘爷爷在生命最后阶段能舒适度过。

工作任务

为进一步减轻刘爷爷的疼痛等不适，请为他进行安宁疗护的全面评估。

安宁疗护关乎个体生命质量，是医学价值取向和社会文明进步的重要标志，也是"健康中国"战略背景下我国社会的重要议题。随着人口老龄化日益加剧，为老年人提供生命全周期的健康服务，关注老年人生命的最后旅程，为其提供安宁疗护，对提高老年人的生存质量和死亡质量，帮助其有尊严、安详、舒适地度过生命的最后时光，同时给予亲属心理、社会及精神上的支持，具有重要的现实意义。

一、概述

（一）安宁疗护的概念

2017 年国家卫生与计划生育委员会颁布的《安宁疗护实践指南（试行）》将临终关怀、舒缓医疗、姑息治疗等统称为安宁疗护。安宁疗护是以临终老年人和家属为中心，为疾病终末期老年人在临终前通过控制痛苦和不适症状,提供身体、心理、精神等方面的照护和人文关怀服务,以提高生命质量,帮助老年人舒适、安详、有尊严地离世。

安宁疗护包括对老年人生理、心理、社会和精神等四个方面的照护,所面临的挑战常常是复杂多样的,需要团队的协作。团队的组成包括:安宁疗护专业医师、肿瘤专业医师、疼痛专业医师、心理专业医师、老年专业医师、护理人员、家属、社会工作者、志愿者等。

(二)安宁疗护的原则

安宁疗护的主要目标是减轻痛苦,最大限度保证老年人的生存质量,使生命的厚度优于生命的长度。安宁疗护的原则包括:有效缓解疼痛和其他令人不适的症状;重视生命并将死亡看作是一个正常过程;不加速也不延缓死亡的到来;以更人文的方式将对老年人、老年人家庭以及照护从心理、情感、精神和社会层面结合起来;提供支持系统帮助老年人尽可能更积极地生活;提供支持系统帮助老年人家庭和照护者去应对老年人患病期间和老年人去世后出现的问题;采用团队协作的方式满足老年人和照护者的多维需求;避免无效干预且老年人起决策主导作用。

(三)安宁疗护的对象

1. 生命晚期的老年人　随着越来越多的人将活到高龄甚至百岁以上,他们在弥留之际需要安宁疗护。

2. 病重垂危的老年人　晚期肿瘤的老年人和一些存在疾病进展、器官衰竭且目前医学没有有效治疗手段的非肿瘤老年人,如肺心病晚期、心衰晚期、脑血管疾病并发感染、尿毒症晚期、糖尿病晚期等。现阶段,晚期肿瘤老年人占接受安宁疗护服务人群的绝大多数。

3. 家属　安宁疗护的服务对象还包含老年人家属,尤其是老年家属。大部分家属在陪伴临终者度过人生最后旅程的同时也接受了服务人员的哀伤辅导和精神支持。

二、死亡

(一)死亡分期

死亡不是生命的骤然结束,而是一个渐进的过程,医学上将死亡分为三个时期:濒死期、临床死亡期和生物学死亡期。

1. 濒死期(agonal stage)　濒死期又称临终期,是临床死亡期以前的阶段,各种迹象显示生命即将终结。此期机体各系统的功能严重障碍,脑干以上部位的神经中枢处于深度抑制状态,表现为呼吸不整、心搏减弱、血压降低、意识不清、各种反射减弱与迟钝、肢体抽搐以及面容苦闷等征象。

2. 临床死亡期(clinical death stage)　临床死亡期又称躯体死亡期,此期延髓处于深度抑制状态,表现为心跳、呼吸停止,各种反射消失,瞳孔散大,但各种组织细胞仍有短暂而微弱的代谢活动,此期一般持续为5~6min,若得到及时有效的抢救,生命仍有复苏的可能。若超过这个时间,大脑将发生不可逆的变化。但大量临床资料证明,临床死亡期的长短是可变的,如在低温或耗氧量低的情况下,此期就可能延长,甚至可以延长到1h或更久。

3. 生物学死亡期(biological death stage)　生物学死亡期又称全脑死亡期,是死亡过程的最后阶段。此期,自大脑皮质开始,整个中枢神经系统及机体各器官的新陈代谢相继停止,并出现不可逆的变化,整个机体已不能复活。随着生物学死亡期的进展,相继出现尸冷(最先发生)、尸斑(死后2~4h出现)、尸僵(死后1~3h开始出现,12~16h发展至高峰)、尸体腐败等现象。

(二)脑死亡

脑死亡(brain death)是脑组织或脑细胞全部死亡,包括大脑、小脑和脑的全部功能完全而永久不可逆的丧失和停止。1968年,世界第22次医学大会上专家提出的"脑死亡"诊断标准包括:①不可逆的深昏迷,对各种内外刺激均无反应;②自发呼吸停止;③脑干反射消失;④脑电波消失。凡符合以上标准,并在24h内反复测试,结果无变化,并排除体温过低(<32.2℃)及中枢神经系统抑制剂的影响,即可作出脑死亡的诊断。

（三）老年人死亡态度及应对类型

1. 老年人的死亡态度 死亡态度是指个体对死亡做出反应时所持的评价性的、较稳定的内部心理倾向。老年人死亡态度有死亡恐惧或焦虑、死亡逃避和死亡接受三种。

（1）死亡恐惧或焦虑：死亡恐惧或焦虑是指个体在面对死亡或濒死时所产生的一种恐惧、忧虑的情绪反应，这种反应源于个体对死亡不可控性的感知。死亡恐惧通常是较为明确的、可知觉到的，其恐惧对象较现实具体。但死亡焦虑通常是模糊的、不易觉察到的，其对象具有不确定性和不具体性。

（2）死亡逃避：老年人在面对死亡时可能采取的一系列回避行为，以最大限度地回避与死亡相关的、可引发产生死亡恐惧或焦虑的象征物。例如，有的老年人尽量不去想或讨论死亡，有的老年人避讳与死亡有关的场所如殡仪馆、医院、墓地等。死亡逃避实质上是一种心理防御机制，即通过逃避对死亡的思考，以减轻对死亡的恐惧和焦虑。

（3）死亡接受：死亡接受分为自然接受、趋近导向的死亡接受及逃离导向的死亡接受三大类。自然接受是指认为死亡是生命中不可缺少的部分，承认生与死是相互并存的。持此类态度的老年人既不恐惧死亡，也不寻求死亡，仅把死亡看作是生命过程中的一个自然阶段。趋近导向的死亡接受对死亡持有较积极的正面态度。持此类态度的老年人认为，死亡是通往来生之门，甚至期待死亡的到来。逃离导向的死亡接受是指当个体的生活充满痛苦、磨难和不幸时，为了摆脱生的痛苦而做出的接受死亡的决定。持此类态度的老年人，对生的恐惧已经超越了其对死亡的恐惧，甚至将死亡视为解脱痛苦的唯一途径。他们对当前生活状态的描述通常是"生不如死""痛不欲生"等。

2. 老年人对待死亡的心理类型 老年人对待死亡的心理类型主要有以下几种表现。

（1）理智型：当老年人意识到死亡即将来临时，能从容地面对死亡，并在临终前安排好自己的工作、家庭事务及后事，这类老年人一般文化程度和心理成熟程度比较高，能够比较镇定地对待死亡，能意识到死亡对配偶、孩子和朋友是最大的生活事件，因而尽量避免自己的死亡给亲友带来太多的痛苦和影响。他们往往在精神还好时，就已经认真地写好了遗嘱，交代自己死后的财产分配、遗体的处理或器官捐赠等事宜。

（2）积极应对型：积极应对型老年人有强烈的生存意识，能从人的自然属性来认识死亡首先取决于生物学因素，也意识到意志对死亡的作用。因此，能用顽强的意志与病魔作斗争，忍受着病痛的折磨和诊治带来的痛苦，寻找各种治疗方法以赢得生机。这类老年人大多是低龄老年人，且有很强的斗志和毅力。

（3）接受型：这类老年人有两种表现，一种面对现实，无可奈何地接受面临死亡的事实；另一种是老年人把死亡看作正常的人生经历，平静对待死亡问题。

（4）恐惧型：恐惧型老年人极端害怕死亡，十分留恋人生。这类老年人一般都有较好的社会地位、经济条件和良好的家庭关系，期望能在老年享受天伦之乐，看到儿女成家立业、兴旺发达。往往表现为，全神贯注于自己机体的功能上，如喜欢服用一些滋补、保健药品，甚至不惜代价地延长生命。

（5）解脱型：此类老年人大多有着极大的生理或心理问题。他们可能是家境贫苦、饥寒交迫、衣食无着，缺乏子女的关爱，或者身患绝症、病魔缠身极度痛苦，对生活已毫无兴趣，觉得活着是一种痛苦，因而希望早些了结人生。

（6）无所谓型：有的老年人不理会死亡，对死亡持无所谓的态度。这类老年人经常持有"过一天算一天"的心态，很少思考死亡相关事宜。

三、临终老年人和家属的变化

（一）临终老年人的生理变化

临终老年人的生理变化是渐进的过程，各个器官均已衰竭，常表现为以下特点：

1. 循环系统 由于心脏功能衰竭，血液循环减慢，造成脑部缺血缺氧，因此临终老年人可能会躁动不安或产生幻觉,同时皮肤变得苍白或发绀、湿冷,甚至大量出汗,脉搏快而弱且不规则,血压逐渐下降,少尿等。

2. 呼吸系统 呼吸困难,表现为呼吸频率变快或变慢,呼吸深度变深或变浅,出现鼻翼呼吸、潮式呼吸、张口呼吸等。

3. 消化系统 胃肠功能紊乱表现为恶心、呕吐、腹胀、食欲缺乏、便秘或腹泻、脱水、口腔干燥等。面部呈希氏面容:面肌消瘦、面部呈铅灰色、下颌下垂、嘴微张、眼眶凹陷、双眼半睁、目光呆滞。食欲减退的现象越来越明显。

4. 运动系统 肌张力丧失导致大小便失禁,吞咽困难,无法维持良好舒适的功能体位,软弱无力等。

5. 神经系统 感觉、知觉、意识改变,或淡漠、嗜睡、昏迷,甚至产生幻觉。对人物、时间、地点混淆不清,辨别能力逐渐降低,坐立不安。视力和听力的清晰度会改变。听力通常是人类最后消失的一个知觉。若病变未侵犯中枢神经系统,有的老年人可始终保持神志清醒。

6. 睡眠障碍 老年人绝大多数时间处于睡眠状态,而且不易叫醒。

7. 疼痛 大部分的临终老年人主诉全身不适或疼痛,表现为烦躁不安,血压及心率改变,呼吸变快或变慢,瞳孔散大,大声呻吟,出现疼痛面容。

(二)临终老年人的心理变化

临终老年人以中晚期肿瘤老年人居多,每个人面对死亡的来临,各自反应不同。一般将身患绝症老年人从获知病情到临终的心理反应总结为五个阶段:震惊与否认期、愤怒期、协议期、抑郁期和接受期。

1. 否认期(denial) 当得知自己病重将面临死亡,首先表现出的是拒绝相信,这种否认是一种心理防御机制,是为了暂时逃避现实的压力,每个人经历否认期的时间有所不同。

2. 愤怒期(anger) 当否认难以维持,随之而来的心理反应是怨恨、暴怒、嫉妒,将愤怒的情绪向照护人员、朋友、家属等接近他的人发泄,对治疗和护理百般挑剔,甚至无端的指责或者出现过激行为。

3. 协议期(bargaining) 愤怒的心理消失,开始接受临终的事实。处于此期的老年人对生存抱有希望,配合治疗。

4. 抑郁期(depression) 当发现身体状况日益恶化,协商已经无法阻止死亡来临,产生强烈的失落感,表现出对周围事物的淡漠、言语减少,反应迟钝,对任何东西均不感兴趣。此期他们希望与亲朋好友见面,希望亲人、家属能每时每刻陪伴在身旁照顾。

5. 接受期(acceptance) 经历抑郁期后,此期老年人相当平静,喜欢独处,表情淡漠,常处于嗜睡状态,平静等待死亡的到来。

以上五个心理反应阶段,次序和程度会因每个人情况不同而有所差异。并非所有人都一定会经历这五个阶段,有的可以提前或者推后,甚至会重合,也有人可以始终停留在否认期,总之,临终老年人的心理变化十分复杂,需要认真细致地观察。

(三)临终老年人家属的心理反应

1. 忧伤、悲痛 当家属得知亲人的病情已处于治疗无望的阶段时,心情会极度悲痛,有些家属能将痛苦克制于心中,而不表露出来,也有少数家属由于震惊而无法克制自己的感情,在老年人面前痛哭流涕,影响老年人的情绪,加重了病情。

2. 委屈 当老年人得知自己病重将面临死亡,这一时期其家属是他们发泄情绪的主要对象。所以家属只好忍气吞声,委曲求全,处于委屈痛苦之中。

3. 忧虑与烦恼 当亲属患病后,正常生活秩序和工作秩序被打乱,诸多问题的出现,使家属难以应付,出现了忧虑与烦恼情绪。

4. 悲观失望 照料临终老年人期间,家属长期陪伴,精神、体力及经济的耗费,导致对疾病的治疗产生悲观失望的心理,在照顾老年人时会不经意露出不耐心、嫌麻烦的情绪。

四、安宁疗护评估目的和意义

安宁疗护是有组织、有目标、有评价的系统服务。安宁疗护评估的目的是及时判断老年人的整体状态，尽早实施安宁疗护，在此基础上，清楚掌握临终老年人及家属的需求，有针对性地提供安宁疗护服务内容，疗愈痛苦，使老年人得到切实的照顾和尊重。安宁疗护的主要内容包括对症治疗、家庭照护、缓解症状、控制疼痛、减轻或消除临终者的心理负担和消极情绪。安宁疗护目标是关心临终者并提高其生命质量，减轻因临终末期病症所引起的病痛与其他生理症状，排解心理问题，消除精神烦恐，令其内心宁静地面对死亡。

通过安宁疗护任务的完成及目标的实施，达到和缓医疗，提升临终者的生命质量，维护其尊严。同时满足临终者在生命最后一段日子中的需要，在为临终者服务及其逝世后，继续为其家属提供慰藉，帮助他们接受亲人死亡的现实，顺利渡过沮丧期，尽快适应亲人去世的生活，缩短悲伤过程。还可以使家属的权利和尊严得到保护，获得情感支持，减轻家属的精神痛苦，保持身心健康。

五、安宁疗护的评估

（一）一般医学评估

1. 病史　询问病史主要包括详细询问老年人的医疗史，包括初始表现、已做的化验检查、组织学诊断、疾病所处的阶段以及到目前为止老年人所接受的治疗状况等。对于罹患癌症的老年人还需要根据癌症的位置或者其他疾病的发展阶段，询问包括一般状况、呼吸系统、消化系统、泌尿系统等症状表现，需要特别注意的是呼吸困难、呕吐和疼痛，因为濒死者这三种症状是最致命的症状。

2. 体检　体检要基于既往史和现病史，对于不同病史要有侧重点的进行全面系统检查。同时注意精神状态的检查可以发现抑郁、精神错乱等。及时发现濒死征象非常重要，如果出现嗜睡、低血压、末梢部位湿冷、叹气样呼吸、皮肤发花以及喉头分泌物都提示死亡即将来临，可以帮助家庭提前做准备。

3. 辅助检查　根据老年人自己的愿望、本身的疾病、期望寿命、以前的治疗效果、目前症状和对费用效果的考虑等决定是否进行进一步的检查。最终的目的是使老年人舒服和感觉良好，不给老年人增加负担和额外的痛苦。

（二）安宁疗护准入

临终时间段的界定学者们经历了很长的摸索时期。常用的评判方法是根据老年人的综合情况以生存期为标准进行评估。预计老年人生存期小于 6 个月，处于疾病终末期且对临床治疗无法获益，死亡在短期内将不可避免地发生时即属于临终阶段。不同老年人由于自身情况的差异，评估的结果不尽相同。下面介绍一些预测临终者生存期的评估工具供参考。

1. 卡氏功能评分表（KPS）　卡氏功能评分表指的是 Karnofsky 功能状态评分标准（表 4-41）。卡氏功能评分表的得分越高，说明被评估者的健康状况越好，越能忍受治疗给身体带来的不良反应，因而也就有可能接受彻底的治疗。一般认为 80 分以上为非依赖级，即生活自理级；50～70 分为半依赖级，即生活半自理；50 分以下为依赖级，即生活需要别人帮助；大于 80 分者状态较好，存活期较长。得分越低，健康状况越差。

2. 姑息功能量表（palliative performance scale，PPS）　此量表是对卡氏功能评分表（KPS）做的优化改进。姑息功能量表考虑了躯体活动、活动和疾病症状、自我护理、摄入和意识水平等。PPS≤60 分预测生存期小于 6 个月；≤40 分预测小于 3 个月（表 4-42）。

3. 姑息预后评分（palliative prognostic score，PaP）　姑息预后评分得分 0～5.5 分提示 30d 生存概率 >70%；姑息预后评分得分 5.6～11.0 分提示 30d 生存概率为 30%～70%；11.1～17.5 分提示 30d 生存概率 <30%（表 4-43）。

表 4-41　卡氏功能评分表

体力状况	评分
正常,无症状或体征	100 分
能进行正常活动,有轻微症状或体征	90 分
勉强进行正常活动,有一些症状或体征	80 分
生活能自理,但不能维持正常生活和工作	70 分
生活能大部分自理,但偶尔需要别人帮助	60 分
常常需要别人照顾和帮助	50 分
生活不能自理,需要特别照顾和帮助	40 分
生活严重不能自理	30 分
病重,需要住院和支持治疗	20 分
重危,临近死亡	10 分
死亡	0 分

表 4-42　姑息功能量表

姑息功能量表	移动	活动能力和疾病情况	自理能力	进食情况	意识水平
100%	正常	正常活动无疾病征象	完全自理	正常	清醒
90%	正常	正常活动有一些疾病	完全自理	正常	清醒
80%	正常	勉强进行正常活动,有一些疾病	完全自理	正常或减少	清醒
70%	减低	不能维持正常工作,有一些疾病	完全自理	正常或减少	清醒
60%	减低	不能维持日常生活活动,有明确的疾病	大部分自理,但偶尔需要别人帮助	正常或减少	清醒或意识模糊
50%	大部分时间呈坐位或卧位	不能从事任何工作,有多种疾病	需要相当的帮助,常需要人照料	正常或减少	清醒或意识模糊
40%	大部分时间卧床	不能从事任何工作,有多种疾病	需要特别照顾和帮助	正常或减少	清醒或嗜睡或意识模糊
30%	完全卧床	不能从事任何工作,有多种疾病	需要完全照料	正常或减少	清醒或嗜睡或意识模糊
20%	完全卧床	不能从事任何工作,有多种疾病	需要完全照料	少量啜饮	清醒或嗜睡或意识模糊
10%	完全卧床	不能从事任何工作,有多种疾病	需要完全照料	不能进食	嗜睡或昏迷
0%	—	—	—	—	—

表 4-43　姑息预后评分

序号	功能状况或症状	具体情况	评分 / 分	得分 / 分
1	呼吸困难	无	0	
		有	1	

续表

序号	功能状况或症状	具体情况	评分/分	得分/分
2	厌食	无	0	
		有	1.5	
3	卡氏功能评分表（KPS）	≥30	0	
		≤20	2.5	
4	临床生存期预测（周）	>12	0	
		11～12	2.0	
		9～10	2.5	
		7～8	2.5	
		5～6	4.5	
		3～4	6.0	
		1～2	8.5	
5	白细胞计数（×10^9/L）	正常（4.8～8.5）	0	
		升高（8.5～11）	0.5	
		明显升高（>11）	1.5	
6	淋巴细胞（%）	正常（20～40）	0	
		降低（12～19.1）	1.0	
		明显降低（<11.9）	2.5	

4. 姑息预后指数（palliative prognostic index，PPI）　姑息预后指数总分 >6 分提示预计生存期小于 3 周；姑息预后指数 >4 分提示预计生存期小于 6 周；姑息预后指数 ≤4 分提示预计生存期大于 6 周（表 4-44）。

表 4-44　姑息预后指数量表

序号	功能状况	具体情况	评分/分	得分/分
1	姑息功能量表得分	10～20	4	
		30～50	2.5	
		>60	0	
2	进食量	几口的进食量	2.5	
		进食量减少	1	
		进食量正常	0	
3	水肿	有	1	
		无	0	
4	静息时呼吸困难	有	3.5	
		无	0	
5	谵妄	有	4	
		无	0	

总分（0～15）

📖 **知识拓展**

国外安宁疗护的准入标准举例

一、英国

1. 家庭或全科医生明确病人患现有医疗技术无法治愈的疾病。

2. 病人预计生存时间<6个月。

3. 医生需告知病人本人其病情诊断及疾病所处阶段，建议接受安宁疗护。

4. 医生清楚明确地告知病人服务相关信息。

5. 在病人有意愿接受临终安宁疗护的情况下转入附近的临终服务机构，对病人疼痛等症状进行支持治疗。

6. 在安宁疗护服务期间，病人有权选择出院或转入其他临终服务机构。

二、美国

1. 由两名临床医师（为病人提供常规治疗的医师与临终关怀医师）共同明确，如按照疾病的自然进程发展，病人生存期<6个月。

2. 在病人接受服务期间，每90d评估一次生存期，明确病人确实处于临终阶段，如病人接受服务时间>6个月，需由临终关怀医师再次确认病人确处于临终阶段，可以继续使用医保支付安宁疗护服务，其后每60d评估一次生存期，明确病人是否适合继续接受安宁疗护服务。

3. 在接受安宁疗护服务期间，病人必须放弃可能延长生命的一切治疗，如病人明确同意接受安宁疗护，且经医师判断符合临终病人标准，病人与医院将由第三方主导签署放弃常规治愈性治疗及临终抢救等法律文件。

4. 病人可根据自身意愿随时停止安宁疗护服务，转至常规医疗服务机构，安宁疗护服务即可终止。

（三）临终老年人照护意向评估

老年人生命晚期照护意向（end-of-life care preferences）是指老年人对生命末期照护方式、生命维持治疗等方面的偏好与意向，评估老年人生命晚期照护意向不仅可以明确老年人的临终偏好，而且有助于保证其对照护决策的控制。

1. 照护方式意向 照护方式意向是指老年人在生命最后阶段倾向的照护方式。如有的老年人在治疗无望时，倾向于减少痛楚和不适，而有的老年人则希望尽一切努力用各种方法去延长自己的生命。在照护场所上，受我国"落叶归根"传统文化的影响，多数老年人希望生命末期能在家中度过，希望能在亲人的陪伴下于家中离世。

2. 生命维持治疗意向 生命维持治疗意向是指老年人在没有机会恢复时的选择，包括心肺复苏、转送急诊室、机械通气、人工营养支持等。随着社会文明的进步，我国老年人越来越在意当下自我感受和生命意义感。

3. 疾病信息意向 疾病信息意向是用来表明老年人自己对疾病相关信息的立场。多数老年人希望自己能掌握自己疾病的全部信息，社区老年人最希望了解的信息是对病症与不适的舒缓方法。

4. 医疗决策意向 医疗决策意向指老年人倾向于将医疗决策权交予何人，以及是否会考虑"预立照顾计划"等。受中国传统文化的影响，许多老年人认为生命晚期保持和维系与家人的关系最为重要，且当他们自己无法参与做出医疗决策时，认为由自己的家人做出的决策更为恰当。

5. 死亡态度意向 死亡态度意向是用来反映老年人对生命价值和死亡准备的倾向。在我国忌讳死亡的文化背景下，谈论临终和死亡的话题被认为是不吉利的，而老年人的传统观念更加保守，更忌讳思考和讨论临终或死亡相关的问题。

（四）临终老年人需求评估

在临终阶段，老年人的生存质量是第一位的，此时，安宁疗护团队与老年人和家属之间充分、及时的沟通至关重要。老年人在进入安宁疗护后应明确知晓自己"能够获得哪些帮助"和"不能获得哪些治疗"，评估者主动倾听和鼓励家属说出老年人的价值观和优先事项，询问老年人的生理、心理、社会和精神需求，使用开放性提问，列出需求清单。安宁疗护团队成员将尽最大努力减轻老年人痛苦，给予合适的治疗和帮助。

1. 生理需求评估 对临终老年人而言，舒适是其最迫切的需求。为了帮助和照顾弥留之际的老年人，在尊重其意愿的前提下尽可能地减轻老年人的痛苦或改善至可接受的水平。而影响他们正常生理功能的主要因素有生命末期出现的疼痛、恶心呕吐、呼吸困难、食欲减退、压疮、疲惫等。从这些症状入手进行认真评估，实现可持续控制，在一定程度上满足临终老年人的生理需求（疼痛评估详见本章第四节内容）。

下面介绍埃德蒙顿症状评估量表，使用时被评估者圈出在最近24h中最能描述自己健康状态的数字。量表采用数字评分法，每个症状的评分范围为0～10分，0分表示无症状，10分表示所能想到的最严重的程度（表4-45），老年人选择一个数字表达自己的主观感受，数字越大表示该症状越严重。1～3分为轻度，4～6分为中度，7～10分为重度。

表4-45 埃德蒙顿症状评估量表

状态极好	程度	状态极差
无疼痛	0 1 2 3 4 5 6 7 8 9 10	极度疼痛
不疲倦	0 1 2 3 4 5 6 7 8 9 10	极度疲倦
不恶心	0 1 2 3 4 5 6 7 8 9 10	极度恶心
不抑郁	0 1 2 3 4 5 6 7 8 9 10	极度抑郁
不焦虑	0 1 2 3 4 5 6 7 8 9 10	极度焦虑
不瞌睡	0 1 2 3 4 5 6 7 8 9 10	极度瞌睡
食欲极好	0 1 2 3 4 5 6 7 8 9 10	食欲极差
感觉生活质量极佳	0 1 2 3 4 5 6 7 8 9 10	感觉生活质量极差
不瘙痒	0 1 2 3 4 5 6 7 8 9 10	极度瘙痒
无气急	0 1 2 3 4 5 6 7 8 9 10	极度气急
其他问题	0 1 2 3 4 5 6 7 8 9 10	—

2. 心理需求评估 要注意及时发现临终老年人的需求，目前抑郁、焦虑、压力的情况，睡眠障碍及流露出的苦恼。可以使用"心理痛苦温度计"进行评估。该工具包括心理痛苦温度计和问题列表两部分。

（1）心理痛苦温度计（distress thermometer，DT）评估心理痛苦程度：DT从0到10有11个尺度，0为无痛苦，依次递升，10表示极度痛苦。指导老年人在近一周所经历的平均痛苦水平最符合自己的数字上做出标记。轻度痛苦：1～3分，中度痛苦：4～6分，重度痛苦7～9分，极度痛苦为10分。DT4分为显著心理痛苦。

（2）问题列表（problem list，PL）调查心理痛苦具体因素：包括5个方面，分别为躯体、实际、情绪、家庭和精神方面（表4-46）。问卷采用"有""无"对相应的情况进行评价，在躯体和情绪维度增加了开放题目：其他。

表 4-46　问题列表

躯体方面	实际方面	情绪方面	家庭方面	精神方面
1. 外表改变	1. 照顾孩子	1. 抑郁	1. 与配偶沟通	—
2. 手术瘢痕	2. 持家（料理家务）	2. 恐惧	2. 与父母沟通	
3. 沐浴 / 穿衣	3. 家庭日常经济状况问题	3. 悲伤	3. 与子女沟通	
4. 呼吸状况	4. 医疗费用问题	4. 担心复发	4. 生育有无问题	
5. 排尿改变	5. 外出交通不便	5. 忧愁		
6. 消化不良	6. 工作 / 学习	6. 对日常活动失去兴趣		
7. 记忆 / 注意力	7. 知识缺乏	7. 抱怨		
8. 口腔疼痛 / 溃疡	8. 日常生活被打乱	8. 易怒		
9. 恶心 / 反胃		9. 心理脆弱		
10. 鼻腔干燥 / 充血		10. 紧张		
11. 便秘		11. 焦虑		
12. 腹泻		12. 内疚		
13. 进食		13. 孤独		
14. 疲乏		14. 害怕		
15. 肢体肿胀		15. 依赖		
16. 发热		16. 无助感		
17. 病后活动困难		17. 社交困难		
18. 疼痛		18. 其他		
19. 性欲 / 性功能				
20. 皮肤干燥 / 发痒				
21. 睡眠状况				
22. 手脚麻刺感				
23. 手臂活动困难				
24. 其他				

3. 社会支持需求评估　社会支持是指一定社会网络运用一定的物质和精神手段对社会弱者进行无偿帮助的一种选择性社会行为，是以个体（被支持者）为中心，由个体及其周围与之有接触的人们（支持者）以及个体与这些人之间的交往活动（支持性的活动）所构成的系统。包括由家人、亲戚、朋友、同事等形成的个人支持网络和由政府和非政府组织提供的社会支持网络。

临终老年人的个人支持网络，是临终老年人获得经济和情感支持的主要来源。家人的陪伴、亲戚朋友的看望，都能给临终老年人极大的情感支持和精神慰藉。随着生活节奏的加快，生活方式的改变，人与人之间的关系也是在逐渐陌生，朋友、同事的关系不再密切。这些都使得临终老年人的个人支持网络的逐渐缩小，能获得的支持越来越少，这就使得临终老年人需要从社会支持网络中获得更多帮助。我国政府提供了公共医疗和养老机构、基本医疗保险等场所、经济方面的支持，而情感支持和精神慰藉等方面仍需要大量非政府组织参与提供，如志愿者、社会工作者、民间服务团体等。

可使用简化版双向社会支持量表（the brief 2 way social support scale，the Brief 2-Way SSS）评估老年人社会支持。该量表包括获得社会支持及提供社会支持 2 个方面，由获得情感支持（1～3 条目）、提供情感支持（4～6 条目）、获得工具支持（7～9 条目）、提供工具支持（10～12 条目）4 个维度 12 个条目组成。量表采用 Likert 6 级评分法，0～5 分分别代表"不是全部"至"总是"，总分 0～60 分，得分越高说明研究对象的双向社会支持越高（表 4-47）。

4. 精神需求评估　精神需求指个人寻找人生意义、目标和价值观的需求及期望，精神照护是世界卫生组织定义的姑息疗护的核心要素。精神问题成为老年人生命终期要解决的重要问题，其目标是通过提供富有同情心的陪伴、在悲伤过程中提供情感支持，帮助老年人和家庭了解他们自己的精神关注点、困扰、价值观和支持资源等，最终帮助他们实现生命的圆满落幕。

表 4-47 简化版双向社会支持量表

条目	
1. 至少有一个人我能够与之分享几乎所有的事	7. 如果我被困在某处,有人会来帮我
2. 当我情绪低落时,有人会给我依靠	8. 如果我身体不舒服,有人可以帮助我
3. 生活中有人能给予我情感上的支持	9. 在我无能为力时,会有人来帮我完成任务
4. 我身边的朋友愿意告诉我他们的担忧和害怕	10. 他人忙不过来的时候,我会帮助他们
5. 我会在他人需要时给他们安慰	11. 有人无法完成任务时,我曾帮助过他们
6. 人们遇到困难时愿意相信我	12. 一些人有困难会向我求助

5. 生活质量 临终老年人的生活质量取决于老年人的身体健康情况、心理状态、独立水平、社会关系、生活经历以及所处的环境。评定生活质量的十二项生活质量评估量表(表 4-48),得分<20分表示极差;21~30分表示差;31~40分表示一般;51~60分表示良好。

表 4-48 十二项生活质量评估量表

序号	评估项目	评估内容及(评分分值)	得分
1	食欲	几乎不能进食(1);食量小于正常的1/2(2);食量约为正常的1/2(3);食量略少(4);食量正常(5)	
2	精神	很差(1);较差(2);有影响,但时好时坏(3);尚好(4);正常,与病前相同(5)	
3	睡眠	难入睡(1);睡眠很差(2);睡眠差(3);睡眠略差(4);正常(5)	
4	疲乏	经常疲乏(1);自觉无力(2);轻度疲乏(3);有时轻度疲乏(4);无疲乏感(5)	
5	疼痛	剧烈疼痛伴被动体位(1);重度疼痛(2);中度疼痛(3);轻度疼痛(4);无痛(5)	
6	家庭理解与配合	完全不理解(1);差(2);一般(3);家庭理解及照护较好(4);好(5)	
7	同事的理解与配合	全不理解,无人照顾(1);差(2);一般(3);少数人理解关照(4);多数人理解关照(5)	
8	自身对疾病的认识	失望,完全不配合(1);不安,勉强配合(2);不安,配合一般(3);不安,但较能配合(4);乐观,有信心(5)	
9	对治疗的态度	对治疗不抱希望(1);对治疗半信半疑(2);希望看到疗效,又怕有副作用(3);希望看到疗效,尚能配合(4);有信心,积极配合(5)	
10	日常生活	卧床(1);能活动,多数时间需卧床(2);能活动,有时卧床(3);正常活动,不能工作(4);正常活动与工作(5)	
11	治疗的副作用	严重影响日常生活(1);影响日常生活(2);经对症治疗后可不影响日常生活(3);未用对症治疗基本不影响日常生活(4);不影响日常生活(5)	
12	面部表情(如图所示)		

面部表情疼痛测量图

(五)家属需求评估

老年人进入临终期后,家属所要面临的不仅是与老年人之间相互依赖关系的失落,同时还需要面对因老年人的疾病、就医过程和死亡给家庭带来的角色结构、情感功能、经济功能与互动模式的改变。自老年人进入临终期直到死亡,甚至死亡后很长一段时间里,几乎所有家属都会出现明显的心理反应,经历一段难以忍受的悲痛过程,家属的心理反应和对待死亡的态度以及各种需求是否被满足将直接影响安宁疗护服务工作的正常实施。因此,了解临终老年人家属的心理特征,评估临终老年人家属表达感情、照顾老年人、维持家庭完整性、对治疗和照护要求等需求,对家属给予照护、慰藉及悲伤疏导,以增强其自我效能,强化积极感受是安宁疗护服务工作的重要部分。

临终老年人及其家属的评估有赖于适宜的沟通技巧建立信任关系。下面介绍常用的 COMFORT 沟通模型(表 4-49)和 SAGE&THYME 沟通模型(表 4-50),在改善癌症治疗中的临终沟通效果方面显示出积极影响。

表 4-49 COMFORT 沟通模型

要素	内容
沟通(Communication)	倾听老年人的疾病故事,了解老年人和家属的需求
方向和机会(Orientation and Opportunity)	评估健康素养和理解文化背景
有意识的出现(Mindful presence)	主动倾听,意识到自我照顾的需要
家庭(Family)	观察家庭沟通方式,认识家属的沟通方式,满足家属的不同需求
开放(Opening)	确定老年人/家属的关键点,找到相似点,建立信任关系
相关(Relating)	给予老年人/家属多方面支持,将护理与生活质量领域联系起来
团队(Team)	多学科团队合作

表 4-50 SAGE&THYME 沟通模型

要素	内容
环境(Setting)	创造一个安静、保护隐私的环境
提问(Ask)	提出问题"请问你在担心什么事情吗?"
汇总(Gather)	汇总各种担忧的问题
同理心(Empathy)	回应"原来你有许多担忧的问题"
谈(Talk)	询问老年人得到谁的帮助和交流
帮助(Help)	这些人做了哪些有帮助的事
你(You)	询问老年人"你觉得怎么做会有帮助"
我(Me)	询问老年人自己可以帮助他做些什么
结束(End)	总结和结束沟通

(王翠丽)

第五章
老年人精神心理评估

学习目标

1. 掌握认知功能障碍、痴呆症、焦虑、抑郁和谵妄以及交流能力的评估方法。
2. 熟悉认知、认知功能障碍、痴呆症、焦虑、抑郁和谵妄的概念；认知功能障碍、痴呆症、焦虑、抑郁和谵妄的原因和表现。
3. 了解老年人精神心理评估的目的和意义。
4. 学会选择合适的评估工具，对老年人进行精神心理状态的评估。
5. 具有较强的人际沟通能力以及尊老、爱老、助老的意识。

老年人健康不仅包括在身体各方面生理功能的健康，还包含在认知、情绪等多方面的心理健康。随着年龄的增长，会引起一系列复杂的退行性变化，导致全身各系统的功能、感知觉能力与认知能力（如注意、记忆、学习、思维等）会逐渐下降，同时面临疾病损害、社会角色和地位的改变、经济收入的减少、丧偶等各种负性生活事件。如果适应不良，老年人常出现一些心理问题，甚至严重的精神障碍，损害老年人的健康，影响其老化过程、老年病的治疗和预后。准确评估老年人的精神心理健康，是制订个体化干预计划、维护和促进老年人健康的重要前提。

第一节　概　　述

一、老年人精神心理评估的目的与意义

评估老年人的精神状态和心理过程，有助于及时发现老年人现存或潜在的精神和心理问题，包括认知、情绪、情感、精神行为等方面的问题。动态观察病情变化和评估治疗效果，并为有针对性地采取干预措施提供依据，为疾病的诊断、医患间的沟通奠定基础，从而维护和促进老年人的身心健康。

二、老年人精神心理评估的基本方法

1. 会谈法　会谈法是一种有目的的会话，是老年人精神心理评估最基本、最重要的方法之一。通过与老年人进行交谈，既能获得老年人的思维能力、语言能力、想象力、判断力、情感、记忆等信息，同时对老年人进行健康教育和心理支持等。同时可以了解老年人的心理问题或心理异常表现，以及产生的原因、生活经历和遭遇、性格特点及行为习惯等。会谈法可分为正式会谈和非正式会谈。正式会谈带有很强的目的性和计划性，并在特定的情景下对谈话的内容和气氛等有所把控。非正式会谈是日常生活或工作中的自然交谈，可按照老年人的性格特点灵活应用，有助于交谈双方建立相互合作和信任的关系。

2. 观察法　观察法是指有目的、有计划地对老年人的行为、言谈、表情等进行观察，从而了解他们的心理活动的一种研究方法。根据是否设置、控制观察情境分为自然观察法和控制观察法。自然观察法又称直接观察法，是指不加任何人为干预，在日常生活中对老年人进行观察。优点是简便易于操作，在自然放松的情况下不使老年人产生紧张等反应。缺点是费时费力，得到的结果具有偶然性，不能做精准的重复观察和定量分析。控制观察法是指在特定的环境如实验环境下进行观察，其结果具有较强的可比性和科学性，但是易对老年人产生影响，有时不易获得真实情况。

3. 心理测量学方法　心理测量是依据心理学理论，使用一定的操作程序，通过观察少数人具有代表性的行为，对于人的全部行为活动中的心理特点做出推论和量化分析的一种科学手段。常用的心理测量学方法包括心理测验法和评定量表法。心理测量法是应用客观的标准化的程序和测量手段（如仪器）来测量个体的某种行为，观测个体所做出的反应。评定量表法是指用一套已标准化的测试项目（量表）来测量某种心理特质的方法。按照评定方式分为自评量表和他评量表。自评量表也叫客观量表，由被评定对象自己对照量表的项目及要求，选择符合自己情况的答案。他评量表是由填表人作为评定者（一般为专业人员），评定者根据自己的观察和测量结果填表。

4. 医学检测法　医学检测法包括体格检查和实验室检查。体格检查包括生命体征、一般情况以及其他系统的检查。如测量体温、脉搏、呼吸、血压和老年人的一般健康状况。实验室检查包括临床血液学检查、临床生化学检查、临床免疫学检查、临床病原学检查、体液与排泄物检查等。通过以上医学检测，为心理评估提供客观依据，验证收集资料的准确性和真实性。

第二节　认知功能评估

案　例

李爷爷，75岁，是一名退休数学老师。4年前无明显诱因出现丢三落四，东西放下即忘，睡眠少，近3年忘事更加严重，出门常迷路，回不了家。1年来病情加重，不认识女儿，指着自己的家说是别人的。不会穿衣，常将双手插入一个衣袖中，或将衣服反穿。不知道主动进食，或只吃饭，或只吃菜。常呆立呆望，不言不语，待人冷淡。既往身体健康。家族中无精神病史。

工作任务

请对李爷爷进行认知功能评估。

认知（cognition）是个体根据自身感知到的外界刺激和信息推测和判断客观事物的心理过程，包括感知、记忆、注意、思维、想象、语言、执行等心理活动。随着年龄的增长，老年人的认知功能呈衰退趋势，但认知老化过程的个体差异很大，有较大的变异性和可塑性。

一、认知功能障碍

（一）概念及流行病学

认知功能障碍（cognitive impairment）泛指各种原因导致的各种程度的认知功能损坏。老年人认知功能障碍涉及定向力、记忆力、计算力、注意力、语言功能、执行功能、推理功能和视空间功能等一个或多个认知域，可以不同程度影响老年人的社会功能和生活质量。认知功能障碍按其严重程度可分为轻度认知功能障碍和痴呆症。

轻度认知功能障碍（mild cognitive impairment，MCI）是一种介于正常老化和痴呆之间的认知状态，记忆力或其他认知功能进行性减退，但不影响日常生活活动能力，且未达到痴呆的诊断标准。中国65岁以上老年人群轻度认知功能障碍的患病率高达20.8%，每年有10%～15%的老年人会进展为痴呆症。

痴呆症（dementia）是一种以认知功能缺损为核心症状的获得性智能损害综合征，认知损害可涉及记忆、学习、语言、执行、视空间等认知域，其损害的程度足以干扰日常生活活动能力或社会职业功能，在病程某一阶段常伴有精神和行为异常。根据病因不同分为阿尔茨海默病（Alzheimer disease，AD）、血管性痴呆（vascular dementia，VD）、混合性痴呆和其他类型痴呆等，其中以阿尔茨海默病最常见，约占所有痴呆类型的 60%。

（二）认知功能障碍原因

老年人认知功能障碍的危险因素包括：增龄、低教育水平、吸烟、酗酒、脑力活动减少、体力活动不足、社交度降低、卒中、抑郁、创伤性脑损伤、听力损害、空气污染、心血管代谢危险因素和痴呆家族史是老年认知障碍的危险因素，而地中海饮食、体育锻炼、电脑游戏、社交活动和控制心血管危险因素能降低老年认知障碍的风险。

（三）认知功能障碍表现

认知功能障碍的核心症状是认知功能减退，临床表现为记忆力、语言功能、注意力、执行功能、视空间结构功能或计算力的减退等，其中记忆力减退是最主要也是最常见的临床表现。根据是否存在记忆力下降可将轻度认知功能障碍分为遗忘型和非遗忘型；根据损害的认知域可分为单区域型和多区域型。

痴呆是认知功能障碍的严重阶段，与轻度认知功能障碍不同的是，痴呆已经明显影响到老年人的社会功能和日常生活。主要的临床表现为认知功能下降，精神行为症状及日常生活活动能力减退。病程一般分早期、中期和晚期。初期症状不太明显，对近期发生的事容易遗忘；在不常去的地方容易迷路；不爱出门，对以往的活动缺乏兴趣；理解和判断力下降，难以胜任工作，但日常生活尚可自理。中期老年人的记忆力障碍日趋严重，判断、理解和计算能力减弱，出现失语、失认和失用，日常生活活动能力下降，需要协助，会出现幻觉等精神症状以及漫游等行为问题。晚期老年人完全无法自理，大小便失禁，缄默不语，无自主运动，处于植物人状态，常因肺部感染等并发症而死亡。

二、认知功能障碍的评估方法

（一）认知功能障碍的筛查工具

认知功能障碍筛查是早期发现轻度认知功能障碍和痴呆的重要手段之一，成本低，耗时短，操作简单，应用较为广泛。常用的老年人认知功能障碍的筛查工具有简易精神状态检查量表、蒙特利尔认知评估量表、画钟试验和简易认知评估量表等。

1. 简易精神状态检查量表　简易精神状态检查（mini-mental state examination，MMSE）量表是最有影响力的认知功能筛查工具，见表 5-1。评价内容包括时间和地点定向力、即刻记忆力、注意和计算力、回忆能力、物品命名能力、语言复述能力、3 级指令、阅读理解能力、语言理解能力、语言表达能力与空间结构能力，共 30 个项目。简易精神状态检查的评定方法简便，测试者经过操作训练便可进行。评定时需注意：

（1）应直接询问老年人，不要让其他人干扰检查。

（2）问年份或月份时，若是年初或年末，相近两个答案都算对。

（3）几号或星期几，允许误差在前后一天。

（4）季节交替时，相近两个季节答案都算对。

（5）记忆三样东西，如果受试者第一次不能全部重复，检查者可再说一遍，以第一次回答计分。

（6）100 连续减去 7，当受试者忘记减去 7 后的数字，不能给予提示，若前一个答案错了，但据此而得出的下一个答案是对的，只记一次错误。

每项回答正确记 1 分，错误、拒绝回答或说不知道记 0 分。总分范围为 0～30 分。分界值与受教育程度有关，根据文化程度划分认知障碍的标准，文盲≤17 分，小学文化≤20 分，中学或以上文化≤24分，在标准分数线下考虑存在认知功能障碍，需进一步进行检查。

表 5-1 简易精神状态检查量表

项目		记录	评分
时间定向力	1. 今年的年份？	1	0
	2. 现在是什么季节？	1	0
	3. 今天是几号？	1	0
	4. 今天是星期几？	1	0
	5. 现在是几月份？	1	0
地点定向力	6. 您能告诉我现在我们在哪里？例如现在我们在哪个省、市？	1	0
	7. 您住在什么区（县）？	1	0
	8. 您住在什么街道（乡）？	1	0
	9. 我们现在是第几层楼？	1	0
	10. 这儿是什么地方？	1	0
即刻记忆力	现在我要说三样东西的名称，在我讲完之后，请您重复说一遍，请您好好记住这三样东西，因为等一下要再问您的（请仔细说清楚，每一样东西一秒钟）。"皮球""国旗""树木"请您把这三样东西说一遍（以第一次答案记分）。		
	11. 第一样东西是什么？	1	0
	12. 第二样东西是什么？	1	0
	13. 第三样东西是什么？	1	0
注意和计算力	现在请您从 100 减去 7，然后从所得的数目再减去 7，如此一直计算下去，把每一个答案都告诉我，直到我说"停"为止。		
	14. 100 − 7	1	0
	15. − 7	1	0
	16. − 7	1	0
	17. − 7	1	0
	18. − 7	1	0
回忆能力	现在请您告诉我，刚才我要您记住的三样东西是什么？		
	19. 第一样	1	0
	20. 第二样	1	0
	21. 第三样	1	0
物品命名能力	22.（拿出您的手表）请问这是什么？	1	0
	23.（拿出您的铅笔）请问这是什么？	1	0
语言复述能力	24. 现在我要说一句话，请清楚地重复一遍，这句话是："四十四只石狮子"。	1	0
阅读理解能力	25. 请照着这卡片所写的去做（把写有"闭上您的眼睛"大字的卡片交给受访者）。	1	0
语言理解能力	访问员说下面一段话，并给受试者一张空白纸，"请用右手拿这张纸，再用双手把纸对折，然后将纸放在您的大腿上"（不要重复说明，也不要示范）。		
	26. 用右手拿这张纸	1	0
	27. 把纸对折	1	0
	28. 放在大腿上	1	0

续表

项目		记录	评分
语言表达能力	29. 请您说一句完整的、有意义的句子（句子必须有主语、动词）。记下所叙述句子的全文。	1	0
空间结构能力	30. 是一张图，请您在同一张纸上照样把它画出来（对：两个五边形的图案，交叉处形成个小四边形）。	1	0

2. 蒙特利尔认知评估量表 蒙特利尔认知评估量表主要用于筛查存在轻度认知功能障碍的老年人，评估内容涉及多个认知领域，包括注意与集中、执行功能、记忆、语言、视结构技能、抽象思维、计算力和定向力等 8 个认知领域的 11 个检查项目（表 5-2）。蒙特利尔认知评估量表保留了简易精神状态检查量表中关于言语和记忆的项目，还增加了较多反映视空间功能、执行能力的检测项目。蒙特利尔认知评估量表的记忆测验包含了比简易精神状态检查量表更多的词汇、更少的学习锻炼和更长的回忆间隔时间；轻度认知功能障碍受试者的执行功能、高级语言能力和复杂视空间能力均有轻度受损，蒙特利尔认知评估量表更能识别这些轻微的损害，其敏感性高，覆盖重要的认知领域，测试时间短。该量表总分 30 分，如果受教育年限≤12 年总分加 1 分，26 分正常。具体操作方法如下：

（1）视空间 / 执行功能：

交替连线测验：指导语为"请您画一条连线，按照从数字到汉字并逐渐升高的顺序。开始，请指向数字 1，然后从 1 连向甲，再连向 2，并一直连下去，结束时指向汉字戊。正确得 1 分，错误 0 分；当受试者完全按照"1- 甲 -2- 乙 -3- 丙 -4- 丁 -5- 戊"的顺序进行连线并且没有任何交叉线时计 1 分。测试过程中出现任何错误而没有立刻进行纠正时，给 0 分。

视物结构功能检测（立方体）：评估人员指向立方体说："请您按照这幅图在下面空白处原样画一遍，并尽可能准确。"完全符合标准计 1 分，错误计 0 分。

执行功能检测（画钟试验）：评估人员指向空白处说："请您在这里画一个圆形的表，并填齐所有数字，用指针标出 11 点 10 分"。共 3 分，每对一项计 1 分。

轮廓（1 分）：必须是个圆，允许有轻微的缺陷（如圆没有闭合）。

数字（1 分）：表盘内所有数字不能缺少，数字的顺序及位置要求正确。

指针（1 分）：两个指针指向的时间正确，时针明显短于分针，指针的中心交点应贴近表的中心。上述标准中，如违反其中任何一条，则该项目不给分。

（2）命名：自左侧开始，指向每一个动物图片进行询问："请您告诉我这个动物的名字是什么"。共 3 分。每对一项计 1 分。正确回答是：①狮子；②犀牛；③骆驼或单峰骆驼。

表 5-2 蒙特利尔认知评估量表

项目	评分
1. 视空间 / 执行功能	

项目	评分

2. 命名

[ ]　　　　　　[ ]　　　　　　[ ]　　　 __/3

3. 记忆

阅读名词清单，必须重复阅读，读2次，在5min后回忆1次。		面孔	天鹅绒	教堂	雏菊	红色	没有分数
	第1次						
	第2次						

4. 注意力

现在我阅读一组数字（1个/s）。 顺背2 1 8 5 4[ ]　　　　倒背7 4 2[ ]	__/2
现在我阅读一组字母，每当读到A时请用手敲打一下，错2个或更多得0分。 F B A C M N A A J K L B A F A K D E A A A J A M O F A A B[ ]	__/1
现在请您从100减去7，然后从所得的数字再减去7，共计算5次。4或5个正确得3分，2或3个正确得2分，1个正确得1分，0个正确得0分。 93[ ]　　86[ ]　　79[ ]　　72[ ]　　65[ ]	__/3

5. 语言

现在我说一句话，请清楚地重复一遍。这句话是： "我只知道今天李明是帮过忙的人。"[ ] "当狗在房间里的时候，猫总是藏在沙发下。"[ ]	__/2
请您尽量多地说出以"发"字开头的词语或俗语，如"发财"。我给您1min时间，您说得越多越好，越快越好，尽量不要重复。[ ]	__/1

6. 抽象能力

请说出它们的相似性：香蕉—橘子＝水果　火车—自行车＝[ ]　手表—尺＝[ ]	__/2

7. 延迟回忆

没有提示	面孔[ ]	天鹅绒[ ]	教堂[ ]	雏菊[ ]	红色[ ]	只有在没有提示的情况下给分	__/5
类别提示							
多选提示							

8. 定向力

星期[ ]　月份[ ]　年[ ]　日[ ]　地点[ ]　城市[ ]	__/6

总分 __/30（教育年限≤12年加1分）

（3）记忆力检测

首先向受试者进行说明："这是一个记忆力测验。在下面的时间里我会给您读几个词，您要注意听，一定要记住。当我读完后，把您记住的词告诉我。可以不按照我读的顺序复述。以每秒钟 1 个词的速度读出 5 个词，并把回答正确的词在第一遍相应的空栏中标出。当回答出所有的词，或者再也回忆不起来时，把这 5 个词再读一遍，并再次进行说明："我把这些词再读一遍，努力去记并把您记住的词告诉我，包括您在第一次已经说过的词"。把回答正确的词在第二遍相应的空栏中标出。第二遍结束后，告诉受试者一会儿还要让他回忆这些词："在检查结束后，我会让您把这些词再回忆一次"。

（4）注意力检测

顺背："下面请您仔细听我说一些数字，当我说完时您就跟着照样背出来"。按照每秒钟 1 个数字的速度读出 5 个数字。

倒背："下面我再说一些数字，您仔细听，当我说完时请您按我说的数字顺序倒着背出来"。按照每秒钟 1 个数字的速度读出这 5 个数字。复述正确，每一个数列分别计 1 分，共 2 分。

警觉性：评估人员以每秒钟 1 个数字的速度读出，并向受试者说明："下面我要读出一串数字，请注意听。每当我读到 1 的时候，您就拍一下手；当我读到其他数字时不要拍手"。如果完全正确或只有一次错误则计 1 分，否则不给分（错误是指当读 1 的时候没有拍手，或读其他数字时拍手）。

连续减 7：评估人员说"现在请您做一道计算题，计算 100 连续减去 7，共计算 5 次，将每次计算的得数告诉我"。评分：共 3 分。全部错误计 0 分，一个正确计 1 分，2～3 个正确计 2 分，4～5 个正确计 3 分。以 100 减 7 开始进行计算，每减一个数都单独评定，如果受试者减错一次，那么从这一个减数开始后续的减 7 正确，则后续的正确减数要记分。例如，如果被试的回答是 93、85、78、71、64，85 是错误的，而其他的结果都正确，因此给 3 分。注意，不能用笔进行计算。

（5）语言：评估人员说"现在我要对您说一句话，我说完后请你按照我说的话原样重复说出来""我只知道今天李明是帮过忙的人"（中间可以暂停）。受试者回答完毕后，"现在我再说一句话，我说完后请您也按照原样重复，"暂停一会儿，"当狗在房间里的时候，猫总是藏在沙发下"。评分：共 2 分，复述正确，每句话分别计 1 分。

词语流畅性：请您尽量多地说出以"发"字开头的词语或俗语，如"发财"。我给您 1min 时间，您说得越多越好，越快越好，尽量不要重复。请您想一想，谁备好了吗？开始！"1min 后停止。如果受试者在 1min 内说出的名称达到 11 个，计 1 分。

（6）抽象思维：请说出它们的相似性。例如香蕉—橘子，火车—自行车，手表—尺。请您说出橘子和香蕉在什么方面类似？"如果受试者回答的是一种表面特征（如都有皮，或都能吃），那么可以再提示一次："请您再换一种说法，它们在什么性质方面相类似？""如果被试仍未给出正确答案（水果），则说："您说的没错，也可以说它们都是水果。"但不要给出其他任何解释或说明。评分：共 2 分。只对后两组词的回答进行评分。回答正确，每组词分别给 1 分。

（7）延迟回忆："刚才我给您读的几个词让您记住，请您尽量回忆一下，告诉我这些词都有什么？"对未经提示而回忆正确的词，在下面的空栏中打钩作标记。评分：共 5 分。在未经提示下回忆正确的词，每词计 1 分。

（8）定向力："请您告诉我今天是什么日期。"如果受试者回答不完整，则可以分别进行提示："告诉我现在是哪年、哪月、哪日、星期几"。然后再问："告诉我这是什么单位？什么城市？"共 6 分。每回答正确一个计 1 分。受试者必须回答精确的日期和地点（医院、诊所、办公室的名称）。日期上多一天或少一天都算错误，不计分。

3. 画钟试验 画钟试验（clock drawing test，CDT）是一种简单、敏感、易操作的认知筛查工具，需要记忆力、注意力、视空间能力、抽象思维能力、动作的执行功能等多项认知活动的参与，可作为认知功能障碍的早期筛查工具，尤其对视空间、执行功能方面的筛查优于其他测试工具。画钟试验简单易行，只需要一支笔和一张纸，耗时短（1～3min），且较少受到文化差异和教育程度的影响。操作过程一般是要求受试者先画一个圆作为钟表盘面,然后把表示时间的数字写在正确的位置,最后画出分时针标出一个具体的时间点(如 11 点 10 分或 8 点 20 分)。画钟试验的指导语通常是"请您在这儿画一个圆的钟表,并填上所有的数字,指示 11 点 10 分"。必须严格逐字按照指令以避免"指针"之类的词语,因为这些词可能给受试者提示一些线索而掩盖受试者抽象能力的受损。

画钟试验有多种评定方法,包括 3 分评定法、4 分评定法、5 分评定法、7 分评定法、10 分评定法和 30 分评定法等,以 3 分和 4 分评定法最为常用和简便。

(1)3 分评定法

1)轮廓(1 分):钟表面是个圆。

2)数字(1 分):所有的数字完整并顺序正确且在所属的象限。

3)指针(1 分):两个指针指向正确的时间,时针需短于分针,指针的中心交点在或接近表的中心。

(2)4 分评定法:能够画出封闭的圆(表盘)计 1 分,表盘的 12 个数字无遗漏计 1 分,将数字安置在表盘的正确位置计 1 分,将指针安置在正确的位置计 1 分。4 分为认知功能正常,3~0 分,分别为轻度、中和重度的认知功能障碍,严重程度和简易精神状态检查量表计分一致,如画钟试验 0 分 = 简易精神状态检查量表 3~5 分,画钟试验 1 分 = 简易精神状态检查量表 14 分,画钟试验 2 分 = 简易精神状态检查量表 19~20 分,画钟试验 3 分 = 简易精神状态检查量表 23~24 分,画钟试验 4 分 = 简易精神状态检查量表 30 分。在评估画钟试验得分时,关节炎和视力障碍等躯体因素也应考虑。

多项研究表明,在痴呆症早期,视空间能力障碍,计算和操作能力受损比较明显,所以画钟试验在早期老年性痴呆的诊断方面很有意义。

4. 简易认知评估量表　简易认知评估量表程序简单,操作方便快捷,适于对痴呆病人进行初步筛查。量表由画钟试验(CDT)和三个回忆条目组成,见表 5-3。可以用于弥补画钟试验在筛查认知障碍时敏感性和预测稳定性的不足,用于区分痴呆和非痴呆人群。简易认知评估量表只需要一人就可以完成,用时 3min,在对普通老年人群的测验中,简易认知评估量表的敏感度是 76%~99%,特异度是 89%~96%,且不容易受教育和语言的影响,与简易精神状态检查相比,简易认知评估量表对非英语国家人士和高中以下人群也具有很高的敏感度和特异度,比较适用于基层人群的筛查。

评分建议:3 个词一个也记不住 = 0 分,为认知功能障碍。能记住 3 个词中的 1~2 个 = 1~2 分,画钟试验不正确,为认知功能障碍;画钟试验正确,为认知功能正常。画钟试验正确且能记住 3 个词 = 3 分,为认知功能正常。

表 5-3　简易认知评估量表

项目	说明
1. 请受试者仔细听和记住 3 个不相关的词(如自行车、红色和快乐),然后重复	
2. 请受试者在一张空白纸上画出钟的外形,标好时钟数,给受试者一个时间让其在时钟上标出来	画钟试验正确:能正确标明时钟数字位置顺序,正确显示所给定的时间
3. 让受试者重复之前提到的 3 个词	能记住一个词给 1 分

(二)认知功能障碍严重程度评估

认知功能评估不仅可以确定老年人是否有认知功能障碍,还可以判断受损的严重程度,从而确定其治疗和照护方案。常用的认知功能障碍严重程度分级量表包括临床痴呆评定量表和全面衰退量表等。

1. 临床痴呆评定量表　临床痴呆评定量表(clinical dementia rating scale,CDRS)是通过评估师与受试者及其家属交谈获得信息,完成对受试者认知功能和社会功能受损严重程度的评估和临床分级(表 5-4)。临床痴呆评定量表评定的领域包括记忆、定向力、判断与解决问题的能力、工作和社会交往能力、家庭生活和个人业余爱好、独立生活自理能力。以上6项功能的每一个方面分别从无损害到重度损害分为5级,但每项功能的得分不叠加,而是根据总的评分标准将6项能力的评定综合成一个总分,其结果以0、0.5、1、2、3分表示,按严重程度分为5级,即为正常、可疑痴呆、轻度痴呆、中度痴呆和重度痴呆。

表 5-4 临床痴呆评定量表

项目	健康 临床痴呆评定 量表=0	可疑痴呆 临床痴呆评定 量表=0.5	轻度痴呆 临床痴呆评定 量表=1	中度痴呆 临床痴呆评定 量表=2	重度痴呆 临床痴呆评定 量表=3
1. 记忆力	无记忆力缺损或只有轻微、偶尔的健忘	经常性的轻度健忘;对事情能部分回忆;"良性"健忘	中度记忆缺损:对近事遗忘突出;记忆缺损妨碍日常生活	严重记忆缺损:仅能记住过去非常熟悉的事情;对新发生的事情则很快遗忘	严重记忆力丧失:仅存片段的记忆
2. 定向力	完全正常	除在时间关系定向上有轻微困难外,定向力完全正常	在时间关系定向上有中度困难:对检查场所能做出定向;对其他的地理位置可能有失定向	在时间关系上严重困难,通常不能对时间做出定向;常有地点失定向	仅有人物定向
3. 判断和解决问题的能力	能很好地解决日常、职业事务和财务问题,判断力良好	仅在解决问题、辨别事物间的异同点方面有轻微的损害	在处理问题和判断问题上有中度困难;社会判断力通常保存	在处理问题、辨别事物的异同点方面有严重损害;社会判断力通常有损害	不能做出判断,或不能解决问题
4. 社会事物	能和平时一样独立从事工作、购物、一般事务、经济事务、帮助他人和社交	在这些活动方面有可疑的或轻微的损害	虽然可以从事部分活动,但不能独立进行这些活动;在不经意的检查中看起来表现正常	很明显地不能独立进行室外活动;但可被带到室外参加活动	不能独立进行室外活动;严重到不能被带到室外活动
5. 家庭生活和业余爱好	家庭生活、业余爱好和需用智力的兴趣均保持良好	家庭生活、业余爱好和需用智力的兴趣轻微受损	家庭生活有轻度而肯定的障碍,放弃难度大的家务,放弃复杂的爱好和兴趣	仅能做简单的家务事;兴趣减少且非常有限,做的也不好	在自己卧室多,不能进行有意义的家庭活动
6. 个人照料	完全有能力自我照料	完全有能力自我照料	需要监督	在穿衣、个人卫生以及保持个人仪表方面需要帮助	个人照料需要更多帮助;通常不能控制大小便

2. 全面衰退量表 全面衰退量表(global deterioration scale,GDS)用于全面评估老年人和痴呆老年人的认知功能减退,可对痴呆严重程度进行分级(表5-5)。全面衰退量表从无认知下降到非常严重的认知下降分为7期,内容涉及:记忆(即刻记忆、近期记忆和远期记忆)(1~7期),工具性日常生活活动(IADL)(3、4期),人格和情绪化(3、6期),日常生活活动(ADL)(5~7期),定向力(4~6期)。

全面衰退量表通过对老年人和护理者进行访谈,然后进行评分分期。1期代表无认知功能障碍,2期代表非常轻微的认知功能障碍,3期代表轻度认知功能障碍,4期代表中度认知功能障碍,5期代表重度认知功能障碍,6 期代表严重认知功能障碍,7 期代表极严重认知功能障碍。全面衰退量表可辅助痴呆的诊断,通常认为全面衰退量表 3 期提示轻度认知功能障碍,4 期提示痴呆。

表 5-5　全面衰退量表

等级	说明	选项	
第一期:无认知功能减退	无主观叙述记忆不好,临床检查无记忆缺陷的证据。	是	否
第二期:非常轻微的认知功能减退	自己抱怨记忆不好,通常表现为以下几个方面:①忘记熟悉的东西放在什么地方;②忘记熟人的名字,但临床检查无记忆缺陷的客观证据。就业和社交场合无客观的功能缺陷,对症状的关心恰当。	是	否
第三期:轻度认知功能减退	存在下述两项或两项以上的表现:①老年人到不熟悉的地方迷路;②同事注意到老年人的工作能力相对减退;③家人发现老年人回忆词汇的名字困难;④阅读一篇文章或一本书后记住的东西甚少;⑤记忆新认识的人名能力减退;⑥可能遗失贵重物品或放错地方;⑦临床检查有注意力减退的证据。只有深入检查才有可能获得记忆减退的客观证据。可有所从事的工作和社交能力的减退。老年人开始出现否认,伴有轻、中度焦虑症状。	是	否
第四期:中度认知功能减退	明显的认知缺陷表现在以下几个方面:①对目前和最近的事件知识减少;②对个人经历的记忆缺陷;③从作连续减法可以发现注意力不能集中;④旅行、管理钱财等的能力减退。但常无以下三方面的损害:①时间和人物定向;②识别熟人和熟悉的面孔;③到熟悉的地方旅行的能力。不能完成复杂的工作;心理防御机制中的否认显得突出,情感平淡,回避竞争。	是	否
第五期:重度认知功能减退	老年人的生活需要照顾,检查时半天不能回忆与以前生活密切相关的事情。例如,地址、使用了多年的电话号码、亲属的名字(如孙子的名字)、本人毕业的高中或大学的名称、或地点定向障碍。受过教育的人,作 40 连续减 4 或 20 连续减 2 也有困难。在此阶段,老年人尚保留一些与自己或他人有关的重要事件的知识。知道自己的名字,通常也知道配偶和独生子女的名字。进食及大小便无需帮助,但不少的老年人不知道挑选合适的衣服穿。	是	否
第六期:严重认知功能减退	忘记配偶的名字、最近的经历和事件大部分忘记。保留一些过去经历的知识,但为数甚少。通常不能认识周围环境、不知道年份、季节等。作 10 以内的加减法可能有困难。日常生活需要照顾,可有大小便失禁,外出需要帮助,偶尔能到熟悉地方去。日夜节律紊乱。几乎总能记起自己的名字。常常能区分周围的熟人与生人。出现人格和情绪改变,这些变化颇不稳定,包括:①妄想性行为,如责备自己配偶是骗子,与想象中的人物谈话,可与镜子中的自我谈话;②强迫症状,如可能不断重复简单的清洗动作;③焦虑症状,激越,甚至出现以往从未有过的暴力行为;④认知性意志减退,如因不能长久保持一种想法以决定有的行为,致使意志能力丧失。	是	否
第七期:极严重认知功能减退	丧失言语功能。常常不能说话,只有咕哝声。小便失禁,饮食及大、小便需要帮助料理。丧失基本的精神性运动技能,如不能走路,大脑似乎再也不能指挥躯体。常出现广泛的皮层性神经系统症状和体征。	是	否

第三节　老年人痴呆症评估

案　例

　　王爷爷,72 岁,1 年前开始,出现行为语言怪异、整天寻找身份证、户口本、工资卡等,经常怀疑是家属或邻居偷了。身体行动自如,能确定时间、地点和人物。长时记忆正常,但短时记忆受损,无法倒序背诵 1 年中的月份且缺乏计算能力。既往身体健康。无抑郁症或其他精神病病史。

工作任务

请对王爷爷进行智力评估。

痴呆症是指因脑受损或某些疾病导致逐渐加重的认知功能衰退，其中以获得性认知功能的损害最为严重，进而造成生活、工作和社交等能力明显减退的综合征。表现在老年人认知领域中的记忆、注意、语言、执行、推理、计算和定向力等功能的一项或多项受损和/或伴精神行为症状，导致日常生活活动能力下降，不同程度影响病人的社会功能和生活质量，严重时由于各种并发症导致病人死亡。

一、痴呆症概述

（一）痴呆症流行病学

世界卫生组织（WHO）估计，全球65岁以上老年人群痴呆症的患病率为4%～7%。据调查，老年痴呆的患病率随年龄的增长而升高，年龄平均每增加6.1岁，患病率升高1倍；在85岁以上老年人群中，痴呆症患病率可高达20%～30%。老年人口的不断增加，使痴呆症病人的人数大幅度上升，痴呆症病人不断增加是全球趋势，2015年全球痴呆症病人为4 680万人，预计2030年将达到7 470万人。目前将近60%的痴呆人群集中在低收入和中等收入国家，中国是目前世界上老龄化发展最快的国家，也是痴呆症病人增长最快、人数最多的国家，患病率已达4.8%，患病人数已超过1 000万，占世界总数的1/4，并且每年有近百万新发病例。据国际痴呆症协会中国委员会统计数据，预计至2050年我国痴呆症病人数将达到2 700万。

（二）痴呆症原因

痴呆症患病率与年龄密切相关，年龄增长已被确认是老年痴呆症的主要危险因素。引起痴呆的原因主要包括：①神经变性所致，如阿尔茨海默病（Alzheimer disease，AD）、路易体痴呆、额颞叶痴呆等；②血管疾病所致，如多发梗死性痴呆；③炎症和感染，包括多发性硬化、HIV相关痴呆；④其他神经精神疾病导致的痴呆，如癫痫、脑积水等所致的痴呆；⑤系统性疾病所致，如严重的贫血、代谢性疾病等。

通常情况下，痴呆症可由其中的一种或多种原因共同导致，这些因素有相互关联性。此外，全球老龄化人口的增长会进一步加速痴呆症老年人数量的增加。

（三）痴呆症表现

痴呆症是一种以认知功能缺损为核心症状的获得性智能损害综合征，其主要特点是隐匿发病、进展缓慢。大多数首先被家属、熟人发觉记忆力的缺失和注意力不集中。不同类型的痴呆症其临床表现各异，主要包括认知症状和精神行为症状。

1. 认知功能损害症状

（1）记忆减退：记忆损害的特点是，新近学习的知识难以回忆，事件、情景记忆受损明显；常以近记忆减退为首发症状，远记忆相对保持。阿尔茨海默病病人首先受损的是记忆。

（2）语言障碍：与病人进行深入交谈时，会发现其语言功能受损，主要表现为言语内容空洞、重复或赘述，找词困难、造句不完整或组织能力下降。除上述表达性语言损害外，病人还有对语言的理解困难，包括对词汇、语句的理解。

（3）失认症：指在大脑皮质水平难以识别或辨别各种感官的刺激，这种识别困难不是由于外周感觉器官的损害如视力、听力减退所造成的。可分为视觉失认、听觉失认和体感受失认。

1）视觉失认：表现为对物体或人物形象、颜色、距离、空间环境等的失认，可能会造成病人空间定向力障碍，如在陌生的环境迷失方向；视觉失认还会造成阅读困难，辨别人物困难。

2）听觉失认：表现为对环境声音的意义，对语言、语调及语言的意义难以理解。

3）体感觉失认：主要指触觉失认，病人对身体上的刺激不能分辨其强度、性质等，如用过热的水泡脚致烫伤等。

（4）失用症：指感觉、肌力和协调性运动正常，但不能进行有目的性的活动。病人不能执行命令，当其被要求完成某一动作时，可能什么也不做或做出完全不相干的动作，称为观念性失用症。运动性失用症指病人能清楚地理解并描述指令的内容，却不能把指令转化为有目的的动作，如不能完成梳头、敬礼等动作，症状发展逐渐影响病人吃饭、穿衣、洗漱等日常生活活动能力。

（5）执行功能障碍：指病人多种认知活动不能协调有序进行，包括动机、抽象思维、复杂行为的组织、计划和管理能力等认知功能损害。临床表现为日常工作、学习和生活能力下降，如烧饭、洗衣等完整的家务活动过程不能完成。

2. 精神行为症状　痴呆症的精神行为症状包括：失眠、焦虑、抑郁、幻觉、妄想等，大致可归为神经症性、精神病性、人格改变、焦虑抑郁、谵妄等症状群。痴呆症的精神行为症状贯穿于疾病的整个过程，早期病人的焦虑、抑郁等症状多半明显，尤其焦虑症状明显。当疾病进展至基本生活不能自理、大小便失禁时，焦虑抑郁等精神行为症状会逐渐消退。而睡眠紊乱、幻觉妄想等明显的精神行为症状发生率明显上升，提示痴呆症程度较重或病情进展较快。

3. 痴呆症分期　痴呆症是一种慢性进行性的疾病，通常是认知功能出现比正常更严重的衰退。痴呆症对每位病人的影响方式不同，取决于疾病影响和病人的个人情况。

（1）早期：由于痴呆症是逐步发病，其早期常常被忽略。常见症状包括：健忘，失去时间感，在熟悉的地方迷路，没有时间概念，在做决定和处理个人钱财方面有困难，做复杂的家务有困难；情绪和行为可能变得更被动，缺乏动力，对活动和兴趣爱好失去兴趣；可能表现出心境改变，包括抑郁和焦虑；可能偶尔会出现生气或很有攻击性。

（2）中期：随着痴呆症发展到中期，体征和症状更为清晰，对病人的限制更大，常见症状包括：对最近的事件和人名健忘，在家里或社区迷路，个人照料需要帮助（如厕、洗漱、穿衣等），不能顺利准备食物、做饭、洗衣、购物，在不提供帮助的情况下无法独自安全生活。同时可伴有行为改变，反复问问题、喊叫、缠人、睡眠紊乱、幻觉，可能在家里或社区里表现出行为举止不当（如攻击行为）。

（3）晚期：痴呆症晚期病人几乎完全依赖他人照顾，记忆障碍非常严重，躯体表现变得更为明显。常见症状包括：无法感知时间和地点，不认识亲戚、朋友和熟悉的物品，无人帮助时不会进食，可能有大小便失禁，不会走路或只能依靠轮椅出行或卧床。行为发生改变，包括对照料者的攻击行为、非言语性激越（踢人、打人、尖叫或呻吟等）。

📖 **知识拓展**

阿尔茨海默病

阿尔茨海默病是一种隐匿起病，进行性进展的神经退行性临床综合征，以认知障碍、精神行为异常及社会生活能力受损为主要临床表现。阿尔茨海默病是老年期痴呆最常见的类型，65岁以后发病为晚发型，65岁以前发病为早发型，根据是否有家族发病倾向分为家族性阿尔茨海默病及散发性阿尔茨海默病。现阶段比较公认的阿尔茨海默病的危险因素主要为年龄，65岁以上阿尔茨海默病潜在发生率明显增高，其他危险因素包括性别、家族史、低受教育水平、血管危险因素（糖尿病、高血压、肥胖、低高密度脂蛋白胆固醇）、听力下降、脑外伤、酗酒等生活行为方式与社会心理因素（抑郁状态、睡眠障碍、低受教育程度）等可控因素。

治疗原则为早期诊断，早期治疗，长期用药、终身监管及对照料者的培训支持。目前尚无有效阻止阿尔茨海默病发生或延缓其进展的治疗药物，因此阿尔茨海默病的早预防尤为关键。

二、老年人痴呆症的评估方法

（一）交谈与观察

痴呆症在评估前，评估者应向病人家属或照护者询问病人可以理解的沟通方式方法等方面的信息,同时要评估是否有影响沟通的不利因素存在,如果条件不适合,则要选择其他的时间进行。评估者在评估前还需与病人及其照顾者建立良好的合作关系,取得彼此的信任,使评估可以顺利进行。

(二)一般医学评估

1. 病史评估 痴呆症的病史评估首先应该收集病人目前的主要问题和既往病史。通常情况下,评估者无法从痴呆症病人处得到详细准确的信息,所以必须依靠他的家人或照顾者以及医疗记录来获取所需要的信息。对病人行为的描述包括日常生活中细小的变化、明显的变化、甚至具有破坏性的异常行为。病人的个人史可以让评估者了解其受影响的社会功能、职业功能和智能水平。这些信息对评估病人的变化及进行前后对比有一定的帮助。比如一位高中数学老师出现了认知功能障碍,评估者可能更容易发现其计算能力的改变。

了解病人的家族病史,其家庭中是否有其他成员患过痴呆症或其他精神类疾病,从而帮助评估者预测痴呆症病人罹患精神问题的可能性。同时,还要关注病人的睡眠、食欲、精神压力等。此外,生活中的重大事件可能会引起病人的强烈反应,如丧偶或家庭重大变故等,如果痴呆症病人经历了这些变故,很可能产生过度或不正常的反应。

2. 临床评估和医学检查 评估者可通过体格检查、实验室检查、影像学和脑电图检查等来评估病人的状况。其中,颅脑影像学检查可以帮助发现病变部位,如进行头颅 CT、头颅 MRI 的检查等。在痴呆症的评估中,颅脑功能影像学检查如正电子发射体层摄影(PET)和单光子发射计算机体层摄影(SPECT)能帮助辨别可以治疗的导致认知功能损害的因素。在临床评估时要注意病人的每个细节,不同的神经体征往往提示不同的诊断。有些疾病可能会引起精神状态的暂时改变,某些疾病可能继发持久的痴呆状态,如脑外伤、HIV 感染等。脑电图检查也可以辅助排除病人是否有癫痫发作、谵妄、睡眠障碍等。

3. 病人精神状态评估 精神状态评估的基本要素包括外貌、态度、行为、语言、情绪、思维方式等内容。病人直观的外表(包括衣着、步态、行动和面部表情)加态度可以提供很多线索来了解病人目前的情况和可能的诊断。病人的面部表情也可以反映其内心感受,包括焦虑,抑郁等。有的病人来到陌生环境会表现为迷茫和没有耐心,有的病人会因为存在恐惧心理而拒绝评估者的提问并表现出敌意。有的病人缺少自主活动,表情淡漠,需进一步进行评估检查。对病人进行评估时,同时记录病人的语言特点,包括说话语气、音量、内容和用词的清晰度等。还需要注意语言表达的完整性和准确性。

(三)量表评定法

痴呆症可以从认知功能、社会及日常生活活动能力以及精神行为症状等方面进行评估。可以采用一些简单易行的量表进行评估。痴呆症是以认知功能障碍为核心,常用的筛查工具除了简易精神状态检查量表(表 5-1)、蒙特利尔认知评估量表(表 5-2)、画钟试验外,还可以采用 AD8 早期筛查问卷、阿尔茨海默病评估量表 - 认知部分,神经精神问卷等进行评估。

1. AD8 早期筛查问卷 AD8 早期筛查问卷是一项非常简单易行的痴呆症早期筛查工具,一共8 个问题,通过向家庭成员或护理人员来了解老人情况(表 5-6)。询问老人在过去几年的记忆力、判断能力以及生活能力等情况,从而判断老人是否存在痴呆早期的表现。整个问卷所需的时间不超过3min。国内外多项研究发现,AD8 早期筛查问卷能够早期发现痴呆病例。如果老人出现 2 种或者 2种以上的能力改变时,高度怀疑有早期痴呆的表现,此时应建议老人尽早到医院进行专业诊断和评估,早期进行干预。在问卷操作中,需要注意以下几点:

(1)AD8 早期筛查问卷的受访对象最好是了解老人情况的人(如家庭成员、护理人员等)。

(2)评估者可以将问卷交给受试者自己填写,或者当面读给受试者。

(3)每个问题之间需要有 2s 左右的间隔,以免受试者前后问题相混淆。必要时可重复问题。

(4)老人出现能力的变化没有固定的时间界限,可以是几个月,也可以是一两年,甚至好几年。

(5)任何一个问题回答"有改变"均计 1 分。

（6）如果 AD8 早期筛查问卷的总分为 2 分，应高度怀疑可能存在早期痴呆的表现。

表 5-6　AD8 早期筛查问卷

序号	项目	有改变	无改变	不知道
1	判断力有困难：例如容易上当受骗、落入圈套或骗局、财务上做出不好的决定、买了不合适的礼物			
2	对业余爱好、活动的兴趣下降			
3	重复相同的事情（提同样的问题，说或做同一件事，或说相同的话）			
4	学习如何使用工具、电器或小器具（电视、洗衣机等）方面存在困难			
5	忘记正确的月份和年份			
6	处理复杂的财务问题存在困难（例如平衡收支，存取钱，缴纳水电费等）			
7	记住约定的时间有困难			
8	每天都有思考和 / 或记忆方面的问题			
总分				

2. 阿尔茨海默病评估量表 - 认知部分（ADS-cog）　阿尔茨海默病评估量表 - 认知部分用于评估阿尔茨海默病的认知功能，是目前运用最广泛的认知评价量表（表 5-7）。阿尔茨海默病评估量表 - 认知部分的检查内容共 12 题（15～30min），包括定向力、语言、结构、观念的运用、词语即刻回忆与词语再认，满分 70 分。可评定认知症状的严重程度及治疗变化，常用于轻中度阿尔茨海默病的疗效评估（通常将改善 4 分作为临床上药物显效的判断标准）测量了阿尔茨海默病的重要认知领域，包括记忆力、定向力、语言、痴呆的更高级阶段等条目。

表 5-7　阿尔茨海默病评估量表 - 认知部分（ADAS-cog）

项目	评测方法
1. 单词回忆测验 共 10 张词卡，每次呈现一张，每张呈现 2s，要求病人朗读，呈现完 10 张词卡后，要求病人说出记住的词组内容。此项测试重复 3 次 测试 1：家庭、硬币、铁路、儿童、军队、旗子、皮肤、图书馆、麦子、海洋 测试 2：军队、旗子、皮肤、图书馆、麦子、海洋、家庭、硬币、铁路、儿童 测试 3：图书馆、麦子、海洋、家庭、硬币、铁路、儿童、军队旗子、皮肤	3 次测试中未记住的词组的平均数，即为此项测试的得分，最高分不超过 10 分
2. 物品和手指命名 A. 物品要求病人说出下列 12 件物品的名称，如病人有困难，可提供后面统一的线索。 花（长在公园里的）、沙发（用来坐着休息的）、哨子（吹时能发出声音的）、铅笔（用来写字的）、毯子（踢着玩的）、面具（隐藏你的脸的东西）、剪刀（剪纸用的）、梳子（用来整理头发的）、钱包（放钞票用的）、口琴（一种乐器）、听诊器（医生用来查你的心脏的）、钳子（夹东西用的工具） B. 要求病人将手指放在桌子上，说出所有手指的名称。	0 分：完全正确；1 个手指命名错误或 1 个物体命名错误。 1 分：2 个手指和 / 或 2～3 个物体命名错误。 2 分：2 个或更多手指及 3～5 个物体命名错误。 3 分：3 个或更多手指及 6～7 个物体命名错误。 4 分：3 个或更多手指及 8～9 个物体命名错误。 5 分：4 个或更多手指及 10 以上物体命名错误。

项目	评测方法
3. 执行命令 操作全过程中可以重复指令一次。 A. 握拳 B. 指指屋顶，然后指指地板；在病人前的桌子上依次排放铅笔、手表和卡片 C. 将铅笔放在卡片上，然后再拿回来 D. 将手表放在铅笔的另一边，并且将卡片翻过来 E. 用一只手的两个手指拍每个肩膀两次，并且眨眨眼睛。	0分：正确执行5个命令。 1分：正确执行4个命令。 2分：正确执行3个命令。 3分：正确执行2个命令。 4分：正确执行1个命令。 5分：不能正确执行任何一个命令。
4. 图画 要求病人临摹4种几何图形。图形出现的顺序是圆形、两个重叠的长方形、菱形和立方体。允许病人画两次。 	0分：所有4个图形画得不正确。 1分：1个图形画得不正确。 2分：2个图形画得不正确。 3分：3个图形画得不正确。 4分：4个图形画得不正确。 5分：未画出图形；画得潦草；画了一部分图形；以字代替图形。
5. 习惯性动作的完成 给病人一张信纸和一个信封，要求病人假装给自己寄一封信，观察病人对下述5步的完成情况。 叠信纸；将信纸装进信封；封好信封；写好信封的地址；说出贴邮票的地方。	每一步操作困难或操作不成功加1分，最高分为5分。
6. 定向 你叫什么名字？（全名） 现在是几月？ 今天是几号？（±1d） 现在是哪一年？ 今天是星期几？ 现在是什么季节？ 这里是什么地方？ 现在是几点了？	每个错误回答记1分，最高分为8分。
7. 单词再认测验 要求病人朗读12个分别在此卡上的词组，然后将这12个词组与另外12个没有见过的词组混在一起，要求病人指出哪些词组是见过的，哪些是没见过的。此后再重复两次同样的测试。 测试1：寂静侄女儿粉末运河前额老虎黎明龙卧室姐姐乞丐回声侄子义务村庄角落橄榄树音乐勇气容器丝带物体。 测试2：气泡角落珠宝淋浴器村庄前额寂静老虎会议容器汽车洋葱乞丐警报回声勇气女儿物体官饮料水盆夹克黎明市长。 测试3：猴子寂静岛屿季节黎明针回声牛角落王国老虎物体乞丐喷泉村庄人民猎人前额投手容器女儿勇气贝壳百合。	3次测试中回答错误的平均数即为此项测试的得分，最高分不超过12分。

续表

项目	评测方法
8. 对试验指令的记忆 在每次测试中,给病人看词卡,并问"以前您见过这个词吗？"或问"这是新词吗?"每遇到遗忘的情形都要做一次记录,并对上述测试指令的提示情况做出评价。评分结果来自单词再认测验。	0分:无 1分:非常轻度,忘记1次 2分:轻度,必须提醒2次 3分:中度,必须提醒3或4次 4分:中重度,必须提醒5或6次 5分:重度,必须提醒7次或更多
9. 语言评价病人能否通过言语清晰地表达自己的意图。	0分:无,病人言语清晰或言语可理解 1分:非常轻度,仅1次其言语不可理解 2分:轻度,病人言语不可理解的情况约占25% 3分:中度,病人的言语不可理解的情况约占25%～50% 4分:中重度,病人的言语不可理解的情况超过50% 5分:重度,言语不连续;流利但不达意;不言语
10. 语言理解 评估病人对语言的理解能力,但不包括对指令的反应能力。	0分:无,病人能理解 1分:非常轻度,错误的理解1次 2分:轻度,错误的理解3～5次 3分:中度,必须几次的重复和改述 4分:中重度,病人仅偶尔能正确回答,如是否的问题 5分:重度,病人几乎不能适当地回答问题,不是因缺乏词汇
11. 找词困难 在通常的交谈中病人可能难以找出恰当的词。在此部分的评分中不包括对手指和物体的命名。	0分:无 1分:非常轻度,1～2次,临床不明显 2分:轻度,能发现病人用迂回的说法或用同义词代替 3分:中度,有时丢词而且无替代词 4分:中重度,经常丢词而且无替代词 5分:重度,说话时词不达意;1～2个单字的断续发音;几乎丢失所有相关的词
12. 注意力	0分:无,注意力集中 1分:非常轻度,访谈过程中,有1次注意力不集中 2分:轻度,有2～3次注意力不集中 3分:中度,有4～5次注意力不集中 4分:中重度,经常注意力涣散 5分:重度,难以集中注意力,无法完成任务

3. 神经精神问卷(neuropsychiatric inventory, NPI) 神经精神问卷是目前应用最广泛的检测精神行为症状的量表,该量表具有较高的信度和效度(表5-8)。NPI问卷评价12个常见老年性痴呆的精神行为症状,包括妄想、幻觉、激惹、抑郁、焦虑、淡漠、欣快、脱抑制行为、异常动作、夜间行为紊乱、饮食异常。神经精神问卷要根据对照料者的一系列提问来评分,首先评价病人出现认知障碍后是否有该项症状(12项逐一评定),如果最近的一个月无该症状,为0,直接进入下一分项目;有该症状为1,如有该症状,则需评价其出现的频率、严重程度和该项症状引起照料者的苦恼程度。

病情严重程度按3级评分:1分=轻度,可以觉察但不明显;2分=中度,明显但不十分突出;3分=重度,非常突出的变化。发生频率按4级评分(1～4分):1分=偶尔,少于每周一次;2分=经常,大约每周一次;3分=频繁,每周几次但少于每天1次;4分=十分频繁,每天一次或更多或者持续。另外,该量表还要求评定照料者的心理苦恼程度,按6级评分评定。

表 5-8 神经精神问卷（NPI）

	症状	有	无	严重度	发生频率	苦恼程度
妄想	病人是否一直都有不真实的想法？比如说，一直坚持认为有人要害他/她，或偷他/她的东西。	□	□	1, 2, 3	1, 2, 3, 4	0, 1, 2, 3, 4, 5
幻觉	病人是否有幻觉，比如虚幻的声音或影像？他/她是否看到或听到并不存在的事情？	□	□	1, 2, 3	1, 2, 3, 4	0, 1, 2, 3, 4, 5
激惹/攻击行为	病人是否有一段时间不愿意和家人配合或不愿别人帮助他/她？他/她是否很难处理？	□	□	1, 2, 3	1, 2, 3, 4	0, 1, 2, 3, 4, 5
抑郁/心境不悦	病人是否显得悲伤或忧郁？他/她是否曾说过他/她的心情悲伤或忧郁？	□	□	1, 2, 3	1, 2, 3, 4	0, 1, 2, 3, 4, 5
焦虑	病人是否害怕和你分开？病人是否会有其他神经质的症状，如喘不过气、叹气、难以放松或过分紧张？	□	□	1, 2, 3	1, 2, 3, 4	0, 1, 2, 3, 4, 5
过度兴奋/情绪高昂	病人是否感觉过分的好或者超乎寻常的高兴？	□	□	1, 2, 3	1, 2, 3, 4	0, 1, 2, 3, 4, 5
淡漠/态度冷淡	病人是否对他/她常做的事情和别人的计划、事情不感兴趣？	□	□	1, 2, 3	1, 2, 3, 4	0, 1, 2, 3, 4, 5
行为失控	病人是否显得做事欠考虑？例如，对陌生人夸夸其谈，或者出口伤人？	□	□	1, 2, 3	1, 2, 3, 4	0, 1, 2, 3, 4, 5
易怒/情绪不稳	病人是否不耐烦和胡思乱想？是否无法忍受延误或等待已经计划好的活动？	□	□	1, 2, 3	1, 2, 3, 4	0, 1, 2, 3, 4, 5
异常举动	病人是否有不断地重复行为，如在房子里走来走去、不停地扣扣子、把绳子绕来绕去或者重复地做其他事情？	□	□	1, 2, 3	1, 2, 3, 4	0, 1, 2, 3, 4, 5
夜间行为	病人是否半夜会吵醒你？是否起来太早？或者在白天睡的太多？	□	□	1, 2, 3	1, 2, 3, 4	0, 1, 2, 3, 4, 5
食欲/进食变化	病人体重有无增加或减轻？他/她喜欢的食物种类有无变化？	□	□	1, 2, 3	1, 2, 3, 4	0, 1, 2, 3, 4, 5
总分						

第四节 情绪和情感的评估

案 例

王奶奶，64岁，4个月前老伴因病去世，儿女均已结婚，自己独居，平时对老伴依赖性较强，性格内向。近3个月来渐出现失眠、食欲下降、周身不适，有时表现为腰痛、后背痛、有时前胸或后背出现发冷或发热的感觉，有时感觉腹胀、胃区不适，曾先后到多家医院反复检查，均未发现明显异常，病人情绪非常低落。

工作任务

请对王奶奶进行评估。

情绪和情感是人们对客观事物是否满足其主观需要产生的体验。当进入老年期后，由于身体健康水平的下降、社会角色的改变、社交关系的丧失等原因，老年人经常会出现一系列消极情绪体验，如孤独寂寞、无用失落以及抑郁焦虑等。老年期中枢神经系统有过度活动的倾向和较高的唤起水平，老年人的情绪体验一般比较强烈，其强度不随年龄的增长而减弱。生理变化及内稳态的调整能力降低，老年人的情绪一旦被激发需要花费较长时间才能恢复平静。积极的情绪对增加老年人晚年生活的满意度、提高老年人的生活质量具有独特的作用，因此，老年人的情绪和情感评估是不可忽视的部分。

一、抑郁

抑郁（depression）是个体在失去某种其重视或追求的东西时产生的情绪体验，其特征是情绪低落，活动能力减退，以及思维认知功能的迟缓，甚至出现失眠、悲哀、自责、性欲减退等表现。还可能伴发一些饮食睡眠问题、注意力不集中、内疚自责等症状，部分病人伴有多种多样的躯体不适症状，如心悸、出汗、胃部不适、肌肉酸痛、肢体麻木等。

广义老年（期）抑郁障碍是指存在于老年期这一特定人群的抑郁障碍；狭义的老年抑郁障碍是指首发于老年期的抑郁障碍。老年抑郁障碍不是一个独立的疾病单元，因为年龄阶段的关系，临床症状与治疗具有特殊性。抑郁症状在老年人群中非常常见，10%～20% 的社区老年人存在不同程度的抑郁症状。在急诊和普通病房，抑郁的发生率约 25%；在养老机构，抑郁的发生率为 17%～35%。因为在这个年龄阶段抑郁症状的普遍存在，老年抑郁障碍越来越受到老年医学及其他医学领域的重视。

（一）抑郁原因

老年抑郁症可由多种因素导致，主要包括病理生理因素、社会心理因素、遗传背景与人格因素。

1. 病理生理因素 老年人易患多种躯体疾病，导致体内发生相应的病理生理变化，同时老年人使用的药物治疗及患病所产生的心理影响可能成为老年抑郁症的发病原因。常见疾病如高血压病、冠心病、糖尿病及癌症等，都可能继发抑郁症。许多患慢性病的老人，由于长期服用某些药物，也易引起抑郁症。

2. 社会心理因素 抑郁症的出现与老年期的各种丧失有较大的关系，这些丧失包括工作的丧失、收入的减少、亲友的离世、人际交往的缺乏等。

3. 遗传背景与人格因素 现在研究普遍认为，老年抑郁症是在一定遗传背景下，由外部刺激诱发神经环路改变或导致失调引起。老年抑郁症的发生与个人的人格因素也有关系。一般来说，素来性格比较开朗、直爽、热情的人，患病率较低，而性格过于内向或平时过于好强的人易患抑郁症。

（二）抑郁表现

抑郁症早期主要表现为神经衰弱，后期则主要因抑郁心境而表现出情感低落、思维迟缓、意志消沉等症状。老年抑郁发作的临床症状常不太典型，躯体不适较为多见，常见的躯体不适症状包括睡眠障碍、头晕、疲乏无力、食欲下降、胃肠道不适、体重减轻、便秘、颈背部疼痛、心血管症状等；严重抑郁的老年人可出现自杀念头，甚至自杀行为。

📖 **知识拓展**

抑郁症

抑郁症是一种持久（至少 2 周）的情绪低落或抑郁心境为主要临床表现的精神障碍。老年期抑郁症泛指存在于老年期（60 岁）这一特定人群的抑郁症，包括原发性抑郁（含青年或成年期发病，老年期复发）和发生于老年期的各种继发性抑郁。老年期抑郁症的特点是症状不典型、多为轻度抑郁、躯体不适的主诉较多、认知功能损害较重、自杀率低但自杀死亡率高。老年人抑郁症的患病率为 7%～10%；在患有躯体疾病的老年人中，抑郁症的患病率约为 50%，是老年人群常见的精神疾病。老年抑郁症常与躯体疾病共存，互相加重，严重影响老年人的生活质量，增加心身疾病和死亡的风险。

（三）抑郁的评估方法

1. 交谈与观察　询问和观察老年人的近期表现,是否存在情绪低落、兴趣减退、精力下降等;是否存在不能用躯体疾病充分解释的症状,如头晕、食欲缺乏、便秘、失眠等。

2. 一般医学评估　对可疑为抑郁状态的老年人,应进行详细的躯体检查,尤其应注意心血管系统与神经系统的体征,避免与躯体疾病相混淆。目前尚无特异性的辅助检查项目可以确诊抑郁,但是实验室和影像学检查可排除物质及躯体疾病所致的抑郁。如为严重的抑郁,需要进行脑部 CT 或 MRI 扫描,可排除脑血管疾病、脑肿瘤等。

3. 评定量表法　可采用标准化的心理学量表判断有无抑郁症状及其严重程度。用于测评老年人抑郁的量表有:汉密尔顿抑郁量表、抑郁自评量表、Beck 抑郁量表、流调中心用抑郁量表和老年抑郁量表等。

（1）汉密尔顿抑郁量表:汉密尔顿抑郁量表(Hamilton depression scale,HAMD)是临床上评定抑郁状态时常用的他评量表,见表 5-9。根据受试者最近一周的情况,由两名经过训练的专业人员采取交谈与观察的方式,对受试者进行联合检查,检查结束后,两名专业人员分别独立评分。大部分项目采用 0～4 分的 5 级评分法,0＝无,1＝轻度,2＝中度,3＝重度,4＝极重度;少数项目采用 0～2 分的 3 级评分法,0＝无,1＝轻中度,2＝重度。总分超过 35 分,可能为严重抑郁;超过 20 分,可能是轻度或中度抑郁;小于 8 分,提示没有抑郁症状。

表 5-9　汉密尔顿抑郁量表(HAMD-24)

项目	评分标准	无	轻度	中度	重度	极重度
1. 抑郁情绪	0 分＝没有; 1 分＝只在问到时才诉述; 2 分＝在访谈中自发地描述; 3 分＝不用言语也可以从表情、姿势、声音或欲哭中流露出这种情绪; 4 分＝老年人的自发言语和非语言表达(表情、动作)几乎完全表现为这种情绪。	0	1	2	3	4
2. 有罪感	0 分＝没有; 1 分＝责备自己,感到自己已连累他人; 2 分＝认为自己犯了罪,或反复思考以往的过失和错误; 3 分＝认为疾病是对自己错误的惩罚,或有罪恶妄想; 4 分＝罪恶妄想伴有指责或威胁性幻想。	0	1	2	3	4
3. 自杀	0 分＝没有; 1 分＝觉得活着没有意义; 2 分＝希望自己已经死去,或常想与死亡有关的事; 3 分＝消极观念(自杀念头); 4 分＝有严重自杀行为。	0	1	2	3	4
4. 入睡困难	0 分＝没有; 1 分＝主诉入睡困难,上床半小时后仍不能入睡(要注意平时老年人入睡的时间); 2 分＝主诉每晚均有入睡困难。	0	1	2		
5. 睡眠不深	0 分＝没有; 1 分＝睡眠浅,多噩梦; 2 分＝半夜(晚 12 点钟以前)曾醒来(不包括上厕所)。	0	1	2		

续表

项目	评分标准	无	轻度	中度	重度	极重度
6. 早醒	0 分 = 没有; 1 分 = 有早醒,比平时早醒 1h,但能重新入睡,应排除平时习惯; 2 分 = 早醒后无法重新入睡。	0	1	2		
7. 工作和兴趣	0 分 = 没有; 1 分 = 提问时才诉述; 2 分 = 自发地直接或间接表达对活动、工作或学习失去兴趣,如感到无精打采、犹豫不决,不能坚持或需强迫自己去工作或劳动; 3 分 = 活动时间减少,住院老年人每天参加病房劳动或娱乐不满 3h; 4 分 = 因目前的疾病而停止工作,住院者不参加任何活动或者没有他人帮助便不能完成病室日常事务。	0	1	2	3	4
8. 迟缓	(指思维和言语缓慢,注意力难以集中,主动性减退) 0 分 = 没有; 1 分 = 精神检查中发现轻度迟缓; 2 分 = 精神检查中发现明显迟缓; 3 分 = 精神检查进行困难; 4 分 = 完全不能回答问题(木僵)。	0	1	2	3	4
9. 激越	0 分 = 没有; 1 分 = 检查时有些心神不定; 2 分 = 明显心神不定或小动作多; 3 分 = 不能静坐,检查中曾起立; 4 分 = 搓手、咬手指、头发、咬嘴唇。	0	1	2	3	4
10. 精神性焦虑	0 分 = 没有; 1 分 = 问及时诉述; 2 分 = 自发地表达; 3 分 = 表情和言谈流露出明显忧虑; 4 分 = 明显惊恐。	0	1	2	3	4
11. 躯体性焦虑	(指焦虑的生理症状,包括口干、腹胀、腹泻、打嗝、腹绞痛、心悸、头痛、过度换气和叹气,以及尿频和出汗) 0 分 = 没有; 1 分 = 轻度; 2 分 = 中度,有肯定的上述症状; 3 分 = 重度,上述症状严重,影响生活或需要处理; 4 分 = 严重影响生活和活动。	0	1	2	3	4
12. 胃肠道症状	0 分 = 没有; 1 分 = 食欲减退,但不需他人鼓励便自行进食; 2 分 = 进食需他人催促或请求和需要应用泻药或助消化药。	0	1	2		
13. 全身症状	0 分 = 没有; 1 分 = 四肢,背部或颈部沉重感,背痛、头痛、肌肉疼痛、全身乏力或疲倦; 2 分 = 症状明显。	0	1	2		

续表

项目	评分标准	无	轻度	中度	重度	极重度
14. 性症状	（指性欲减退、月经紊乱等） 0 分 = 没有；1 分 = 轻度；2 分 = 重度；不能肯定，或该项对 被评者不适合（不计入总分）。	0	1	2		
15. 疑病	0 分 = 没有； 1 分 = 对身体过分关注； 2 分 = 反复考虑健康问题； 3 分 = 有疑病妄想； 4 分 = 伴幻觉的疑病妄想。	0	1	2	3	4
16. 体重减轻	（1）按病史评定 0 分 = 没有； 1 分 = 老年人诉说可能有体重减轻； 2 分 = 肯定体重减轻。 （2）按体重记录评定 0 分 = 1 周内体重减轻 0.5kg 以内； 1 分 = 1 周内体重减轻超过 0.5kg； 2 分 = 1 周内体重减轻超过 1kg。	0	1	2		
17. 自知力	0 分 = 知道自己有病，表现为忧郁； 1 分 = 知道自己有病，但归咎伙食太差、环境问题、工作过忙、 病毒感染或需要休息；2 分 = 完全否认有病。	0	1	2		
18. 日夜变化	（如果症状在早晨或傍晚加重，先指出哪一种，然后按其变 化程度评分） 0 分 = 早晚情绪无区别； 1 分 = 早晨或傍晚轻度加重； 2 分 = 早晨或傍晚严重。	0	1	2		
19. 人格或现实 解体	（指非真实感或虚无妄想） 0 分 = 没有； 1 分 = 问及时才诉述； 2 分 = 自发诉述； 3 分 = 有虚无妄想； 4 分 = 伴幻觉的虚无妄想。	0	1	2	3	4
20. 偏执症状	0 分 = 没有； 1 分 = 有猜疑； 2 分 = 有牵连观念； 3 分 = 有关系妄想或被害妄想； 4 分 = 伴有幻觉的关系妄想或被害妄想。	0	1	2	3	4
21. 强迫症状	（指强迫思维和强迫行为） 0 分 = 没有； 1 分 = 问及时才诉述； 2 分 = 自发诉述。	0	1	2		
22. 能力减退感	0 分 = 没有； 1 分 = 仅于提问时方引出主观体验； 2 分 = 老年人主动表示有能力减退感； 3 分 = 需鼓励、指导和安慰才能完成病室日常事务或个人 卫生； 4 分 = 穿衣、梳洗、进食、铺床或个人卫生均需要他人协助。	0	1	2	3	4

续表

项目	评分标准	无	轻度	中度	重度	极重度
23. 绝望感	0分 = 没有; 1分 = 有时怀疑"情况是否会好转",但解释后能接受; 2分 = 持续感到"没有希望",但解释后能接受; 3分 = 对未来感到灰心、悲观和绝望,解释后不能排除; 4分 = 自动反复诉述"我的病不会好了"或诸如此类的情况。	0	1	2	3	4
24. 自卑感	0分 = 没有; 1分 = 仅在询问时诉述有自卑感不如他人; 2分 = 自动诉述有自卑感; 3分 = 老年人主动诉说自己一无是处或低人一等(与评2分者只是程度的差别); 4分 = 自卑感达到妄想的程度,例如"我是废物"或类似情况。	0	1	2	3	4

(2) 抑郁自评量表:抑郁自评量表(self-rating depression scale,SDS)操作方便,不需要经专门的训练即可指导受试者进行相当有效的自我评定(表 5-10)。该量表由 20 个项目组成,每一个项目引出一个相关症状,由受试者根据最近一周的实际情况自行填写。如果受试者的文化程度过低,看不懂或不能理解题目内容,可由评估师逐条朗读,让受试者独立做出评定。SDS 按照症状出现的频率分 4 个等级:没有或很少时间,少部分时间,相当多时间,绝大部分时间或全部时间。其中,10 项为正向计分题,依次评分为 1、2、3、4;10 项为反向计分题(注 * 号者),则评为 4、3、2、1。将 20 个项目的分数相加,即得到总粗分,然后用粗分乘以 1.25 后,取其整数部分,得到标准分。按照中国常模结果,SDS 总粗分的分界值为 41 分,标准分的分界值为 53 分,超过分界值提示有抑郁症状。其中,标准分 53~62 分为轻度抑郁,63~72 分为中度抑郁,73 分以上为重度抑郁。

表 5-10 抑郁自评量表(SDS)

项目	没有或 很少时间	小部分 时间	相当多 时间	绝大部分时间 或全部时间
1. 我觉得闷闷不乐,情绪低沉	□	□	□	□
*2. 我觉得一天之中早晨最好	□	□	□	□
3. 我一阵阵哭出来或觉得想哭	□	□	□	□
4. 我晚上睡眠不好	□	□	□	□
*5. 我吃得跟平常一样多	□	□	□	□
*6. 我与异性朋友亲密接触时和以往一样感到愉快	□	□	□	□
7. 我发现我的体重在下降	□	□	□	□
8. 我有便秘的苦恼	□	□	□	□
9. 我心跳比平常快	□	□	□	□
10. 我无缘无故地感到疲乏	□	□	□	□
*11. 我的头脑跟平常一样清楚	□	□	□	□
*12. 我觉得经常做的事情并没有困难	□	□	□	□
13. 我觉得不安而平静不下来	□	□	□	□
*14. 我对将来抱有希望	□	□	□	□
15. 我比平时容易生气激动	□	□	□	□
*16. 我觉得做出决定是容易的	□	□	□	□

续表

项目	没有或很少时间	小部分时间	相当多时间	绝大部分时间或全部时间
17. 我觉得自己是个有用的人，有人需要我	□	□	□	□
*18. 我的生活过得很有意思	□	□	□	□
19. 我认为如果我死了，别人会生活的好些	□	□	□	□
*20. 平常感兴趣的事我仍然感兴趣	□	□	□	□

注：带"*"表示该项为反向计分。

（3）Beck抑郁量表：Beck抑郁量表（Beck depression inventory，BDI）最初包括21项，但是有些抑郁症老年人不能很好地完成评定，1974年推出了13项的新版本（表5-11），测量的症状分别为：抑郁，悲观，失败感，满意感缺如，自罪感，自我失望感，消极倾向，社交退缩，犹豫不决，自我形象改变，工作困难，疲乏感，食欲丧失。每项有4句陈述，各项采用0~3分四级评分。受试者根据最近一周的感觉，选择最适合自己情况的一句话，最后将各项的分数相加，便得到总分。总分0~4分，无抑郁；5~7分，轻度抑郁；8~15分，中度抑郁；16分，重度抑郁。

表5-11　Beck抑郁自评量表（BDI）

项目	0分	1分	2分	3分
1. 抑郁	我不感到忧郁	我感到忧郁或沮丧	我整天忧郁，无法摆脱	我十分忧郁，已经忍受不住
2. 悲观	我对未来并不悲观失望	我感到前途不太乐观	我感到对前途不抱希望	我感到今后毫无希望，不可能有所好转
3. 失败感	我并无失败的感觉	我觉得和大多数人相比我是失败的	回顾我的一生，我觉得那是一连串的失败	我觉得我是一个失败的人
4. 满意感缺如	我并不觉得有什么不满意	我觉得我不能像平时那样享受生活	任何事情都不能使我感到满意一些	我对所有的事情都不满意
5. 自罪感	我没有特殊的内疚感	我有时感到内疚或觉得自己没有价值	我感到非常内疚	我觉得自己非常坏，一钱不值
6. 自我失望感	我没有对自己感到失望	我对自己感到失望	我讨厌自己	我憎恨自己
7. 消极倾向	我没有要伤害自己的想法	我感到还是死掉的好	我考虑过自杀	如果有机会，我还会杀了自己
8. 社交退缩	我没失去和他人交往的兴趣	和平时相比，我和他人交往的兴趣有所减退	我已失去大部分和人交往的兴趣，我对他们没有感情	我对他人全无兴趣，也完全不理睬别人
9. 犹豫不决	我能像平时一样做出决定	我尝试避免做决定	对我而言，做出决定十分困难	我无法做出任何决定
10. 自我形象改变	我觉得我形象一点也不比过去糟	我担心我看起来老了，不吸引人了	我觉得我的外表肯定变了，变得不具吸引力	我感到我的形象丑陋且讨厌
11. 工作困难	我能像平时那样工作	我做事时。要花额外的努力才能开始	我必须努力强迫自己，方能干事	我完全不能做事情
12. 疲乏感	和以往相比，我并不容易疲倦	我比过去容易觉得疲乏	我做任何事都感到疲乏	我太易疲乏了，不能干任何事
13. 食欲丧失	我的胃口不比过去差	我的胃口没有过去那样好	现在我的胃口比过去差多了	我一点食欲都没有

（4）流调中心用抑郁量表：流调中心用抑郁量表（the center for epidemiological studies depression，CES-D）是目前在国际上广泛使用的抑郁症状自评工具之一，用途是为了研究抑郁症状的相关因素及发展规律。流调中心用抑郁量表包含 4 个维度：抑郁情绪、积极情绪、躯体活动与症状和人际问题，共有 20 个项目（表 5-12）。按照最近一周出现症状的频率分为 4 个等级：没有或几乎没有（出现类似的情况不超过 1d），少有（1～2d 有类似情况），常有（3～4d 有类似情况），几乎一直有（5～7d 有类似情况）。其中，有 16 项为正向计分题，依次评分为 1、2、3、4；4 项为反向计分题（注 * 号者），则评分为 4、3、2、1。总分≤15 分，无抑郁症状；16～19 分，可能有抑郁症状；20 分，肯定有抑郁症状。

表 5-12　流调中心用抑郁量表（CES-D）

项目	没有或几乎没有	少有	常有	几乎一直有
1. 我因一些小事而烦恼	□	□	□	□
2. 我不想吃东西，胃口不好	□	□	□	□
3. 我觉得沮丧，即便有家人或朋友帮助也不管用	□	□	□	□
*4. 我感觉同别人一样好	□	□	□	□
5. 我不能集中精力做事	□	□	□	□
6. 我感到消沉	□	□	□	□
7. 我觉得做每件事情都费力	□	□	□	□
*8. 我感到未来有希望	□	□	□	□
9. 我觉得一直以来都很失败	□	□	□	□
10. 我感到害怕	□	□	□	□
11. 我睡不安稳	□	□	□	□
*12. 我感到快乐	□	□	□	□
13. 我讲话比平时少	□	□	□	□
14. 我觉得孤独	□	□	□	□
15. 我觉得人们对我不友好	□	□	□	□
*16. 我生活愉快	□	□	□	□
17. 我哭过或想哭	□	□	□	□
18. 我感到悲伤难过	□	□	□	□
19. 我觉得别人不喜欢我	□	□	□	□
20. 我提不起劲儿做事	□	□	□	□

注：带"*"表示该项为反向计分。

（5）老年抑郁量表：老年抑郁量表（geriatric depression scale，GDS）是专门用于老年人群的抑郁自评工具。设计老年抑郁量表是为了更敏感地检查老年抑郁老年人所特有的躯体症状。评定内容包括情绪低落、活动减少、易激惹、退缩痛苦的想法及对过去、现在与将来的消极评分，共 30 个项目（GDS-30，表 5-13）。请老年人根据最近一周来的感受回答"是"或"否"。其中，20 项为正向计分题，回答"是"提示抑郁存在；10 项为反向计分题（注 * 号者），回答"否"提示抑郁存在。每个提示抑郁存在的回答得 1 分，最后计算总分。总分 0～10 分为正常，11～20 分为轻度抑郁，21～30 分为中度至重度抑郁。

表 5-13 老年抑郁量表（GDS-30）

项目	选项	
*1. 您对生活基本上满意吗？	是	否
2. 您是否丧失了很多您的兴趣和爱好？	是	否
3. 您感到生活空虚吗？	是	否
4. 您经常感到无聊吗？	是	否
*5. 您对未来充满希望吗？	是	否
6. 您是否感到烦恼无法摆脱头脑中的想法？	是	否
*7. 大部分的时间您都精神抖擞吗？	是	否
8. 您是否觉得有什么不好的事情要发生而感到很害怕？	是	否
*9. 大部分时间您都觉得快乐吗？	是	否
10. 您经常感到无助吗？	是	否
11. 您是否经常感到不安宁或坐立不安？	是	否
12. 您是否宁愿呆在家里而不愿去做些新鲜事？	是	否
13. 您是否经常担心将来？	是	否
14. 您是否觉得您的记忆力有问题？	是	否
*15. 您觉得现在活着很精彩？	是	否
16. 您是否经常感到垂头丧气无精打采？	是	否
17. 您是否感到现在很没用？	是	否
18. 您是否为过去的事忧愁？	是	否
*19. 您觉得生活很令人兴奋吗？	是	否
20. 您是否觉得学习新鲜事物很困难吗？	是	否
*21. 您觉得精力充沛吗？	是	否
22. 您觉得您的现状毫无希望吗？	是	否
23. 您是否觉得大部分人都比您活得好？	是	否
24. 您是否经常把小事情弄得很糟糕？	是	否
25. 您是否经常有想哭的感觉吗？	是	否
26. 您集中注意力有困难吗？	是	否
*27. 您早晨起来很开心吗？	是	否
28. 您希望避开聚会吗？	是	否
*29. 您做决定很容易吗？	是	否
*30. 您的头脑还和以前一样清楚吗？	是	否

注：带"*"表示该项为反向计分。

因部分有躯体疾病或合并痴呆的老年人容易疲劳及注意力涣散，因此 1986 年又发布了包括 15 个项目的简版老年抑郁量表，即 GDS-15（表 5-14）。总分 0~4 分为正常，5~8 分为轻度抑郁，9~11 分为中度抑郁，12~15 分为重度抑郁。1999 年选取 GDS-15 中的前 5 个项目，形成仅有 5 项的简版老年抑郁量表（GDS-5）。总分≤1 分为正常，2 分提示抑郁情形。

表 5-14　老年抑郁量表（GDS-15）

项目	选项	
*1. 您对生活基本上满意吗？	是	否
2. 您是否常感到厌烦？	是	否
3. 您是否常常感到无论做什么，都没有用？	是	否
4. 您是否比较喜欢在家里，而较不喜欢外出和做新的事情？	是	否
5. 您是否感到您现在的生活没有价值？	是	否
6. 您是否减少很多活动和嗜好？	是	否
7. 您是否觉得您的生活很空虚？	是	否
*8. 您是否大部分时间都感到快乐？	是	否
9. 您是否害怕将有不幸的事情发生在您身上？	是	否
*10. 您是否大部分时间都感到快乐？	是	否
11. 您是否觉得您比大多数人有较多记忆的问题？	是	否
*12. 您是否觉得"现在还能活着"是很好的事情？	是	否
*13. 您是否觉得精力充沛？	是	否
14. 您是否觉得您现在的情况很没有希望？	是	否
15. 您是否觉得大部分人都比您幸福？	是	否

注：带"*"表示该项为反向计分。

二、焦虑

焦虑（anxiety）是人们对即将面临的、可能会造成危险和威胁的重大事件或者预示要做出重大努力的情况进行适应时，心理上出现的一种紧张和不愉快的情绪体验。适度的焦虑有助于个体更好地适应变化，通过自我调节保持身心平衡等。但持久过度的焦虑可严重损害老年人的身心健康，加速衰老，损害自信心，并可诱发高血压、冠心病等。急性焦虑发作可导致脑卒中、心肌梗死、青光眼高压性头痛失明，以及跌伤等意外发生。焦虑在老年人中较为常见，中国老年人群焦虑症状的发生率为 22.1%。

（一）焦虑原因

造成老年人焦虑的可能原因为：体弱多病，行动不便，力不从心；疑病性神经症；各种应激事件，如离退休、丧偶、丧子、经济窘迫、家庭关系不和、搬迁、社会治安以及日常生活规律的打乱等；某些疾病，如抑郁症、痴呆症、甲状腺功能亢进、低血糖、直立性低血压等；某些药物副作用，如抗胆碱能药物、咖啡因、皮质类固醇、麻黄素等均可引起焦虑反应。

（二）焦虑表现

焦虑表现为生理和心理两方面的变化。生理变化主要有心悸、食欲下降、失眠等；心理变化表现为注意力不集中、易激惹等。人们常以语言和非语言形式表达内心的焦虑，前者为直接诉说忧虑事件和原因以及一些不适症状如心慌、出汗、胃痛、注意力无法集中等；后者有心跳与呼吸加快、姿势与面部表情紧张、神经质动作、望着固定位置、肢体颤抖、快语、无法平静等。由于引起焦虑的原因和严重性不同以及个体承受能力的差异，焦虑的程度可有不同。

焦虑症

　　焦虑症是以焦虑为主要特征的神经症，表现为没有事实根据，无明确客观对象和具体观念内容的提心吊胆和恐惧不安的心情，伴有明显的自主神经功能紊乱及运动性不安。焦虑症包括惊恐障碍和广泛性焦虑两种形式。惊恐障碍又称急性焦虑障碍，表现为突然出现的濒死感或失控感，伴有心悸、胸闷、出冷汗、头晕等严重的自主神经功能紊乱症状。一般历时 5～20min，自行缓解，发作后一切正常，不久后可再复发。广泛性焦虑表现为经常或持续的、无明确对象或固定内容的紧张不安，或对现实生活中某些问题的过分担心或烦恼，这种紧张或担心与现实处境很不相称，常伴有自主神经功能亢进、运动性紧张和高度警惕。

（三）焦虑的评估方法

　　1. 交谈与观察　询问老年人的主观体验及其持续时间和发生频率，如是否存在紧张、担心、着急、烦躁、害怕、不安、恐惧、不祥预感等；是否伴有躯体症状如胸闷、气短、心悸、睡眠障碍等，以及行为表现如坐立不安、来回走动、注意力不集中等。

　　2. 一般医学评估　对可疑为焦虑症状的老年人，应特别注意神经系统、心血管系统和内分泌系统等功能评估，确定有无器质性的躯体疾病。焦虑情绪反应一般都伴有生理、运动指标的改变，因此生理指标可间接反映焦虑的水平。通常使用的指标包括脑电图、心率、血压、呼吸频率、掌心出汗、皮肤电反应、皮肤导电性、皮肤温度、皮肤血流容积等，目前局限于研究领域，临床应用较少。

　　3. 评定量表法　常用于评估老年人焦虑的量表有：汉密尔顿焦虑量表、焦虑自评量表、状态 - 特质焦虑问卷和 Beck 焦虑量表等。

　　（1）汉密尔顿焦虑量表：汉密尔顿焦虑量表（Hamilton anxiety scale，HAMA）是广泛用于评定焦虑严重程度的他评量表（表 5-15）。HAMA 包含 14 个项目，分为精神性和躯体性两大类，前者为 1～6 项和第 14 项，后者为 7～13 项。

　　各项目采用 5 级评分法：0 = 无症状；1 = 轻度；2 = 中度，有肯定的症状，但不影响生活与劳动；3 = 重度，症状重，需进行处理，影响生活和劳动；4 = 极重度，症状极重，严重影响生活。由经过训练的两名专业人员采用交谈与观察的方式对老年人进行联合检查，然后分别独立评分。除第 14 项需要结合观察外，其他所有项目可根据老年人的口头叙述进行评分。

　　汉密尔顿焦虑量表的总分能较好地反应焦虑症状的严重程度：总分 <7 分，没有焦虑症状；14 分，肯定有焦虑；21 分，有明显焦虑；29 分，可能为严重焦虑。

表 5-15　汉密尔顿焦虑量表（HAMA）

项目	无症状	轻度	中度	重度	极重度
1. 焦虑心境：担心、担忧，感到有最坏的事将要发生，容易激惹	0	1	2	3	4
2. 紧张：紧张感、易疲劳、不能放松、情绪反应，易哭、颤抖、感到不安	0	1	2	3	4
3. 害怕：害怕黑暗、陌生人、一人独处、动物、乘车或旅行及人多的场合	0	1	2	3	4
4. 失眠：难以入睡、易醒、睡得不深、多梦、夜惊、醒后感疲倦	0	1	2	3	4
5. 记忆或注意障碍：注意力不能集中，记忆力差	0	1	2	3	4
6. 抑郁心境：丧失兴趣、对以往爱好缺乏快感、抑郁、早醒、昼重夜轻	0	1	2	3	4

续表

项目	无症状	轻度	中度	重度	极重度
7. 肌肉系统症状：肌肉酸痛、活动不灵活、肌肉抽动、肢体抽动、牙齿颤动、声音发抖	0	1	2	3	4
8. 感觉系统症状：视物模糊、发冷发热、软弱无力感、浑身刺痛	0	1	2	3	4
9. 心血管系统症状：心动过速、心悸、胸痛、昏倒感、心搏脱漏	0	1	2	3	4
10. 呼吸系统症状：胸闷、窒息感、叹息、呼吸困难	0	1	2	3	4
11. 胃肠道症状：吞咽困难、嗳气、消化不良（进食后腹痛、腹胀、恶心、胃部饱感）、肠动感、肠鸣、腹泻、体重减轻、便秘	0	1	2	3	4
12. 泌尿生殖系统症状：尿意频数、尿急、停经、性冷淡、早泄、阳痿	0	1	2	3	4
13. 自主神经症状：口干、潮红、苍白、易出汗、起鸡皮疙瘩、紧张性头痛、毛发竖起	0	1	2	3	4
14. 会谈时行为表现 （1）一般表现：紧张、不能松弛、忐忑不安、咬手指、紧紧握拳、摸弄手帕，面肌抽动、不宁顿足、手发抖、皱眉、表情僵硬、肌张力高，叹气样呼吸、面色苍白 （2）生理表现：吞咽、打嗝、安静时心率快、呼吸快（20 次 /min 以上）、腱反射亢进、震颤、瞳孔放大、眼睑跳动、易出汗、眼球突出	0	1	2	3	4

（2）焦虑自评量表：焦虑自评量表（self-rating anxiety scale，SAS）从构造形式到具体的评定方法，都与抑郁自评量表（SDS）十分相似，用于评定受试者焦虑的主观感受，见表 5-16。焦虑自评量表含有 20 个反映焦虑主观感受的项目，按照过去 1 周内症状出现的频率分为 4 个等级：没有或很少时间，小部分时间，相当多时间，绝大部分或全部时间。20 个项目中有 15 项是用负性词陈述的，按 1～4 顺序评分；其余 5 项（注 * 号者）是用正性词陈述的，按 4～1 顺序反向计分。将 20 个项目的得分相加，即得粗分；用粗分乘以 1.25 以后取整数部分，就得到标准分。按照中国常模结果，SAS 标准分的分界值为 50 分，50～59 分为轻度焦虑，60～69 分为中度焦虑，70 分以上为重度焦虑。

表 5-16　焦虑自评量表（SAS）

项目	没有或很少时间	小部分时间	相当多时间	绝大部分或全部时间
1. 我觉得比平常容易紧张和着急	☐	☐	☐	☐
2. 我无缘无故的感到害怕	☐	☐	☐	☐
3. 我容易心里烦乱或觉得惊恐	☐	☐	☐	☐
4. 我觉得我可能将要发疯	☐	☐	☐	☐
*5. 我觉得一切都很好，也不会发生什么不幸	☐	☐	☐	☐
6. 我手脚发抖颤抖	☐	☐	☐	☐
7. 我因为头痛、颈痛和背痛而苦恼	☐	☐	☐	☐
8. 我感觉容易衰弱和疲乏	☐	☐	☐	☐
*9. 我觉得心平气和，并且容易安静坐着	☐	☐	☐	☐

续表

项目	没有或很少时间	小部分时间	相当多时间	绝大部分或全部时间
10. 我觉得心跳得很快	☐	☐	☐	☐
11. 我因为一阵阵头晕而苦恼	☐	☐	☐	☐
12. 我有晕倒发作,或觉得要晕倒似的	☐	☐	☐	☐
*13. 我呼气吸气都感到很容易	☐	☐	☐	☐
14. 我的手脚麻木和刺痛	☐	☐	☐	☐
15. 我因为胃痛和消化不良而苦恼	☐	☐	☐	☐
16. 我常常要小便	☐	☐	☐	☐
*17. 我的手脚常常是干燥温暖的	☐	☐	☐	☐
18. 我脸红发热	☐	☐	☐	☐
*19. 我容易入睡且一夜睡得很好	☐	☐	☐	☐
20. 我做噩梦	☐	☐	☐	☐

注:带"*"表示该项为反向计分。

(3)状态 - 特质焦虑问卷:状态 - 特质焦虑问卷(state-trait anxiety inventory,STAI)为自我评价问卷,能直观地反映受试者的主观感受,尤其是能将状态焦虑和特质焦虑区分开来(表 5-17)。状态焦虑是指一种短暂性的、当前不愉快的情绪体验,表现为紧张、恐惧、抑郁和神经质,伴有自主神经功能亢进;而特质焦虑是指相对稳定的焦虑性特质。总量表包括 40 个项目,其中 1~20 项评价焦虑状态,21~40 项评价焦虑特质。受试者根据自己的体验选择最合适的等级:完全没有,有些,中等程度,非常明显。量表中有 20 项描述负性情绪,依次评分为 1、2、3、4;20 项描述正性情绪(注 * 号者),则反向计分为 4、3、2、1。最后,分别计算出状态焦虑和特质焦虑量表的累加分值,最小值 20 分,最大值为 80 分。分值越高,说明焦虑程度越严重。

表 5-17 状态 - 特质焦虑问卷

项目	完全没有	有些	中等程度	非常明显
*1. 我感到心情平静	☐	☐	☐	☐
*2. 我感到安全	☐	☐	☐	☐
3. 我是紧张的	☐	☐	☐	☐
4. 我感到紧张束缚	☐	☐	☐	☐
*5. 我感到安逸	☐	☐	☐	☐
6. 我感到烦乱	☐	☐	☐	☐
7. 我现在正烦恼,感到这种烦恼超过了可能的不幸	☐	☐	☐	☐
*8. 我感到满意	☐	☐	☐	☐
9. 我感到害怕	☐	☐	☐	☐
*10. 我感到舒适	☐	☐	☐	☐
*11. 我有自信心	☐	☐	☐	☐
12. 我觉得神经过敏	☐	☐	☐	☐

项目	完全没有	有些	中等程度	非常明显
13. 我极度紧张不安	☐	☐	☐	☐
14. 我优柔寡断	☐	☐	☐	☐
*15. 我是轻松的	☐	☐	☐	☐
*16. 我感到心满意足	☐	☐	☐	☐
17. 我是烦恼的	☐	☐	☐	☐
18. 我感到慌乱	☐	☐	☐	☐
*19. 我感觉镇定	☐	☐	☐	☐
*20. 我感到愉快	☐	☐	☐	☐
*21. 我感到愉快	☐	☐	☐	☐
22. 我感到神经过敏和不安	☐	☐	☐	☐
*23. 我感到自我满足	☐	☐	☐	☐
*24. 我希望能像别人那样高兴	☐	☐	☐	☐
25. 我感到我像衰竭一样	☐	☐	☐	☐
*26. 我感到很宁静	☐	☐	☐	☐
*27. 我是平静的、冷静的和泰然自若的	☐	☐	☐	☐
28. 我感到困难一一堆集起来，因此无法克服	☐	☐	☐	☐
29. 我过分忧虑一些事，实际这些事无关紧要	☐	☐	☐	☐
*30. 我是高兴的	☐	☐	☐	☐
31. 我的思想处于混乱状态	☐	☐	☐	☐
32. 我缺乏自信心	☐	☐	☐	☐
*33. 我感到安全	☐	☐	☐	☐
*34. 我容易做出决断	☐	☐	☐	☐
35. 我感到不合适	☐	☐	☐	☐
*36. 我是满足的	☐	☐	☐	☐
37. 一些不重要的思想总缠绕着我，并打扰我	☐	☐	☐	☐
38. 我产生的沮丧是如此强烈，以致我不能从思想中排除它们	☐	☐	☐	☐
*39. 我是一个镇定的人	☐	☐	☐	☐
40. 当我考虑我目前的事情和利益时，我就陷入紧张状态	☐	☐	☐	☐

注：带"*"表示该项为反向计分。前20个项目反映"现在"的体验，后20个项目反映"平常"的体验。

（4）Beck 焦虑量表：Beck 焦虑量表（Beck anxiety inventory，BAI）含有 21 个描述焦虑症状的项目，由受试者自行填写，测评受试者最近一周内被多种焦虑症状烦扰的程度（表 5-18）。各项目采用 4 级评分法：1＝无；2＝轻度，无多大烦扰；3＝中度，感到不适但尚能忍受；4＝重度，只能勉强忍受。将自评完成后的量表中 21 个项目多项分数相加，得到粗分，再将粗分乘以 1.19 取整数后转换成标准分，一般将标准分 45 分作为焦虑阳性的判断标准。

表 5-18　Beck 焦虑量表

项目	无	轻度，无多大烦扰	中度，感到不适但尚能忍受	重度，只能勉强忍受
1. 麻木或刺痛感	□	□	□	□
2. 身体发热	□	□	□	□
3. 腿部颤抖	□	□	□	□
4. 不能放松	□	□	□	□
5. 害怕发生不好的事情	□	□	□	□
6. 头昏	□	□	□	□
7. 心悸或心率增快	□	□	□	□
8. 心神不宁	□	□	□	□
9. 惊吓	□	□	□	□
10. 紧张	□	□	□	□
11. 窒息感	□	□	□	□
12. 手抖	□	□	□	□
13. 摇晃	□	□	□	□
14. 害怕失控	□	□	□	□
15. 呼吸困难	□	□	□	□
16. 害怕快要死去	□	□	□	□
17. 恐慌	□	□	□	□
18. 消化不良或腹部不适	□	□	□	□
19. 晕厥	□	□	□	□
20. 脸发红	□	□	□	□
21. 出汗（不是因为暑热出汗）	□	□	□	□

三、谵妄

谵妄（delirium）是一种以兴奋性增高为主的高级神经中枢急性活动失调状态，主要表现为意识模糊、定向力丧失、感觉错乱、躁动不安和语言杂乱等。因急性起病、病程短暂、病情发展迅速，又称为急性脑综合征。

谵妄是老年人最常见的手术并发症，大型择期手术后发生率为 15%～25%，髋关节骨折修复及心脏手术等高危手术后的发生率为 50%。在重症监护病房接受机械通气的老年人中，谵妄发生率可高达 80%。急诊老年人 10%～15% 有谵妄。在姑息治疗病房，老年人临终时谵妄的发生率接近 85%。谵妄可导致老年人住院时间延长，躯体和认知功能康复延迟，增加再入院率和死亡率。

（一）谵妄原因

谵妄通常是由数个危险因素同时存在而导致的。与谵妄有关的危险因素可分为两类：易感因素与诱发因素。

1. 易感因素　易感因素包括高龄、痴呆、合并多种躯体疾病、视力或听力障碍等。

2. 诱发因素 诱发因素包括急性疾病和慢性病急性加重、各种感染、脱水、电解质紊乱、血糖异常、贫血、药物（如苯二氮䓬类镇静催眠药、抗精神病药物、抗胆碱能药等）、手术及麻醉、营养不良、便秘和尿液潴留、疼痛等。

（二）谵妄表现

谵妄的特点为急性发病，一般数小时或数天内突然发生，病程具有波动性，常于夜间加重。主要表现如下：

1. 意识障碍 谵妄老年人的基本症状是意识障碍，常有激越、兴奋、冲动、伤人、自伤等表现，也可出现嗜睡、淡漠、浅昏迷等意识状态降低的表现。

2. 认知功能改变 谵妄老年人往往伴有认知功能的下降，如注意力下降，难以集中，与老年人沟通时需要多次重复同一问题；时间、地点和人物定向力障碍；思维紊乱或不连贯；语言凌乱，不连贯；错觉或幻觉，多为幻视；记忆力下降，以即刻记忆和近记忆障碍最明显，好转后对谵妄时的表现或发生的事大多遗忘。

3. 精神运动紊乱 表现为活动减少或过多，并且不可预测地从一个极端转变成另一个极端，反应时间延长，语速加速或减慢，惊跳反应增强。

4. 睡眠 - 觉醒周期障碍 表现为昼轻夜重，白天昏睡，夜间兴奋等。

5. 情感障碍 常伴有恐惧、偏执、焦虑、抑郁、易激惹、淡漠、愤怒、欣快等。

根据临床表现，可将谵妄分为三种类型：活动亢进型，表现为高度警觉状态、躁动不安、对刺激过度敏感、可有幻觉或妄想，一般易于发现并能及时诊断；活动抑制型，表现为嗜睡、活动减少，在老年人中较常见，因症状不易被察觉，常被漏诊，预后更差；混合型，上述两种类型的临床特点均有。

知识拓展

亚谵妄综合征

亚谵妄综合征常被描述为一种处于谵妄与认知功能正常的中间状态。研究发现，在相当一部分（12.6%～60.9%）的内外科长期住院的高龄老年人以及重症监护室老年人虽出现了谵妄的某些临床症状，却达不到完全谵妄的诊断标准，这些老年人的病死率增加、住院时间及机械通气时间延长，临床预后受到严重影响，并将此种状态命名为亚谵妄综合征。国外研究显示，在重症监护室老年人中，亚谵妄综合征的发生率为35%；在高龄老年人中，发生率为23%。

（三）谵妄的评估方法

1. 交谈与观察 了解老年人是否存在谵妄的相关表现、病情是否为急性发作（首次发作）、是否存在波动、是否存在躯体疾病和认知功能障碍、是否服用可能导致精神状态改变的药物、手术史、饮酒史等，必要时也可询问家属等知情人士。

2. 一般医学评估 进行详细的身体检查，如体温、视力和听力、呼吸系统、心血管系统、神经系统等评估。有针对性地进行实验室和影像检查，如脑部 CT、胸部 X 线检查、药物浓度检查、动脉血气分析等，明确导致谵妄的可能原因。

3. 量表评定法 为了快速识别谵妄，提高谵妄诊断的及时性和准确性，在临床工作中，常使用一些量表进行筛查与评估，以协助明确是否存在谵妄。常用的评估量表有：谵妄评定方法、谵妄评定方法中文修订版、谵妄评定分级量表 -98 修订版等。

（1）谵妄评定方法：谵妄评定方法（confusion assessment method，CAM）是目前国内外使用最广泛最有效的谵妄筛查工具（表 5-19）。评估内容包括 4 个方面：①精神状态的急性改变或反复波动；②注意力不集中；③思维混乱；④意识水平的改变。

调查前必须对老年人进行认知功能和注意力的评估，例如 3 个单词的记忆测验和数字广度测验。另外，调查者还要通过询问家属以及照护人员了解老年人是否为急性发病以及病情是否波动。

表 5-19　谵妄评定方法（CAM）

项目	评价内容
1. 精神状态的急性改变或反复波动	与老年人基础水平相比，是否有证据表明存在精神状态的急性变化？或者在过去 24h 内，老年人的（异常）行为是否存在波动性（症状时有时无或时轻时重）
2. 注意力不集中	老年人注意力是否难以集中，如注意力容易被分散或不能跟上正在谈论的话题
3. 思维混乱	老年人的思维是否混乱或者不连贯，谈话主题散漫或与谈话内容无关，思维不清晰或不合逻辑，或毫无征兆地从一个话题突然转到另一个话题
4. 意识水平的改变	老年人当前的意识水平是否存在异常，如过度警觉（对环境刺激过度敏感、易惊吓）、嗜睡（瞌睡、易叫醒）或昏睡（不易叫醒）

谵妄的判断标准：①和②同时存在，并满足③或④的任意 1 条。

（2）谵妄评定方法中文修订版：谵妄评定方法中文修订版（CAM Chinese reversion，CAM-CR）是在谵妄评定方法（CAM）基础上，根据我国临床实际特点设立详细的谵妄症状定义和定量评分标准，在国内运用较多（表 5-20）。该量表包含 11 个项目，即急性起病、注意障碍、思维混乱、意识水平的改变、定向障碍、记忆力减退、知觉障碍、精神运动性兴奋、精神运动性迟缓、波动性以及睡眠 - 觉醒周期的改变。各项目根据症状严重程度采用 4 级评分法，1 = 不存在，2 = 轻度，3 = 中度，4 = 中度。总分 44 分，≤19 分提示没有谵妄，20～22 分提示可疑有谵妄，22 分提示有谵妄。

表 5-20　谵妄评定方法中文修订版（CAM-CR）

项目	选项
1. 急性起病：（判断从前驱期到疾病发展期的时间）老年人的精神状况有疾病变化的证据吗？	1 分：不存在 2 分：较轻，3d 至 1 周 3 分：中度，1～3d 4 分 严重，1d 之内
2. 注意障碍：请老年人按顺序说出 21 到 1 之间的所有单数，老年人的注意力难以集中吗？如注意涣散或难以交流吗？	1 分：不存在 2 分：轻度，1～2 个错误 3 分：中度，3～4 个错误 4 分：严重，5 个或 5 个以上的错误
3. 思维混乱：老年人的思维是凌乱或不连贯的吗？例如，谈话主题散漫或不中肯，思维不清晰或不合逻辑，或从一个话题突然转到另一话题。	1 分：不存在 2 分：轻度，偶尔或短暂的言语模糊或不可理解，但尚能顺利交谈 3 分：中度，经常短暂的言语不可理解，对交谈有明显的影响 4 分：严重，大多数的时间言语可理解，难以进行有效的交谈
4. 意识水平的改变：总体上看，您如何评估该老年人的意识水平？	1 分：不存在 2 分：轻度，警觉（对环境刺激高度警惕、过度敏感） 3 分：中度，嗜睡（瞌睡，但易于唤醒）或昏睡（难以唤醒） 4 分：严重，昏迷（不能唤醒）
5. 定向障碍：在会面的任何时间老年人存在定向障碍吗？例如，他认为自己是在其他地方而不是在医院，使用错的床位，或错误地那一天的时间，或错误地判断以 MMSE 为基础的有关时间或空间定向。	1 分：不存在 2 分：轻度，偶尔短暂地存在时间或地点的定向错误（接近正确），但可自行纠正 3 分：中度，经常存在时间或地点的定向错误，但自我定向好 4 分：严重，时间、地点及自我定向均差
6. 记忆力减退：（以回忆 MMSE 中的 3 个词为主）在面谈时老年人表现出记忆方面的问题吗？例如，不能回忆医院里发生的事情，或难以回忆指令（包括回忆 MMSE 中的 3 个词）。	1 分：不存在 2 分：轻度，有一个词不能回忆或者回忆错误 3 分：中度，有两个词不能回忆或回忆错误 4 分：严重，有 3 个词不能回忆

续表

项目	选项
7. 知觉障碍：老年人有知觉障碍的证据吗？例如，幻觉、错觉或对事物的曲解（如当某一东西未移动，而老年人认为它在移动）。	1分：不存在 2分：轻度，只存在幻听 3分：中度，存在幻视，有或没有幻听 4分：严重，存在幻触、幻嗅或幻味，有或没有幻听
8. 精神运动性兴奋：面谈时，老年人有行为活动不正常的增加吗？例如，坐立不安、轻敲手指或突然变换位置。	1分：不存在 2分：轻度，偶有坐立不安、焦虑、轻敲手指及抖动 3分：中度，反复无目的的走动，激越明显 4分：严重，行为杂乱无章，需要约束
9. 精神运动性迟缓：面谈时，老年人有运动行为水平的异常减少吗？例如，常慵懒、缓慢进入某一空间、停留某一位置时间过长或移动很慢。	1分：不存在 2分：轻度，偶尔比先前的活动、行为及动作缓慢 3分：中度，经常保持一种姿势 4分：严重，木僵状态
10. 波动性：老年人的精神状态（注意力、思维、定向、记忆力）在面谈前或面谈中有波动吗？	1分：不存在 2分：轻度，一天之中偶尔地波动 3分：中度，症状在夜间加重 4分：严重，症状在一天中剧烈波动
11. 睡眠-觉醒周期的改变：（老年人日间过度睡眠而夜间未眠）老年人有睡眠-觉醒周期紊乱的证据吗？例如日间过度睡眠而夜间失眠。	1分：不存在 2分：轻度，日间偶有瞌睡，且夜间时睡时醒 3分：中度，日间经常瞌睡，且夜间时睡时醒或不能入睡 4分：严重，日间经常昏睡而影响交谈，且夜间不能入睡

（3）谵妄评定分级量表-98修订版：谵妄评定分级量表-98修订版（delirium rating scale-revised-98，DRS-R-98）是在原10个项目的谵妄评定分级量表基础上修订而成的（表5-21、表5-22）。DRS-R-98量表不仅对谵妄症状做了更精确的定义，同时还能有效地与其他精神障碍特别是痴呆症等进行鉴别。该量表包含16个项目，分为2个部分，分别由13个严重程度项目和3个诊断项目组成。严重性项目从0到3分评级，可独立使用反映谵妄的严重程度；诊断项目从0到2或3分，可区分谵妄老年人和非谵妄精神病老年人，如痴呆症和精神分裂症等。临床上一般将DRS-R-98量表总分和严重程度分界值分别确定为17.75和15.25，即总分18或严重程度15分即诊断为谵妄。

表5-21　谵妄评定分级量表-98修订版（DRS-R-98）

项目	选项
1. 睡眠-觉醒周期紊乱：病史来源包括家庭、看护者、护士及老年人自己。注意区别闭目养神与睡眠	0分=没有症状 1分=夜间睡眠的连续性略有中断或白天偶有昏昏沉沉 2分=睡眠-觉醒周期中度紊乱（如在与人对话时入睡；白天时常打盹；夜间数次短暂的觉醒伴有意识障碍或行为改变以及夜间睡眠明显减少） 3分=睡眠-觉醒周期严重紊乱（如睡眠-觉醒周期的昼夜颠倒；无正常睡眠周期，代之以多个短程的睡眠-觉醒片段；严重失眠）
2. 感知障碍（幻觉）：错觉和幻觉可出现于各种感觉形式。这些感知障碍可以为单调、非复合的"单纯型"，如声响、噪声、颜色、亮点或闪光；也可以为多维度的"复杂型"，如言语声、音乐声、人物、动物或场景。根据老年人本人或看护者评定，亦可通过观察推断	0分=没有症状 1分=轻度感知障碍（如非现实感或人格解体；老年人无法分清梦境和现实） 2分=存在错觉 3分=存在幻觉

续表

项目	选项
3．妄想：妄想的内容各异，多表现为被害妄想。可根据老年人自己、家人或看护者的报告进行评定。妄想为没有事实依据，但老年人坚定的想法并且不能通过合理解释消除，其内容往往与老年人的文化背景不相符合	0分＝没有症状 1分＝轻度的猜疑；过度警觉或有先占观念 2分＝尚未达到妄想程度的或貌似合理的怪异想法以及超价观念 3分＝存在妄想
4．情绪不稳定：该项目为评定老年人情绪的外在表现，并非描述老年人的内心体验	0分＝没有症状 1分＝情绪有时与环境显得不相协调；数小时内情绪变化明显；情绪变化主要受自己控制 2分＝情绪常常与环境不协调；数分钟内情绪变化明显；情绪变化不完全受自己控制，但对他人的提醒能做出相应的反应 3分＝情绪严重抑制或波动极快，与环境不协调并对他人的提醒无法做出相应的反应
5．言语功能异常：该项目用于评定无法用方言或口吃解释的说话、写字和肢体语言的异常。评估的内容包括言语的流利程度、语法、理解能力、语义内容和命名能力。如有必要可通过让老年人完成指令来测验其理解能力	0分＝言语正常 1分＝轻度损害，包括找词困难、命名困难或表达不够流利 2分＝中度损害，包括理解困难或难以进行有意义的交流（即语义内容） 3分＝重度损害，包括言语无法理解、语词杂拌、缄默或理解能力丧失
6．思维过程异常：通过老年人的口头表达或书写内容来评价其思维过程的异常，如老年人无法说话或写字则跳过此项目	0分＝正常的思维过程 1分＝容易离题或赘述 2分＝有时存在联想散漫，但总体上可以理解 3分＝存在明显的联想散漫
7．精神运动性激越：通过临床观察来评定该项目，可通过拜访者、家人或医务人员的观察间接评定。应排除静坐不能、抽动和舞蹈病	0分＝没有坐立不安或激越 1分＝整个精神运动存在轻度的坐立不安或烦躁 2分＝中度的精神运动性激越，包括肢体的夸张动作、来回踱步、明显的烦躁以及拔除输液管等行为 3分＝严重的精神运动性激越，如攻击行为或需要限制和隔离
8．精神运动性迟滞：可通过直接观察或家人、拜访者和医务人员的观察间接评定。需鉴别帕金森症状引起的迟滞和睡眠状态	0分＝不存在自主运动的迟缓 1分＝运动的频率、自主性和速度轻度降低，临床上可以察觉 2分＝运动的频率、自主性和速度明显降低，并影响老年人的日常生活 3分＝严重的精神运动性迟滞，缺乏自主运动
9．定向障碍：无法说话的老年人可通过做多选题来评定。时间的误差不超过2d，而住院3周以上的老年人的回答误差范围可延长到7d。人物的定向障碍多表现为无法认出家庭成员（包括能认出但无法说出是谁），一般出现在时间或地点定向障碍以后。自我定向障碍是人物定向障碍最严重的形式，临床上较少见	0分＝人物、时间和地点定向全 1分＝时间定向障碍（如时间误差大于2d；月份或年份错误）或地点定向障碍（如无法说出所在机构、城市或国家），但两者不同时存在 2分＝时间和地点定向障碍 3分＝人物定向障碍
10．注意力受损：通过交谈和/或其他特殊的测试（如数字广度试验）来评定老年人说话的持续性、易转移性和改变话题的难易程度。对有感觉器官缺陷、气管插管或双手受限的老年人可用其他检查方法评估（如书写）	0分＝注意力集中并有一定警觉性 1分＝注意力较难集中或较易转移注意力，但尚能顺着原先的话题。数字广度试验仅有一个错误，并且回答速度可 2分＝中度的注意力损害，难以集中和维持。数字广度试验有数个错误，并需一定的提醒才能完成试验 3分＝根本无法集中或维持注意力，回答错误或内容不完全甚至无法遵从指令。易被环境中的其他声音和事物吸引注意

项目	选项
11. 短时记忆受损：定义为回忆 2～3min 前记住的信息（如 3 项听到或看到的事物）。如进行正式评估，在评定之前应详细记录信息的内容，测定的次数和提示的信息均应记录在案。老年人在回忆之前不得进行练习并且在此期间应转移其注意力。老年人可说出或写出记住的信息。如测定正常，但在交谈过程中发现有一定的短期记忆缺陷也包括在内	0 分 = 短期记忆完整 1 分 = 能回忆 2/3 的信息，在提示后能回忆出另外 1/3 的信息 2 分 = 能回忆 1/3 的信息，在提示后尚能回忆出另外 2/3 的信息 3 分 = 不能回忆
12. 长时记忆受损：可通过让老年人回忆过去的事件（如过去的病史或其他可以核实的个人经历）或与文化相关的常识。如进行正式测定，可给老年人记 3 个物体（口头或书面形式呈现，并作详细的记录）在间隔至少 5min 后让老年人回忆。在此期间老年人不得进行练习。允许智力发育迟滞或文化程度低于初中的老年人无法回答常识问题。评定长时记忆的损害应从临床检查和正式测定，近期记忆和远期记忆各个方面综合考虑	0 分 = 无明显的长时记忆的损害 1 分 = 能回忆 2/3 的信息和 / 或回忆其他长时记忆的内容有少许错误 2 分 = 回忆 1/3 的信息和 / 或回忆其他长时记忆的内容有较多错误 3 分 = 不能回忆和 / 或回忆其他长时记忆的内容有严重困难
13. 视觉空间能力缺陷：可用正式或非正式的评估方法。老年人在居住区中找路的能力也应考虑在内（如走失）。正式测定可让老年人临摹简单的画、拼七巧板或画地图并辨认其中的主要城市。注意排除因视力障碍所致结果错误	0 分 = 无损害 1 分 = 轻度损害，包括正式测定中画的总体和拼图的多数细节或部分正确和 / 或在居住区中找路能力的轻微损害 2 分 = 中度损害，包括正式测定的画面变形和 / 或拼图的一些细节或部分错误和 / 或在较为陌生的环境中容易迷路常需他人指路；在较为熟悉的环境中难以认路 3 分 = 正式测定无法完成和 / 或在居住区时常走失或迷路
以下三项用于诊断或研究中鉴别谵妄与其他障碍，其分值与严重程度分相加可得总分，但在严重程度分仅将上述各项相加，不包括以下选项在内。	
14. 症状的发生时间：评估症状首次发作或反复发作时出现的快慢，而非症状持续时间。当老年人原先即有精神科疾病时，应及时辨认谵妄症状的出现，如严重抑郁老年人因过量服药出现谵妄时，应评定其谵妄症状的出现时间	0 分 = 与平时或长期行为无明显区别 1 分 = 症状逐渐出现，发生时间约数周至 1 个月 2 分 = 在数天至 1 周内，人格或行为有明显变化 3 分 = 在数小时至 1d 内，人格或行为突然发生变化
15. 症状严重程度的波动性：评估一定时间内单个症状或一组症状的消退或出现的情况。通常应用于认知、情感、幻觉的严重程度、思维障碍和言语障碍。值得注意的是，感知障碍通常是间歇出现的，有时会在其他症状消退时更加严重	0 分 = 无症状的波动 1 分 = 症状严重程度在数小时内出现波动 2 分 = 症状严重程度在数分钟内出现波动
16. 躯体疾病：评估心理、医学或药物因素对所评定症状的特殊作用。老年人可有一定的问题，但该问题未必与所评定的症状有因果联系	0 分 = 无疾病或无正处于活动期的疾病 1 分 = 存在可能影响精神状态的躯体疾病 2 分 = 药物、感染、代谢异常、中枢神经系统异常和其他合并的躯体疾病可特异性的引起行为或精神状态的改变

表 5-22　谵妄分级量表 -98 修订版评分表（DRS-R-98 SCORESHEET）

项目	项目得分				选择信息
1. 睡眠 - 觉醒周期紊乱	0	1	2	3	打盹　仅有夜间睡眠障碍　日夜颠倒
2. 感知障碍（幻觉）	0	1	2	3	错觉和幻觉的类型：听觉　视觉　嗅觉　触觉 错觉和幻觉的形式：简单　复杂
3. 妄想	0	1	2	3	妄想的形式：被害　其他 性质：结构松散　系统
4. 情绪不稳定	0	1	2	3	类型：愤怒　焦虑　烦躁　情绪高涨　易激惹
5. 言语功能异常	0	1	2	3	因插管、缄默或其他无法检查：是　否
6. 思维过程异常	0	1	2	3	因插管、缄默或其他无法检查：是　否
7. 精神运动性激越	0	1	2	3	因受到限制无法检查：是　否 限制类型：
8. 精神运动性迟滞	0	1	2	3	因受到限制无法检查：是　否 限制类型：
9. 定向障碍	0	1	2	3	时间：　　　地点：　　　人物：
10. 注意力缺陷	0	1	2	3	
11. 短时记忆缺陷	0	1	2	3	测定的编号： 提示的类型：
12. 长时记忆缺陷	0	1	2	3	提示的类型：
13. 视觉空间能力受损	0	1	2	3	无法运用双手
14. 症状的发生时间	0	1	2	3	症状是否出现在其他精神疾病上？是　否
15. 症状严重程度的波动性	0	1	2		症状是否只出现在夜晚？是　否

第五节　老年人交流能力评估

案 例

李奶奶，78 岁，退休工人，5 年前无明显诱因出现记忆力减退，症状进行性加重，常不能记起自己的住址，近 1 月出现少言寡语，且语言含糊、条理不清，反应迟钝，但无明显头痛头晕，无发热、外伤等，大小便正常。睡眠有昼夜颠倒。既往身体健康。

工作任务

请对李奶奶进行交流能力评估。

交流是两个人或多个人之间信息传递与应答的过程。两人之间形成一个完整的语言交流链，从这一过程的不断重复中获取有意义信息，实现人与人之间的沟通、信息交流的目的。交流能力主要表现在两方面，一是思维接收有用信息，并做出逻辑分析与判断的能力水平；二是准确表达出思维过程与结果的能力水平，即所表达出来的言语的可懂度。

口语表达是老年人的主要交流表达方式，通过言语向他人传达自己的需要和想法。随着年龄的增长，身体功能衰退，老年人和人相处的时候，常会让人有难以交流的感觉。

一、老年人交流障碍原因

老年人随着年龄增长，容易罹患器官性病变，如中枢神经系统病变、发声器官病变等，直接影响语言能力，导致交流障碍。

导致交流能力障碍的另一种原因为衰老性减退。随着年龄增长，老年人视网膜老化，视力下降，接受信息的能力减弱和变慢。老年人听神经功能减退，声波的收集和传导发生障碍，听力下降。老年听力损失早期以高频听力损失为主，主要表现为言语识别率下降，在噪声环境下言语交流困难，当听力损失累及中低频时，在安静环境下交流也困难，直接影响口头语言沟通的传递与理解。随着脑血管的退行性变，脑血流量的减少及耗氧量的降低，大脑功能衰退，老年人思维活动功能减退，理解力和表达力减退，记忆力不集中和下降，从而影响老年人对信息的记忆和回忆，间接影响交流沟通。

交流能力障碍还与老年人的心理变化有关。老年期的心理变化随着生理功能的减退而出现衰老。老年人在面对和适应社会角色的改变的过程中，常会出现一些特殊的心理变化，心理上产生老而无用感，对于自身生活能力的衰老很容易失去自信，产生自卑。因自卑又会表现出超常的自尊，容易受伤，不同程度地影响着交流沟通。

二、老年人交流障碍表现

老年人交流过程中经常出现说话时内容表达不清楚、或者答非所问、总是重复内容等，与人交流能力出现障碍，临床上通常将交流障碍分为三类。

1. 智能障碍 指意识清醒的人出现全面认知障碍的一种临床综合症，由生理性衰老、脑部疾病引起的多发性障碍，如老年痴呆、血管性痴呆、癫痫、脑萎缩等，导致人格与思维异常、智力衰减、记忆力减退等精神状态的改变，还会促使工作社交能力降低，重度病人甚至记忆力丧失、生活不能自理等，这在老年人的语言障碍中最为多见。

2. 构音障碍 是由发音器官病变引起的运动性构音障碍，其语言表现为说话时鼻音过重、语句短促、音调低、音量弱、咬音不清，导致接听者无法准确辨识具体说话内容。另外一种是构音器官形态功能异常，只是纯语音发声表达异常，其他语言功能都正常。

3. 失语 多为脑组织损伤引起语言相关功能障碍，如脑卒中、脑部外伤、脑部肿瘤等损伤，导致病患大脑交流符号系统的理解和表达功能不同程度的障碍。

三、老年人交流能力的评估方法

交流障碍有认知、精神、智力上的精神性语言交流障碍，听力、构音上的器质功能性语言障碍。主要应用的评估工具为汉语标准失语症检查，汉语失语成套测验，Frenchay 评定法，感知觉与沟通能力评估量表等。

1. 汉语标准失语症检查（China rehabilitation research center aphasia examination，CRRCAE） 中国康复研究中心 1990 年编制，该测验包括了两部分内容：第一部分是通过病人回答 12 个问题了解其语言的一般情况；第二部分由 30 个分测验组成，分为 9 个大项目，包括听理解、复述、说、出声读、阅读理解、抄写、描写、听写、计算。此检查不包括身体部位辨别、空间结构等高级皮质功能检查。

2. 汉语失语成套测验（aphasia battery of Chinese，ABC） 1988 年由原北京医科大学编制，主要参考西方失语成套测验，结合中国国情及临床经验修订的。该检查可区别语言正常和失语症，对脑血管病语言正常者，也可检测出某些语言功能的轻度缺陷。通过测试可作出失语症分类诊断，且受文化差异影响较小。

3. Frenchay 评定法 改良后的 Frenchay 评定法，每项按损伤严重程度分级从 a 至 e 五级，a 为正常，e 为严重损伤，包括 8 个方面 28 个小项目的内容（表 5-23）。Frenchay 构音障碍评定方法的检查内容包括反射、呼吸、唇、颌、软腭、喉、舌、言语八大项，每项又分为 2～6 个细项，共 28 细项。反射包括咳嗽、吞咽、流涎；呼吸包括静止状态、言语时；唇包括观察静止状态、唇角外展、闭唇鼓腮、交替发音、言语；颌包括静止状态、言语时；软腭包括进流质食物、软腭抬高、言语时；喉包括发音时间、音调、音量、言语时；舌包括静止状态、伸舌、上下运动、两侧运动、交替发音、言语时；言语包括读字、读句子、会话、速度。

每一个细项按严重程度分为 a 至 e 五级：a 正常，b 轻度异常，c 中度异常，d 明显异常，e 严重异常。评定指标：a 项数 / 总项数。可根据正常结果所占比例（a 项 / 总项数）简单地评定构音障碍的程度。评定级别：正常：（27～28）/28；轻度障碍：（18～26）/28；中度障碍：（14～17）/28；重度障碍：（7～13）/28；极重度障碍：（0～6）/28。

表 5-23　Frenchay 评定法

功能		损伤严重程度 a 正常　e 严重损伤				
反射	咳嗽 吞咽 流涎	a	b	c	d	e
呼吸	静止状态 言语时	a	b	c	d	e
唇	静止状态 唇角外展 闭唇鼓腮 交替发音 言语时	a	b	c	d	e
颌	静止状态 言语时	a	b	c	d	e
软腭	进流质食物 软腭抬高 言语时	a	b	c	d	e
喉	发音时间 音调 音量 言语时	a	b	c	d	e
舌	静止状态 伸舌 上下运动 两侧运动 交替发音 言语时	a	b	c	d	e
言语	读字 读句子 会话 速度	a	b	c	d	e

4. 感知觉与沟通能力评估量表　感知觉与沟通能力评估量表（表 5-24）是在大量调查统计与临床表现综合统计分析归类中，发现老年人听力、视力出现不同程度的衰退，导致老年人交流能力的降低，表现出孤独感倍增，而交流不畅或困难，无法准确表达自己的诉求，陷入焦灼、急躁的状态，使生活质量明显降低。感知觉与沟通能力评估的目的是评估老年人在视力、听力、交流等方面的能力，为制订照护服务计划提供依据。

表 5-24 感知觉与沟通能力评估量表

评估指标	评价细则
意识功能	0分，意识清醒，对于所处周围环境警觉
	1分，嗜睡，处于睡眠状态过长。当呼唤或碰触病人身体时可唤醒，并能够进行准确的交流或执行指令，停止刺激后会继续进入睡眠状态
	2分，昏睡，一般的外界刺激不能唤醒，给予较强烈的刺激可有短暂的意识清醒，在清醒状态时可进行简短问答，当刺激减弱后又很快入睡
	3分，昏迷，浅昏迷时可对疼痛刺激作出回避和痛苦表情；深昏迷时对刺激无反应（若评定为昏迷，可不进行以下项目的评估，直接评定为重度失能）
视力	测试者让受试者阅读书报、或看电视或物品等
	0分，看清电视、书报上的标准字体，辨认物体且能定位拿放
	1分，看不清电视、书报上的标准字体，但能看清楚大字体，辨认物体且能定位拿放
	2分，看不清电视、大字体但能辨认物体且能定位拿放
	3分，辨认物体困难，但眼睛可随物体转动，只能看到光、颜色和形状，不能定位拿放
	4分，辨认物体困难，眼睛不能跟随物体转动或没有视力
听力	测试者与受试者交谈，让其完成点头或眨眼指令，听辨日常声音
	0分，可正常交谈，能点头或眨眼，可听到电视、电话、门铃声
	1分，正常交流困难，需在安静的环境下或大声说话才能听到，并点头或眨眼
	2分，讲话者大声说或话语速很慢，才能部分听见，完成点头或眨眼动作
	3分，讲话者很大声说话且语速很慢，才能部分听见，但不能点头或眨眼
	4分，几乎或完全听不见
沟通交流	测试员与受试者交谈"您老家是哪里的，说说您的家乡"
	0分，无困难，能与他人正常交谈
	1分，能表达自己及理解他人的言语，但需要增加时间或给予帮助
	2分，表达需求或理解有困难，需频繁重复或简化口头表达
	3分，不能表达需求或理解他人的言语

感知觉与沟通分级：

能力完好：意识清醒，且视力和听力为0或1分，沟通为0分

轻度受损：意识清醒，但视力或听力中至少一项为2分，或沟通为1分

中度受损：意识清醒，但视力或听力中至少一项为3分，或沟通为2分；或嗜睡，视力或听力评定为3分及以下，沟通评定为2分及以下

重度受损：意识清醒或嗜睡，但视力或听力至少一项4分，或沟通为3分；或昏睡/昏迷

（朱晓丹）

第六章
老年人生活能力评估

学习目标

1. 掌握老年人生活环境评估和生活质量评估的概念；老年人日常生活活动能力评估的内容、评估工具、相关功能受损的表现及应用指导的内容。
2. 熟悉老年人生活环境和生活质量的评估内容及注意事项；老年人日常生活活动能力的分类、功能评估的目的和意义。
3. 了解对老年人进行生活环境和生活质量评估的意义；老年人日常生活活动能力的影响因素。
4. 学会评估老年人生活环境和生活质量的方法；老年人日常生活活动能力的方法，并能根据评估结果对有功能障碍的老年人进行康复指导。
5. 具有尊老、爱老、敬老、助老的意识，良好的沟通能力和同理心。

老年人的健康状况和生活质量与其生活的环境息息相关。如何评估老年人生活环境，除去影响生活环境中的不良物理因素和社会因素，补偿老年人机体缺损的功能，帮助老年人在良好的生活环境中过上独立、自主、有尊严的晚年生活，是推动积极老龄化和健康老龄化的重要手段。

第一节　老年人生活环境评估

案　例

张奶奶，82岁，曾任基层干部多年，与老伴同住。二人居住在多年前工作单位分配的集资房，该集资房属于一个老旧小区，缺乏与生活相关的配套设施。最近，张奶奶因意外跌倒，使宁静的养老生活突然发生改变，张奶奶的生活需要得到他人照顾，老伴个人照护压力大。两位老人面临巨大的生活压力。

工作任务

1. 请对张奶奶的居家安全环境进行评估。
2. 请分析导致张奶奶跌倒的环境因素并提出改进意见。

环境是以人类社会为主体的外部世界的总体，包括自然环境和社会环境。环境是人类赖以生存、发展的社会与物质条件的综合。人与环境之间的关系是动态而相互作用的。处于一定的自然环境和社会环境中的人类生命为了生存发展，提高生活质量，维护和促进健康，需要充分开发利用环境中的各种资源，但也会受到自然环境和社会环境的影响。环境可以通过多种形式对老年人的健康产生影响，包括经济状况、社区态度、自然环境和人造环境的物理特性、社交网络，甚至是可用的辅助设备。

一、老年人生活环境

自然环境是指围绕人群的空间中,可直接或间接影响到人类生活、生产的一切自然形成的物质及其能量的总体。自然环境是人类赖以生存的物质基础。广义的自然环境是指与人类生活密切相关的空气、土地、水源、野生动植物等。狭义的自然环境主要是指人类生活的物理环境。本章主要是指老年人周围的设施、建筑物等物质系统。

社会环境是指人类在自然环境的基础上,通过长期有意识的社会劳动所创造的人工环境。它是人类生存及活动范围内的社会物质和精神条件的总和,包括文化背景、法律法规、社会制度、家庭、工作单位、社区、政府、人际关系、经济情况和教育等方面。

生活环境是指与人类生活密切相关的各类自然条件和社会条件的总和,由自然环境和社会环境中的所有物质环境组合而成。生活环境与人类的日常生活相互作用,相互影响。老年人的健康状况与其生活环境密切相关。老年人对外界环境的调节能力随着年龄的增加而逐渐下降。因此,对老年人生活环境的评估是老年人综合评估的重要组成部分。

老年人生活环境评估是指对与老年人紧密联系的自然环境和社会环境进行综合评估的过程。老年人生活环境的可变性较强,需要从老年人自身的视角去看待老年人在生活环境中生理、心理和社会适应方面的状况,进而获得准确的评估结果。

随着年龄的增长,老年人的感知觉和肢体协调能力逐渐衰退,对环境的调节和适应能力下降。当环境的影响超过老年人机体调节能力所能承受的限度时,就可能造成人体生态失衡和生理功能破坏。生活环境评估是了解老年人生活状况的第一步,经过评估,发现老年人在生活环境中的优势和困境,协助其进行环境改造和适应环境,改变不良生活行为习惯,让老年人能够在自己熟悉的生活环境中生活,对于维护老年人的健康,提高老年人的生活质量具有重要的意义。

二、老年人生活环境评估内容

随着我国老龄化社会的发展,"90-7-3"养老模式基本形成,即90%的老年人居家养老、7%的老年人社区养老、3%的老年人机构养老。评估老年人生活环境,查找环境中是否有妨碍老年人正常生活的不利因素并加以干预,可以满足老年人在不同生活场景中,多样性的养老服务需求。以下分别就老年人居家环境评估、老年友好社区环境评估和机构环境评估进行介绍。

(一)老年人居家环境评估

1. 居家安全环境评估 随着老龄化社会的发展,小型家庭数量逐渐增多,独居、空巢老年人的数量也随之增加,居家环境的安全成为直接影响老年人生活质量的一个重要因素。很多老年人居住在年代久远的房屋,这些房屋的某些特点可能是危险的,如小块地毯、窄小的门、没有卫生间或照明不佳。随着人们变老和能力的损失,这些因素会成为独立生活的障碍。居家安全环境评估表关注老年人生活的物理环境中是否存在一些潜在的安全问题,常用于了解老年人居家生活环境是否安全。根据评估结果,对老年人的居家环境提出建议,采取相应措施来保障老年人的正常、舒适和安全的日常生活。居家安全环境评估表见表6-1。

2. 老年人居室内环境评估 居室是老年人生活及安度晚年生活的主要场所,老年人每天的主要日常活动都是在居室内完成。居家生活环境的适宜程度,直接影响着老年人的生活状态。

(1)居室方位评估:"坐北朝南"是中国传统的居室朝向,朝南的房间冬暖夏凉,而朝北的房间冬冷夏热。老年人的身体功能和体温调节系统的功能下降,不同的老年人身体耐热度、耐湿度不同。有条件的可根据老年人的具体情况对居室方位进行调整。

(2)居室空间评估:老年人每天在居室内活动的时间较长,既需要有独处的空间,又希望能与家人共享天伦之乐。部分老年人会重新培养兴趣爱好,如读书、写字、画画等,需要有一定功能活动区。居室内可以根据实际情况,对环境进行适当改造,让老年人既有私密空间,也有与家人团聚的场所,更有发挥自己兴趣爱好的空间。

（3）居室空气质量评估：老年人的居室环境要定时通风换气，保持室内空气流通。如果有异味产生，应及时妥善处理，保证室内空气清新，有利于老年人的身心健康。

（4）居室温湿度评估：老年人特别是高龄老年人血液循环差，新陈代谢减慢，对温度的调节和适应能力差。老年人的居室内温度一般保持在冬季15℃以上，夏季30℃以下为宜，湿度50%～60%为宜。

（5）居室噪声评估：凡是不悦耳、不想听，使人生理及心理产生不舒服的声音都属于噪声。噪声会使听觉灵敏度下降，甚至造成耳聋；可能会引起老年人头晕、头痛、耳鸣、失眠、乏力、心情烦躁不安；使老年人心跳加速、心律不齐、血压增高等异常症状。老年人居室内的噪声白天控制在40dB以下，夜间控制在30dB以下。

（6）居室色彩评估：色彩是通过视觉器官为人们所感知，产生物理、生理、心理等多种作用和效果。在色彩鲜明、明亮温暖的居家环境中，会让人心情愉悦，感到轻快舒畅；反之会让人心情郁结，甚至对人的心率、脉搏、血压等方面产生影响。对于老年人来说，偏暖色的中性色彩会让人感到舒适和愉悦。

（7）居室装饰评估：装饰品可以让居家环境更温暖人心，减少冰冷感，活泼气氛，增加生活气息，让人感到赏心悦目。装饰不需要过于繁杂，适当的摆放一些绿色植物、盆景、手工艺品。

表 6-1　居家安全环境评估表

处所	评估内容	评估要素
一般居室	光线	光线是否充足
	湿度	是否适宜
	地面	是否平整、干燥、无障碍物
	地毯	是否平整、不滑动
	家具	放置是否稳定、固定有序、有无障碍通道
	床	高度是否在老人膝下、与其小腿长度基本相同
	电线	安置如何，是否远离火源、热源
	取暖设备	设置是否妥当
	电话	紧急电话号码是否放在易见、易取的地方
厨房	地板	有无防滑措施
	燃气	"开""关"的按钮标志是否醒目
浴室	浴室门	门锁是否内、外均可开
	地板	有无防滑措施
	便器	高低是否合适，有无扶手
	浴盆	高低是否合适，盆底是否有防滑胶垫
楼梯	光线	光线是否充足
	台阶	是否平整无破损，高度是否合适，台阶之间色彩差异是否明显
	扶手	有无扶手，扶手是否牢固

3. 坐轮椅返家环境自评　通过评估老年人坐轮椅返家环境，了解老年人对公共场所中各种设施的利用情况及使用体验，根据老年人自己对设施的体验感受及希望改进的方面，探索更适合于老年人走出居家环境，参与外界活动与交流的公共环境，满足老年人社会参与的需求。坐轮椅返家环境自评见表6-2。

表6-2　坐轮椅返家环境自评

环境各方面情况	程度		
路面平坦程度	A. 好	B. 一般	C. 差
是否设有轮椅专道	A. 是	B. 偶尔有	C. 没有
是否有上坡或下坡之类的道路	A. 是	B. 偶尔有	C. 没有
沿路空气质量	A. 高	B. 一般	C. 低
绿化程度	A. 好	B. 一般	C. 差
交通维护情况	A. 好	B. 一般	C. 差
车辆拥挤情况	A. 好	B. 一般	C. 差

（二）老年友好社区环境评估

1. 城市环境评估　城市也叫城市聚落，是由非农业产业和非农业人口聚集而形成的居民聚落场所。城市是社会经济发展到一定阶段的产物，是人类文明发展的成果。人口较稠密的地区称为城市，一般包括了住宅区、工业区和商业区，并且具备行政管辖功能，是影响老年人生活的重要因素。

城市环境是指影响城市人类活动的各种外部条件的总和。老年人随着年龄的增长，对医疗服务设施的需求加大，因此生活便利的城市成为了老年人享受晚年生活的首要选择。同时，城市作为政治、经济、文化的集散地，也存在许多不利于老年人生活的因素。

对城市环境进行评估，以便能够更好地了解老年人生活的大环境，并不断加以改善，为老年人创造一个安全舒心的城市生活环境。城市环境评估表见表6-3。

表6-3　城市环境评估表

城市评估	分类	评估内容
城市社会环境评估	政治	管理城市事物的能力
	经济	城市经济发展水平
	文化	文化事业建设是否健全和是否具有深厚的文化韵味
	历史	是否具有悠久的历史
	民族	各民族能否相处融洽，共同繁荣
	人口	人口密度如何？能否得当地处理好人际关系？
	行为	社会行为是否公平正义，符合道德法律要求？
城市自然环境评估	地质	属于哪种地质类型？
	地貌	属于哪种地貌类型？
	水文	水文资源情况如何？
	动植物	动物分布如何？是否有大面积植被覆盖
	气候	气候如何？是否适合老年人生活活动
	土壤	土壤条件如何？对于农作物的生长是否适宜

2. 社区环境评估　社区是以一定地域为基础，由具有相互联系、共同交往、共同利益的社会群体、社会组织所构成的一个社会实体。尽管国内外学者对社区的定义不同，但是对社区包含的构成要素方面的认识大体一致，普遍认为一个社区应该包括地域、人口、组织、设施、社会互动等要素，同时社区也是"精神共同体"的体现。

社区环境是相对于居住在社区内的居民而言。社区环境是社区居民赖以生存的自然条件与社会条件的总和,是一个可以满足社区居民生理和心理需要的单位。社区是老年人社会支持网络的重要一环,是为居家生活的老年人提供支持和帮助的重要资源。对老年人社区环境进行评估,有助于了解社区老年人生活状况,不断完善公共服务设施,发展正式和非正式社会服务资源,让老年人在生活、娱乐休闲过程中,享受和谐、融洽的人文关怀。社区环境评估表见表6-4。

表6-4　社区环境评估表

社区评估	类型	评估内容
自然环境	社区的区位	数量是否合理,是否能满足大部分人需要
	规划的范围	范围是否合理,有没有影响到正常的生活活动
	社区内的绿化、净化、美化状况	绿化面积和美化程度如何?
社会环境	生活环境	生活环境是否优美,空气质量如何?
	消费状况	消费水平高低,与收入相比如何?
	治安状况	治安是否能够保障
	文化环境	能否营造一种积极健康的文化环境
	生活习惯	生活习惯是否与社会整体相适应和融合
	人际关系状况	人际交往如何?

(三)机构环境评估

尽管居家养老是目前我国大部分老年人选择的养老方式,可以让老年人在熟悉的生活环境中,依靠子女和亲属的照顾,得到随时随地的亲情安慰,具有成本低、方便高效的优势。但受到社会经济的发展和家庭规模小型化的影响,社会养老方式也朝着多样化方向发展,让老年人对自身养老问题有了新的认识,养老机构成为老年人养老生活的新去处。根据服务对象、服务内容和照护目的的不同,一般将为老年人提供服务的机构分为医院、中期照护机构和长期照护机构。

1. 医院　老年人随着年龄的增长,对医疗服务的需求逐步增大,医院成为老年人必不可少的需求场所。医院为老年人提供的服务主要为医疗服务,又被称为急性期照护,由各级医院承担医疗救治任务。医院的服务对象包罗万象,既包括健康状态的人,也包括非健康状态的人,这就需要评估医院是否有条件可以让老年人自行进行就医服务。医院在医疗设备的硬件设施、人文关怀的软件配套服务方面,能否为老年人提供一个安全适宜的环境,将直接影响老年人的身心健康。

2. 中期照护机构　中期照护(intermediate care, IC)又称为急性后期照护或亚急性照护。中期照护机构是指在相对较短的时间内(通常为2～8周),由多学科团队主导,以老年综合评估为基础,对急性病缓解后不能立即回归家庭或社区的病患进行的一系列整合照护服务(包括综合性医疗、护理、康复、心理等)的机构。照护对象主要为罹患各种疾病且处于亚急性或急性后期的老年人,纳入标准是经过老年综合评估,有出院可能性且有康复潜能的老年人。中期照护是急性医疗与社区卫生服务或长期照护的桥梁,目的是促进疾病转归,减少住院天数,避免入住长期照护机构,减少不必要的急性住院医疗。常见的中期照护机构包括医院中期照护病房、社区医院、老年康复院或护理院、日间照料中心、家庭病床。重点关注中期照护机构的居住环境、活动空间、设施设备、医疗康养服务开展情况及效果。

3. 长期照护机构　长期照护机构(Long-term care facility, LTCF)主要是为老年人因慢性病或身体、精神残疾而提供的健康照顾、生活协助、康复服务甚至临终关怀的机构。这类机构的服务对象多以失能和部分失能老年人为主,也包括患有认知症的老年人,主要提供日常生活照料服务和部分专业的医疗护理服务。目前国内的长期照护机构主要包括老年护理院、老年公寓、养老机构、医养结合机构、临终关怀机构或安宁疗护院等类型。其职能是按照市场需求为老年人提供各种形式的长期照护服务。对这类机构进行评估时，除了关注物理环境外，医疗设施设备、医护服务、康复服务、安宁疗护以及照护理念和服务质量也是评估的重要内容。

国务院办公厅发布的《社会养老服务体系建设规划（2011—2015年）》中确定，我国的社会养老服务体系主要由居家养老、社区养老和机构养老组成。大力发展多种养老服务形式满足老年人的健康养老服务需求，特别是失能痴呆老年人的照护需求，不断完善社会养老服务体系的建设和服务标准，是实现健康老龄化的重要策略。

国务院办公厅印发的《"十四五"国家老龄事业发展和养老服务体系规划》中指出，提升公办养老机构服务水平。加大现有公办养老机构改造力度，提升失能老年人照护能力，增设痴呆老年人照护专区，在满足政策保障对象入住需求的基础上优先安排失能老年人入住。这也从政策上对长期照护机构进行支持。

第二节　老年人生活质量评估

案　例

小李在慰问社区老年人的时候发现，丧偶后的冯爷爷变得对生活不积极，不整理家务，一盒牛奶就可以算一顿饭，家居环境更是一团糟。还常常把自己关在家里面，不愿意与以前的朋友一起出门散步，小李想鼓励冯爷爷重拾生活热情，让未来的生活重新美好。

工作任务

1. 请对冯爷爷的生活质量进行评估。
2. 请梳理冯爷爷目前生活方面存在的问题并提出解决方案。

生活质量（quality of life，QOL）又称为生命质量、生存质量、生命质素等，是在生物-心理-社会-环境医学模式下产生的一种新的健康测量技术，被广泛用于人群健康状况评定、临床治疗方案或药物的评价与选择、临床预后及影响因素分析、预防性干预及保健措施的效果评价、卫生资源配置及利用的决策、促进医患沟通和个体化治疗等方面。生活质量需以生活水平为基础，但其内涵具有更大的复杂性和广泛性，它更侧重于对人的精神文化等高级需求满足程度和环境状况的评价。

一、生活质量的研究背景

生活质量的研究始于20世纪30年代，用于评估不同国家和地区社会发展水平，1958年，加尔布蓄思（Calbralth）正式提出了生活质量（quality of life）的概念。20世纪60年代以后，生活质量作为一项衡量社会经济发展的重要标准，首先在经济发达国家得到了蓬勃发展。世界卫生组织（WHO）提出"健康不仅是免于疾病和衰弱，而是保持身体、心理和社会功能的完满状态"。随着传统生物医学模式向现代生物-心理-社会医学模式的转变，医学目标不仅关注寿命增长或疾病治愈，同时更关注生理、心理和社会功能维持更好的状态。由于健康具有多维性和动态性，在新的医学模式下要求有一套既可对人群的总体健康状况进行测量，又能从生理、心理、社会等方面全面反映人体健康状况的测量工具。鉴于此，20世纪70年代末，生活质量在医学领域的研究和应用备受关注，并逐渐形成新的研究热潮。

在其他领域，生活质量的概念也进行了大量的研究和应用，如社会学、社会心理学、医学等诸多学科领域。研究对象主要集中在特殊人群，如疾病终末期病人、癌症病人、身体残疾、阿尔茨海默病、老年人群，关于普通人群的生命质量研究相对较少。随着人口老龄化进程加快，社会经济发展与人民生活水平的提高，老年人寿命的延长与疾病谱改变、身体健康状况、饮食结构、居住环境改善等因素，社会大众对健康的需求提高，人类不再简单追求经济的增长，生活质量与生态环境等日益受到广泛关注。

我国对生活质量的研究始于 20 世纪 80 年代中后期,一般将生活质量分为三个层次:低层次强调的是"生存"质量,主要停留在需求层次上,比如保持生理上的完好,维持基本的生存所需和基本功能,主要应用于医学领域;中层次强调生活质量,在生存的基础上满足生理、安全、爱与归属、尊重的需要,在社会学领域采用;高层次强调狭义的生命质量,在低、中层次的基础上,着重自我价值的实现、对社会的责任,主要应用于医学与社会学综合学科领域。

(一)生活质量的概念及内涵

1. 生活质量的概念 生活质量又称为生命质量、生存质量、生命质素等,其概念和内涵目前还没有统一的标准。1993 年世界卫生组织(WHO)生命质量研究组将其定义为:不同文化和价值体系中的个体对于他们的目标、期望、标准以及所关心的事情有关的生活状况的体验。生活质量是一个复杂的、多维度的概念,包括身心功能和社会功能等方面;是在一定的文化价值体系下的,具有文化依赖性;既关注个体的主观感受,也关注客观功能。

2. 生活质量的内涵 一般来说,生活质量的内容有以下 4 个方面:

(1)生理状态:反映个人体能和活动能力的状态,包括活动受限、社会角色受限和体力适度三个方面。

(2)心理状态:反映疾病给老年病患带来的不同程度的心理变化,主要是情绪和意识,包括情绪反应和认知功能两个方面。

(3)社会功能状态:衡量一个人能否正常生活,包括社会整合、社会接触和亲密关系三个方面。

(4)主观判断与满意度:包括自身健康和生活判断、满意度和幸福感两个方面。

世界卫生组织(WHO)提出了生活质量的六个维度:生理健康、心理状况、独立能力、社会关系、精神信仰、与生活环境的关系(图 6-1)。

生活质量主要包括六个方面:①物质生活;②精神文化生活;③生命质量(身心健康和社会功能);④自身素质;⑤享有的权益和权利(人权、自由、机会等);⑥生活环境(包括自然环境和社会环境)。

这六个方面对生活质量的评定都是不可或缺的。前三个方面是生活质量的前提或必要条件,后三个方面是生活质量的补充条件。身体健康(生命质量)是生存和发展的自然基础,物质生活是生存和发展的物质基础,精神文化生活是生存和发展的精神支柱、思想境界和需求层次。

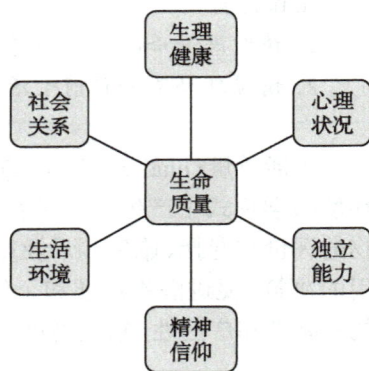

图 6-1 世界卫生组织(WHO)生活质量的六个维度

(二)生活质量评估的意义

生活质量评估已广泛用于社会各个领域,成为测量各年龄段和各种疾病人群健康状况的重要工具,对现代医学发展产生了深远的影响。

1. 促进"以病人为中心"的医学思想转变 在新的医学模式下,医学的目标是防治疾病、延长生命、提高生存质量、促进人类身心健康。随着生活质量研究的兴起,使老年病患主观评价的生活质量作为治疗效果考察的指标越来越受到医疗机构管理者的重视,推动老年病患从被动接受和配合治疗转变为主动参与疾病治疗、身体康复、慢病管理、预防保健等活动中,成为现代医学发展的重要方向。

2. 推动"整体护理"模式发展 生活质量评估不但测量躯体健康状况,也测评受试者的主观感受,如疼痛情绪、满意度、幸福度、对自身健康状况的认识等。现代医学模式下,护理工作关注的焦点由传统的以疾病为对象,转变为对病患身心实施有计划的、系统的、全方位的护理模式,即整体护理。生活质量评估可作为测量整体护理效果的综合评价依据。

3. 为医疗管理和卫生决策提供依据 近年来,临床疗效不佳反映在治愈率和延长寿命上,还包括改善病患的生活质量。随着生活质量评估和有关的健康预期寿命(health life expectancy,HLE)、伤残调整生命年(disability adjusted life years,DALYs)和质量调整生命年(quality adjusted life years,

QALYs）等新指标的产生，综合了个人的生存时间与生存质量，克服了以往将健康人的生存时间和病患的生存时间同等看待的不足。因此，生活质量评估被大量用于制定卫生法律法规和卫生政策，合理分配卫生资源，确定医疗重点人群和卫生投入的重点。

二、老年人生活质量的定义及影响因素

1990 年世界卫生组织（WHO）提出"健康老龄化"和"积极老龄化"的目标，让老年人能够获得健康、参与和生活质量。老年人生活质量是多层面的、复合性的概念，包括老年人物质层面的生活质量与非物质层面的生活质量。老年人物质层面的生活质量包括生活水平、自然条件、基础设施建设等；老年人非物质层面的生活质量包括健康状况、精神心理、社会环境等。根据 1994 年中华医学会老年医学分会的定义，老年人生活质量是指 60 岁及以上老年人群对自己的身体、精神、家庭和社会生活美满的程度和对老年生活的全面评价。

老年人生活质量的影响因素也是多元化的，有社会因素，如社会养老体系、医疗卫生水平、老年人权益保障的相关法律法规、社会福利制度、社会经济发展水平、生活环境等；也有个体因素，如个体的经济收入水平、身体健康状况、精神心理状况、社会参与与社会支持情况、家庭状况等等。

三、老年人生活质量的评估

（一）评估对象的选择

按评估的样本量分类，生活质量评估的对象主要包括群体生活质量评估与个体生活质量评估。群体生活质量评估指对某一地域范围内（城市、社区）的代表性的群体进行的评估，以抽样调查的方式，用某地区抽取样本的生活质量水平估计该地区群体生活质量水平。个体生活质量评估指对某个个体生活质量的状态进行评估，可以是生活质量的多个维度或一个维度。此外，还可以有特定人群的生活质量评估，如老年人、儿童、学生、教师、病患等，可以使用普适性的评估量表，也可以使用特异性的评估量表。

（二）老年人生活质量评估类型

老年人的生活质量评估，可以按老年人生活的地域来划分，如某城市老年人的生活质量、某社区老年人的生活质量、某养老机构老年人生活质量等；也可以按照老年人的年龄划分，如低龄老年人生活质量、高龄老年人生活质量；以健康相关的因素来划分，如疾病终末期老年人生活质量、多个乳腺癌老年人的生活质量。

在评估工具的选择上，可使用的评估工具可包含身体健康、社会角色、生存环境、生活功能、主观感受等指标；从医学的角度出发，多选用包含疾病健康、生活能力、社会活动方面的指标。目前关于生活质量评估的工具有上百种，各有侧重，需要评估者综合考虑、合理使用，以达到既定评估目标。

（三）老年人生活质量的评估方法

关于老年人生活质量的评估方法有很多，根据评估的目的和内容不同，评估的方法也不同，以下介绍几种常见的评估方法：

1. 访谈法 访谈法又称为会谈法，是研究者与研究对象面对面访谈或电话访谈的方法，用来收集受访人信息，了解受访人的心理和行为的基本研究方法。通过访谈法的方式了解对方的健康状态、心理状况、生活习惯、行为方式等，结合对象主观评价对其生活质量进行评分。访谈法具有较好的灵活性和适应性。运用访谈法对老年人生活质量的评估，可以通过制订访谈提纲和自由式提问等方式，与老年人以及其家人进行面对面交流，一边访谈，一边观察，并记录访谈内容，进行生活质量的评估。访谈法使用面广，可以用于养老机构、医院、社区等；访谈对象可以是老年人、老年人家属、机构工作人员等；访谈的方法可以随时随地进行，话题可以自由转换，可以了解到评估量表中没有涉及到的问题。由于访谈法主观性较强、受访谈人员的自身素质影响，以及要求投入较多的人力、物力与财力、对访谈结果的分析处理较难，缺乏隐秘性等缺点，对老年人的生活质量评估存在一定的局限性。

2. 观察法　观察法是指在自然的状态下,评估者通过运用自己的感官或使用辅助设备(如录音、录像、图片、文字等),在一定时间内对研究对象的心理或行为、日常活动、疾病症状及不良反应进行观察。通过对各种观察资料的收集,来研究人的心理活动规律,综合判断对象的生活质量。观察法多用于不能作答或不能可靠回答的特殊人员的生活质量评估,如有认知障碍、精神疾病、失去意识等特殊人员。科学的观察具有目的性和计划性、系统性和可重复性。观察一般利用感觉器官去感知对象。由于感官具有一定的局限性,往往要借助各种现代化的电子设备来辅助观察。

3. 主观报告法　主观报告法是指被测者根据自己的综合状况结合对生活质量的理解,自己报告对自身生活质量的评价。优点是容易对个体不同阶段的生活质量进行对比分析;缺点是可靠性较差,不宜单独使用,可作为其他方法的补充。

4. 症状测评法　症状测评法主要用于评估疾病的症状和治疗的不良反应。评估者将各种可能的症状或副作用列成清单,由被测者或评估人员逐一选择选项。很多疾病症状和副作用评价采用此方法。

5. 量表测量法　量表测量法又称标准化量表法,是目前策略生活质量最普遍的方法。使用标准化的测量程序和评定工具对观察对象的行为、心理或特征进行评定分数的一套系统的评估方法。优点是客观性强、程序化、标准化和易于操作等。缺点是要制订一份性能良好、具有一定文化特色的量表并不简单。量表测量法常适用于临床诊断、心理测量,结合观察与会谈的方法,对测试对象进行评估。也可以把评定方法看作是观察法与测验法的一种结合运用。在老年人生活质量的量表评估中,可以综合运用评估量表,如适用于一般人群或特异人群的生活质量评估量表,对生活质量的多个维度进行综合打分,得出客观的结论。

四、老年人生活质量评估工具

(一)老年人生活质量评估量表分类

生活质量是个人的主观感受,是一个只能由个体直接做出判断,第三方人员或者组织只能对其结果做出评估和分析的指标,它的测定属于心理属性的测定。对老年人生活质量的评估,可以根据评估目的来选择合适的评估工具或选用相关量表。目前用于老年人群生活质量评估量表,如健康调查量表36(SF-36)、世界卫生组织生活质量-100量表(WHO-QOL-100)和诺丁汉健康量表等,主要反映人们生活质量中的共同的特性,优点是可了解整体的状况,可在不同人群之间进行比较,并可测出预期之外的信息。某特异性量表,如癌症病人生活质量指数量表、脑卒中专用量表、脑卒中专用生活质量量表等,主要针对特异性群体生活质量的评定。

(二)常用的老年人生活质量评估量表

日常常用生活质量测量工具可对老年人生活质量做普适性评估,常用的生活质量评估量表见表6-5。

表6-5　常用的生活质量测量工具

量表名称	评估内容	适用对象
健康调查量表36	主要有8个维度 生理领域:生理功能、躯体疼痛、躯体功能、健康总体自评; 心理领域:活力、精神健康、情感职能、社会功能	一般人群
诺丁汉健康量表	主观体验:情绪、睡眠、生活活动、精力、疼痛、社会孤独感; 日常生活:职业、家务能力、个人关系、个人生活、性生活、爱好、闲暇	一般人群 特色人群(病人)
生活满意度量表	生活兴趣、满足感、情绪、自我概念、决心与毅力	老年人群
幸福感量表	正性情感、负性情感、正性体验、负性体验	老年人群
世界卫生组织生活质量-100量表	生理、心理、日常活动、社会关系、社会环境、精神	一般人群

1. 健康调查量表 36（SF-36） 健康调查量表 36（36-item short form health survey，short form 36，SF-36）是普适性量表，具有较高的信度、效度，广泛应用于临床、卫生政策评价、一般人群健康调查等。健康调查量表 36 包含生理和心理两大领域，由 8 个方面构成，其中生理领域包括生理功能、生理职能、躯体疼痛、一般健康状况；心理领域有：精力、社会功能、情感职能以及精神健康（见附录 1）。

2. 诺丁汉健康量表（NHP） 诺丁汉健康量表（Nottingham Health Profile，NHP）由个人生活问题和健康问题组成。健康问题包括 6 个方面：睡眠、生活活动、精力、疼痛、情绪反应和社会孤独感共 38 个条目。个人生活问题包括就业、操持家务、社会活动、家庭生活、性生活、爱好兴趣及度假共 7 个方面。该量表既用于评估一般人群，还用于评估特殊人群生活质量的评估（见附录 2）。

3. 生活满意度量表 生活满意度量表（life satisfaction scale）包括三个独立的分量表，其中一个是他评量表，即生活满意度评定量表，另外两个分量表是自评量表，分别为生活满意度指数 A（life satisfaction index A，LSIA）量表和生活满意度指数 B（life satisfaction index B，LSIB）量表。

生活满意度评定量表包含 5 项 1～5 分制的子量表。生活满意度指数 A 由与生活满意度评定量表相关程度最高的 20 项同意 / 不同意式条目组成，而生活满意度指数 B 则由 12 项与生活满意度评定量表高度相关的开放式、清单式条目组成。研究表明，该量表能够有效而可靠地测量生活满意度，题目有较好的一致性。生活满意度指数量表共有 20 道条目，"同意"得 2 分，"不同意"得 0 分，"?（不能确定）"得 1 分，因此生活满意度量表分值为 0～40 分，得分越高表示生活满意度越高（见附录 3）。

4. 纽芬兰纪念大学幸福度量表（Memorial University of Newfoundland Scale of Happiness，MUNSH） 纽芬兰纪念大学幸福感量表（MUNSH）是比较常用的老年人主观幸福感自评量表，由 24 个条目组成，10 个条目反映正性和负性情感，其中 5 个条目反映正性情感（PA），5 个条目反映负性情感（NA），14 个条目反映正性和负性体验，其中 7 个条目反映正性体验（PE），另 7 个条目反映负性体验（NE）。总的幸福度 = PA－NA＋PE－NE 评分：对每项回答"是"，记 2 分，答"不知道"，记 1 分，答"否"记 0 分。第 19 项答"现在住地"，记 2 分，"别的住地"记 0 分。第 23 项答"满意"，计分 2 分，"不满意"，记 0 分。总分 = PA－NA＋PE－NE，得分范围 －24 至 ＋24。为了便于计算，常加上常数 24，记分范围 0～48。PA：正性情感，NA：负性情感，PE：一般正性体验。NE 一般负性体验（见附录 4）。

5. 世界卫生组织生活质量 -100 量表（WHO-QOL-100） 世界卫生组织生活质量 -100 量表是由世界卫生组织组织专家编制的，是一个跨国家、跨文化的普适性量表，具有国际可比性，具有较好的信效度、反应度。世界卫生组织生活质量 -100 量表量表由 6 个领域 24 个方面加一个总的健康小结组成，包括生理领域、心理领域、独立性、社会关系、环境关系等。该量表用于测定最近 2 周生存质量，评估内容包括被评估对象的生存质量、健康状况和日常活动的感觉，需要被评估对象按照自己的标准、愿望或感觉回答所有问题（见附录 5）。

关注老年人的生活质量是社会经济发展、人类文明进步的必然要求。随着老龄化、全球化、信息化与城镇化进程的加快，老年人作为社会的弱势群体，日益凸显的社会问题、医疗问题、社会保障问题、精神文化教育等系列问题日益作为社会关注的新焦点。整体提升老年人的生活质量是党和国家不断满足人民对美好生活的向往的需要，也是全心全意为人民服务的重要体现，对推动我国老龄事业的发展具有重要意义。

第三节　老年人日常生活活动能力评估

案　例

乔奶奶，78 岁，丧偶，平日独居，无特殊爱好，于今日上午 10 点入住养老机构。既往高血压病史 25 年多，长期口服降血压药物，血压控制良好，糖尿病史 10 余年，口服降糖药控制血糖稳定。

工作任务

请对乔奶奶的生活活动能力进行评估。

日常生活活动（activities of daily living，ADL）是指人们在每日生活中，为照顾自身的衣、食、住、行，保持个人卫生清洁和进行独立的社区活动所必须反复进行的、最基本的、具有共性的一系列活动。这些活动虽然十分基本，但对维持每天的正常生活却必不可少，缺少这些正常的日常生活活动能力，除了给老年人的日常生活带来较多不便，还会使得老年人的自尊心和自信心受损，严重影响老年人的生存质量。日常生活活动能力反映了人们在家庭（或医疗机构）内和社区中活动的最基本的能力，是国内外常用的评定躯体功能状况的指标。运用科学工具对有需要的老年人进行生活能力评估，可以为失能老年人发放护理补贴，入住公办养老机构，制订照护服务计划，为养老服务机构发放差异化运营补贴，实施政府购买养老服务项目，做到精准服务、有效保障。

一、日常生活活动能力的分类

老年人日常生活活动能力受年龄、性别、视力、情绪因素、婚姻状况、文化程度、经济状况、生活方式、心理状态、疾病因素、所处地域及家庭功能状况等多种因素影响，所以对老年人日常生活活动能力的评估应结合生理、心理和社会三个方面全面进行。日常生活活动能力包括基础性日常生活活动能力、工具性日常生活活动能力和高级日常生活能力三个层次。

（一）基础性日常生活活动能力

基础性日常生活活动（basic activities of daily living，BADL）能力是指人基本的自身照顾能力，包括维持基本生活需要的自我照顾能力和最基本的自理能力，如更衣、进食、修饰、如厕、洗澡和大小便等自理活动和转移、行走、上下楼梯等身体活动。基础性日常生活活动能力是反映老年人生活质量最基本的指标之一，如果此层次的功能状态下降，将影响老年人基本生活的满足，影响老年人的生活和生存质量。日常生活活动能力的评估不仅是评估老年人功能状态的指标，也是评估老年人是否需要补偿服务的指标。

（二）工具性日常生活活动能力

工具性日常生活活动（instrumental activities of daily living，IADL）能力是指人们在居家或社区中独立生活所需的关键性的比较高级的技能，如家庭清洁、使用电器设备和电话、购物、乘坐交通工具、经济理财、烹饪等，这些活动需借助各种工具。这一层次的功能反映老年人是否能独立生活并具备良好的社会适应能力。工具性日常生活活动能力评定反映较精细的功能，是在基础性日常生活活动能力的基础上发展起来的体现人的社会属性的一系列活动，此层次的功能受限，老年人正常的社会生活将受到影响。

（三）高级日常生活能力

高级日常生活能力（advanced activities of daily living，AADL）是指与生活质量相关的高水平活动，包括娱乐、社交、职业工作、社会活动等能力。高级日常生活能力是老年人的智能能动性和社会角色功能的能力，是反映老年人整体健康状况的指标之一，此层次的功能状态下降将使老年人的健康完整性受到影响。一旦发现老年人有高级日常生活能力下降，则需进一步做基本生活活动能力和工具性日常生活活动能力的评估。也就是说，一旦老年人日常生活活动能力出现异常，最先出现的是高级日常生活能力缺失。

二、日常生活活动能力受损的表现

日常生活活动能力受损的主要表现为老年人不同方面独立生活能力的下降。

（一）基础性日常生活活动能力受损表现

1. 体位转移能力减退或消失　老年人体位转移能力减退或消失主要表现为床上体位及活动能

力、坐起及坐位平衡能力、站立及站位平衡能力减退或消失等三个方面。

2. 个人卫生自理能力减退或消失 老年人更衣、个人卫生、进餐均需他人协助或依赖他人完成。

（二）工具性日常生活活动能力受损表现

老年人工具性日常生活活动能力受损主要表现为老年人独立生活能力下降，包括购物、家庭清洁和整理、使用电话、烹饪和使用交通工具等均需他人协助才能完成。

（三）高级日常生活能力受损表现

老年人高级日常生活能力受损主要表现为老年人的智能性和社会角色功能的能力下降，包括参加社交、娱乐活动、从事职业工作、参与社会活动的能力减退等。

三、日常生活活动能力受损的后果

（一）生理方面

日常生活活动能力受损导致老年人活动减少，易致压疮、跌倒发生、坠床及营养失调等并发症，给老年人带来身体上的不适。

（二）心理方面

日常生活活动能力下降，自我照顾能力降低，需家人照顾，参与家庭活动减少，家庭角色、家庭地位变化，会使老年人会感到自卑、孤独，甚至出现消极、抑郁等心理障碍。

（三）社会方面

老年人日常生活活动能力下降会使其社会角色、社会地位发生改变；且生活能力下降后需要花费较多时间、精力、金钱对老年人进行疾病治疗、护理或康复训练，给社会和家庭带来负担。

四、日常生活活动能力评估的目的

（一）确定老年人日常生活活动能力状况

根据评估结果确定其日常生活活动能力的三个层面是否全面，以判断老年人能否独立及独立的程度，分析导致独立生活能力下降的原因，判定老年人生存状态。

（二）拟定日常生活活动训练的目标和计划

根据评估结果，拟定老年人在治疗、护理、日常生活活动训练等方面的具体目标，并为诊断、治疗方案制订，照护级别确定，日常生活活动训练计划制订提供依据。

（三）为修订相关方案提供动态评估依据

对老年人进行照护过程中，动态对老年人日常生活活动能力进行评估，以明确各项治疗、照护、日常生活活动训练方案是否有效，根据效果评价，修订或重新制订相关方案。

（四）协助判断预后

基础性日常生活活动能力评估结果与因病导致日常生活活动能力下降的老年人的预后具有一定相关性，老年人发病1个月内，基础性日常生活活动能力评分为0～20分者，死亡率为35%，返家率16%，基础性日常生活活动能力评分为60～100分者，死亡率一般为0，返家率95%。基础性日常生活活动能力评分为40～60分者康复效果最佳。

五、日常生活活动能力评估方法

老年人日常生活活动能力评估主要是用各种评估量表评定，并可结合实际情况选择其他方法。

（一）量表评定法

采用经过标准化设计，具有统一内容、统一评定标准的量表进行评定，常用于养老机构、医疗机构和其他专业的评估机构，所使用的量表都经过一定信度和效度的检验。

（二）观察法

1. 直接观察法 直接观察法是由评估者直接观察老年人完成各项活动的状况而实现对活动能

力进行评估的一种方法,简称观察法。直接观察法通常由评估者通过直接观察日常生活活动的实际完成情况来进行评估。评估地点可以在老年人实际生活环境中,也可以在日常生活活动能力评估训练室内。日常生活活动能力评估训练室的设计应尽量接近老年人实际生活环境,设置有卧室、浴室、厕所、厨房,配有齐全的家具、家用电器、餐具等。日常生活活动能力评估训练室内除了可以进行日常生活活动能力评估外,还可以在其中对老年人进行日常生活活动能力训练。

直接观察法能使评估者仔细观察老年人的每一项日常生活活动的完成细节,得到的结果较为可靠、准确,并且有利于评估者针对老年人的活动缺陷进行康复训练。评估时应注意选择合适的时间,例如在老年人早上起床时观察其穿衣、洗漱、修饰等活动,在进餐时观察其进食能力等。直接观察法结果可靠,但为体弱者评估时需要分时间段或分项目完成评估,所需时间较长,另外有些项目不方便直接观察,如排泄大小便和沐浴等。

2. 间接评定法 是通过向老年人或其家属、朋友等了解情况,用来评估其功能状态的一种方法,也称自述法,这种方法实施简单,但不如直接观察法准确。

(三)提问法

有口头提问和问卷提问两种,除了面对面的形式外还可以采取电话、书信、电子邮件、电子问卷等形式。尽量让老年人本人接受评估,注意区分是客观存在还是主观意志。如老年人不能回答问题(如体力虚弱、认知障碍等)可请老年人家属或照护人员回答。这种方法的优点是评估简便、节约时间,可在较短时间内得到评估结果,且有利于评估一些不方便直接观察的较私密的活动(如穿脱内衣、大小便、洗澡等),缺点是准确性不如直接观察法,可与直接观察法结合使用。

六、日常生活活动能力评估工具

(一)基础性日常生活活动能力评估量表

1. 量表构成 目前最常使用的基础性日常生活活动能力评估量表是 Barthel 指数评定量表。Barthel 指数评定量表包括进食、转移、修饰、如厕、沐浴、平地行走、上下楼梯、穿衣、尿便控制 10 项内容。该量表的总分为 100 分,得分越高,独立性越好,依赖性越小。Barthel 指数评定量表见表 6-6、表 6-7。

表 6-6 Barthel 指数评定量表一

测试项目	评分标准	得分
(1)进食	10 分:能在合适的时间内独立进食各种正常食物,可使用必要的辅助器具,不包括取饭、做饭。 5 分:需要部分帮助(如夹菜、切割、搅拌食物等)或需要较长时间。 0 分:较大或完全依赖他人。	
(2)洗澡	5 分:无需指导能独立完成洗澡全过程(可为浴池、盆浴或淋浴)。 0 分:不能独立完成,需依赖他人。	
(3)修饰	5 分:独立完成刷牙(包括固定假牙)、洗脸、梳头、剃须(如使用电动剃须刀者应会插插头)等。 0 分:不能独立完成,需依赖他人。	
(4)穿衣	10 分:能独立穿脱全部衣服,包括系扣、开关拉链、穿脱鞋、系鞋带,穿脱支具等。 5 分:需要部分帮助,但在正常时间内至少能独自完成一半。 0 分:较大或完全依赖他人。	
(5)控制大便	10 分:能控制,没有失禁,如需要能使用栓剂或灌肠剂。 5 分:偶尔失禁(每周少于 1 次),或需要在帮助下用栓剂或灌肠剂。 0 分:失禁或昏迷。	

续表

测试项目	评分标准	得分
(6)控制小便	10分:能控制,没有失禁,如需要使用器具,能无须帮助自行处理。 5分:偶尔失禁(每24h少于1次)。 0分:失禁或昏迷。	
(7)如厕	10分:能独立进出厕所或使用便盆,无助手能穿、脱衣裤和进行便后擦拭、冲洗或清洁便盆。 5分:在保持平衡、解穿衣裤或处理卫生等方面需要帮助。 0分:依赖他人。	
(8)床椅转移	15分:能独立完成床到轮椅、轮椅到床的转移全过程,包括从床上坐起,锁住车闸,移开脚踏板。 10分:需较小帮助(1人帮助)或语言的指导、监督。 5分:可以从床上坐起,但在进行转移时需较大帮助(2人帮助)。 0分:不能坐起,完全依赖他人完成转移过程。	
(9)平地行走45m	15分:能独立平地行走45m,可以使用矫形器、假肢、拐杖、助行器,但不包括带轮的助行器。 10分:在1人帮助(体力帮助或语言指导)下能平地行走45m。 5分:如果不能走,能独立使用轮椅行进45m。 0分:不能完成。	
(10)上下楼梯	10分:能独立完成,可以使用辅助器械。 5分:活动中需要帮助或监护。 0分:不能完成。	
总分		

表 6-7 Barthel 指数评定量表二

日常生活活动能力项目	自理	较小依赖	较大依赖	完全依赖
进食	10	5	0	0
洗澡	5	0	0	0
修饰(洗脸、刷牙、梳头、刮胡子)	5	0	0	0
穿衣(包括系鞋带)	10	5	0	0
控制大便	10	5(偶尔失控)	0	0
控制小便	10	5(偶尔失控)	0	0
上厕所(包括擦拭、整理衣裤、冲洗)	10	5	0	0
床椅转移	15	10	5	0
平地行走	15	10	5(用轮椅)	0
上下楼梯	10	5	0	0

2. Barthel 指数评定量表评分的结果判定

满分(100分):表示老年人各项基础性日常生活活动能力良好,不需依赖他人。

75~95分:评定为良,老年人虽有轻度功能缺陷,但日常生活基本能够自理。

50~70分:表示老年人有中度功能缺陷,日常生活需要一定帮助。

25~45分:表示老年人有严重功能缺陷,日常生活明显依赖他人。

0～20分：为完全残疾，日常生活需完全依赖他人（极严重功能缺陷）。

>40分：老年人康复治疗效益最大。

（二）工具性日常生活活动能力评估量表

1. 量表构成 最常用的是 Lawton-Brody 工具性日常生活活动能力评估量表（表6-8）。

表6-8 Lawton-Brody 工具性日常生活活动能力评估量表

测试项目	评分标准	得分
（1）购物	3分：独立完成所有购物需求 2分：独立购买日常生活用品 1分：每一次上街购物都需要人陪伴 0分：完全不上街购物	
（2）家务	4分：能做比较繁重的家务或偶尔做家务（如搬动沙发、擦地板、擦窗户） 3分：能做比较简单的家务，如洗碗、铺床、叠被 2分：能做家务，但不能达到可被接受的整洁程度 1分：所有家务都需要别人协助 0分：完全不能做家务	
（3）理财	2分：可独立处理财务 1分：可处理日常购物，但需要别人协助与银行的往来或大宗买卖 0分：不能处理财务	
（4）食物储备	3分：能独立计划、烹煮和摆设一顿适当的饭菜 2分：如果准备好一切的佐料，会做一顿适当的饭菜 1分：会将已做好的饭菜加热 0分：需要别人把饭菜做好、摆好	
（5）交通	4分：能够自己搭乘大众交通工具或自己开车、骑车 3分：可搭计程车或大众交通工具 2分：能够自己搭乘计程车但不会搭乘大众交通工具 1分：当有人陪伴可搭乘计程车或大众交通工具 0分：完全不能出门	
（6）使用电话	3分：独立使用电话，含查电话簿、拨号等 2分：仅可拨熟悉的电话号码 1分：仅会接电话，不会拨电话 0分：完全不会使用电话或不适用	
（7）洗衣	2分：自己清洗所有衣物 1分：只清洗小件衣物 0分：完全依赖他人洗衣服	
（8）服药	3分：能自己负责在正确时间服用正确的药物 2分：需要提醒或少许协助 1分：如果事先准备好需要服用的药物，可自行服用 0分：不能自己服药	
总分		

2. Lawton-Brody 工具性日常生活活动能力评估量表的结果判定 评分越低，失能程度越大，如购物、交通、食物储备、家务、洗衣等五项中有三项以上需要协助即为轻度失能。

（三）高级日常生活能力评估量表

高级日常生活能力因人而异，其测评项目多且多包含在其他量表里，暂无针对性较高的相关量表可用，对其评估可通过了解老年人一天的生活活动安排了解其大致情况。

七、日常生活活动能力评估注意事项

（一）评估过程中应综合考虑相关因素

如老年人的生活习惯、文化素质、工作性质、所处的社会和家庭环境，所承担的社会角色以及老年人日常生活活动能力下降前的功能状况、评估时的心理状态和合作程度等，这些都可能对评估结果产生影响，要注意综合考虑。

（二）评估中注意加强对老年人的保护

评估过程中需要老年人配合进行各种活动，为避免发生意外，在评估前应充分了解老年人的身体状况，注意评估环境的安全，加强对老年人的保护。

评估环境要求：

1. 评估环境应清洁、安静、光线充足、空气清新、温度适宜。

2. 社区老年人集中评估时，应设立等候评估的空间，评估工作在相对独立的评估室内逐一进行。开展评估工作的机构宜设立单独的评估室。

3. 评估室内物品满足评估需要，不应放置与评估无关的物品。评估室内或室外有连续的台阶和带有扶手的通道，可供评估使用。楼梯、台阶各级踏步应均匀一致、平整、防滑。

（三）评价应真实客观

老年人及其家属可能会高估或低估老年人的能力，评估人员不能因此影响评估结果，必须真实客观评价，准确判断其功能状态。

（四）避免主观判断的偏差

评估前评估者须掌握评估的所有细节和要求，且评估时必须直接观察被评估者或知情人，了解功能状态，避免主观判断出现偏差，必要时进行重复评估，重复评估时应尽量在同一环境下进行。

（五）避免霍桑效应

在进行评估时，应避免霍桑效应，即老年人在做某项活动时，表现得很出色而掩盖了平时的状态，要进行全面真实的评价。

（六）注意评估结果的记录

每一次评估后要按照时间顺序记录每次评估的时间和详细结果，以客观判断老年人的生活能力变化，为制订或修订治疗、护理、康复训练计划提供依据。

老年人能力评估应为动态评估，在首次评估后，若无特殊变化，至少每12个月评估一次，程序与首次评估相同；出现特殊情况导致能力发生变化时，宜申请即时评估。

八、日常生活活动能力评估结果的应用

（一）指导干预措施的实施

根据老年人功能缺陷程度不同，常采取以下干预措施：

1. 加强营养指导　要给老年人及其照护者说明营养状态对功能状态的影响，鼓励并协助老年人摄入充足的营养，保证老年人身体基本需要，提高其对功能训练的耐受力。

2. 心理指导　首先鼓励老年人树立恢复日常生活功能的信心，及时肯定康复训练每一点进步，增强老年人的信心；其次预防心理疾病的发生，增强老年人自主活动的积极性。

3. 康复训练　针对老年人不同的日常生活活动能力评估结果，康复训练及运动要点各有侧重。

（1）对轻度功能缺陷的老年人：创造或提供良好的康复训练环境及必要的设施，指导老年人做适当的有氧运动，如老年操、站立、散步、上下楼等活动，从而提高和改善老年人的自理能力。

（2）对中度功能缺陷的老年人：主要是加强床下肢体功能的康复训练，同时配置合适的老年照护产品，鼓励或协助老年人入浴、如厕、起居、穿衣、饮食等生活照护，将日常用品置于老年人伸手可及处，鼓励并协助老年人提高自我照护能力。加强转移功能的训练，包括床与轮椅间的转移，站立、室

内外的步行，上下楼梯等训练。

（3）对严重功能缺陷的老年人：主要是指导、协助老年人床上及轮椅上肢体功能的康复训练，如良好的体位、翻身移动训练，按摩和被动运动患肢。同时为老年人配置合适的老年护理产品，协助老年人入浴、如厕、起居、穿衣、饮食等生活护理，将日常用品置于老年人伸手可及处，提高老年人的自理能力。

（4）对极严重功能缺陷的老年人：重点是给予床上肢体功能的康复训练。

（二）指导预防日常生活活动能力下降

1. 治疗疾病，改善老年人身体状况 疾病是使老年人日常生活自理能力下降的主要因素，尤其是心脑血管疾病、慢性肺部疾病、骨关节肌肉疾病等，早期发现疾病、积极治疗疾病、防止疾病复发或加重，是提高老年人生活质量的重要举措。

2. 加强健康教育，帮助老年人选择健康的生活方式 不良生活方式如高盐、高脂、高胆固醇饮食、吸烟、饮酒、精神过度紧张、起居无常及缺乏体育锻炼等是诱发高血压、冠心病、慢性肺部疾病、糖尿病、脑血管意外等疾病的危险因素。鼓励并协助老年人采取健康的生活方式，注意营养均衡，保持有节律地起居及适当地运动是提高老年人生活活动能力的重要举措。

3. 增强自立意识，坚持自我照护 增强老年人的自立意识，避免过度照护，鼓励老年人坚持自我照护的行为，维护自我照护的能力。

4. 坚持适度地运动 指导老年人参加适当的体育运动，尤其是适度的有氧运动，如太极拳、健身操、散步、骑车等；适度的运动能使全身或局部的运动、感觉功能得以保持或恢复，能增强关节的活动度，提升老年人的身体素质，从而提高老年人的自理能力，提高生活质量。

5. 形成良好的心理状况及社会关系 对老年人进行心理指导有助于帮助老年人形成良好的心理状态，坦然面对生活活动能力的变化并采取积极的应对措施；对老年人进行社会关系指导有助于改善老年人的社会能力，包括独立性、积极性、自制力、自尊心、自信心、集体活动的适应性，形成良好的社会关系；良好的心理状况及社会关系能调动老年人的情绪及积极性，增强保持或提升日常生活活动能力的信心，提升生活满意度。

（何锡珍）

第七章

老年人社会能力评估

1. 掌握老年人社会支持系统、角色适应、虐待的评估内容和方法。
2. 熟悉老年人经济文化和社会环境的评估内容和方法。
3. 了解老年人受虐待的类型、危险因素。
4. 学会应用评估工具评估老年人社会支持系统、角色适应、虐待、经济文化和社会环境。
5. 具有尊老、敬老、爱老意识和较强的人际沟通能力。

随着世界人口老龄化进程的加快，老年人的健康状况越来越受到重视。近30年来，国内外对老年人社会评估的研究发展迅速，已成为老年医学和健康管理领域的重要研究方向之一。如何从全民出发，全面、科学地实施老年人社会能力评估，是开展老年人健康管理，实现健康老龄化目标的关键。在社会经济发展过程中，人民生活水平不断提高，医学模式不断变化，健康评估已经从单一的身体评估发展到综合的包含机体、心理精神、社会及生活环境等全方位的综合评估。其中老年人社会能力评估是重要组成部分，它通过了解老年人的社会支持系统、角色适应、经济文化和社会环境情况，反映老年人的需求，从而帮助人们更好地了解老年人的社会功能，正确引导老年人积极参与社会活动。社会能力评估的任务是评估老年人的社会支持系统、角色与角色适应、虐待老年人、经济文化、社会环境等方面的综合状况。实用有效的综合评估工具可以让评估者准确高效地识别老年人的个人和家庭问题，制订工作计划，开展有针对性的工作，规避可能出现的风险。

第一节　老年人社会支持系统评估

案　例

佟爷爷，82岁，患有血压高、高血脂、尿酸高，最近风湿关节炎很严重。他待人热情，但因疾病缠身而身心俱疲，对生活感到无力。因病长期居于室内，与邻里关系一般。无社保，育有一女，生活开支完全由女儿安排。

工作任务

请为佟爷爷进行社会支持系统评估。

一、社会支持

（一）社会支持的概念

社会支持是指一定社会网络运用一定的物质和精神手段对社会弱势群体进行无偿帮助的行为的总和。社会支持作为一种理论范式，起源于"社会病原学"，与个体的生理、心理和社会适应性相联系，一些学者将其局限于"社会心理健康"领域。然而，根据现有的研究，国内外对社会支持的利用已经超出了原有的解释，已经扩展成为帮助弱势群体摆脱生存和发展困境的一种精神和物质资源相结合的社会方法。社会支持理论基于对弱势群体需求的假设，通过确定弱势群体需要改善和摆脱不利的状况，整合外界支持，帮助弱势群体过渡到良好的社会状态。

社会支持网络是社会支持理论中不可缺少的一个概念。社会支持网络指的是一组个人之间的接触，通过这些接触，个人得以维持社会身份并且获得情绪支持、物质援助、信息服务，与社会接触。

根据社会支持理论的观点，一个人的社会支持网络越强，说明他越能应对各种环境挑战，越能成功解决问题。个人拥有的资源可以分为个人资源和社会资源。个人资源包括个人自我功能和应对能力，以个人为中心向外展开。社会资源是指个人社会网络的广度和网络中的人能够提供的社会支持功能的程度。工作者以老年人的社会支持网络为基础，分析老年人所拥有的个人资源和社会资源，整合评估老年人的社会支持力度。

（二）社会支持的类型

国外经常按照社会支持的性质分为工具性支持和情感性支持，其中工具性支持包含物资、金钱、时间和服务等，情感性支持包含理解、关心、关爱和信任等。对社会支持的界定包含三个方面的含义：社会处境、知觉的社会支持与行动化支持，其中个体知觉到的社会支持最被普遍使用，因为同样的客观支持，每个人的主观感受并不相同，被感受到的支持是一种心理现实。

国内把社会支持常分为三种类型：一是客观的、实际的或可见的支持，包括物质上的直接援助和社会网络、团体关系的存在和参与；二是主观的、体验到的或情绪上的支持，主要指个体在社会中被尊重、被支持和被理解的情绪体验和满意程度；三是个体对社会支持的利用情况，如有些人可获得支持，却拒绝别人的帮助。

根据支持主体来源，社会支持可分为正式的社会支持和非正式的社会支持两大类：前者指来自政府、社会正式组织的各种制度性支持，主要由政府行政部门，如各级社会保障和民政部门，以及准行政部门的社会团体，如工会、共青团、妇联等实施；后者则主要指来自家庭、亲友、邻里和非正式组织的支持。

按照社会支持的主体可以分为四类：政府和正式组织（非政府组织）的正式支持；社区的"准正式支持"；个人网络社会支持；社会工作专业人员和组织提供的专业技术支持。这四种支持类型相互重叠，又相互补充，基本形成了从政府主导向多元化方向发展的社会支持体系。

按照社会支持的本质可以分为两类：一类是社会网络和群体关系的存在和参与，包括稳定的关系如家庭、婚姻、朋友、同事等，以及不稳定的社会接触，如非正式群体、临时的社会交流等，这类支持是独立于个人的感觉和客观现实之外的；另一类是主观的、经验丰富的情感支持。个体在社会中受到尊重、支持和理解的情感体验和满足感，与个体的主观感受密切相关。大多数学者认为情感支持比客观支持更有意义，情感支持作为影响人类行为和发展的实际（中介）变量，比客观支持更易获得人们的理解。

（三）社会支持的重要性及应用

良好的社会支持有利于人类关系的健康发展，反之亦然。社会支持长期以来一直被认为是老年人生活满意度和良好心情的重要影响因素。除了实际的客观支持和主观体验，关于社会支持的研究还包括个人对社会支持的使用状况，个人对社会支持的使用存在较大差异，虽然有些人可以得到支持，但他们拒绝接受别人的帮助。人与人的支持是一个互动的过程。一个人支持他人，也是为得到他人的支持奠定了基础。因此，在社会支持评价中，有必要将支持的利用作为社会支持的一个重要维度。

社会支持在帮助老年人抵御不良影响方面发挥着重要作用。家人和朋友的支持可以帮助丧偶的老年人面对没有配偶或伴侣的新生活。对于老年人来说，失去一个重要的朋友可能是一个毁灭性的打击，但如果有其他朋友在哀伤辅导期间提供情感支持，痛苦会减轻。如果老年人知道手术后朋友和家人会提供帮助，让他没有后顾之忧，他们就不会那么害怕。那些被描述为成功的老年人，往往是深度参与家人、朋友的互动，以及能带来改变的活动的人。这些老年人明白在他们自己的生活中什么是重要的，谁关心他们，什么活动可以帮助他们保持一个积极的自我形象。社会隔离是一个非常大的风险因素，它不仅会导致认知和智力功能下降，还易引起身体疾病。因此有家人或朋友关心的老年人，更易拥有良好的心理健康状况。

二、社会关系与家庭关系

评估老年人的社会关系是否具有支持性，可以从其家庭关系是否稳定、家庭成员之间是否相互尊重，老同事、老朋友及周围邻居是否有意愿、有能力向老年人提供帮助，以及他们对老年人的态度、所能提供的照护和支持服务程度。个体的社会关系网包括与之有直接或间接关系的所有人或人群，如家人、邻居、朋友、同学、同事、领导、社会团体及成员和非正式组织等。一般来说，老年人的社会关系网越健全，人际互动越频繁、融洽，越容易得到所需要的物质和精神等方面的支持。

家庭关系作为社会关系的重要部分，对个人的影响至关重要。通常，对老年人来说，家庭关系是晚年生活的重要支持系统。家庭关系，是指家庭成员之间的人际关系，包括姻亲、血亲与收养关系。其多样性与家庭规模有关。核心家庭只有夫妻关系、父母子女关系和兄弟姐妹关系；主干家庭要加上婆媳（翁婿）关系、祖孙关系；联合家庭还要加上妯娌、姑（叔）嫂关系等。评估老年人家庭关系情况可采取绘制家系图，描述家庭结构、家庭遗传问题、重要家庭事件等，让评估者能迅速掌握家庭的基本健康和重要资讯。

三、社会支持系统评估

良好的社会支持有利于健康，而不良的社会关系则会损害身心健康。良好的社会支持对于老年人的健康有促进作用，可以有效减少身心疾病的发生，甚至促进身体疾病的康复。对于老年人来说，社会支持系统的评估是了解其晚年生活必不可少的一部分。通过评估工作的开展，可以发现社会支持系统中存在的不足，工作者合理运用个人和社会资源，制订适宜的服务计划，开展服务工作，弥补缺陷，修正问题，完善其正式和非正式支持系统，营造良好的社会关系和完善的社会支持系统，提高晚年生活质量。一个人拥有的社会支持网络越强大，越能应对生活中的困境和挑战。因此，良好的社会支持有利于提升老年人的生活质量，发挥社会关系的支持作用。

（一）老年人社会支持系统评估的方法

老年人的社会支持系统评估，主要通过观察与交谈来进行。如了解老年人家庭关系是否稳定、家庭内部成员之间是否相互尊重，与老同事、老朋友及周围邻居之间的互动是否是正向的、良性的。通过与家庭成员、邻居或亲戚朋友了解老年人日常参与社会团体和社会活动的频率，来了解是否有孤立的倾向。

1. 社会支持问卷（social support questionnaire，SSQ） 社会支持问卷共有 27 个项目，分成两个维度，分别是社会支持数量和对获得支持的满意度。社会支持数量即需要时能够依靠他人的程度，这是自身对社会支持的可利用程度，是来源于他人的支持，是客观支持；对获得支持的满意度，这是个人获得支持的直接感受，是自我感觉到的社会关系的适合程度，是一种主观体验。

2. 社会支持评定量表（social support rating scale，SSRS） 社会支持评定量表用于测量个体社会关系，包含 3 个维度共 10 个条目：客观支持（即老年人所接受到的实际支持），主观支持（即老年人所能直接体验到的或情感上的支持）和对支持的利用度（即个体对各种社会支持的主动利用程度，包括倾诉方式、求助方式和参加活动的情况）。3 个分量表的总得分和各分量表得分越高，说明社会支持程度越好。社会支持评定量表经长期使用，被认为设计基本合理、应用简便、条目易于理解无歧义，具有较好的信度和效度，广泛应用于主观幸福感、抑郁和人际信任等内容的研究，符合我国老年人群的特点（表7-1）。

229

表 7-1 社会支持评定量表（SSRS）

序号	评估项目	评估选项	评分标准	得分
1	您有多少关系密切、可以得到支持和帮助的朋友？（只选一项）	（1）一个也没有 （2）1～2个 （3）3～5个 （4）6个或6个以上	1 2 3 4	
2	近一年来您：（只选一项）	（1）远离他人，且独居一室 （2）住处经常变动，多数时间和陌生人住在一起 （3）和同学、同事或朋友住在一起 （4）和家人住在一起	1 2 3 4	
3	您与邻居：（只选一项）	（1）相互之间从不关心，只是点头之交 （2）遇到困难可能稍微关心 （3）有些邻居很关心您 （4）大多数邻居都很关心您	1 2 3 4	
4	您与同事：（只选一项）	（1）相互之间从不关心，只是点头之交 （2）遇到困难可能稍微关心 （3）有些同事很关心您 （4）大多数同事都很关心您	1 2 3 4	
5	从家庭成员得到的支持和照顾（在合适的框内画"√"）	（1）夫妻（恋人） （2）父母 （3）儿女 （4）兄弟姐妹 （5）其他成员（如嫂子）	每项从无/极少/一般/全力支持分别计1～4分	
6	过去，在您遇到急难情况时，曾经得到的经济支持和解决实际问题的帮助来源：	（1）无任何来源 （2）下列来源：（可选多项）：A.配偶；B.其他家人；C.亲戚D.朋友；E.同事；F.工作单位；G.党团工会等官方或半官方组织；H.社会团体等非官方组织；I.其他（请列出）	0 有几个来源就计几分	
7	过去，在您遇到急难情况时，曾经得到的安慰和关心的来源：	（1）无任何来源 （2）下列来源：（可选多项）：A.配偶；B.其他家人；C.亲戚D.朋友；E.同事；F.工作单位；G.党团工会等官方或半官方组织；H.社会团体等非官方组织；I.其他（请列出）	0 有几个来源就计几分	
8	您遇到烦恼时的倾诉方式：（只选一项）	（1）从不向任何人述说 （2）只向关系极为密切的1～2人述说 （3）如果朋友主动询问您会说出来 （4）主动诉说自己的烦恼，以获得支持和理解	1 2 3 4	
9	您遇到烦恼时的求助方式：（只选一项）	（1）只靠自己，不接受别人帮助 （2）很少请求别人帮助 （3）有时请求别人帮助 （4）有困难时经常向家人、亲友、组织求援	1 2 3 4	
10	对于团体（如党团组织、工会、学生会等）组织活动：（只选一项）	（1）从不参加 （2）偶尔参加 （3）经常参加 （4）主动参加并积极活动	1 2 3 4	
	总得分			

注：
总得分：指的是10个条目计分之和。
客观支持分：第2、6、7条评分之和；主观支持分：第1、3、4、5条评分之和；对支持的利用度：第8、9、10条评分之和。一般认为：10～20分：获得的社会支持较少；20～30分：具有一般的社会支持度；30～40分：具有满意的社会支持度。

社会支持评定量表适用于 14 岁以上各类人群（尤其是普通人群）的健康测量，了解受测者社会支持的特点及其心理健康水平、精神疾病和各种躯体疾病的关系。实施检测时，请受试者按各个问题的具体要求，根据实际情况如实填写，并要求受试者给予很好的合作，一般需要 3～5min 完成。评定的时间范围应考虑每个条目的具体要求，一般应根据受试者本人惯用的方式和情况进行评定。

3. 领悟社会支持量表（perceived social support scale, PSSS） 领悟社会支持量表（表 7-2）共 12 个题目，分别测定个体领悟来自各种社会支持来源的社会支持总程度，强调个体对社会支持的主观体验。由家庭支持、朋友支持、其他支持（老师、同学、亲戚）3 个分量表组成，每个分量表含 4 个条目，本量表为 7 点量表，选项从 1 = 极不同意，过渡到 7 = 极同意。社会支持总分由 3 个指标的分数相加而成，分数越高，得到的总的社会支持程度越高。

表 7-2 领悟社会支持量表（PSSS）

指导语：以下有 12 个句子，每一个句子后面各有 7 个答案。请您根据自己的实际情况在每句后面选择一个答案。例如，选择①表示您极不同意，即说明您的实际情况与这一句极不相符；选择⑦表示您极同意，即说明您的实际情况与这一句极相符；选择④表示中间状态。以此类推。

序号	评估内容	评分标准	得分
1	在我遇到问题时有些人（领导、亲戚、同事）会出现在我的身旁	选项得分：	
2	我能够与有些人（领导、亲戚、同事）共享快乐与忧伤	①极不同意 1 分	
3	我的家庭能够切实具体地给我帮助	②很不同意 2 分	
4	在需要时我能够从家庭获得感情上的帮助和支持	③稍不同意 3 分	
5	当我有困难时有些人（领导、亲戚、同事）是安慰我的真正源泉	④中立 4 分	
6	我的朋友们能真正地帮助我	⑤稍同意 5 分	
7	在发生困难时我可以依靠我的朋友们	⑥很同意 6 分	
8	我能与自己的家庭谈论我的难题	⑦极同意 7 分	
9	我的朋友们能与我分享快乐与忧伤		
10	在我的生活中有某些人（领导、亲戚、同事）关心着我的感情		
11	我的家庭能心甘情愿协助我做出各种决定		
12	我能与朋友们讨论自己的难题		

4. 社会关系评估量表（Lubben social network scale, LSNS） 社会关系评估量表主要从家庭网络、朋友网络、知己关系、其他及生活安排来评估老年人社会关系情况，共 10 道题（表 7-3）。社会关系评估量表总得分是通过这 10 道题答案相加获得的，每道题得分 0～5，总得分 0～50。当总分 <20 时，表示社会关系及社会支持差；当总分 20 时，表示社会关系及社会支持良好。

表 7-3 社会关系评估量表（LSNS）

家庭网络

1. 1 个月内您至少见到或听到多少次您家的亲戚？（ ）
 0.0 次 1.1 次 2.2 次 3.3 次或 4 次 4.5～8 次 5.9 或更多次
2. 告诉我谁和您关系最亲近，以及 1 个月内您见到或听到他几次？（ ）
 0.0 次 1.1 次 2.2 次 3.3 次或 4 次 4.5～8 次 5.9 或更多次
3. 您感觉到亲近的人有多少？（ ）
 0.0 人 1.1 人 2.2 人 3.3 人或 4 人 4.5～8 人 5.9 或更多人

续表

朋友网络

4. 您有多少亲近的朋友？（ ）

    0. 0人   1. 1人   2. 2人   3. 3人或4人   4. 5～8人   5. 9或更多人

5. 1个月内，您见到朋友多少次？（ ）

    0. 0次   1. 1次   2. 2次   3. 3次或4次   4. 5～8次   5. 9或更多次

6. 告诉我在这些朋友中，谁和您关系最亲近，以及您多久能见到或听到他？（ ）

    0. 小于1个月   1. 1个月   2. 1个月几次   3. 1周   4. 1周几次   5. 每天

知己关系

7. 当您要做一个重要决定时，您会告诉其他人吗？（ ）

    0. 从不   1. 很少   2. 有时   3. 经常   4. 很多时候   5. 总是

8. 当您知道其他人有重要的决定时，他们会告诉您吗？（ ）

    0. 从不   1. 很少   2. 有时   3. 经常   4. 很多时候   5. 总是

其他

9a. 每天有没有其他人依靠您做一些事？如购物、做饭、修理、照顾孩子、打扫卫生等（ ）

没有—如果没有，继续9b题；有—如果有，9题得分为5并且跳到10题

9b. 您是否帮助过其他人，如购物、修理、照顾孩子等？（ ）

    0. 从不   1. 很少   2. 有时   3. 经常   4. 很多时候   5. 总是

生活安排

10. 您是独自还是跟其他人生活？（ ）

    0. 独自生活   1. 跟其他无关系的人生活   2. 跟亲戚或朋友生活   3. 跟配偶生活

总得分为（ ）

第二节 老年人角色适应评估

案 例

    小唐在A社区工作了三年。她经常拜访社区居民的家，以了解社区居民的条件和需求。当来到李奶奶家时，小唐发现她的丈夫王爷爷退休后不会外出，每天都坐在沙发上长久发呆。王爷爷退休后很沮丧，经常给孩子打电话，当孩子忙于自己的事情时，王爷爷会感到非常失望。王爷爷逐渐变得不愿与他人交流，对活动失去兴趣，食欲缺乏，并且入睡困难。小唐想和王爷爷交流，但是王爷爷不是很感兴趣。

工作任务

    如果您是小唐，请处理王爷爷的问题。

一、老年人的角色概念和角色特征

（一）角色的概念

    角色即社会角色，最初是戏剧的术语。19世纪30年代此术语被引入社会心理学领域，认为每个人都在社会中都扮演着不同的角色，一个人是所扮演的各种社会角色的综合体。社会角色是一套权利、义务和行为模式，与人们的社会地位和身份一致，这是由对个人的标准和期望所定义的。一个角色是不能单独存在，它需要与他人建立关系。一个人必须经历各种各样的角色转变，从婴儿到青年，从中年到老年人；从学生到员工再到退休；从儿子或女儿到父母等等。人在不同的位置扮演不同的角色，在不同的角色中起着不同的作用。

    综上，角色是指一个人在特定社会环境中获取的相应社会身份和地位，以及由此赋予的社会责

任与权利义务。老年人角色是指人到了一定年龄后,所承担的社会角色及社会责任,所履行的权利与义务,如适应退休与收入的减少、健康与体力的衰退、配偶的死亡、家庭角色的减弱、社会与公民角色的转变等(表7-4)。

表7-4 老年人角色分类

分类	第一角色	第二角色	第三角色
概念	第一角色又称为基本角色,它确定个人的主体行为。按年龄和性别赋予的角色,例如儿童和妇女	第二角色又称为一般角色。个人在成长和发展的每个阶段完成特定任务的职责,是个人必须承担的角色,这是由社会状况和职业(例如母亲和护士)决定的	第三角色又称为独立角色,可以自由选择,暂时承担完成某些临时发展任务的角色,但有时是不可选择的,例如老年人
分类	60~79岁,年轻老年人;80~89岁,高龄老年人;90岁以上为长寿老年人男性老年人/女性老年人	退休老年人、返聘老年人	空巢老年人、独居老年人

(二)角色的特征

1. 多重性 在社交生活中,个人通常在一个时期中扮演多个角色,存在于与他人的相互关系中,可以是临时的或长期的角色,一般老年人会同时扮演配偶、父母、祖父母等多重角色。

2. 可变性 角色会根据年龄、社会关系发生变化,老年人会增加祖父母的角色,减少工作人员的角色。

3. 冲突性 要承担某种角色,老年人必须有一个或几个互补角色。当作为互补角色的行为模式发生变化时,角色个体必须对其行为进行相应的调整以满足角色需要,否则角色个体就会出现适应不良,角色个体必须根据自己的角色要求进行活动。现在,传统社会的主干家庭、联合家庭渐渐被核心家庭取代,家庭分化让老年人失去了子女对老年人的照顾和关心,空巢家庭越来越多,老年人则需要调整自己的生活状态来满足养老需求。

二、老年人角色适应不良及其表现

(一)角色适应不良的概念及成因

老年人在角色转换过程中容易出现不适应,角色适应不良是由社会系统的外部压力引起的主观情绪反应,当一个人的角色表现与角色期望不一致或不能满足角色期望的要求时,可能会发生角色适应不良。

(二)角色适应不良的表现

1. 生理反应 头痛、头晕、乏力、睡眠障碍、心率和心律异常等。

2. 心理反应 紧张、焦虑、易激怒、沮丧或绝望等。

(三)角色适应不良的类型

1. 角色冲突 角色冲突是一种心理冲突和行为冲突,发生在角色期望与角色表现之间的差距过大而使个人难以适应。角色冲突的原因是,个人需要同时承担两个或多个在时间或精力上相互冲突的角色,另一个是个人对同一角色的角色期望标准不同。

2. 角色模糊 角色模糊是个人不知道角色期望的标准,并且不知道如何采取行动来符合角色期待,从而引起的令人不安的反应。角色模糊的原因是角色期望太复杂、角色变化太快以及主要角色和互补角色之间的沟通不畅等。

3. 角色匹配不当 角色匹配不当是指个人的自我概念,自我价值或自我能力与其角色期望之间的不匹配。

4. 角色负荷过重或不足 角色负荷过重意味着个体的角色行为很难实现过高的角色期望。角色负荷不足意味着个人对角色的期望过低,无法充分发挥个体的能力。这一角色失调的原因与个人的经历、动机、知识、技能、观念等有关。

(四)老年人角色适应不良引发的矛盾

1. 安度晚年与意外刺激之间的矛盾 老年人们希望和平而快乐地度过一个晚年,大多数老年人都希望长寿,但这些美好的期待与现实生活中的意外打击和重大刺激形成强烈的反差。如果一个老年人准备与妻子快乐地度过晚年,但是没有足够的社会支持来支持和帮助老年人度过丧偶这一强大的刺激,那么老年人身体很快就会崩溃,甚至导致过早死亡。据统计,丧偶老年人的死亡率是普通老年人的 7 倍。除了丧偶,夫妻之间的争吵,亲戚和朋友的死亡,婆媳之间的不和以及突发疾病等意外刺激对老年人的打击也很严重。

2. 养老服务与经济保障不足之间的矛盾 缺乏独立的经济来源或可靠的经济保障是造成老年人心理困扰的重要原因。一般来说,由于缺乏经济收入或者社会地位不高,这类老年人容易出现自卑感。他们的心理上容易感到沮丧。一般来说,由于缺乏经济收入,老年人更容易感到消极情绪。如果他们受到孩子的歧视或抱怨,强势的老年人常常会感到无用,甚至会产生"还不如死了"的消极想法。

3. 老有所为与身心衰老之间的矛盾 具有较高价值观和理想追求的老年人通常不愿在退休后闲着,他们渴望在自己有能力的时候为社会做更多的贡献。所谓的退而不休、老有所为,就是对这类老年人崇高精神追求的直接而真实的描述。不过由于老年人随着年龄的增加,身心健康并不理想。他们要么正在严重衰老,要么患有各种疾病,其中一些人的心理能力如感知、记忆力和思维能力都在下降。这样,这些老年人就在志向与衰老之间形成了矛盾,一些老年人为此陷入了深深的困扰和焦虑。

4. 角色变化与社会适应之间的矛盾 这一矛盾主要存在于离退休老年人的身上,尽管退休和离休是正常的角色变化,但不同职业群体的人们对退休的心理感受却不同。退休前后退休工人的心理感受几乎没有变化;曾是工人的老年人退休后,他们摆脱了繁重的体力劳动,有更多的时间做家务、娱乐和结交朋友,并有足够的退休金和公共医疗服务,因此他们退休后对生活更加满意,情绪相对稳定,社会适应能力很好。有些离退休人员退休前具有较高的社会地位和广泛的社会关系,生活重点是工作;离退休后,生活重心变成家庭,广泛的社会关系突然减少,这使他们感到不习惯和不舒服,无法良好的适应生活。

三、老年人角色转变的特征与适应方法

(一)家庭角色的变化

老年人退休后,家庭成为老年人活动的主要场所。家庭生活的各种变化对老年人有重要影响。大多数老年人已经从父母的身份上升为祖父母的身份。角色已更改,任务也已更改,有的老年人需要承担照顾第三代的任务,同时这个阶段也是丧偶多发时期,老年人要适应失去伴侣的生活。

(二)社会角色的变化

主要是社会地位、经济地位的变化。在某个时候(一般在退休后),老年人将从社会支配者转向社会依赖者,从社会财富的创造者转到社会财富的消费者。这些角色变化将使老年人对角色变化感到不适应。退休后他们会茫然不知所措,难以接受,他们认为自己被社会抛弃,表现出沉默寡言和沮丧等。

(三)角色期望的变化

角色期望是个人对角色的了解和认识。老年人应接受并理解老年人在当代社会中的作用,理解社会对老年人的角色期望,并应创造和建立当代老年人的典型。角色期望的这种变化具有重要的行为医学和社会医学意义。

老年人应努力适应退休带来的各种变化,即实现退休后社会角色的转变,通常有以下几种方法:

1. 调整心态并遵守法律 老龄化是不依赖于人的意志为转移的客观规律,退休也是不可避免的。这不仅是老年人的权利,是国家授予老年人安度晚年的社会保障制度,而且是老年人的义务,也是促进劳动力"新陈代谢"的必要手段。老年人应在心理上了解并接受这一事实。此外,退休后,必须消除"树老根枯""人老珠黄"的悲观思想和消极情绪,强化美好信念,将退休生活视为另一种华丽生活的开端,重新安排工作、学习和生活,做到老有所为、老有所学、老有所乐。

2. 充分发挥余热回归社会 有些退休的老年人身体强壮,精力充沛且有专业技能,他们可以积极寻找机会,尽其所能从事某些工作。一方面,利用余热,继续为社会做贡献,实现自我价值;另一方面,使自己在精神上有寄托,丰富自己的生活,促进身体健康。退休后的工作应根据自己的实际能力来安排,而不是勉强。

3. 善于学习并接受新知识 "活到老,学到老",一方面,学习可以促进大脑的使用,使大脑更灵活,并延缓智力下降;另一方面,老年人应该通过学习来更新知识,适应日新月异的社会,避免孤独和落后;加强学习,树立新观念,与时俱进,与社会一起进步。

4. 培养爱好 许多老年人退休前都有爱好,但他们忙于工作,没有时间去钻研和提升。退休后,他们有足够的时间充分享受这种乐趣。即使以前没有兴趣爱好,退休后也应该自觉培养一些爱好,以丰富自己的生活。例如书写和绘画,不仅可以培养兴趣,而且可以锻炼身体;种花养鸟也是一项有益的活动,鸟语花香别也是生活的情趣。此外,跳舞、气功、打球、下棋和钓鱼等活动使老年人感到心情愉悦和精神焕发,提升他们的幸福感。

5. 扩大社会互动解决孤独 退休后,老年人的生活圈缩水了,但老年人不宜自我封闭,不仅要努力保持与老朋友的关系,而且应积极建立新的人际关系网。良好的人际关系可以开辟新的生活领域,解决孤独感,并增加生活的乐趣。在家庭中,还应与家人建立和谐的人际关系,以营造和美的家庭氛围。

6. 生活中的自律和保健身体 老年人的日常生活应有规律,退休后,他们可以为自己制订一个切实可行的时间表,早睡早起,按时休息,及时活动,建立并适应新的生活节奏。同时,有必要养成良好的饮食卫生习惯,摆脱有害健康的不良习惯,采取适当的休息、运动和娱乐方式,建立健康的生活方式。

7. 必要的药物和心理治疗 老年人身体不适,情绪低落或沮丧时应主动寻求帮助,并且不应回避就医问题。对于患有严重躁动不安和失眠的退休综合征的老年人,必要时可以在医生的指导下服用药物或接受心理治疗。

四、老年人角色转变的主要形式和干预方法

角色包含人们在社会系统中的地位以及人们在日常工作、学习和生活中承担的职能责任的总和。老年人进入衰老阶段后,他们的角色发生了很大变化,他们的心态也相应发生了变化。个体不能很好地适应新的角色,则可能会发生心理和生理问题,从而影响老年人自己和他人的身心健康。

1. 主要角色转变为次要角色 主要角色是拥有独立的思想和行为能力,能对自己的思想和行为负责,并能够不断地认识和改变世界。次要角色是指其能力被削弱或缺失的一类角色。转变为次要角色的老年人,有的会感到精神抑郁、沮丧、对未来失去信心,有强烈的失落感和其他精神症状。除了长期处于这种状态外,还可能发生病理变化,例如心脑血管疾病,消化系统疾病、老年人癫痫发作和癌症等。因此,已转变为次要角色并具有以下特征的老年人有上述症状,应平时放松身心,积极配合医生治疗上述疾病,老年人的领导同事、家属、亲戚和朋友也应在生活中照顾好他们,精神上安慰他们,使他们能够平稳地适应角色的变化。

2. 居家的角色转变为集体的角色 居家角色是一种生活在家里并与家人昼夜相处、相互依存并享有某些权利和义务的角色。集体角色是住在养老院或其他老年人集体组织中,已失去家庭生活过上集体生活。转变为集体角色的老年人有的会出现孤独症和抑郁症等症状;外向的人容易与其他人

在生活习惯等方面产生冲突，并产生"别人金窝银窝，不如自家土窝"等极端的想法。在长期的负面精神状态下，容易患孤独症和心身疾病。有上述症状的老年人应该放轻松，并从他人的角度多考虑问题，性格内向的人应该开阔胸怀，主动与他人交朋友；性格外向的人应主动与他人联系，帮助他人，设法克制自己的言行，避免与他人发生冲突。

3. 配偶的角色转变为单身角色 配偶的角色是指一个人充当另一个人的丈夫或妻子，并享有作为丈夫或妻子的特定权利和义务的角色。单身角色是指由于年龄、意外事故或疾病导致丈夫或妻子死亡而自然形成的角色。转变为单身角色的老年人可能会遇到诸如悲伤、哭泣、睹物思人等症状，并产生诸如"不如一起死了"之类的消极心理。长时间处于这种消极状态，可能会逐渐出现病理生理变化，如患有精神疾病或染上不良习惯（例如酗酒）。

老年人应该勇敢面对现实，接受现实，并以配偶不幸的死亡作为考验，以测试自己是否可以承受挫折，是否可以照顾自己以及是否可以珍惜每一天。当然，有需要的丧偶老年人可以适当考虑再婚，产生心理或精神疾病的老年人应积极配合医生要求进行心理和药物治疗。

4. 工作角色转变为休闲角色 工作角色是指人在社会或单位中从事工作，担任一个或多个职位，并具有一定权利和履行某些义务的一种角色。休闲角色是指由于工作或职位变动而导致的权利丧失。转变为休闲角色的老年人可能会出现诸如精神空虚，无所事事，经常看时钟（看表）等症状，并且可能感觉度日如年。长时间处于这种精神状态，则可能会逐渐生病，生理和心理发生变化，或者沉迷于不良行为中，例如赌博和酗酒。具有上述症状的老年人应改变思维方式，老年期的生活是自我完善、自我发展和自我实现的开始，老年人应该充分利用闲暇时间，做一些自己在工作期间没有时间去做的事情，例如阅读，写作，绘画，旅行等；做一些家务活，承担力所能及的事情，间接地为社会做贡献。

五、老年人角色适应性评估

老年人角色适应性评估是为了阐明被评估者对角色的看法，确定角色行为是否正常，是否适应角色变化和适应不良的冲突。

（一）老年人角色适应性评估内容

老年人角色适应性评估通常使用开放式询问的方法进行评估。评估内容主要涵盖以下几个方面：

1. 一般角色 了解老年人在过去的职业和职位以及目前担任的角色。有效的评估有助于防止老年人退休的适应不良的后果，还可以判断老年人是否适应当前的角色。例如，应该询问老年人最近做了些什么、有什么困难、什么是最重要的事情、哪些事占了大部分时间，评估老年人角色的承担情况。

2. 社会角色 询问老年人是否了解自己的角色权利和义务，评估他们的社会关系状况，以及他们是否清楚自己的日常活动。如果反应不清楚，则表明社会角色缺失或无法融入社会。如果有不清楚的陈述，则表明是否存在认知障碍或其他精神障碍。

3. 家庭状况 了解老年人的家庭状况和角色的变化，以及配偶去世的角色的丧失。此外，性生活评估还可以了解老年夫妇的角色，这有助于判断老年人的社会角色和家庭角色的状况。

4. 角色适应 评估老年人对他们承担的角色是否满意以及对角色期望是否满意，评估是否存在不良的心身反应，例如头晕、头痛、失眠等身体表现，紧张、焦虑、沮丧等心理表现。角色适应是采取行动以了解角色的过程，包括角色冲突、角色模糊、不正确的角色匹配以及负荷过重或不足。

（二）角色评估量表

常用 Barry 角色评估量表、角色功能评估量表、角色 - 关系评估量表、人际关系自我评定量表、自我调适能力评估量表等。

1. Barry 角色评估量表 Barry 角色评估量表内容见表 7-5。

2. 角色功能评估量表 角色功能评估量表内容见表 7-6。

表 7-5　Barry 角色评估量表

序号	问题（角色 - 关系）	回答
1	您的职业是什么？	
2	做这项工作多少年？	
3	您认为这次患病会影响您工作能力吗？	
4	您与谁住在一起？	
5	谁在您生活中最重要？	
6	您感到社交孤独吗？	
7	有社交孤独或社交障碍吗？	
8	交流能力：受限障碍	

注：
评价：根据被询问老年人的回答作出判断。

表 7-6　角色功能评估量表

序号	问题	回答
1	您从事什么职业及担任什么职位或退休？	
2	目前在家庭、单位、社会所承担的角色与任务有哪些？	
3	您觉得这些角色是否现实、合理？您是否感到角色任务过重、过多或不足，您感到太闲还是休闲娱乐的时间不够？	
4	您对自己的角色期望有哪些，他人对您角色期望又有哪些？	
5	您认为您的角色发生了哪些变化，对您有影响吗？是否感受到期望的角色受挫？	

注：
评价：根据被询问老年人的回答作出判断。

3. 角色 - 关系评估量表　角色 - 关系评估量表通过一对一询问和回答，对老年人的角色进行初步定位，判断老年人现在所处的角色（表 7-7）。另外，通过对老年人的人际关系进行评估，从中了解老年人在人际关系中行使角色功能的能力。

表 7-7　角色 - 关系评估量表

序号	问题（角色 - 关系）	回答
1	您从事什么职业及担任什么职位或退休	
2	做这项工作多少年了	
3	目前在家庭、单位、社会所承担的角色与任务有哪些	
4	您与谁住在一起	
5	谁在您生活中最重要	
6	您感到社交孤独吗？	
7	有社交孤独或社交障碍吗？	
8	您觉得这些角色是否现实、合理？您是否感到角色任务过重过多或不足？您感到太闲还是休息娱乐的时间不够？	
9	交流能力受限 / 障碍	
10	您对自己的角色期望有哪些，他人对您的角色期望又有哪些	
11	您认为您的角色发生了哪些变化，对您有影响吗？是否感受到期望的角色受挫	

注：
评价：根据被询问老年人的回答作出判断。

4. 人际关系自我评定量表 人际关系自我评定量表（表7-8）目的是让老年人自己对自己的人际关系进行评估，从评估结果中推断出老年人的角色期望与角色适应。

表7-8 人际关系自我评定量表

序号	评估项目	评估选项	分值/分	得分/分
1	在人际交往中，我的信条是	A. 大多数人是友善的，可与之为友的	3	
		B. 人群中有一半是狡诈的，一半是善良的，我将选择善良的人作为朋友	2	
		C. 大多数人是狡诈虚伪的，不可与之为友的	1	
2	最近我新交一批朋友，这是	A. 因为我需要他们	1	
		B. 因为他们喜欢我	2	
		C. 因为我发现他们有意思，令人感兴趣	3	
3	外出旅游时，我	A. 很喜欢交上新朋友	3	
		B. 喜欢一个人独处	2	
		C. 想交朋友，但又感到困难	1	
4	我已约定要去看望一位朋友，但因太累而失约。在这种情况下，我感到	A. 这是无所谓的，对方肯定会谅解我的	1	
		B. 有些不安，但又总是在自我安慰	3	
		C. 很想了解对方是否对自己有不满情绪	2	
5	我结交朋友的时间通常是	A. 数年之久	3	
		B. 不一定，合得来的朋友能长久相处	2	
		C. 时间不长，经常更换	1	
6	一位朋友告诉我一件极有趣的私事，我是	A. 尽量为其保密，不对任何人讲	2	
		B. 根本没考虑到要继续扩大宣传此事	3	
		C. 当朋友刚一离去随即与他人议论此事	1	
7	当我遇到困难时，我	A. 通常是靠朋友解决	1	
		B. 要我自己信赖的朋友商量办	2	
		C. 不到万不得已时，绝不求人	3	
8	当朋友遇到苦难时，我觉得	A. 他们都喜欢找我帮忙	3	
		B. 只有那些与我关系密切的朋友才来找我商量	2	
		C. 一般都不愿意麻烦我	1	
9	我交朋友的一般途径是	A. 经过熟人的介绍	2	
		B. 在各种社交场合	3	
		C. 必须经过相当长的时间，并且还相当困难	1	
10	我认为选择朋友最重要的品质是	A. 具有吸引我的才华	3	
		B. 可以信赖	2	
		C. 对方对我感兴趣	1	
11	我给人们的印象是	A. 经常会引人发笑	2	
		B. 经常启发人们思考问题	1	
		C. 和我相处时别人会感到舒服	3	

续表

序号	评估项目	评估选项	分值／分	得分／分
12	在晚会上，如果有人提议让我表演或唱歌时，我会	A. 婉言拒绝	2	
		B. 欣然接受	3	
		C. 直截了当地拒绝	1	
13	对于朋友的优缺点，我喜欢	A. 诚心诚意地当面赞扬他的优点	3	
		B. 会诚实地对他提出批评建议	1	
		C. 既不奉承，也不批评	2	
14	我所结交的朋友	A. 只能是那些与我的利益密切相关的人	1	
		B. 通常能和任何人相处	3	
		C. 有时愿与自己相投的人和睦相处	2	
15	如果朋友和我开玩笑（恶作剧），我总是	A. 和大家一起笑	3	
		B. 很生气并有所表示	1	
		C. 有时高兴，有时生气，依自己当时的情绪和情况而定	2	
16	当别人依赖我的时候，我是这样想的	A. 我不在乎，但我自己却喜欢独立于朋友之中	2	
		B. 这很好，我喜欢别人依赖于我	3	
		C. 要小心点！我愿意对一些事物的稳妥可靠保持冷静、清醒的态度	1	

注：总分38～48分，人际关系很融洽，在广泛的交往中这样的老年人很受大家的欢迎；总分28～37分，人际关系不稳定，有相当数量的人不喜欢这样的老年人，如果他或她想得到别人的欢迎，还得做出很大的努力；总分16～27分，人际关系不融洽，这类老年人的交往圈子确实太小了，很有必要帮助他或她扩大交往范围。

5. 自我调适能力评估量表 自我调适能力评估量表是对老年人角色转变的适应能力进行评估，判断老年人是否有能力适应现有角色的转变；判断老年人角色转变之后是否会出现不良心理和生理反应，从而及时采取相应措施进行干预（表7-9）。

表7-9 自我调适能力评估量表

说明：欢迎您参加本次调查，请您认真阅读以下问题，并在答题纸上相应的位置打"√"。回答没有正确错误之分，每个问题只能选择一个答案，请按照您的实际情况回答，谢谢
请用下面的评价尺度描述您的真实情况：
1分：完全不符合
2分：基本不符合
3分：一般
4分：基本符合
5分：完全符合

序号	问题	选项				
1	您认为您现在的身体健康状况不如退休前吗	1	2	3	4	5
2	您胸前经常出现压迫感吗	1	2	3	4	5
3	您在退休后经常感觉生活很无聊吗	1	2	3	4	5
4	您的精神状态不如退休前吗	1	2	3	4	5

续表

序号	问题	选项				
5	您常产生孤独的感觉吗	1	2	3	4	5
6	和家人在一起常常无话可说吗	1	2	3	4	5
7	您认为退休生活缺少重心吗	1	2	3	4	5
8	您排斥参加各种针对老年人的活动吗	1	2	3	4	5
9	您认为退休后朋友比以前少了吗	1	2	3	4	5
10	您比工作时变得不快乐吗	1	2	3	4	5
11	您难以结识新的朋友吗	1	2	3	4	5
12	您认为自己退休后变得没有地位吗	1	2	3	4	5
13	您不愿与家人分享快乐或忧伤吗	1	2	3	4	5
14	您对任何事情都失去了兴趣吗	1	2	3	4	5
15	您不愿意退休后继续服务社会吗	1	2	3	4	5
16	您不能帮扶子女吗	1	2	3	4	5
17	您从未对退休生活有过规划吗	1	2	3	4	5
18	您不能接受现在的生活状态吗	1	2	3	4	5
19	与他人交往,您常以自我为中心吗	1	2	3	4	5
20	您对现在的收入不满意吗	1	2	3	4	5
21	您从未有二次就业的想法或经历吗	1	2	3	4	5
22	您认为自己已经丧失继续学习的能力吗	1	2	3	4	5
23	退休后您喜欢自己独处吗	1	2	3	4	5
24	您的心情不被人理解吗	1	2	3	4	5
25	相较于退休,您更愿意工作吗	1	2	3	4	5

注:总分100分,使用者因环境的变迁具有严重的抗拒感,自我调适能力为极差程度;总分≤75分,代表使用者基本上能够适应环境的变迁,自我调适能力为良好程度。

通过以上评估量表对老年人的情况做基本了解,然后根据老年人的具体回答做具体分析,从而判断出老年人存在的生理与心理问题,并采取相应的措施给予干预。

(三)评估注意事项

1. 提供适宜的评估环境,室内温度不可过热或过冷,一般22~24℃为宜。同时要保持环境安静,避免阳光直射,注重保护老年人隐私。

2. 应安排充分的评估时间,分多次评估以避免老年人身体和心理疲惫。

3. 注意沟通时的态度和语言,要尊重老人,尽量使用关心体贴的语气和通俗易懂的语言。同时要做到耐心倾听,让老年人感觉到温暖与安全。

4. 注意观察非语言性的信息,如肢体语言、表情等,如果在访谈过程中发现老年人有反感的表现应尽快停止或切换话题。

5. 采用观察法时,要事先取得老人同意,同时不能影响到评估者。

6. 对评估结果定期分析,评估过程适时重复进行。

第三节 老年人虐待评估

小唐在 A 社区工作了 3 年。她经常拜访社区居民的家,以了解社区居民的条件和需求。当她几次来到李先生的房子时,没有人开门,但她从居民那里得知李先生一直和他的母亲王奶奶同住,而王奶奶很少外出。小唐多次拜访,终于有一次李先生打开门让小唐进了家,当小唐与李先生聊天时,发现王奶奶躲在卧室里望着外面,头发凌乱,衣服不是很整洁,小唐感觉李奶奶有些恐惧。当小唐提出想和王奶奶谈谈时,李先生以王奶奶不舒服为由拒绝了。

工作任务

如果您是小唐,请您解决王奶奶的问题。

虐待老年人是指对老年人怀有恶意,对老年人的身体、情感或心理、性或经济上构成虐待或剥削。虐待或忽视长者,不但会影响老年人的生活质量,而且可能危及他们的生命。随着老龄化的到来,这个问题变得越来越严重,但关于虐待老年人的程度的信息却很少。老年人通常不敢向家人和朋友或相关部门举报虐待行为,老年人也会碍于情面不愿向别人说起疏于照顾的情况,社会上对老年人的虐待和忽视仍然有一定程度的隐瞒现象。

一、虐待和忽视老年人的类型

对于虐待和忽视老年人,没有统一的法律定义。身体伤害可以清楚表明老年人受到虐待,但是对精神虐待的判断可能是主观的。参考《美国老年人法修正案》框架,我国建立起一套使人们容易理解被虐待或被忽视照顾老年人的判断标准(表 7-10)。

1. 自我疏忽或被他人忽视 没有尽到为老年人提供食物、住所、保健服务或保护的责任。

2. 身体虐待 对老年人施加伤害,让老年人身体疼痛和受伤(包括故意伤害老年人的身体,例如殴打、用物体殴打、烧伤等),或剥夺老年人的基本需求(例如食物、水、药品)。性虐待也包含在身体虐待的范围内,即未经老年人同意的任何形式的性接触。

3. 侵占财产 非法占有和使用老年人的金钱、财产或资产。

4. 遗弃 抛弃弱势老年人,疏忽照顾老年人,包括主动和被动地使老年人得不到他们需要的照顾,导致老年人身体、情感或心理健康衰退。疏忽照顾主要有两种,一是他人主动或被动地忽略了照顾老年人的行为;另一个是老年人的自我忽视,这意味着老年人自己不在乎自己的生活需要和品质。

5. 精神虐待 使用言语或非言语行为对老年人造成精神伤害(包括恐吓、侮辱、中伤等),或威胁杀死老年人或以口头威胁将老年人赶上街头。

表 7-10 老年人受到恶意对待的类型及表现

恶意对待类型	恶意对待的行为表现	受到恶意对待的迹象	高风险因素或情境
身体虐待	击打、体发、推搡、冲撞、摇晃、掌击、烧烫和捏掐,不适当的用药、限制人身自由或强迫进食	身体有擦伤,抽打伤痕,烧伤烫伤骨折或其他人为致伤,受伤很严重或不正常,不能归结为摔跤或意外事故造成	老年人的认知或身体有问题,老年人对受伤非常警惕或紧张,照顾者拒绝让其他人见老年人
性虐待	未经当事人同意与之发生性行为,包括强暴、非自愿地裸露身体或拍摄色情照片	胸部或生殖器官周围区域有擦伤,老年人无法解释原因的性传播疾病或感染,生殖器或肛门异常出血等	认知有问题或身体行动不便的老年人是高风险人群

续表

恶意对待类型	恶意对待的行为表现	受到恶意对待的迹象	高风险因素或情境
精神虐待	用语言和非语言的方式让老年人遭受精神上的痛苦,包括用言语攻击威胁恐吓或骚扰老年人,还包括把老年人当孩子对待,或者有意断绝老年人与他人的社会接触,以此为手段惩罚或控制老年人	老年人一直易激惹或持续退缩,对虐待者会表现出害怕、退缩、愤怒或咄咄逼人的态度	老年人和照顾者都有社会隔离,认定的虐待者常常对老年人非常盛气凌人,敌对环境中可能还有其他的虐待行为,如凶狠地对待孩子
经济虐待	不恰当的使用老年人的经济资源、个人财产或其他有价物品,包括伪造支票或法律文件	老年人突然改变在银行办事的方式,老年人抱怨没钱,老年人提到赢了竞赛或中彩票,突然改变遗嘱	老年人认知有问题,有大笔现金或值钱的东西放在家中,曾有过受愚弄或被诈骗的经历
他人疏于照顾	主动或被动的未尽责,未能满足老年人身心健康的需要,包括未能充分满足老年人在饮食、居所、穿衣、医疗照顾和身体保护等方面的需要	老年人的个人卫生差,没有得到护理治疗。水分摄取不足或营养不良,缺乏照顾老年人的居住条件,不安全或不卫生	老年人认知有问题或身体行动不便,老年人的生活条件差,而其他人的生活条件却看起来不错,照顾者酗酒吸毒等
自我忽视	老年人没能充分照顾自己,又没有其他的照顾者,由于缺乏自我照顾,自我忽视会危及老年人的身心健康	老年人营养不良或严重脱水,有病却没有求治,个人卫生差,由于外表不洁,可能会被他人疏远或排斥	老年人认知有问题或身体行动不便,有明显的精神疾病,在独居或无家可归老年人中比较常见。求助管理站可能会接触到这类老年人

二、老年人受虐待或疏于照顾的评估方法及内容

首先是直接观察。老年人能力评估师要根据自己的知识和专业敏感性去观察可能受虐待老年人的身体、情绪、能力、处境和环境。在观察过程中,要留意以下方面的问题:

1. 老年人衣服是否整洁。
2. 老年人的卫生情况是否干净。
3. 老年人身上是否有伤,包括旧伤痕。
4. 老年人是否有意回避这些伤痕。
5. 老年人是否有适合的理由解释伤痕。
6. 老年人是否非常恐惧和退缩。
7. 老年人是否在什么人在场的时候出现紧张、逃避或激动的情况。
8. 老年人是否异常警觉或容易受到惊吓。
9. 老年人的生活能力是否有变化。
10. 老年人的认知情况有什么变化。
11. 老年人的生活能力及认知情况的变化是否由于身心健康状况下降引起。
12. 老年人的居住地方是否干净。

根据对上述问题的观察,如果老年人存在上述问题或老年人的情绪能力有所改变,工作者要寻找到存在问题或发生改变的合理解释。

其次为单独跟老年人面谈。如果工作者怀疑老年人有被虐待或疏于照顾的可能,就需要在施虐者不在场的情况下,单独与老年人面谈。面谈时要根据老年人的具体情况,询问以下相关的问题:

1. 老年人是否挨过打或其他形式的身体虐待。
2. 老年人是否被关在屋子里面或捆绑于床上。

3．是否有人强行把他的钱或物品拿走。

4．是否有人强迫他违心对财产做出安排。

5．是否受到过威胁。

6．是否有照顾者。

7．老年人与被疑施虐者关系如何？

8．如果老年人身上有伤或伤痕，询问老年人受伤的原因。

老年人是否受到虐待或疏于照顾，需要工作者细微的判断与专业直觉。最终确定取决于实地观察和取得的直接的证据。老年人被虐风险评估表见表 7-11。

表 7-11　老年人被虐风险评估表

类别	评估内容	回答
一般评估	衣服； 个人卫生； 居住环境卫生； 营养； 情绪	
被身体虐待	瘀伤； 皮肤有割伤； 扭伤、骨折； 烫伤； 有不能解释的伤患； 经常因以上伤患而求诊； 亲身诉说被身体虐待	
被精神虐待	不信任别人； 羞耻、胆怯或低自尊感； 抑郁； 出现恐惧、紧张和退缩； 表现得愤怒和容易激动； 食欲缺乏； 有滥用药或酗酒情况； 亲身诉说被精神虐待	
被疏忽照顾	长期蜷缩而导致变形； 痔疮； 缺水； 忧郁／感到无助； 经常腹泻； 营养不良； 衣服不足保暖； 衣服不足替换； 身上有虱； 身上有异味； 个人卫生差； 经常跌倒； 服药过度／不足； 身体被排泄物污染； 居住环境不安全； 四周游荡； 亲身诉说被疏忽照顾	

续表

类别	评估内容	回答
被性虐待	性征部位或口部有创伤（如流血或感染）； 感染性病； 内衣裤被撕裂或染有血迹； 害怕如厕、洗澡或更衣； 坐立有困难； 害怕与别人的身体接触； 害怕、紧张和感到羞耻； 亲身诉说被性虐待	
被经济虐待	银行户口有不正常的活动； 支票或提款单上的签名与老年人本身的不同； 银行账单从未交给老年人； 经济充裕但仍缺乏很多基本设施； 投诉经常遗失贵重物件； 最佳利益没有被顾及； 亲身诉说被经济虐待	
被遗弃的表征	不知家人的去向和联络方式； 照顾者没有为老年人提供照顾或安排其他照顾方法； 亲身诉说被遗弃	

三、老年人受虐待与疏于照顾问题的干预

在确定老年人受到虐待或忽视之后，如果确定老年人当前有遭受严重伤害的危险，则需要进行危机干预，并且应将老年人安排在可以为他们提供危机护理的安全机构或地方。例如，协调其他孩子，亲戚和朋友，公益机构为老年人提供危机护理。

（一）改变和调整环境

改变和调整环境的目的是让老年人在安全的环境中，通过环境和条件的变化来提高他们的自我护理能力，从而减轻照护者的压力。一方面，可以改变居住环境和条件，例如改变老年人的居住环境，在室内增加扶手，清理更宽敞的空间以及方便老年人走路或在淋浴间增加座位。这些设施和环境的变化可以提高年体弱或行动不变的老年人照顾自己的能力。另一方面，可以帮助老年人找到日托机构等，帮助一些长期居住在家里的老年人，老年人可以白天离开家，去日托机构接受专业照护，晚上回家，由家人照顾，减轻了照护者的负担。可以通过快乐指数量表评估老年人及其照顾者的状态，快乐指数量表见表 7-12。

表 7-12　快乐指数量表

您的快乐指数是：

类别	1分：极不同意；2分：不同意；3分：无意见； 4分：同意；5分：极同意（选择符合情况的数字）
1. 其他人会认为我是一个成功的人	
2. 我的家人享受与我相聚的时间	
3. 我的知识及技能足够应付我日常的工作	
4. 我的生活是快乐多于忧愁	
5. 我十分投入与人建立关系	
6. 大部分时间我对所做的事情都感到兴趣	

续表

类别	1分：极不同意；2分：不同意；3分：无意见； 4分：同意；5分：极同意（选择符合情况的数字）
7. 在其他人印象中我是一个经常心情愉快的人	
8. 我的朋友及家人都喜欢接近我	
9. 我在工作中经验到很大的乐趣	
10. 我对将来感到乐观	
11. 我的家庭生活是健康及快乐的	
12. 我十分专注于我所做的事情	
13. 其他人会同意我是一个有清晰生活目标的人	
14. 与人交往是一件赏心乐事	
15. 我的朋友会认为我的工作表现理想	
16. 一般人都会认为我为自己的表现感到自豪	
17. 我相信我是一个对社会有所贡献的人	
18. 我十分喜欢现时的生活习惯而不希望有任何变化	
19. 我经常都能随心所欲	
20. 我相信我在生活中得到的成就感较一般人高	

注：
90～100分：您极为满意您的生活；
74～89分：您非常满意您的生活；
61～74分：您大致上满意您的生活；
60分：中立情况；
40～59分：您不大满意您的生活；
20～39分：您非常不满意您的生活。

（二）提供支持服务

1. 向施虐者提供服务　由于照护者、家庭成员或其他人无法应付老年人所需的照护，承受巨大压力，因此发生了许多虐待和疏忽照顾老年人的情况。工作者需要帮助施虐者理解和认识老年人的需求，并帮助施虐者找到相应的服务来满足老年人的需求，通常包括家庭钟点工、家庭医生和送餐服务等。工作者还可以协助施虐者建立支持网络，例如协调朋友、亲戚、邻居和志愿者来帮助照护老年人，以便施虐者可以减轻压力、缓解疲劳和辛苦，这样可以增加施虐者休息的时间和空间，以减少对老年人的不满。

2. 为受虐老年人提供服务　和与家人、朋友和邻居保持联系的老年人相比，处于社会孤立状态的老年人遭受虐待和忽视的风险更高。工作者可以帮助老年人增加与外界的联系。例如，可以安排家人或朋友每天打电话给老年人或经常去看望老年人。协调社区工作者或志愿者经常拜访老年人，在老年人居住的地方设置寻求帮助的设施，鼓励和安排老年人参加一些社会活动，例如参加老年人活动中心的活动。老年人如患有抑郁症或焦虑症，可以协助老年人进行治疗。

📖 **知识拓展**

世界虐老关注日

　　近年来，社会工作者和其他照顾老年人的专业人员联手，唤起公众对被虐待和被忽视老年人的关注。国际老年学和老年医学协会（IAGG）设立了一个常务委员会，目的是在预防老年人虐待方面促进国际合作，通过教育、研讨会和其他活动来引起社会各界的关注，让老年人、老年人的家人、世界各地的不同组织和社区共同解决虐待老年人的问题。

2006 年 6 月 15 日是首个世界虐老关注日,目的是在这一特定日子实施教育和研讨会,并鼓励志愿者拜访独居的老年人,因为他们更易受伤害和被忽视。

(三)提供支持性辅导

1. 向施虐者提供辅导 由于大多数施虐者也是照护者,因此他们在长时间照护老年人的过程中会用尽精力和耐心,而且他们也面临巨大压力。工作者可以帮助施虐者分析导致虐待或忽视的情况,帮助施虐者学习控制对老年人的愤怒和沮丧,并学会解决冲突。工作者协助施虐者了解如何识别和应对老年人的高风险情况,帮助施虐者学会寻求他人的支持。

2. 对受虐待老年人提供辅导 工作者的出现和他们对受虐待老年人被虐待的理解可能会给老年人带来一些安心和安全,但同时也将给受虐待老年人带来新的恐惧和忧虑:不知道接下来会发生什么,可以继续接受原来的照护吗?会被赶出家门,离开危险却熟悉的环境吗?在没有工作者或其他人的情况下,是否会更严重地遭到虐待?对老年人的担忧和恐惧,工作者首先必须在制订服务计划的过程中与老年人沟通,使老年人意识到计划实施过程中可能发生的变化,并解决老年人的担忧和恐惧,并进行沟通,与老年人一起预防和解决可能会出现的一些问题。其次,社会工作人员辅导老年人正确理解被虐待或忽视照护的问题。不受虐待和忽视是老年人的权利。虐待和忽视不是老年人本身的问题和过错,老年人不应忍受他人对老年人的恶意对待。

第四节 老年人经济文化评估

案 例

张爷爷,65 岁,退休后就住进了养老机构,开始放纵自己。因为他觉得退休就是解放,养老就是玩乐,想干什么就干什么。他每天最喜欢的事情就是打麻将,白天经常一打一天或在一旁围观,有时候觉得白天玩得不尽兴,晚上继续打,困了就抽口烟,饿了就随便吃一口,以前的运动锻炼也不进行了,生活根本没有规律。一天,他打牌到深夜 12 点,突然眼前一黑,腿一软,就昏过去了,被送往医院救治后,张大爷整日精神不振。

工作任务

为明确张爷爷出现的问题,请你为张爷爷进行文化评估。

经济和文化等因素相互作用会影响到人们在衣食住行和娱乐等方面的社会行为,从而影响其生活方式。老年人的经济状况影响其自身健康,老年人经济的问题主要包括老年人的经济来源、消费需求和消费结构、社会的养老模式和老龄产业等。

一、老年人经济状况评估

目前我国老年人经济支持主要来源于离退休金、家人供给、国家补贴和养老保险等。老年人的经济状况对其物质生活和精神生活有着广泛的影响,贫困对健康有明显的负面影响。经济状况的评估是通过个人收入是否满足老年人的个人需要,是否需要他人的支持等来衡量。评估人员可通过询问以下问题了解老年人的经济状况:

1. 您现在的状况:全职、兼职、退休、退休并伴残疾?
2. 在您一生当中,主要做什么工作?
3. 您的配偶现在或者以前有工作吗?

4．您的收入来源于您还是配偶？如工资、租金、投资的利润、社会保险、社会补贴、退休金、朋友或家人给予、奖金、私人或企业帮助、福利和其他。

5．您和您的配偶一年的收入是多少？

6．家里多少人需要这些钱？

7．您有自己的家吗？

8．您的财产和经济来源能否满足紧急情况使用？

9．您的花费是否超过了您的支付能力？

10．根据您现在的经济状况是否需要其他人的帮助？

11．您能支付起自己的食物费用吗？

12．您认为您需要外界救助吗？

13．您能支付起医疗健康保险吗？

14．请告诉我您认为您和您的家庭在经济上和同龄人相比较如何？（从"好、一样、差"中选一个）

15．您的钱是否能满足您的需要？（从"能、一般、不能"中选一个）

16．您是否经常用额外的钱买奢侈的东西？

17．您认为今后的经济能否满足您的生活？

二、老年人文化评估

广义的文化（culture）是指一个社会及其成员所特有的物质财富和精神财富的总和，即特定人群为适应社会环境和物质环境而共有的行为和价值模式，包括知识、信念、艺术、习俗、道德、法律和规范的复合体。狭义的文化是指精神文化，包括习俗、道德规范、知识和信念等。文化的要素包括个体对生活方式与生活目标价值的看法或思想体系的价值观、信念和习俗等。文化与社会发展息息相关，在社会发展到一定时期，文化是大多数社会成员必须遵守的社会规范。文化对个体的健康会产生双面影响，老年人文化的评估就是评估文化对老年人健康的影响。

文化评估在老年人能力评估中发挥着重要作用，老年人的价值观、习俗、语言和信念等文化因素可直接影响其健康和健康保健。通过文化评估，一方面是熟悉老年人的文化差异，分析老年人在健康观念、求医方法、习惯和传统的治疗方法等方面是否存在文化差异，了解影响老年人健康的各种文化因素，如生活习惯、习俗和饮食习惯等；另一方面是制订出符合老年人文化背景和民族差异的有效措施。

在对老年人能力评估时，应考虑文化背景和民族差异。价值观、信念和习俗是文化的核心要素，与健康密切相关，决定着人们对健康、疾病、老化和死亡等的看法和信念，是文化评估的主要内容。

（一）老年人文化评估的内容和方法

文化评估主要从价值观、信念和风俗习惯等方面进行评估。可以通过与老年人的交谈，询问其自身感受，结合观察老年人有无文化休克的表现做出判断。

1．价值观　价值观是不能直接被观察到的，一般通过问题调查的方式进行评估，通常采用以下问题：

（1）您觉得自己健康吗？

（2）一般情况下，您认为什么对您最重要？

（3）遇到困难，您一般是如何应对的？

（4）您认为疾病对您的生活影响大吗？

2．信念　对于老年人信念的评估，通常采用克莱曼（Kleiman）等提出的健康信念评估模式，具体内容包括以下几点：

（1）您觉得什么是健康？什么是不健康？

（2）您觉得是什么引起了您的健康问题？

（3）您是如何发现您的健康问题的？

（4）该健康问题对您的生理、精神、心理有哪些影响？

（5）该健康问题严重吗？持续了多长时间？

（6）您希望得到何种关怀和疗养？

（7）您希望通过疗养达到哪种效果？

（8）您的健康问题给您造成了哪些困扰？

（9）通常在什么情况下，您会觉得自己有或大或小的健康问题并且需要就医？

3. 风俗习惯 评估老年人风俗习惯时，应了解不同区域的老年人的文化风俗，包括饮食、沟通文化和传统医药等，对风俗习惯的评估通常采用以下问题进行：

（1）您的主食是什么？您对哪些食物有禁忌或过敏？

（2）您一日几餐？一般在什么时间饮食？

（3）您习惯的烹饪方式是什么？

（4）您使用何种语言？习惯用方言沟通吗？

（5）您习惯的沟通交流方式是什么？

（6）您习惯哪种称谓？有什么语言禁忌？

（7）您的民族有哪些常用的民间疗法？

4. 文化休克 文化休克指个体生活在陌生文化环境中所产生的迷惑与失落的经历，个体从熟悉的环境到新环境，由于沟通障碍、生活改变、风俗差异等因素而产生的不适应。文化休克分为陌生期、觉醒期和适应期，其临床表现主要有失眠、食欲减退、焦虑、沮丧和恐惧等。

可通过交谈了解陌生环境下老年人的感受，并结合察言观色评估老年人是否存在文化休克的现象。

（二）老年人文化评估的注意事项

1. 进行面谈时要选择开放环境，语言要和蔼亲切，涉及隐私问题，注意回避或保密，直接提问时避免套问或诱导提问。

2. 评估时间选择要恰当，以不影响老年人正常生活为主要原则，面谈一般不超过30min。

3. 采用观察法时，要事先取得老年人同意，同时不能影响到老年人的原本生活，过程中多一些关心关爱。

4. 采用问卷法时，题量要适宜，要考虑到老年人的文化程度。

5. 尽量使用通俗易懂的语言进行交谈。适当增加一些非语言沟通，要多一些肯定性的肢体动作。

6. 注意文化差异，不同文化背景的人信仰和价值观等有所不同，评估者要尊重老年人的文化素养。

7. 对评估结果定期分析，评估过程适时重复进行。每经历一段时间，老年人的文化阅历可能会发生变化，评估要分期进行。

第五节　老年人社会环境评估

案　例

王奶奶，66岁，退休后与老伴一起搬至女儿家共同生活。王奶奶性格开朗，同老伴把退休生活安排得丰富多彩、井井有条，与女儿、女婿和外孙相处和谐，一家人共享天伦之乐。

工作任务

请为王奶奶进行社会环境评估。

社会环境包括文化背景、法律法规、社会制度、劳动条件、人际关系、社会支持、经济状况、生活方式、教育、家庭和社区等诸多方面，与老年人的健康有着密切的联系。

一、家庭环境评估

家庭的健康与个人的健康密切相关，个体对健康的知识和信念受家庭成员的影响，家庭是满足人们个人需求的最佳场所，是老年人主要的生活环境场所，融洽的家庭关系、良好的家庭环境有助于老年人的身心健康。家庭评估的内容主要包括家庭成员的基本资料、家庭类型和结构、家庭成员之间的关系、家庭成员的角色作用、家庭的经济状况、家庭功能、家庭压力、家庭对老年人生活与健康状况的认识等。

评估的方式有问询和问卷评估，具体可以观察居住条件、衣着、饮食、家庭气氛、家庭亲密程度等，也可以和老年人交谈老伴儿情况、子女情况及其之间的关系、生活来源等。家庭内部资源包括经济、情感、信息和结构支持等，外部资源包括社会、医疗、文化资源等。其功能包括满足家庭成员的衣食住行育乐；建立家庭关爱气氛；培养家庭的社会责任感，交往意识和技能；监护家庭的安全与健康。

（一）APGAR家庭功能评估量表

该量表由适应度（adaptation，A）、合作度（part-nership，P）、成长度（growth，G）、情感度（affection，A）和亲密度（resolve，R）五个项目组成，每个项目分别对应一题，采用三级评分，分数越低表示家庭功能越差，量表内容见表7-13。

表7-13 APGAR家庭功能评估量表

项目	经常	有时	很少	得分
1.当我遇到困难时，可以从家人处得到满意的帮助	2	1	0	
2.我很满意家人与我讨论各种事情以及分担问题的方式	2	1	0	
3.当我喜欢从事新的活动或发展时。家人能接受并给予帮助	2	1	0	
4.我很满意家人对我表达情感的方式以及对我愤怒、悲伤等情绪的反应	2	1	0	
5.我很满意家人与我共度美好时光的方式	2	1	0	

注：结果判断：总分7~10分，家庭功能无障碍；总分4~6分，家庭功能轻度障碍；总分0~3分，家庭功能严重障碍。

（二）家庭环境量表

家庭环境量表的内容详见表7-14。

表7-14 家庭环境量表

序号	内容	回答	
1	家庭成员彼此之间总是互相给予最大的帮助和支持	是	否
2	家庭成员总是把自己的感情藏在心里不向其他家庭成员透露	是	否
3	家中经常吵架	是	否
4	★在家中我们很少自己单独活动	是	否
5	家庭成员无论做什么事都是尽力而为的	是	否
6	我们家经常谈论政治和社会问题	是	否
7	大多数周末和晚上家庭成员都是在家中度过，而不外出参加社交或娱乐活动	是	否
8	我们都认为不管有多大的困难，子女应该首先满足老年人的各种需求	是	否
9	家中较大的活动都是经过仔细安排的	是	否
10	★家里人很少强求其他家庭成员遵守家规	是	否
11	在家里我们感到很无聊	是	否
12	在家里我们想说什么就可以说什么	是	否

续表

序号	内容	回答	
13	★家庭成员彼此之间很少公开发怒	是	否
14	我们都非常鼓励家里人具有独立精神	是	否
15	为了有好的前途,家庭成员都花了几乎所有的精力	是	否
16	★我们很少外出听讲座、看戏或去博物馆以及看展览	是	否
17	家庭成员常外出到朋友家去玩并在一起吃饭	是	否
18	家庭成员都认为做事应顺应社会风气	是	否
19	一般来说,我们大家都注意把家收拾得井井有条	是	否
20	★家中很少有固定的生活规律和家规	是	否
21	家庭成员愿意花很大的精力做家里的事	是	否
22	在家中诉苦很容易使家人厌烦	是	否
23	有时家庭成员发怒时摔东西	是	否
24	家庭成员都独立思考问题	是	否
25	家庭成员都认为使生活水平提高比其他任何事情都重要	是	否
26	我们都认为学会新的知识比其他任何事都重要	是	否
27	★家中没人参加各种体育活动	是	否
28	家庭成员在生活上经常帮助周围的老年人和残疾人	是	否
29	在我们家,当需要用某些东西时却常常找不到	是	否
30	在我们家吃饭和睡觉的时间都是一成不变的	是	否
31	在我们家,有一种和谐一致的气氛	是	否
32	家中每个人都可以诉说自己的困难和烦恼	是	否
33	★家庭成员之间极少发脾气	是	否
34	我们家的每个人出入是完全自由的	是	否
35	我们都相信在任何情况下竞争是好事	是	否
36	★我们对文化活动不那么感兴趣	是	否
37	我们常看电影或体育比赛,外出郊游等	是	否
38	我们认为行贿受贿是一种可以接受的现象	是	否
39	在我们家很重视做事要准时	是	否
40	我们家做任何事都有固定的方式	是	否
41	★家里有事时,很少有人自愿去做	是	否
42	家庭成员经常公开地表达相互之间的感情	是	否
43	家庭成员之间常互相责备和批评	是	否
44	★家庭成员做事时很少考虑家里其他人的意见	是	否
45	我们总是不断反省自己,强迫自己尽力把事情做得一次比一次好	是	否
46	★我们很少讨论有关科技知识方面的问题	是	否
47	我们家每个人都对1～2项娱乐活动特别感兴趣	是	否
48	我们认为无论怎么样,晚辈都应该接受长辈的劝导	是	否
49	我们家的人常常改变他们的计划	是	否
50	我们家非常强调要遵守固定的生活规律和家规	是	否

序号	内容	回答	
51	家庭成员都总是衷心地互相支持	是	否
52	如果在家里说出对家事的不满,会有人觉得不舒服	是	否
53	家庭成员有时互相打架	是	否
54	家庭成员都依赖家人的帮助去解决他们遇到的困难	是	否
55	★家庭成员不太关心职务升级、学习成绩等问题	是	否
56	家中有人玩乐器	是	否
57	★家庭成员除工作学习外,不常进行娱乐活动	是	否
58	家庭成员都自愿去做公共环境卫生	是	否
59	家庭成员认真地保持自己房间的整洁	是	否
60	家庭成员夜间可以随意外出,不必事先与家人商量	是	否
61	★我们家的集体精神很少	是	否
62	我们家可以公开地谈论家里的经济问题	是	否
63	家庭成员的意见产生分歧时,我们一直都回避它以保持和气	是	否
64	家庭成员希望家里人独立解决问题	是	否
65	★我们家的人对获得成就并不那么积极	是	否
66	家庭成员常去图书馆	是	否
67	家庭成员有时按个人爱好或兴趣参加娱乐性学习	是	否
68	家庭成员都认为要死守道德教条去办事	是	否
69	在我们家,每个人的分工是明确的	是	否
70	★在我们家,没有严格的规则来约束我们	是	否
71	家庭成员彼此之间都一直合得来	是	否
72	家庭成员之间讲话时都很注意避免伤害对方的感情	是	否
73	家庭成员常彼此想胜过对方	是	否
74	如果家庭成员经常独自活动,会伤害家里其他人的感情	是	否
75	先工作后享受是我们家的老习惯	是	否
76	在我们家看电视比读书更重要	是	否
77	家庭成员常在业余时间参加家庭以外的社交活动	是	否
78	我们认为无论怎么样,离婚是不道德的	是	否
79	★我们家花钱没有计划	是	否
80	我们家的生活规律或家规是不能改变的	是	否
81	家庭的每个成员都一直得到充分的关心	是	否
82	我们家经常自发地谈论家人很敏感的问题	是	否
83	家人有矛盾时,有时会大声争吵	是	否
84	在我们家确实鼓励成员都自由活动	是	否
85	家庭成员常常与别人比较,看谁的工作学习好	是	否
86	家庭成员很喜欢音乐、艺术和文学	是	否

续表

序号	内容	回答	
87	我们娱乐活动的主要方式是看电视、听广播而不是外出活动	是	否
88	我们认为提高家里的生活水平比严守道德标准还要重要	是	否
89	我们家饭后必须立即有人去洗碗	是	否
90	在家里违反家规者会受到严厉的批评	是	否

注：

量表的使用方法：该问卷包括90个关于家庭情况的问题，请您决定哪些问题符合您家里的实际情况，哪些问题不符合您家里的实际情况。如果您认为某一问题符合或基本上符合，请在答案"是"上画圈；如果不符合或基本上不得合，请在答案"否"上画圈。也许您会觉得某些问题对您家里某些家庭成员符合，而对另一些家庭成员不符合，如果大多数成员符合，就回答"是"；如果大多数成员不符合，就回答"否"；如果符合和不符合的家庭成员人数相等，就按多数出现的情况回答。

请您务必回答每一个问题。如果您不能肯定是否符合您家里的情况，就按您自己的估计回答。有些问题带有"★"，表示此句有否定的含义，回答时请正确地、详细地理解每句的内容，然后再作回答。记住该问卷所指的"家庭"是指与您共同食宿的小家庭。我们是要了解您对您的家庭的看法，不要推测别人对您家庭的看法，因此请您按照实际情况来回答问题。

二、社区环境评估

社区环境，指社区所辖的地域周围的境况。广义的社区环境，把社区作为主体，研究社区界限以外与社区密切相关的各种环境因素对社区的影响，即社区外部环境影响。狭义的社区环境，把特定区域内的居民作为主体，研究居住区范围内一切与居民生活密切相关的各种环境因素对社区的影响。社区环境中的自然环境、公共设施和公共空间等"量"与"质"问题将会直接影响社区老年人的生活质量，通过对社区环境的评估，为社区提供相应服务与养老设置建议，使得老年人可以在较为熟悉的家庭与社区中养老，更为方便享受到社区的关怀与服务，可以在一定程度上减轻社会负担，并逐步改善原有社区生活模式的不足。

了解老年人社区地理环境，注意环境中有无严重污染物，各种配套设施是否安全，老年人在外出活动过程中有无各种不安全因素，哪些是应该特别注意的，是否有无障碍设施等。还应了解社区文化气氛如何，有无可供选择的休闲场所，医疗保健机构是否完善等。评估的内容主要包括以下方面：

1. 社区配套设施是否完整？医院、商店、餐厅、银行、交通、车站、邮局、娱乐场所和公园等是否齐全？

2. 是否有提供医疗保健服务、家庭照护以及家政服务的社区机构？

3. 是否有养老服务机构？如养老院、养老公寓、老年活动中心、日托中心等。

4. 建筑物是否密集杂乱？

5. 是否有刺激惊险事物？

6. 是否人声嘈杂？

随着我国逐渐成为老龄化国家，在我国各地已逐步建成一批老年宜居社区，与国外老年社区不同的是，我国的老年社区多以家庭式养老与社会化养老相结合的形式。老年宜居社区根据老年人特点，配套设计了齐全的设施，包括医疗康复、老年活动、家政服务等设施，各种道路均为无障碍设计，在老年宜居的社区环境中，老年人能够正常地参与社会活动、享受社区服务。老年宜居环境不仅切实关注老年人的生理和行为特点，认识他们的共性和个体差异，打造符合不同老年人群使用需求的场所和设施，更理解不同阶段和类型的老年人的心理特征，为他们参与社会交往、发挥自我价值提供物质空间，让他们与社会密切联系起来，积极应对老龄化。老年宜居社区环境不仅是老年人宜居的环境，也是社区所有居民都宜居的环境。

（梁小利）

第八章

养老机构常用评估

学习目标

1. 掌握老年人能力评估师的定义、养老机构评估流程、评估的原则及注意事项。
2. 熟悉老年人能力评估师的素质要求、养老机构评估时段、评估室的配置、老年人能力评估等级评定。
3. 了解养老机构入住评估的方式、国内外老年人综合评估工具。
4. 学会《老年人能力评估规范》中的评定方法。
5. 具有尊老、爱老、助老意识，较强的人际沟通能力和科学严谨的工作态度。

按照养老机构相关管理规定，老年人入住养老机构首先就要进行能力评估。老年人能力评估是为了制订和启动以维护老年人健康和功能状态为目的的照护计划，最大限度地提高老年人的生活质量，对老年人的躯体功能、健康状况、精神心理、社会支持、经济情况、生活质量等进行全面的评价，根据评估结果准确了解老年人的服务需求，在征得老年人同意的前提下，制订个性化的照护服务方案，提高养老服务的适配性和效率，也能有效防范服务风险。老年人能力评估是养老机构收住老年人的第一个环节，也是重要的工作内容。

第一节　老年人能力评估师

2020年7月，国家人力资源和社会保障部正式向社会发布了一批新职业，包括老年人能力评估师、在线学习服务师、社群健康助理员等9个新职业，12月正式颁布实施了《老年人能力评估师国家职业技能标准》，引导老年人能力评估师职业教育培训的方向，为老年人能力评估师职业技能鉴定提供依据。老年人能力评估师大致分为专职和兼职两种，专职指第三方老年人评估机构，兼职则指由养老机构从业人员担任评估师。截至2020年11月，上述两种类型的评估从业者人数在10万人以上。

2022年12月，国家市场监督管理总局发布了《老年人能力评估规范》（GB/T 42195—2022）。该标准的出台，意味着老年人能力评估领域的标准层级由行业标准上升为国家标准，为科学划分老年人能力等级，推进基本养老服务体系建设，优化养老服务供给，规范养老服务机构运营等提供基本依据，也为全国养老服务等相关行业提供了更加科学、统一、权威的评估工具。老年人能力评估的结果将作为老年人领取福利补贴、享受基本养老服务的依据。老年人能力评估师这一专业角色将在老年健康服务体系中发挥越来越重要的作用。

一、评估相关概念

1. 评估　评估是指依据某种目标、标准、技术或手段，对收集到的信息，按照一定的程序，进行分析、研究，判断其结果和价值的一种活动，在此基础上形成的书面评估报告。

2. 老年人能力评估 老年人能力评估是由专业人员依据行业标准,对老年人日常生活活动、精神状态、感知觉与沟通、社会参与等方面进行综合分析评价,科学确定老年人服务需求类型、日常护理等级的一项工作。

3. 老年人能力评估师 老年人能力评估师是指为有需求的老年人提供日常生活活动能力、认知能力、精神状态等健康状况测量与评估服务,经过培训及考核取得老年人能力评估师职业资格的人员。

二、老年人能力评估师的素质要求

1. 职业素质 老年人能力评估师的服务对象以高龄、失能、痴呆老年人为主,他们可能存在反应迟钝、沟通交流障碍、情绪不稳定、个人卫生欠佳、居住环境恶劣等情况,需要评估师具有高度的责任心、爱心、细心和耐心,始终坚持以人为本的服务理念,理解老年人的困境,给予尊重,平等友善地对待每一位老年人。因评估结果是老年人享受当地政府提供的长期护理保险及其他福利补贴、享受基本养老服务的依据,为保障社会资源的合理有效利用,要求评估师在开展评估工作的过程中遵纪守法、诚实守信,保持科学严谨、恪守独立、客观公正的工作作风,并注意对老年人隐私的保护。

2. 业务素质 从事老年人能力评估工作,评估师必须掌握老年人能力评估相关国家行业标准、评估工具及量表、评估报告撰写规范、评估信息系统应用、评估工作风险防控、老年人能力维护与康复等评估基础知识和技能。老年人群慢性疾病患病率高,照护需求多样性的特点,要求评估师还要熟悉老年常见病、慢病管理、常用药物、健康教育、安全防护与急救、康复辅助器具配置、适老化改造等老年医学基本知识以及老年心理学、社会学、信息学、医学伦理学、安全等其他相关知识。除了日常生活照料的需求外,老年人可能还存在赡养、家庭婚姻关系、医疗保险、医疗预嘱等方面的问题,评估师应了解《中华人民共和国老年人权益保障法》《中华人民共和国民法典》《中华人民共和国基本医疗卫生与健康促进法》《中华人民共和国社会保险法》等相关法律、法规的知识,必要时给予老年人及其家属一定的指导和帮助。

3. 能力素质 老年人的健康状况复杂多变,需要评估师具有准确、敏锐的观察力,正确的判断力和良好的沟通能力,能熟练运用评估工具和量表以及老年医学、老年康复学、心理学等相关知识和技能,及时发现老年人的问题及各种细微变化,对老年人的健康状况及能力等级做出准确判断。同时,要求评估师具有较强的理解能力、计算能力以及信息与数据处理能力,能全面准确收集老年人、信息提供者及联系人的信息,使用老年人能力评估信息化系统记录、存储、检索、更新信息和数据,建立老年人健康信息档案,并能结合评估结果以及老年人的家庭环境、社区环境、照护服务需求、社会支持等情况,链接各种正式和非正式社会支持资源,为老年人提供服务。

三、老年人能力评估师主要任务

老年人能力评估师在国家和各地评估规范指导下,依据评估规范,执行相应的评估任务,主要包括:采集、记录老年人的基本信息和健康状况;评估老年人日常生活活动能力;测量与评估老年人认知能力、精神状态、感知觉与沟通能力、社会参与能力等;依据测量与评估结果,确定老年人能力等级;出具老年人能力综合评估报告;为老年人能力恢复提出建议。

四、老年人能力评估师职业技能要求

2020年7月,人力资源社会和保障部联合国家市场监督管理总局、国家统计局发布了老年人能力评估师等9个新职业,2020年12月人力资源社会和保障部正式颁布实施《老年人能力评估师国家职业技能标准》,标准将老年人能力评估师设定三个等级:三级/高级工、二级/技师、一级/高级技师。标准规范了老年人能力评估师的从业行为,引导老年人能力评估师职业教育培训的方向,为老年人能力评估师职业技能等级认定提供依据。

（一）申报条件

具有临床医学、护理、健康管理、心理咨询、社会工作、老年人服务与管理、民政服务与管理、公共事务管理、康复治疗技术、言语听觉康复技术、中医康复技术、预防医学、卫生信息管理、社区康复等专业毕业证，以及高等职业学校的中药学、中医骨伤、医学检验技术、眼视光技术、呼吸治疗技术、中医养生保健、公共卫生管理、医学营养、公共事务管理、社区管理与服务、民政管理、家政服务与管理等相关专业毕业生，均可在取得养老护理员、医疗护理员、健康照护师、健康管理师、心理咨询师、康复辅具工程师、社会工作者等相关职业四级/中级工职业资格证书（技能等级证书）后，可申报老年人能力评估师三级/高级工。取得本职业或相关职业三级/高级工职业资格证书（技能等级证书）后，累计从事本职业或相关职业工作4年（含）以上，可申报二级/技师。取得本职业或相关职业二级/技师职业资格证书（技能等级证书）后，累计从事本职业或相关职业工作4年（含）以上，可申报一级/高级技师。

（二）鉴定方式

老年人能力评估师职业技能鉴定分为理论知识考试、技能考核以及综合评审。理论知识考试主要考核从业人员从事本职业应掌握的基本要求和相关知识要求。技能考试主要采用VR场景考试、实操情景考核等方式进行，主要考核从业人员从事本职业应具备的技能水平。综合评审主要针对技师和高级技师，通常采取审阅申报材料、答辩等方式进行全面评议和审查。理论知识考试、技能考核和综合评审均实行百分制，成绩皆达60分（含）以上者为合格。

（三）职业能力

老年人能力评估师需要具备一定的观察能力、分析能力、理解能力、计算能力以及信息与数据处理能力，具有较强的语言表达与沟通能力、评价判断能力。相关知识权重见表8-1。

表8-1 老年人能力评估师知识要求权重表

项目		技能等级		
		三级（高级工）/%	二级（技师）/%	一级（高级技师）/%
基本要求	职业道德	5	5	5
	基础知识	15	10	10
相关知识要求	评估准备	10		
	信息采集	15	10	
	能力评估	20	20	25
	等级评定	10	10	
	环境评估	10	5	
	需求评估	10	10	
	康复建议		15	20
	评估管理			15
	健康教育	5	10	15
	培训指导/研究		5	10
合计		100	100	100

第二节　养老机构常用评估

案　例

上午 9 点，某养老机构接待人员接到家属电话询问老人入住相关事宜，计划下周一送老人到机构进行评估并办理入住。拟入住的老人陈奶奶，86 岁，患有高血压、冠心病、糖尿病等慢性疾病，听力和视力均严重减退，行走需使用拐杖，日常生活由保姆和子女协助。

工作任务

1. 请告知家属养老机构入住评估流程。

2. 准备评估室及评估工具。

3. 针对陈奶奶的实际情况，对她进行养老机构入住评估。

老年人综合能力评估是老年人入住养老机构的重要环节。通过科学划分老年人照护等级，指导制订个性化照护计划，对合理配置养老服务资源、提升养老机构服务质量和运行效率具有十分重要的指导意义，也是保障老年人合法权益的重要举措。

一、国内外养老机构评估工具

老年人能力评估师在进行评估任务时，常借助一些评估工具，按照相应的评估标准和评估流程，对老年人进行相应能力评估。

（一）国内养老机构评估工具介绍

2013 年，国家民政部制定了《关于推进养老服务评估工作的指导意见》，从建立评估组织模式、完善评估指标体系和评估流程、探索评估结果综合利用机制和养老评估监督机制等方面作出规定，科学判断老年人服务需求类型、照料护理等级等，以合理配置养老服务资源。2013 年 8 月民政部发布了《老年人能力评估》(MZ/T 039—2013)，包括基本信息表、老年人能力评估表、评估报告以及评估结果判定卡 4 个部分。结果判定采用综合评价法，划分为 4 个等级，即能力完好、轻度失能、中度失能和重度失能。后来，全国绝大部分省市相继印发养老服务评估的政策文件，以民政行标为基础进行当地的老年人能力评估。

1.《老年人能力评估规范》(GB/T 42195—2022)　国家市场监督管理总局于 2022 年 12 月公布并实施的《老年人能力评估规范》(GB/T 42195—2022)，标志着老年人能力评估领域的标准层级由行业标准上升为国家标准，为科学划分老年人能力等级，推进基本养老服务体系建设，优化养老服务供给，规范养老服务机构运营等提供基本依据，也为中国养老服务等相关行业提供了更加科学、统一、权威的评估工具。该规范是在总结 2013 年版民政行业标准前期实践经验，广泛借鉴相关领域做法的基础上，适应养老服务行业发展需要编制而成的。标准主要内容共分为 6 个部分，包括评估指标与评分、组织实施、评估结果，以及《老年人能力评估基本信息表》《老年人能力评估表》和《老年人能力评估报告》3 个规范性附录。

标准中主要评估指标包括一级指标和二级指标（表 8-2）。一级指标包括自理能力、基础运动能力、精神状态、感知觉与社会参与等 4 个方面；二级指标包括进食、穿脱衣物、平地行走、上下楼梯、记忆、理解能力、视力、听力、社会交往能力等 26 个方面。条目加和计分，得分越高，说明能力水平越好。标准将老年人能力分为能力完好、能力轻度受损（轻度失能）、能力中度受损（中度失能）、能力重度受损（重度失能）、能力完全丧失（完全失能）5 个等级，较 2013 年版行业标准增加了"完全失能"（表 8-3）。《老年人能力评估规范》国家标准的发布实施，为科学划分老年人能力等级，推进基本养老服务体系建设，优化养老服务供给，规范养老服务机构运营等提供了基本依据。

表8-2 老年人能力评估指标

一级指标	二级指标数量	二级指标
自理能力	8	进食、修饰、洗澡、穿/脱上衣、穿/脱裤子和鞋袜、小便控制、大便控制、如厕
基础运动能力	4	床上体位转移、床椅转移、平地行走、上下楼梯
精神状态	9	时间定向、空间定向、人物定向、记忆、理解能力、表达能力、攻击行为、抑郁症状、意识水平
感知觉与社会参与	5	视力、听力、执行日常事务、使用交通工具外出、社会交往能力

表8-3 老年人能力等级划分

能力等级	等级名称	等级划分
0	能力完好	总分90
1	能力轻度受损（轻度失能）	总分66～89
2	能力中度受损（中度失能）	总分46～65
3	能力重度受损（重度失能）	总分30～45
4	能力完全丧失（完全失能）	总分0～29

注:

说明1:处于昏迷状态者，直接评定为能力完全丧失（完全失能）。若意识状态改变，应重新进行评估。

说明2:有以下情况之一者，在原有能力级别上应提高一个级别:

①确诊为痴呆（F00～F03）。

②精神科专科医生诊断的其他精神和行为障碍疾病（F04～F99）。

③近30d内发生过2次及以上照护风险事件（如跌倒、噎食、自杀、自伤、走失等）。

说明2中F00～F99是ICD-10（国际疾病分类第10次修订本）精神和行为障碍诊断编码号。

2.《北京市老年人能力综合评估实施办法（试行）》 《北京市老年人能力综合评估实施办法（试行）》（京民养老发〔2019〕42号）于2019年3月14日发布,评估对象为申请享受北京市养老服务或照护服务政策待遇及其他需要评估的人员,以及主动提出评估申请的老年人。评估机构是在北京市依法独立登记的企事业单位或社会组织,具有独立开展评估工作所需的相关专业人员、办公场所、服务设施,具备安装北京市社会福利综合管理平台—老年人能力综合评估系统（以下简称评估系统）的条件,要求不得同时承担依评估结论而开展的服务工作。

老年人能力综合评估内容分为能力综合评估和照护需求评估。照护需求评估结果分为0级～8级,共9个级别,其中0级对应能力综合评估四级（正常）、1～2级对应能力综合评估三级（轻度）、3～5级对应能力综合评估二级（中度）、6～8级对应能力综合评估一级（重度）。评估结论作为辖区内失能老年人办理失能护理补贴、安排居家养老照护服务、轮候入住公办养老机构、配置康复辅助器具、提供康复护理服务、发放养老服务机构运营补贴、实施政府购买服务项目等的依据。

3.《上海市老年照护统一需求评估标准（试行）2.0版》 上海市于2018年1月5日印发《上海市老年照护统一需求评估及服务管理办法》（沪府办规〔2018〕2号）并于2019年12月发布《上海市老年照护统一需求评估标准（试行）2.0版》。评估对象为上海市参加职工基本医疗保险和城乡居民基本医疗保险或具有本市户籍的60周岁及以上老年人。评估机构为依法独立登记的社会服务机构或企事业单位,具有稳定的评估人员、办公场所、良好的财务资金状况,具备完善的人事管理、财务管理、档案管理、评估业务管理、质量控制管理等制度,由上海市人力资源和社会保障局（市医保办）统一监管。

老年照护统一需求评估内容包括自理能力维度和疾病轻重维度。自理能力维度包括日常生活活动能力、工具性生活活动能力、认知能力。疾病轻重维度分为局部症状、体征、辅助检查、并发症4个分项。评估等级划分先根据疾病维度判断，以 30 分和 70 分为两个分界点，再根据自理能力维度得分，得出照护等级。将评估结果分为：正常、照护一级、照护二级、照护三级、照护四级、照护五级、照护六级、建议至相关医疗机构就诊共 8 个等级。评估结果作为申请人享受长期护理保险待遇、养老服务补贴等政策的前提和依据。评估机构可根据评估等级出具服务计划建议，作为服务机构制订服务计划的参考。

（二）国外养老机构评估工具介绍

1. interRAI 长期照护机构评估表　国际化居民评估工具（international resident assessment instruments，interRAI）包含个人信息、基本资料、认知功能、沟通与视觉、情绪与行为、社会心理健康、生理功能、自控力、疾病诊断、健康状况、口腔与营养状况、皮肤状况、娱乐活动、药物治疗、部分治疗与处置、责任与预嘱、退出服务的可能性、退出服务等共 18 个模块。适用于急性疾病后期在护理康复中心接受短期康复的人群，以及其他需要医养结合服务的老年人群，目前在北美、欧洲和亚洲部分地区长期照护机构广泛应用。

📖 **知识拓展**

长期照护

　　世界卫生组织发布的《关于老龄化与健康的全球报告》中对长期照护的定义是由他人采取的活动，其目的是确保存在严重且持续的内在能力丧失或有相应风险者维持一定水平的功能发挥，以使其获得基本的权利、根本的自由和人格尊严。

　　长期照护的服务对象就是日常生活不能自理的身心功能障碍者，即失能痴呆者；服务内容包括生活照料、慢病管理、心理照护、功能康复、社会工作介入等医疗服务、养老服务和社会工作的结合；目的是使失能者"继续得到其个人喜欢的，以及较高的生活质量，获得最大可能的独立程度、自主、参与、个人满足及人格尊严"。

---

2. 日本《要介护认定调查表》　日本是全球老龄化程度严重的国家之一，在养老体系和养老护理方面具有一定经验。日本的《要介护认定调查表》包括概况调查、基本调查和特别项目调查三个方面。基本调查由反映身心障碍程度的 67 项和与医疗有关的 12 项组成，护理等级划分为自立、要支援Ⅰ、要支援Ⅱ、要介护Ⅰ～Ⅴ共 8 个等级。所有调查项目均由评估软件进行一次判定。一次判定后，要介护认定审查委员会结合医师诊断书进行第二次判定，主要是对老人身体障碍程度和痴呆程度进行组合分析，判定是否提升护理等级。

二、养老机构评估一般流程

2020 年中华人民共和国民政部修订的《养老机构管理办法》规定，养老机构应当建立入院评估制度，对老年人的身心状况进行评估，并根据评估结果确定照料护理等级。老年人身心状况发生变化，需要变更照料护理等级的，养老机构应当重新进行评估。

（一）评估时段

养老机构要为老年人提供包括入住评估、例行评估、即时评估和出院评估在内的出入院服务，持续关注老年人的身心健康状况和能力情况，满足老年人多样性服务需求。

1. 入住评估　入住评估要求从医疗、认知及情感、躯体功能、社会和环境等方面全面评估老人身体状况及照护需求，按照评估标准确定老年人的能力等级或服务需求等级，建立老年人健康档案。根据评估结果，制订个性化照护服务计划，并与老年人及其代理人沟通入住风险及预防措施，明确照护等级及收费标准。

2. 例行评估　每 6 个月机构需要对在住老年人开展一次例行评估。重点回顾老年人在住期间主要健康问题和身体功能变化，必要时调整照护等级及照护计划，定期向代理人反馈老年人的身心健康状况,在健康档案中作阶段小结。

3. 即时评估 老年人在养老机构居住期间,出现病情变化或突发意外情况时,应立即对老年人当时的健康问题和严重程度进行评估,及时与老年人的代理人沟通,确定是否转院治疗或采取其他医疗护理措施,必要时调整照护等级并修订照护计划。

4. 出院评估 当老年人计划离开养老机构,返回社区或居家养老时,应回顾该老年人的既往健康情况,目前的健康问题、能力情况和服务需求,协助制订居家照护计划,提出适老化环境改造建议。

(二)养老机构评估工作程序

1. 评估前

(1)资料准备:老年人或家属提出评估申请时,评估师依据评估规范要求核对被评估人身份、地址、家属或照护人等基本信息,查阅老年人的体检报告、病历资料、门诊病历及其他检查资料,了解老年人既往健康状况及治疗情况,根据评估需要确定参与评估的专业人员并选择相应的评估量表、评估系统、特殊事项记录单(表)和评估报表。

(2)环境及物品准备:评估环境应安静、整洁、光线明亮、空气清新、温度适宜。评估室内依据评估规范要求配备身体基础检测设备,如身高体重秤测量仪、血压计、体温计、诊疗床、4~5个台阶(台阶的踏步宽度不小于0.30m,踏步高度0.13~0.15m,台阶有效宽度不应小于0.9m(依据《老年人居住建筑设计标准》)。配备老年人能力评估工具,如餐具、水杯、拐杖、助行器、轮椅、模拟洗浴设备和如厕设备、一套老人衣物(含上衣、裤子、袜子、鞋子)、步行测量贴纸、报纸、老花镜、助听器等,有条件的机构可配置老年人能力评估信息化系统。评估前,评估师需要核对确认评估工具的种类、数量及安全性能,必要时能根据评估现场情况调整选用替代性工具。

(3)评估方式的选择:养老机构可以根据老年人的身体健康状况和机构现有条件,合理选择养老机构现场评估、上门评估、线上视频评估等方式对老年人进行能力评估。机构的评估室设施设备和专业人员相对齐全,老年人身体条件允许的情况下,建议尽量邀请老年人及家属到机构进行全面评估。特殊情况下,也可以应老年人及家属要求,安排至少2名评估师到医院、其他机构或老年人家中进行上门评估。线上视频评估方式方便快捷,但存在评估项目、方式受限及老年人操作不便等问题,老年人入住机构后,需要结合其他方式对老年人的健康状况和能力状况完善评估工作。

2. 评估中

(1)建立友好信任关系:评估开始时,评估师应规范着装,佩戴有自己身份标识的证件,主动迎接老年人及陪同人员,安排其到评估室入座,协助老年人取舒适体位。与老年人沟通交流时,应态度和蔼,使用礼貌用语对老年人进行称呼,主动介绍自己的姓名和工作内容。简要介绍评估的流程、时间及需要老年人及陪同人员配合的内容,与老年人及陪同人员建立友好信任的关系,便于评估工作的开展。

(2)灵活运用评估方法:评估过程中,评估师应熟练掌握评估的各项内容及评分标准,灵活应用体格检查、访谈法、观察法、阅读法、测试法等多种评估方法与技巧,全面详细了解老年人的健康状况和能力情况。及时解答老年人及陪同人员提出的疑问,注意观察老年人的反应和配合情况,必要时调整评估顺序和评估时间。对于老年人在评估过程中出现的情绪波动和病情变化,及时采取应对措施,保障评估工作的顺利进行和老年人的安全。

3. 评估后

(1)撰写评估报告:评估结束后,对老年人的身体健康状况、躯体功能、精神心理、社会参与及社会支持、居家环境等评估结果进行整理,依据评估标准对老年人的能力等级或照护需求等级进行划分,根据规范要求撰写评估报告,并由2名评估师共同签字确认。根据老年人的实际情况,提出养老机构照护建议和居家环境改造建议。由养老机构开展的入住评估,评估师还需要与老人及家属详细沟通评估结果、机构照护等级、照护风险及收费标准,三方达成一致后,养老机构方可为老年人办理入住手续,接收老人居住。

（2）对评估结论有异议的处理

1）由第三方机构进行评估的老年人或家属对评估结论有异议时，可自收到《老年人能力评估结论告知书》之日起 5 个工作日内向原评估机构提出复查申请。第三方机构应在接到复查申请之日起 15d 内，重新安排评估人员进行复查，并做出复查意见。申请人对复查意见仍有异议的，可在收到复查意见之日起 5 个工作日内，可以向本区民政部门再次提出异议处理申请，区民政局自受理异议之日起 15d 内组织专家做出最终结论。

2）由养老机构进行评估的老年人或家属对评估结论有异议的，在双方平等自愿的基础上，老年人可选择到养老机构试住 1~2 周，试住期间由养老机构的评估师对老年人的能力情况进行再次评估。老年人或家属对再次评估结论仍有异议的，经协商，双方不能达成一致时，老年人可选择其他养老机构入住。

三、老年人能力评估原则及注意事项

（一）评估原则

1. 熟悉老年人身心变化的特点 随着年龄的增长，人体的结构和功能会发生各种退行性改变，这些变化称之为老化。老化可分为生理性老化和病理性老化。生理性老化是符合自然规律的，如皮肤出现皱纹、感觉迟钝；肺功能下降，容易罹患各种肺部疾病；心血管弹性降低，血流分布改变；咀嚼、吞咽和消化能力减弱；肌肉萎缩、肌力减退，行动迟缓等。除了生理方面的变化，老年人心理方面也会发生很大的变化。老年人感知觉功能下降，反应迟钝、注意力不集中，认知功能下降；容易出现孤独、焦虑、抑郁等负性的情绪体验和反应；人格方面常常表现出适应能力下降、固执刻板、以自我为中心。而病理性老化是由于生物、物理或化学因素导致的老年人身体结果和功能的一种异常变化，如冠心病、帕金森病、糖尿病、骨质疏松症、认知症等老年性疾病。这两种变化可能在老年人身上同时出现，需要注意区分。

2. 明确老年人与其他人群实验室检测的差异 老年人实验室检查结果异常可能是由于三种原因引起：①疾病引起的异常改变；②正常老年期变化；③某些药物的影响。目前关于老年人实验室检测结果标准值的资料较少，需要医护人员通过长期观察和反复检查，结合病情，正确解读老年人的实验室检查数据，辨别异常的检查结果是因为正常的老化，还是病理性变化所致，以免延误疾病的诊断和治疗。

3. 重视老年人疾病的非典型表现 随着年龄的增长，老年人感受性降低，大部分还有多病共存的情况，急性发病后往往没有典型的症状和体征，被称为非典型临床表现。如急性心肌梗死，老年人发病后可能没有明显的胸痛表现，仅表现为神情淡漠、呼吸困难、食欲减退或恶心呕吐等；老年人发生阑尾炎肠穿孔时，可能并没有明显的腹膜刺激征，或仅诉轻微腹胀。老年人这种疾病临床表现不典型的特点，给疾病的诊治带来一定困难，容易造成漏诊或误诊。因此对于老年人要重视客观的检查，尤其要注意体温、脉搏、血压及意识的变化。

（二）评估的注意事项

1. 设置适宜的评估环境 评估室应保持安静和宽敞明亮，避免张贴或摆放有提示作用的物品，如钟表、日历等。老年人对外界环境的感受性降低，体温调节功能和免疫力下降，与成年人相比容易受凉。因此，在为老人进行身体评估时，应提前调节室温在 22~24℃，同时注意适当遮盖老年人的身体，保护隐私。有条件者可准备特殊检查床，高度应低于普通病床，便于起降。

2. 选择恰当的评估方法 根据老年人身体健康状况、听力、视力、沟通交流等情况，恰当运用访谈法、观察法、体格检查、测试和阅读体检报告等方法对老年人进行评估，以尽可能全面真实的了解老年人实际的健康状况和能力情况。平时有佩戴老花镜、近视眼镜和助听器等习惯的老年人，评估其视力和听力时，要求其佩戴老花镜和助听器再进行评估。评估过程中，还应注意周围环境对老年人的影响，应通过直接观察对老年人的进食、穿衣、如厕等日常活动进行评估；也要避免由于评估师在旁观察，老年人在做某项活动时，会因努力出色的表现而掩盖平时状态而产生的霍桑效应。

3. 运用良好的沟通技巧 老年人感觉能力降低，反应迟缓，听力和视力不同程度下降，在与他人的沟通交流时可能会产生各种沟通障碍。评估师应注意运用恰当的沟通方式和技巧，促进与老年人的相互理解和良好沟通，如态度和蔼、称呼体现尊敬和礼貌、说话语音清晰、语速减慢，适当停顿和重复，采用关心、体贴的语气提问，不随意打断老人的谈话、耐心倾听，适当的触摸给予支持。在与老年人和家属交谈的过程中，注意观察对方的面部表情、肢体动作和语音语调等非语言信息的表达，以便收集完整而准确的资料（表8-4）。

表8-4 非语言行为及其意义

非语言行为	可能代表的意义
直接的目光接触	人际交往准备就绪或愿意、关注
注视或固定在某人或某物体上	面临挑战、全神贯注、刻板或焦虑
双唇紧闭	应激、决心、愤怒、敌意
左右摇头	不同意或无信息
坐在椅子上无精打采或离开访问者	悲观、与来访者意见不一致、不愿意交谈
发抖、双手反复揉搓	焦虑或愤怒
脚敲打地面	不耐心或焦虑
耳语或低语	不愿泄露秘密
沉默不语	不愿意或全神贯注
手心冷汗、脸色苍白、脸红	害怕、焦虑、窘迫

4. 安排充分的评估时间 入住养老机构的大多为高龄老年人，思维能力下降，反应减慢，行动迟缓往往患有多种慢性疾病，容易感到疲劳。完成一次全面评估需要较长时间，为避免老年人劳累，评估师可以根据老年人的具体情况对评估项目的先后顺序进行调整，重要的项目先评估，一般的项目后评估，也可分时分段进行。

随着人口老龄化加剧和养老服务工作的发展，针对老年人开展能力综合评估，确定老年人照护等级成为社会、老人和政府的迫切需要。2021年11月24日，中共中央、国务院印发了《关于加强新时代老龄工作的意见》，明确提出"建立基本养老服务清单的前提是对老年人能力进行综合评估，从而确定老年人需要的服务项目和补贴标准"。老年人能力评估结果的运用不仅决定老人在养老机构所享受的照护服务及政府补贴，还涉及社区居家养老、长期照护保险、家庭养老床位服务、入住公办养老机构的优先级等，运用范围将越来越广泛。老年人能力评估师这一新的职业将得到快速发展，在我国老年健康养老服务体系中发挥重要作用。

（蔡巧英）

附录1　健康调查量表36（SF-36）

健康调查量表36（SF-36）

序号	评估项目	评估选项	得分
以下问题是询问您对自己健康状况的看法，对自己做日常活动的能力评价。			
1	总的来说，您认为您的健康状况	①极好　②很好　③好　④一般　⑤差	
2	您如何评价您目前总的健康状况	①比一年前好多了　②比一年前好一些　③同一年前一样　④比一年前差一些　⑤比一年前差多了	
健康和日常活动			
3	下列各项可能是您在某一天可能进行的日常生活，您目前的健康状况是否对这些活动有妨碍或限制？		
	（1）重体力活动，如跑步、举重、参加剧烈活动等	①限制很大　②有些限制　③毫无限制	
	（2）适度的活动，如搬桌子、扫地、打太极拳、做简单体操等	①限制很大　②有些限制　③毫无限制	
	（3）手提日用品，如提蔬菜、食品或杂物等	①限制很大　②有些限制　③毫无限制	
	（4）爬几层楼	①限制很大　②有些限制　③毫无限制	
	（5）爬一层楼	①限制很大　②有些限制　③毫无限制	
	（6）弯腰、屈膝、下蹲	①限制很大　②有些限制　③毫无限制	
	（7）步行1 500m左右的路程	①限制很大　②有些限制　③毫无限制	
	（8）步行1 000m的路程	①限制很大　②有些限制　③毫无限制	
	（9）步行100m的路程	①限制很大　②有些限制　③毫无限制	
	（10）自己洗澡或穿衣服	①限制很大　②有些限制　③毫无限制	
4	过去4周里，您在工作或其他日常活动中是否因身体健康方面的原因而产生下列问题？		
	（1）减少了工作或其他活动的时间	①是　②不是	
	（2）实际做的要少于想做的	①是　②不是	
	（3）做某些工作或活动的种类受到限制	①是　②不是	
	（4）完成工作或其他活动有困难（如更费劲）	①是　②不是	
5	过去4周里，您在工作或其他日常活动中是否因情绪方面的原因（如感到沮丧或焦虑）而产生下列问题？		
	（1）减少了工作或其他日常活动的时间？	①是　②不是	
	（2）本来要做的事情只完成了一部分？	①是　②不是	
	（3）干事情不如平时仔细？	①是　②不是	

序号	评估项目	评估选项	得分
6	过去4周里,您的身体健康或情绪问题在多大程度上影响了您与家人、朋友或邻居的正常社会交往?	①没有影响　②稍有影响　③有一些影响　④有较大影响　⑤有极大影响	
7	过去4周里,您身体任何部位有过疼痛吗?	①完全没有疼痛　②有一点疼痛　③有轻度的疼痛　④有中度的疼痛　⑤有较重的疼痛　⑥有非常剧烈的疼痛	
8	过去4周里,您身体的疼痛对您的日常工作(包括上班和家务)有多大影响?	①完全没有影响　②有一点影响　③中度影响　④影响很大　⑤影响非常大	
9	以下几个问题问及您在过去4周中自我感觉情况。针对每一个问题,请选择一个最接近您感觉的答案。(请在每一项圈出一个答案) (1)您觉得生活充实	①所有的时间　②大部分时间　③比较多时间　④一部分时间　⑤小部分时间　⑥没有这种感觉	
	(2)您是个敏感的人	①所有的时间　②大部分时间　③比较多时间　④一部分时间　⑤小部分时间　⑥没有这种感觉	
	(3)您的情绪非常不好,什么事都不能使您高兴	①所有的时间　②大部分时间　③比较多时间　④一部分时间　⑤小部分时间　⑥没有这种感觉	
	(4)您的心理很平静	①所有的时间　②大部分时间　③比较多时间　④一部分时间　⑤小部分时间　⑥没有这种感觉	
	(5)您做事精力充沛	①所有的时间　②大部分时间　③比较多时间　④一部分时间　⑤小部分时间　⑥没有这种感觉	
	(6)您的情绪低落	①所有的时间　②大部分时间　③比较多时间　④一部分时间　⑤小部分时间　⑥没有这种感觉	
	(7)您感到精疲力尽	①所有的时间　②大部分时间　③比较多时间　④一部分时间　⑤小部分时间　⑥没有这种感觉	
	(8)您觉得自己是个快乐的人	①所有的时间　②大部分时间　③比较多时间　④一部分时间　⑤小部分时间　⑥没有这种感觉	
	(9)您感觉厌烦	①所有的时间　②大部分时间　③比较多时间　④一部分时间　⑤小部分时间　⑥没有这种感觉	
	(10)您的健康限制了您的社会活动吗?(如走亲访友)	①所有的时间　②大部分时间　③比较多时间　④一部分时间　⑤小部分时间　⑥没有这种感觉	
10	下述每种情况,目前您在多大程度上认为是正确的? (1)我好像比别人更容易生病	①绝对正确　②大部分正确　③不能肯定　④大部分错误　⑤绝对错误	
	(2)我跟周围人一样健康	①绝对正确　②大部分正确　③不能肯定　④大部分错误　⑤绝对错误	
	(3)我觉得我的健康状况在变坏	①绝对正确　②大部分正确　③不能肯定　④大部分错误　⑤绝对错误	
	(4)我非常健康	①绝对正确　②大部分正确　③不能肯定　④大部分错误　⑤绝对错误	

附录 2　诺丁汉健康量表（Nottingham Health Profile，NHP）

诺丁汉健康量表（Nottingham Health Profile，NHP）

序号	维度	条目及序号	权重
1	躯体活动（PA）	只能在室内走动（10）	11.54
		弯腰困难（11）	10.57
		根本不能走路（14）	21.30
		上下楼梯很困难（17）	10.79
		伸手拿东西很困难（18）	9.30
		自己穿衣服很困难（25）	12.61
		长时间站立很困难（27）	11.20
		户外活动时需帮助（35）	12.69
2	精力水平（EL）	成天感到疲倦（1）	39.20
		做什么事情都很费力（12）	36.80
		很快就筋疲力尽（26）	24.00
3	疼痛（P）	晚上感到疼痛（2）	12.91
		有难以忍受的疼痛（4）	19.74
		改变体位时疼痛（8）	9.99
		走路时感到疼痛（19）	11.22
		站立时感到疼痛（24）	8.96
		有持续性疼痛（28）	20.86
		上下楼梯时疼痛（36）	5.83
		坐着时感到疼痛（38）	10.49
4	睡眠（S）	需要安眠药辅助睡眠（5）	23.37
		早晨很早就醒来（13）	12.57
		晚上大部分时间睡不着（22）	26.26
		很长时间才能入睡（29）	16.10
		晚上睡眠很差（33）	21.70
5	社会隔离（SI）	感到孤独（9）	22.01
		很难与别人接触（15）	19.36
		没有亲密的朋友（21）	20.13
		感到自己对别人是一种负担（30）	22.53
		很难与他人相处（34）	15.97
6	情感反应（ER）	有些事情使你精神崩溃（3）	10.47
		没有什么事情使自己高兴（6）	9.31
		感到很紧张（7）	7.22
		日子过得很慢（16）	7.08
		这些天容易发脾气（20）	9.76
		感到自己不能控制情绪（23）	13.99
		烦恼使自己晚上睡不着（31）	13.95
		感到自己已经没有价值（32）	16.21
		醒来时感到压抑（37）	12.01

附录3　生活满意度量表（Life Satisfaction Scale）

生活满意度指数 A（LSIA）量表

序号	评估条目	评估选项	得分
请仔细阅读每一道题并根据自己实际情况进行评分：每一道题均包含3种选项即：（A. 同意，B. 不同意，C. ?，选项"?"表示不能确定），请从其中选择一个适合您的答案。在作答过程中不得漏题，有些题目可能不适合你或你从未思考过，如有这种情况请选出一个你个人倾向性的答案。 测试时间建议为10min。		
*1	当我老了以后发现事情似乎要比原先想得好。（A）	A 同意　B 不同意　C ?	
*2	与我所认识的多数人相比，我更好地把握了生活中的机遇。（A）	A 同意　B 不同意　C ?	
*3	现在我是一生中最郁闷的时期。	A 同意　B 不同意　C ?	
*4	我现在和年轻时一样幸福。（A）	A 同意　B 不同意　C ?	
5	我的生活原本应该是更好的时光。（D）	A 同意　B 不同意　C ?	
*6	现在是我一生中最美好的时光。（A）	A 同意　B 不同意　C ?	
*7	我所做的是多半是令人厌烦和乏味的。（D）	A 同意　B 不同意　C ?	
8	我估计最近能遇到一些有趣的令人愉快的事。（A）	A 同意　B 不同意　C ?	
*9	我现在做的事和以前做的事一样有趣。（A）	A 同意　B 不同意　C ?	
10	我感到老了，有些累了。（D）	A 同意　B 不同意　C ?	
11	我感到自己确实上了年纪，但我并不为此而烦恼。（A）	A 同意　B 不同意　C ?	
*12	回首往事，我想当满足。（A）	A 同意　B 不同意　C ?	
13	即使能改变自己的过去，我也不愿有所改变。（A）	A 同意　B 不同意　C ?	
14	与其他同龄人相比，我曾经做过较多的愚蠢的决定。（D）	A 同意　B 不同意　C ?	
15	与其他同龄人相比，我的外表较年轻。（A）	A 同意　B 不同意　C ?	
*16	我已经为一个月甚至一年后该做的事制订了计划。（A）	A 同意　B 不同意　C ?	
*17	回首往事，我有许多想得到的东西均未得到。（D）	A 同意　B 不同意　C ?	
*18	与其他人相比，我惨遭失败的次数太多了。（D）	A 同意　B 不同意　C ?	
*19	我在生活中得到了相当多我所期望的东西。（A）	A 同意　B 不同意　C ?	
*20	不管人们怎样说，许多普通人是越过越糟，而不是越过越好了。（D）	A 同意　B 不同意　C ?	

注：
* 项目被 WOOD（1969）等人列入了生活满意度指数 Z（LSIZ）。
A 为正序记分项目，同意计1分，不同意计0分。
D 为反序记分项目，同意计0分，不同意计1分。

生活满意度指数 B（LSIB）量表

序号	评估条目	评估选项	得分
	请仔细阅读每一道题，根据自己实际情况进行作答：从每一题后答案中选出一个最适合你的答案。		
1	你这个年纪最大的好处是什么？	2＝积极的答案 1＝没有任何好处	
2	今后五年你打算做什么？你估计今后的生活会有什么变化？	2＝变好，或无变化 1＝无法预料，"各种可能性都有" 0＝变坏	
3	你现在生活中最重要的事情是什么？	2＝任何自身之外的事情，或令人愉快的对未来的解释 1＝"维持现状"、保持健康或工作 0＝摆脱现在的困境、或"目前什么重要的事情也没有"、或提起以往的经历	
4	与早期的生活相比，你现在是否幸福？	2＝现在是最幸福的时期，过去和现在同样幸福；或无法比较出何时更幸福 1＝最近几年有些不如以前了 0＝以前比现在好，目前是最糟糕的时期	
5	你是否曾担心人们期望你做的事你却不能胜任——你无法满足人们对你的要求？	2＝不曾担心 1＝略有些担心 0＝担心	
6	如果你想怎样就能怎样，那么你最喜欢生活在哪里（国家名）？	2＝目前所在地 0＝任何其他地方	
7	你感到孤独的时间有多少？	2＝从未有过 1＝有时 0＝经常，十分频繁	
8	你感到生活无目的的时间有多少？	2＝从未有过 1＝有时 0＝经常，十分频繁	
9	你希望将来与好朋友在一起的时间更多一些还是自己独处的时间更多一些？	2＝现在这样很好 1＝与好朋友在一起的时间更多一些 0＝自己独处的时间更多一些	
10	你在目前的生活中发现多少不幸的事情？	2＝几乎没有 1＝有一些 0＝许多	
11	当你年迈之后，事情比原先想象得好还是不好？	2＝好 1＝和预期的差不多 0＝不好	
12	你对自己生活的满意程度如何？	2＝非常满意 1＝相当满意 0＝不太满意	

注：
1. LSIA 得分从 0（满意度最低）到 20（满意度最高）。
2. LSIB 得分从 0（满意度最低）到 22（满意度最高）。

附录4　纽芬兰纪念大学幸福度量表（Memorial University of Newfoundland Scale of Happiness，MUNSH）

纽芬兰纪念大学幸福度量表（Memorial University of Newfoundland Scale of Happiness，MUNSH）

序号	评估内容	评估标准			得分
		是	不知道	否	
指导语：我们想问一些关于你过得怎么样的问题。如果符合你的情况，请回答"是"，如果不符合你的情况，请回答"否"。最近几个月里，你感到：					
1	满意到极点？（PA）	2	1	0	
2	情绪很好？（PA）	2	1	0	
3	对你的生活特别满意？（PA）	2	1	0	
4	很走运？（PA）	2	1	0	
5	烦恼（NA）	2	1	0	
6	非常孤独或与人疏远？（NA）	2	1	0	
7	忧虑或非常不愉快？（NA）	2	1	0	
8	担心，因为不知道将来会发生什么情况？（NA）	2	1	0	
9	感到你的生活处境变得艰苦？（NA）	2	1	0	
10	一般来说，生活处境变得使你感到满意？（PA）	2	1	0	
11	这是我一生中最难受的时期？（NE）	2	1	0	
12	我像年轻时一样高兴？（PE）	2	1	0	
13	我所做的大多数事情都令人厌烦或单调？（NE）	2	1	0	
14	我做的事像以前一样使我感兴趣（PE）	2	1	0	
15	当我回顾我的一生时，我感到相当满意（PE）	2	1	0	
16	随着年龄的增加，一切事情更加糟糕？（NE）	2	1	0	
17	你感到孤独的程度如何？（NE）	2	1	0	
18	今年一些事情使我烦恼（NE）	2	1	0	
19	如果你能到你想住的地方去住，你愿意到那儿去住吗？（PE）	2	1	0	
20	有时我感到活着没意思（NE）	2	1	0	
21	我现在像我年轻时一样高兴（PE）	2	1	0	
22	大多数时候我感到生活是艰苦的（NE）	2	1	0	
23	你对你当前的生活满意吗？（PE）	2	1	0	
24	我的健康情况和我的同龄人比与他们相同甚至还好些（PE）	2	1	0	

注：

①每项回答"是"，记2分，答"不知道"，记1分，答"否"记0分。

②第19项答"现在住地"，记2分，"别的住地"记0分。

③第23项答"满意"，计分2分，"不满意"，记0分。

④总分＝PA－NA＋PE－NE

⑤得分范围－24至＋24。为了便于计算，常加上常数24，记分范围0～48。

附录5　世界卫生组织生活质量-100量表（WHO-QOL-100）

世界卫生组织生活质量-100量表（WHO-QOL-100）

序号	评估内容	评分标准与选项					得分
		1	2	3	4	5	
下列问题是问前两星期中的某些事情，诸如快乐或满足之类积极的感受。问题均涉及前两个星期。							
1	您对自己的疼痛或不舒服担心吗	根本不担心	很少担心	担心（一般）	比较担心	极担心	
2	您在对付疼痛或不舒服时有困难吗	根本没困难	很少有困难	有困难（一般）	比较困难	极困难	
3	您觉得疼痛妨碍您去做自己需要做的事情吗	根本不妨碍	很少妨碍	有妨碍（一般）	比较妨碍	极妨碍	
4	您容易累吗	根本不容易累	很少容易累	容易累（一般）	比较容易累	极容易累	
5	疲乏使您烦恼吗	根本不烦恼	很少烦恼	烦恼（一般）	比较烦恼	极烦恼	
6	您睡眠有困难吗	根本没困难	很少有困难	有困难（一般）	比较困难	极困难	
7	睡眠问题使您担心吗	根本不担心	很少担心	担心（一般）	比较担心	极担心	
8	您觉得生活有乐趣吗	根本没乐趣	很少有乐趣	有乐趣（一般）	比较有乐趣	极有乐趣	
9	您觉得未来会好吗	根本不会好	很少会好	会好（一般）	会比较好	会极好	
10	在您生活中有好的体验吗	根本没有	很少有	有（一般）	比较多	极多	
11	您能集中注意力吗	根本不能	很少能	能（一般）	比较能	极能	
12	您怎样评价自己	根本没价值	很少有价值	有价值（一般）	比较有价值	极有价值	
13	您对自己有信心吗	根本没信心	很少有信心	有信心（一般）	比较有信心	极有信心	
14	您的外貌使您感到压抑吗	根本没压抑	很少有压抑	有压抑（一般）	比较压抑	极压抑	
15	您外貌上有无使您感到不自在的部分	根本没有	很少有	有（一般）	比较多	极多	
16	您感到忧虑吗	根本没忧虑	很少有忧虑	有忧虑（一般）	比较忧虑	极忧虑	
17	悲伤或忧郁等感觉对您每天的活动有妨碍吗	根本没妨碍	很少有妨碍	有妨碍（一般）	比较妨碍	极妨碍	
18	忧郁的感觉使您烦恼吗	根本不烦恼	很少烦恼	烦恼（一般）	比较烦恼	极烦恼	
19	您从事日常活动时有困难吗	根本没困难	很少有困难	有困难（一般）	比较困难	极困难	
20	日常活动受限制使您烦恼吗	根本不烦恼	很少烦恼	烦恼（一般）	比较烦恼	极烦恼	
21	您需要依靠药物的帮助进行日常生活吗	根本不需要	很少需要	需要（一般）	比较需要	极需要	
22	您需要依靠医疗的帮助进行日常生活吗	根本不需要	很少需要	需要（一般）	比较需要	极需要	
23	您的生存质量依赖于药物或医疗辅助吗	根本不依赖	很少依赖	依赖（一般）	比较依赖	极依赖	

序号	评估内容	评分标准与选项					得分
		1	2	3	4	5	
24	生活中,您觉得孤单吗	根本不孤单	很少孤单	孤单(一般)	比较孤单	极孤单	
25	您在性方面的需求得到满足吗	根本不满足	很少满足	满足(一般)	多数满足	完全满足	
26	您有性生活困难的烦恼吗	根本不烦恼	很少烦恼	烦恼(一般)	比较烦恼	极烦恼	
27	日常生活中您感受安全吗	根本不安全	很少安全	安全(一般)	比较安全	极安全	
28	您觉得自己居住在一个安全和有保障的环境里吗	根本没安全保障	很少有安全保障	有安全保障(一般)	比较有安全保障	总有安全保障	
29	您担心自己的安全和保障吗	根本不担心	很少担心	担心(一般)	比较担心	极担心	
30	您住的地方舒适吗	根本不舒适	很少舒适	舒适(一般)	比较舒适	极舒适	
31	您喜欢自己住的地方吗	根本不喜欢	很少喜欢	喜欢(一般)	比较喜欢	极喜欢	
32	您有经济困难吗	根本没困难	很少有困难	有困难(一般)	比较困难	极困难	
33	您为钱财担心吗	根本不担心	很少担心	担心(一般)	比较担心	极担心	
34	您容易得到好的医疗服务吗	根本不容易得到	很少容易得到	容易得到(一般)	比较容易得到	极容易得到	
35	您空闲时间享受到乐趣吗	根本没乐趣	很少有乐趣	有乐趣(一般)	比较有乐趣	极有乐趣	
36	您的生活环境对健康好吗	根本不好	很少好	好(一般)	比较好	极好	
37	居住地的噪声问题使您担心吗	根本不担心	很少担心	担心(一般)	比较担心	极担心	
38	您有交通上的困难吗	根本没困难	很少有困难	有困难(一般)	比较困难	极困难	
39	交通上的困难限制您的生活吗	根本没限制	很少有限制	有限制(一般)	比较限制	极限制	

下列问题是问过去两星期内您做某些事情的能力是否安全"完全、十足",问题均涉及前两星期。

序号	评估内容	1	2	3	4	5	得分
40	您有充沛的精力去应付日常生活吗	根本没精力	很少有精力	有精力(一般)	多数有精力	完全有精力	
41	您觉得自己的外形过得去吗	根本过不去	很少过得去	过得去(一般)	多数过得去	完全过得去	
42	您能做自己日常生活的事情吗	根本不能	很少能	能(一般)	多数能	完全能	
43	您依赖药物吗	根本不依赖	很少依赖	依赖(一般)	多数依赖	完全依赖	
44	您能从他人那里得到您所需要的支持吗	根本不能	很少能	能(一般)	多数能	完全能	
45	当需要时您的朋友能依靠吗	根本不能依靠	很少能依靠	能依靠(一般)	多数能依靠	完全能依靠	
46	您住所的质量符合您的需要吗	根本不符合	很少符合	符合(一般)	多数符合	完全符合	
47	您的钱够用吗	根本不够用	很少够用	够用(一般)	多数够用	完全够用	
48	在日常生活中您需要的信息都齐备吗	根本不齐备	很少齐备	齐备(一般)	多数齐备	完全齐备	

序号	评估内容	评分标准与选项					得分
		1	2	3	4	5	
49	您有机会得到自己所需要的信息吗	根本没机会	很少有机会	有机会（一般）	多数有机会	完全有机会	
50	您有机会进行休闲活动吗	根本没机会	很少有机会	有机会（一般）	多数有机会	完全有机会	
51	您能自我放松和自找乐趣吗	根本不能	很少能	能（一般）	多数能	完全能	
52	您有便利的交通工具吗	根本没有	很少有	有（一般）	多数有	完全有	

下面的问题要求您对前两星期生活的各个方面说说感觉是如何的"满意、高兴或好"，问题均涉及前两星期。

序号	评估内容	1	2	3	4	5	得分
53	您对自己的生存质量满意吗	很不满意	不满意	既非满意也非不满意	满意	很满意	
54	总的来讲，您对自己的生活满意吗	很不满意	不满意	既非满意也非不满意	满意	很满意	
55	您对自己的健康状况满意吗	很不满意	不满意	既非满意也非不满意	满意	很满意	
56	您对自己的精力满意吗	很不满意	不满意	既非满意也非不满意	满意	很满意	
57	您对自己的睡眠情况满意吗	很不满意	不满意	既非满意也非不满意	满意	很满意	
58	您对自己学习新事物的能力满意吗	很不满意	不满意	既非满意也非不满意	满意	很满意	
59	您对自己作决定的能力满意吗	很不满意	不满意	既非满意也非不满意	满意	很满意	
60	您对自己满意吗	很不满意	不满意	既非满意也非不满意	满意	很满意	
61	您对自己的能力满意吗	很不满意	不满意	既非满意也非不满意	满意	很满意	
62	您对自己的外形满意吗	很不满意	不满意	既非满意也非不满意	满意	很满意	
63	您对自己做日常生活事情的能力满意吗	很不满意	不满意	既非满意也非不满意	满意	很满意	
64	您对自己的人际关系满意吗	很不满意	不满意	既非满意也非不满意	满意	很满意	
65	您对自己的性生活满意吗	很不满意	不满意	既非满意也非不满意	满意	很满意	
66	您对自己从家庭得到的支持满意吗	很不满意	不满意	既非满意也非不满意	满意	很满意	
67	您对自己从朋友那里得到的支持满意吗	很不满意	不满意	既非满意也非不满意	满意	很满意	
68	您对自己供养或支持他人的能力满意吗	很不满意	不满意	既非满意也非不满意	满意	很满意	
69	您对自己的人身安全和保障满意吗	很不满意	不满意	既非满意也非不满意	满意	很满意	

续表

序号	评估内容	评分标准与选项					得分
		1	2	3	4	5	
70	您对自己居住地的条件满意吗	很不满意	不满意	既非满意也非不满意	满意	很满意	
71	您对自己的经济状况满意吗	很不满意	不满意	既非满意也非不满意	满意	很满意	
72	您对得到卫生保健服务的方便程度满意吗	很不满意	不满意	既非满意也非不满意	满意	很满意	
73	您对社会福利服务满意吗	很不满意	不满意	既非满意也非不满意	满意	很满意	
74	您对自己学习新技能的机会满意吗	很不满意	不满意	既非满意也非不满意	满意	很满意	
75	您对自己获得新信息的机会满意吗	很不满意	不满意	既非满意也非不满意	满意	很满意	
76	您对自己使用空闲时间的方式满意吗	很不满意	不满意	既非满意也非不满意	满意	很满意	
77	您对周围的自然环境（比如：污染、气候、噪声、景色）满意吗	很不满意	不满意	既非满意也非不满意	满意	很满意	
78	您对自己居住地的气候满意吗	很不满意	不满意	既非满意也非不满意	满意	很满意	
79	你对自己的交通情况满意吗	很不满意	不满意	既非满意也非不满意	满意	很满意	
80	您与家人的关系愉快吗	很不愉快	不愉快	既非愉快也非不愉快	愉快	很愉快	
81	您怎样评价您的生存质量	很差	差	不好也不差	好	很好	
82	您怎样评价您的性生活	很差	差	不好也不差	好	很好	
83	您睡眠好吗	很差	差	不好也不差	好	很好	
84	您怎样评价自己的记忆力	很差	差	不好也不差	好	很好	
85	您怎样评价自己可以得到的社会服务的质量	很差	差	不好也不差	好	很好	

下列问题有关您感觉或经历某些事情的"频繁程度"，问题均涉及前两星期。

86	您有疼痛吗	没有疼痛	偶尔有疼痛	时有时无	经常有疼痛	总是有疼痛	
87	您通常有满足感吗	没有满足感	偶尔有满足感	时有时无	经常有满足感	总是有满足感	
88	您有消极感受吗（如情绪低落、绝望、焦虑、忧郁）	没有消极感受	偶尔有消极感受	时有时无	经常有消极感受	总是有消极感受	

以下问题有关您的工作，这里工作是指您所进行的主要活动。问题均涉及前两星期。

89	您能工作吗	根本不能	很少能	能（一般）	多数能	完全能	
90	您觉得您能完成自己的职责吗	根本不能	很少能	能（一般）	多数能	完全能	

续表

序号	评估内容	评分标准与选项					得分
		1	2	3	4	5	
91	您对自己的工作能力满意吗	很不满意	不满意	既非满意也非不满意	满意	很满意	
92	您怎样评价自己的工作能力	很差	差	不好也不差	好	很好	

以下问题问的是您在前两星期中"行动的能力"如何,这里指当您想做事情或需要做事情的时候移动身体的能力。

序号	评估内容	1	2	3	4	5	得分
93	您行动的能力如何	很差	差	不好也不差	好	很好	
94	行动困难使您烦恼吗	根本不烦恼	很少烦恼	烦恼(一般)	比较烦恼	极烦恼	
95	行动困难影响您的生活方式吗	根本不影响	很少影响	影响(一般)	比较影响	极影响	
96	您对自己的行动能力满意吗	很不满意	不满意	即非满意也非不满意	满意	很满意	

以下问题有关您个人信仰,以及这些如何影响您的生存质量,这些问题也涉及前两个星期。

序号	评估内容	1	2	3	4	5	得分
97	您的个人信仰增添您生活的意义吗	根本没增添	很少有增添	有增添(一般)	有比较大增添	有极大增添	
98	您觉得自己的生活有意义吗	根本没意义	很少有意义	有意义(一般)	比较有意义	极有意义	
99	您的个人信仰给您力量去对待困难吗	根本没力量	很少有力量	有力量(一般)	有比较大力量	有极大力量	
100	您的个人信仰帮助您理解生活中的困难吗	根本没帮助	很少有帮助	有帮助(一般)	有比较大帮助	有极大帮助	

附加问题:

序号	评估内容	1	2	3	4	5	得分
101	家庭摩擦影响您的生活吗	根本不影响	很少影响	影响(一般)	有比较大影响	有极大影响	
102	您的食欲怎么样	很差	差	不好也不差	好	很好	

如果让您综合以上各方面(生理健康、心理健康。社会关系和周围环境等方面)给自己的生存质量打一个总分,您打多少分(满分为100分)

中英文名词对照索引

参考文献

[1] 赵文星. 老年人综合能力评估 [M]. 北京：人民卫生出版社，2022.

[2] 郑悦平，常红，匡雪春. 老年综合评估 [M]. 北京：化学工业出版社，2022.

[3] 宋岳涛. CGA 老年综合评估 [M]. 2 版. 北京：北京协和医科大学出版社，2019.

[4] 郭爱敏. 成人护理学 [M]. 3 版. 北京：人民卫生出版社，2020.

[5] 张波. 急危重症护理学 [M]. 4 版. 北京：人民卫生出版社，2020.

[6] 冯辉. 养老服务评估 [M]. 长沙：中南大学出版社，2018.

[7] 吴仕英，肖洪松. 老年综合健康评估 [M]. 成都：四川大学出版社，2022.

[8] 刘晓红，陈彪. 老年医学 [M]. 3 版. 北京：人民卫生出版社，2020.

[9] 付敬萍，张鲫. 老年心理护理 [M]. 武汉：华中科技大学出版社，2020.

[10] 中国老年保健医学研究会老年内分泌与代谢病分会，中国毒理学会临床毒理专业委员会. 老年人多重用药安全管理专家共识 [J]. 中国全科医学，2018，21（29）：3533-3544.

[11] 李小寒，尚少梅. 基础护理学 [M]. 7 版. 北京：人民卫生出版社，2022.

[12] 皮红英，高远，侯惠如，等. 老年人跌倒风险综合管理专家共识 [J]. 中华保健医学杂志，2022，24（06）：439-441.

[13] 宋奇翔，廖利民. 中华医学会压力性尿失禁指南（2019 版）要点解读 [J]. 实用妇产科杂志，2022，38（06）：419-421.

[14] 王建业. 老年医学 [M]. 北京：人民卫生出版社，2021.

[15] 崔华，王朝晖，吴建卿，等. 老年人肌少症防控干预中国专家共识（2023）[J]. 中华老年医学杂志，2023，42（2）：144-153.

61